国家出版基金项目
NATIONAL PUBLICATION FOUNDATION

何氏二十八世
医著新编

何氏本草类纂与药性赋校评

明·何应璧 清·何镇 清·何炫 清·何书田 著

何新慧 校评

顾绍林 蔡珏 刘恬姗 何以丰 参校

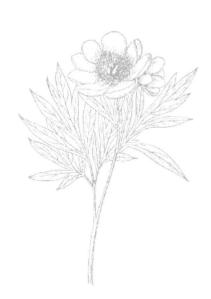

全国百佳图书出版单位

中国中医药出版社

·北京·

图书在版编目（CIP）数据

何氏本草类纂与药性赋校评 /（明）何应璧等著；何新慧校评 .—北京：中国中医药出版社，2023.4

（何氏二十八世医著新编）

ISBN 978-7-5132-6520-1

Ⅰ.①何… Ⅱ.①何… ②何… Ⅲ.①本草—中国—明代 ②药性歌赋 Ⅳ.① R281.3 ② R285.1

中国版本图书馆 CIP 数据核字（2020）第 223560 号

中国中医药出版社出版

北京经济技术开发区科创十三街 31 号院二区 8 号楼

邮政编码　100176

传真　010-64405721

山东临沂新华印刷物流集团有限责任公司印刷

各地新华书店经销

开本 710×1000　1/16　印张 34.25　字数 540 千字

2023 年 4 月第 1 版　2023 年 4 月第 1 次印刷

书号　ISBN 978 – 7 – 5132 – 6520 – 1

定价　178.00 元

网址　www.cptcm.com

服 务 热 线　010-64405510

购 书 热 线　010-89535836

维 权 打 假　010-64405753

微信服务号　zgzyycbs

微商城网址　**https://kdt.im/LIdUGr**

官 方 微 博　**http://e.weibo.com/cptcm**

天猫旗舰店网址　**https://zgzyycbs.tmall.com**

如有印装质量问题请与本社出版部联系（010-64405510）

总序

何氏中医是吾祖辈世代传承的家业，自南宋至今已有 870 余年，历三十代，曾医生群出，事业辉煌，成就显赫，令人自豪。传到吾八世祖元长公已二十二世，定居青浦重固，一脉相承，名医辈出，记忆中二十三世有书田公、小山公等，二十四世有鸿舫公、端叔公等，二十六世有乃赓公等。小山公是我七世祖，一生济世为民，鞠躬尽瘁，死而后已，他不仅医术精湛，且诗赋甚好，著有《七榆草堂诗稿》，手边这份今已泛黄的诗稿乃三叔维俭手抄。在诗稿末页，三叔讲述了抄写经过：诗词原稿由父亲补榆（承耀）公赠之，收藏箧中。时隔 22 年，在 1963 年春节，维勤（按：我的父亲）哥到访说时希（按：其六世祖是书田公）弟在编辑何氏医药丛书，需要我们弟兄收藏的有关何氏医书药方、文物照片等。对此，我们应大力支持。于是维勤哥献出先祖乃赓（端叔之孙）公照片，维馨（按：我的二叔）哥献出鸿舫公药方 32 张，维俭则献出此诗稿。翌日即送到时希府上，同观，并抄录保存。三叔还感慨道："祖先的伟大成就世传不绝，至今第二十八代，代代有名医，活人无算。但目今来说，何氏的医生太少了，二十七世何承志一人，二十八世何时希一人，只二人。希何氏子弟应竭尽智能，发掘何氏医学宝库，把医学发扬光大，为民服务，能有更多的传人为广大人民康健幸福而努力贡献。"

我作为何氏二十九代，一生从事生物学，研究动物、植物，成为这方面的权威专家，虽与医学有点关联，但终不能为医救人。所幸的是吾四叔维雄之女新慧，1977 年考入上海中医学院（今上海中医药大学）中医系，成为中医师而继承祖业，二十九世有传人了。她自幼聪慧，勤奋好学，努力奋斗，晋得教授、博导；2014 年"竿山何氏中医文化"入选上海市非物质文化遗产名录，她是代表性传承人。更令人兴奋喜悦的是，新慧倾其智能，殚精竭虑，废寝忘食，历时五载，主编了《何氏二十八世医著新编》，洋洋数百万字，分列 11 册，有中药、方剂、外感病、内伤病、妇科、医案等专著；以及医家专著，如十九世何炫、二十二世何元长、二十三世何书田、二十四世何鸿舫、二十八世何时希等。收录的医著较全，现存的何氏医著基本无缺，并对这些医著做整理校注以及评析，不仅使诸多抄本、影印本得以清晰明了，更释疑解难，使读者读之易懂易学，尤其是《何氏内妇科临证指要》一册，集何氏医学之大成，是传承发扬何氏医学的典范，能对临证指点迷津。至此，前辈的心愿得以实现，即如新慧所说："此套著作既告慰先辈，又启示后学，何氏医学代代相传，永葆辉煌。"

故乐以为序！

何新慧

二〇二二年十月

前言

何氏中医自南宋至今，已历 870 余年，绵延不断，世袭传承三十代，涌现了 350 余名医生，悬壶济世，医家足迹遍布吴、越、燕、豫、关、陇等地，服务病人无数，甚有辛劳过度，以身殉职的医生，如二十三世何其章；著述立说，积淀了深厚的中医文化、医学理论，以及丰富的实践经验。治疗病种遍及内科、妇科，抑或有儿科、五官科等，主要病种有外感温热病、咳喘、肺痨、痞积、鼓胀、中风、消渴、虚劳、痿痹，妇人月经不调及胎前、产后诸疾等。

何氏中医祖居河南，《镇江谱》所记始祖为何公务，是宋太医院使。世系传承主要有 5 支：镇江、松江、奉贤、青浦北竿山和重固。《青浦谱》中不少传序均称"何楠始为医"，《松江谱》说光启之四子何彦猷"为镇江始祖"。何楠与何彦猷是兄弟，均为何光启之子，何光启是何公务之四世孙，亦为医。《中国人名大辞典》说何彦猷："绍兴中，为大理丞。时秦桧诬岳飞下狱，彦猷言飞无罪，万俟卨劾其挠法。罢黜。"据考定当为 1141 年，由此而推为镇江支起始。而何公务至光启的四世部分，是为何氏一世以上的医家，可见何氏在南渡以前，在开封已有为医者。松江支源于四世何侃，他是何沧的曾孙，约在 1230 年。何沧与何彦猷是堂兄弟，《松江府志·卷六十二·寓贤传》："从弟沧扈跸南渡居黄浦南之余何潭……爱青龙镇风土遂卜居。"当时青龙镇的商业和海上贸易已相当发达，更有良好的文化生态，人文荟萃，何侃亦迁居于青龙镇，悬壶济世，成为上海中医的始祖。奉贤支源于十六世何应宰，约在 17 世纪初叶。《何氏世乘》(《奉贤谱》)说何应宰："从政长子。字台甫，号益江。徙居庄行镇，医道盛行。品行卓绝，乐善不倦。"何应宰之父何从政，为太医院医士。青浦北竿山支源于二十世何王模，字铁山，号萍香，约在 18 世纪 30 年代。《青浦谱》谓其："为竿山始祖。世居奉贤庄行镇……习岐黄术，名噪江浙间。性好吟咏，信口成篇，不加点窜。"重固支源于二十二世何世仁，字元长，何王模之孙，他于嘉庆八年（1803）迁到青浦重固，是重固一支的始祖。何元长旧居临靠重固镇河通波塘，当年登门求医的病人排成长队，求医者的船只停满河港。自何元长而下，一脉相传30余位医生，其中二十三世何其伟（号书田）、何其章（号小山），二十四世何鸿舫，均为一代名医。

何氏医学代代相传，在这漫长的岁月中能累世不绝，除了医术、医技外，还有文化因素，即医学与文化相互渗透，相互支撑，共同前行。何氏家族在元代已有"世儒医"的称呼，如七世何天锡，字均善，有钱塘钱全徵所撰《赠世儒医均善何先生序》中说："处博济之心，行独善之事者，其惟何君乎。"世医与儒医合流，宋元以降是较常见的，如刘完素、张元素、李时珍、喻昌等。因此，何氏医家始终将理论功底置于首位，在行医的生涯中，不断提高医学素养，且心存仁义，医德高尚，故能达到较高境界。何氏众多医家的医名、事迹被载入史册，如《中国医学人名志》《中国医学大辞典》《中国人名大辞典》以及地方谱志中，或被历代医家、学者所重视并记载，如陆以湉《冷庐医话》、魏之琇《续名医类案》、姚椿《晚学轩文集》、石韫玉《独学庐诗文集》等。一些著作被收录于《全国中医图书联合目录》。范行准、陈邦贤等学者均对何氏世医做出高度评价，认为是国际医学史上少见的奇迹。

何氏世医共有49位医生任太医院医官，更有众多医家拯救生灵，名盛于世，并留下了精深专著，据考有120余种，近千卷，现存50余种，包括医论、本草、方剂、医案等。如明六世何渊著有《伤寒海底眼》，是何氏现存最早的医著，且开启了何氏伤寒温病专著的先河，如十七世何汝阈著《伤寒纂要》、二十二世何元长著《伤寒辨类》、二十四世何平子著《温热暑疫节要》等均受其影响，既有继承，又有发展。又十三世何应时、十四世何镇父子二人专注于本草与方剂，著有《何氏类纂集效方》《何氏附方济生论必读》《本草纲目类纂必读》等书，其中收有不少何氏效方以及用药体会和经验，实难能可贵。还有十三世何应璧著《医方捷径》，书中所述妇人病和胎前产后病的诊治思路和方法，为后辈医家在妇科病辨治方面奠定了基础。十九世何炫著《何氏虚劳心传》《何嗣宗医案》，其对疾病的认识以及提出的理论思想、治疗法则、养生却病等精粹，是何氏世医诊治内科病的典范，有承前启后的作用。此外还有诸多医案专著，如《何元长医案》《何书田医案》《春煦室医案》《何鸿舫医案》《壶春丹房医案》《何端叔医案》《何承志医案》《医效选录》等，从中可见世医学术思想的传承和发展，亦反映了医家善于辨证论治、用药精细、轻清灵动、讲究炮制等医术、医技。

这些医著蕴含了丰富的医学理论、学术思想、临床经验，这不仅是何氏中医的灵魂，亦是传承发扬何氏医学的根基和保障，更是中医学史上难能可贵的资料。由于年代久远，文献散佚甚多，在20世纪80年代，二十八世何时希曾对一些文献进行收集整理、抄录影印，计有42种，分为35册出版（上海学林出版社），多为单行本，其中23册为抄本，这对保存何氏医学文献起了很大作用。转眼到了2013年，"竿山何氏中医文化"被列入上海市非物质文化遗产名录，并认定二十九世何新慧为代表性传承人，保护发扬光大何氏医学的工作迫在眉睫，责无旁贷。自2014年起，余着手整理现存何氏二十八世文献，分四个步骤：首先对现存何氏文献做进一步的收集整理，在原来42种基础上去芜存菁，主要剔除重复内容，纠正张冠李戴者，留取37种，新增5种，计42种；接着按书种分档归类，计有伤寒温病、本草、方剂、妇科、医案、以医家命名专著等6类，前5类每类合刊为1册书，以医家命名专著有5册，即何嗣宗医著二种、何元长医著二种、何书田医著八种、何鸿舫医案及墨迹、何时希医著三种，这些医家的著作有的已归入前5类专著中，剩余的合刊为个人专著；然后逐一对收入的每种书籍进行校注和评析；最后通过对上述42种医书做分析研究，将何氏医学理论思想、临床诊治的璀璨精华加以挖掘展示，书名《何氏内妇科临证指要》。历经五载，洋洋数百万字而成本套丛书《何氏二十八世医著新编》，共11册，以飨读者，便于现代临床研究学习与借鉴，并能更好地继承、发扬、光大。

本套丛书在编撰过程中，对各书中有关医家传略等内容有所增删梳理，以较完整地反映作者的生平事迹，个别史料较少的医家，如十三世何应时、何应豫未出传略。原各书的"本书提要"均做了删增，或重写，以突出主要内容和特色。对于错字、异体字、古今字、通假字、繁体字等一并纠正，不出校注。

药名据《中医大辞典》予以统一。原书中双排小字及书的上栏眉注均用括弧标出。新增书种版本出处，以及有些目录与内容不合之处等改动，在各书中另行说明之。鉴于水平有限，未尽之精粹，或有舛误之处，望高明者以及后学之士指正与挖掘。

何新慧

二〇二二年十月

总目

本草纲目类纂必读

清·何镇　纂辑

门人　姚典　李沛　校阅

子　何衍　何澍　编次

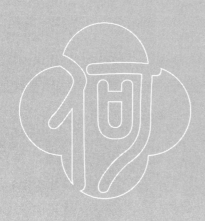

本书提要

本书作者何镇（1620—1674），号培元，是何氏第十四世医家。他秉承家学，医术精湛，著书颇多，现存有《本草纲目类纂必读》和《何氏附方济生论必读》（编入本套丛书《何氏医方集效》）。本书名曰本草纲目类纂，即既有效仿《本草纲目》以药物分部叙述，又不同于《本草纲目》之集大成，而是选录常用药物，以达纲举目张、简阅良便之功。

本书将药物分列为草、木、谷、菜、果、人、兽、禽、虫、鳞、介、金玉石、水、火、土等15部，每部下又分若干类，共收入药物580余种（已除去禽、水、土部等现今摒弃之品）。每种药物均阐述其性味、产地、炮制、配伍宜忌、归经、主治、功效等内容，用词言简意赅，语句多采用对仗的诗歌格律，读来朗朗上口，便于记忆。在发明项下，收录以《本草纲目》为主的各家论述，并多附有作者按语，即"镇按"，其反映了作者思想和经验，多有提纲挈领、点睛之效，亦为本书不同于他书之特色，于临证查阅、捡用所不可多得。

何镇生平传略

何镇（1620—1674），是何氏自南宋以来的第十四世医家。《镇江谱》载："应时之子。字龙符，号培元。业医。明泰昌元年庚申生，清康熙十三年甲寅卒。"其父何应时亦为名医，何镇秉承家学，医术精湛，清进士王锡琯言其："何子少习举子业，屡试不售，谓良医良相等耳，因绍其先业，以利济于人。所治应手愈，全活不可算数，而口不言功，斯诚儒者之心也。"

何镇著述颇多，从康熙十五年丙辰（1676），张铨衡为其《何氏附方济生论必读》所作序中可知一二，张说："见公之著述盈几，阅其目则《本草发明》也，《百药主治》也（按:《本草发明》后改名《本草纲目类纂必读》十二卷;《百药主治》一名《药品主治》，定名为《本草主治》四卷），以及《脉讲》《脉诀》《伤寒或问》《活人指掌》《济生论》《原病式》《素问抄》《集验方》（按:《集验方》后改名《集效方》三卷）共计十种。"这些医书中亦包括何镇为其父何应时所校定的医著《集效方》，即如张说："《集效方》则其先君所家传秘宝也，先生亦不欲自秘而公之世，其用心之仁可知。"此书即现存的《何氏类纂集效方》。

何镇虽著书众多，然大多已佚，现存有《本草纲目类纂必读》《何氏附方济生论必读》以及他参与校定的《何氏类纂集效方》。这三本书当是他最得意之作，即如他在自序（1672）中说："纲目类纂后，即附以济生邃论、家传效方，阐明圣贤之秘旨，备述前人之验方，体用具备，纲举目张，简阅良便。僭名[1]必读，不过欲为医学之一助。"

盛赞何镇医术和医著的史料还见有：张铨衡（《何氏附方济生论必读》序）说："余与何君交，则自己酉（1669）秋始也，忆其时室人症患关格，服药不效。适何君以亲翁封氏聘，辱临敝邑，随命两男跽[2]而请焉。剂一下而关格随通，调月余而体健如故，非公之详明本草，熟悉证治，乌能按症施治，取效之速如此哉。自是余与何君契结金兰。"

"何氏以轩岐世其业，其家先后诸君，阅病则无证不治，立方则无证不悉，或上宗先儒，或得自秘授，或自制验方，率皆屡用屡效，数见奇功。世世相传，汇编成帙，其所流传不一代，而著述者不一人，何氏诸君诚苦心哉。己酉（1669）秋，培元先生过余邑，出其家传效方嘱余弟遴士（即张铨衡），偕《济生》《本草》，概授之梓，其意不欲自秘其家学而公诸宇内也。（节）康熙十三年甲寅（1674）张金镜圣宣序"

"京口何氏，家世卢扁之业，培元尤其白眉[3]。四方就而问疾，征车不远千里。所向全活，虽极疑难，应手而起，人钦其术之神奥，而莫测其渊微。古延张君遴士与何君称莫逆，近出其手订《济生论方》《本草必读》《药品主治》《集效验方》数书属予。予展读久之，见其详人之所不及详，略人之所不能略，俾药之性类晰，宜忌明、异同定，病原治验，靡不抉精探奥。（节）李宗孔书云序"

"京江何氏培元者，近代之善医者也，殁之后，子孙世其业，大江南北莫不知之。其所著《济生论》海内欲观其书者甚多，而莫能得也。今其乡庄君孝容求诸何氏之后人，将梓之以济世。培元之从孙凤翔不私其家传，而慨然付之，期以针俗医之聋瞆，拯斯民于夭札，二君之用心亦仁矣哉。孔生继治者，仆门下士也，与于校仇之役，因庄君之请，邮书于仆而问序焉。仆观是书，备列诸病，而系以治法方药，与近世方书略同，其论治，大抵融会诸家而参之己意；其方多取诸古人，而间附新法；不主一家，归于纯正。无奥渺难知之论，无险异难行之法，盖将使中人之资可循途而造焉，可不谓详慎者欤。（节）嘉庆二十有一年岁在丙子（1816）季秋月朔，礼部左侍郎浙江学政山阳汪廷珍序"

《冷庐医活》："吴门顾松园靖远，有秘方载在《医镜》。一为治膈再造丹，得之何氏家传（原按：京江何培元《济生方》中有此方）。"

从上述史料可知，何镇一生悬壶济世，著作等身，他的著作大多刊于晚年，由其子孙编次、校定，还有门人校阅。此外，还有不少参订者，如《本草纲目类纂必读》就有 10 人，分别在各卷首署名，如云阳贺弘（任士）、古延张铨衡（遴士）、毗陵杨琯（虞生）、古延张金镜（圣宣）、古延张缵高（琴牧）、济里李瑞年（士颖）、古延张玉驹（方洲）、古延李鸣虞（雍嗜）、济里朱名璘（官声）、古延张日浣（源长）。

——何新慧编写

● 【校注】

［1］僭（jiàn）名：指越分妄称的名号。

［2］跽（jì）：长跪。

［3］白眉：喻兄弟或侪辈中的杰出者。

校评说明

　　《本草纲目类纂必读》十二卷为清康熙十一年（1672）毓麟堂刊本。本次编撰对原著中存在的问题、舛误等做了修正，主要有如下几方面。

　　1. 目录与正文不合，包括标题、药名与次序等。如目录中分部标题下列有分类，而正文中未列分类，据目录补。有些药物在目录中为独立项，而在正文中是为附录，如独活，在正文中为"羌活（附独活）"，据正文改。又如目录为白芍药、赤芍药，正文为"芍药（赤芍、白芍）"，据正文改。目录为栝楼实、天花粉（即栝楼根），正文为"栝楼（栝楼实、根名天花粉）"，据正文改。不少药名目录与正文不合，据正确者改，如目录为木香，正文为"广木香"，据正文改；目录为"蒲黄"，正文为蒲，据目录改；目录为"车前子（苗、根）"，正文为车前草，据目录改。目录的药物次序与正文不合，均按正文改，如目录中何首乌在前、蒲黄在后，正文中蒲黄在前、何首乌在后，据正文改。

　　2. 目录中无药名，而正文中有，则目录按正文补入，如玳瑁、鸬鹚、斑鸠等。

　　3. 凡书中有双排小字者，则字不加粗，用括号标记，以示区别。在"发明"栏目中，对于何镇按语作换行处理，以突出作者思想与特色。书中眉批，用括号标记，且字不加粗。

　　4. 书中底注，多为音注，或字解，择其重要者，以括弧标注，字不加粗，或在校注中说明之。

　　5. 错别字、异体字直接改正，如粗→渣、否→痞、耑→专、穰→瓤、賔→宾、皰→疱等，不做校注。

目录

风 防己 紫苏（子、梗） 荆芥（名假苏）
白芷 细辛 麻黄（根、节） 葛根（花、汁、
粉） 秦艽 藁本 薄荷 香薷

玄参 丹参 狗脊 青蒿 茅根（花、笋）
仙茅 附子（附天雄、乌头、乌喙、侧子、毗
穗名木鳖） 天南星 半夏 骨碎补 牡丹皮
红蓝花（一名番红花） 延胡索 郁金 姜黄
艾叶（实） 地榆 百部 百合 前胡 旋覆
花 大黄 连翘（根名连轺） 泽兰（根名地
笋、附益奶草） 兰叶 草薢（附菝葜、土茯
苓） 海藻（附海带、昆布） 白及 灯心草
芦根（花名蓬茸） 苎根（苎皮、暑布、渍苎
汁） 火麻仁（麻花、麻根、沤麻汤） 淫羊
藿（一名仙灵脾） 蒺藜子 蓼蓝（蓝实、茎、
叶、青靛、青黛、青布）

泽泻 漏芦（子、根） 葳蕤（附女葳） 草
龙胆 瞿麦 木通（名通草，根、实名燕腹、
通脱木即今之通草，可作花者） 恶实（即鼠
粘子，又名牛蒡子） 络石 夏枯草 胡芦巴
石韦 射干（花、根） 葶苈子 豨莶 山豆
根 决明子 忍冬藤（即金银藤） 马兜铃
（根名青木香） 威灵仙 菓耳实（即苍耳子）
蛇床子 沙参 木贼 白鲜皮 茵陈蒿 京三
棱 蓬莪术（子、茎、根、叶） 紫草（茸）

何氏本草类纂与药性赋校评

光、皮、肉、鼻、屎) 豹 (肉、头骨、脂、
鼻) 象 (牙、肉、胸前横骨、鼻端小爪、蹄
底) 马 (白马阴茎、肉、鬐、头骨、蹄甲、
心、肺、肝、乳、脂、膏、毛、牙、屎尿)
牛 (牛黄、角鰓、肾、肝、肺、心、胆、肉、
大小广肠、血脾、草肚、牛茎、牛脑、髓、
乳、败鼓皮、牛喉咙) 驴 (骨、脂、肉、皮、
尿、阿胶) 猪 (肤、卵、四蹄、悬蹄、心中
血、胆、肺、肝、肾、肚、肉、乳、脂肪、膏
油、大肠、脊髓、猪窠草、焊猪汤) 熊 (脂
名熊白、胆、肉、掌、血、膏、脑髓) 鹿
(茸、角、白胶、鹿角霜、髓、肾、肉、头肉、
蹄肉、筋、血、鹿尾) 麋 (茸、脂、角、骨、
肉) 犀角 (牯犀角、鼻犀) 羚羊角 羖羊
(角、肉、肝、肺、肾、肚、胫骨、生血、乳、
酪酥) 狗 (牡狗阴茎、狗宝) 麝 (香、肉)
獭 (肝、肾、骨、髓、毛皮、足爪) 腽肭脐
刺蝟 兔 (头骨、肉、肝、膏、脑、屎名玩月
砂、皮) 鼠 (雄鼠、胆、肾、粪)

禽部 (分为四类：水、原、山、林)　　　　274

鸡 (丹雄鸡、乌雄鸡、乌骨鸡、泰和老鸡、黄
雌鸡、黑雄鸡、鸡内金即脆胫皮、卵黄、鸡窠
草、鸡矢白) 雉鸡 (英鸡、竹鸡、山鸡、锦
鸡、鹳鸡) 鸭 (白鸭、家鸭即鹜、肉、血、
胆) 野鸭 (刀鸭) 鹅 (白鹅、膏、脂、肉、
卵、涎、血、苍鹅) 白鸽 (屎名左盘龙) 雀
(卵、脑、头血、肉、雄雀屎两头尖者是) 五
灵脂 燕 (胡燕、越燕、燕巢正中草) 鸬鹚

丸　鼠壤土　鼢鼠壤土　屋内墉下虫尘土　蚁
垤土　蚯蚓泥　螺蛳泥　白鳝泥　猪槽上垢土
犬尿泥　驴尿泥　尿坑泥　粪坑底泥　檐漏下
泥　田中泥　井底泥　乌叠泥　弹丸泥　自然
灰　伏龙肝　土墼　甘锅　白瓷器　古乌瓦
古砖　烟胶　釜脐墨　百草霜　梁上尘　门白
尘　寡妇床头尘土　瓷瓯中白灰　香炉灰　锻
灶灰　冬灰

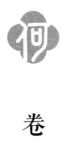

卷
一

草部

（分为八类：山、芳、隰、毒、蔓、水、石、苔）

● 【原文】

人参（山草类）：味甘微苦，气温，无毒，可升可降。出处虽多，形色不一，唯黄参效多（出辽东、上党）。秋采称绝，去芦用。反藜芦，恶卤碱，畏灵脂。能补诸虚（眉批：能补诸虚，谓凡外感内伤、房劳虚损、妇人胎产、男女溃疡、幼科羸弱等症），调养脏腑，健脉理中，开心益智，生津止咳，定悸安神。消胸腹逆满、气虚中满者效奇；治霍乱吐泻、脉微气脱者殊验。定喘咳，通畅血脉；泻虚火，滋补元阳（阳者，气也，非火也）。洁古[1]云：补上焦元气而泻脾肺中火邪，升麻为引；补下焦元气而泻肾中火邪，茯苓使焉。盖火与元气势不两立。东垣[2]云：参、芪、甘草，退虚火之圣药。丹溪[3]云：参、芪、附子，治外感而挟内伤（眉批：内伤者，如房劳、劳力是也，惟饮食伤者不宜）。亦温，能除大热之谓也。芦：专涌越虚羸老弱痰壅，难服藜芦，用此吐之。

发明：杲曰：人参甘温，能补肺中元气，肺气旺则四脏之气皆旺而精自生，形自盛，肺主诸气故也。张仲景云：病人汗后身热，亡血后脉沉迟者，下利身凉脉微，血虚者，并宜加之。古人云：血脱者益气。盖血不自生，须得生阳气之药乃生，亦阳生阴长之义也。《素问》云：无阳则阴无以生，无阴则阳无以化。故补气须用人参，血虚者亦须用也。《本草·十剂》：补可去弱，人参、羊肉之属是也。人参补气，羊肉补形。好古[4]曰：洁古老人言以沙参代人参，皆取其味甘也。然人参补五脏之阳，沙参补五脏之阴，安得无异？东垣曰：相火乘脾，身热而烦，气高而喘，头痛而渴，脉洪而大者，用黄柏佐人参。孙真人[5]云：夏月热伤元气，人汗大泄，欲成痿厥，用生脉散以泻热火而救金水。君以人参之甘温，泻火而补元气；臣以麦门冬之苦甘寒，清金而滋水源；佐以五味子之酸温，生肾津而收敛耗气。此皆补天元之真气，非补热火也（眉批：与桂、附用则补火）。**白飞霞**[6]**云：人参炼膏服，能回元气于无何有之乡。凡病后气虚及肺虚喘嗽者，并宜之。若气虚有火者，合天门冬膏对服之。**

　　镇[7]**按**：洁古老人云喘促勿用者，指痰壅气实之喘也，若肾虚气短而喘，必当用之。仲景谓肺寒而咳者勿用，盖以寒束热，邪壅在肺之咳也，若自汗恶寒而咳者，必用。如此则知应用与否，自不紊乱矣。又如肺虚火旺，诸痛可按，自汗短气，四肢逆冷，脉虚泄利，不可缺也。

　　黄芪（山草类）：味甘，气微温，气薄味厚，可升可降，无毒。种有三品，出处各异，白水者佳，绵沁更妙（绵州、沁州，山西地名）**。恶白鲜、龟甲，制去头，刮皮。坚脆者味苦，能令人瘦；柔软者味甘，易致人肥。生用托痈疽，蜜炙补虚损。入手少阳并手足太阴。主五劳七伤，骨蒸体瘦，消渴腹疼，肠风泻痢；托痘疮不起，阴毒疗癫，排脓止痛，长肉生肌。血崩带下，经候不匀；产后胎前，血虚气耗。益元阳、泻阴火，扶危济弱，略亚人参。温分肉而充皮肤，肥腠理以司开阖，止盗汗自汗，无汗者更能发之。补脾胃实表，治伤寒尺脉不通。《衍义》**[8]**又云：因多补益之功，药中唤为羊肉，久服勿已，耐老延年。**

　　发明：元素曰：黄芪甘温纯阳，其用有五，补虚乏一也，益元气二也，壮脾胃三也，去肌热四也，排脓止痛、活血生血、内托阴疽为疮家圣药五也。又补五脏诸虚，治脉弦自汗。**好古曰**：治气虚盗汗、自汗及肤痛，是皮表之药；治咯血、柔脾胃，是中州之药；治伤寒尺脉不至、补肾脏元气，是里药，乃上、中、下、内、外、三焦之药也。**杲曰**：防风能制黄芪，黄芪得防风其功愈大，乃相畏而相使者也。故许胤宗[9]治柳太后中风不语，造黄芪防风汤数斛，置于床下，气如烟雾，其夕便得语也。**震亨曰**：人之口通乎地，鼻通乎天，口以养阴，鼻以养阳。天主清，故鼻受无形之气；地主浊，故口受有形之气也。柳太后之病不言，若以有形汤液治之，缓不及事；今以二物汤气满室，口鼻兼受，非智者圆通，不可回生也。**嘉谟**[10]**曰**：人参补中，黄芪实表。凡内伤脾胃，发热恶寒，吐泻怠卧，胀满痞塞，神短脉微者，参为君，芪为臣；若表虚自汗亡阳，溃疡痘疹阴疮者，又当以芪为君而参为臣也，不可执一（眉批：陈君言是也）。

镇按： 黄芪补气实表，凡人气血暴竭，非人参能补，须以黄芪补之，盖芪之性猛味厚气浊，如勇健之夫，使之斡旋不遗余力；人参则如俊雅之士，使之用力必用佐使扶持，委曲成就而无偏胜之害也。

甘草（山草类）：味甘气平，生凉炙温，可升可降，无毒。产山西、陕西。忌猪肉，恶远志，反遂、藻、戟、芫（甘遂、海藻、大戟、芫花）。入足太、少、厥阴三经。梢：去尿管涩痛。节：消痈疽焮肿。子：除胸热。三者宜生。**悬痈单服即散**（凡毒生阴囊后、肛门前，名悬痈，以大横纹甘草五钱，酒煎服之即消），咽痛旋咽即除。同桔梗治肺痿肺痈，和生姜治赤痢白痢。小儿初生，同黄连煎汤拭口有益；饮馔中毒，拌黑豆煮汁恣饮无虞（中砒毒者，曾救活无数）。祛脐腹急痛，驱脏腑邪热。坚筋骨，长肌肉，健脾胃，补三焦。止渴除烦，养血下气。解药毒，和药性，后人尊之称为"国老"。又因性缓，寒热俱调，附子理中汤加之，恐僭诸上；调胃承气汤用之，恐其速行，是皆缓之，非谓和也。小柴胡汤有柴、芩之寒，参、半之温，亦加煎服，此却为和，又非缓也。凤髓丹中又为补剂，虽缓肾湿，实益元阳。中满忌煎，诸呕酌用。

发明： 昊曰：气薄味厚，可升可降，阴中阳也。阳不足者，补之以甘，甘温能除大热，故生用则气平，补脾胃不足而大泻心火；炙之则气温，补三焦元气而散表寒，除邪热，去咽痛，缓正气，养阴血。凡心火乘脾，腹中急痛，腹皮急缩者，宜倍用之，其性能缓急，而又协和诸药，故热药得之缓其热，寒药得之缓其寒，寒热相杂者用之得其平也。**好古曰：** 五味之用，甘味主中，有升降浮沉，可上可下，可内可外，有和缓补泻，居中之道尽矣。又曰：甘者令人中满，中满者勿食甘，甘缓而壅气，非中满所宜也。凡不满而用炙甘草为之补，若中满而用生甘草为之泻，能引诸药直至满所，甘味入脾，归其所喜，此升降浮沉之理也。《经》云：以甘补之，以甘泻之，以甘缓之是矣。**颂**[11]**曰：** 按孙思邈《千金方》论云，甘草解百药毒，如汤沃雪。有中乌头、巴豆毒，甘草入腹即定，验如反掌。方称大豆汤解百药毒，予每试不应，加入甘草名甘豆汤，其效乃奇也。**葛洪《肘后备急方》云：**岭南俚人解蛊毒药，并是常用之物，畏人得其法，乃言是三百头牛药（即土常山也），或言三百两银药（即马兜铃藤也）。久与亲狎者，乃得其详。凡饮食时，先嚼炙熟甘草一寸，咽汁，有毒，随即吐出，仍以炙甘草三两、生姜四两，水六升，煮二升，日三服。

镇按：甘草味甘，得中和之味，生用大能解毒，甘豆汤可征也；熟用则温补元气，甘能缓急，故治腹痛也。

白术（山草类）：**味苦甘辛，气温，味厚气薄，可升可降，无毒。浙术**（即云术）（眉批：浙术名云术，歙术名腿术，今则彼此兼有之）**种平壤，颇肥大，由粪力滋溉；歙术**（即狗头术）**产深谷，虽瘦小，得土气充盈，采根，秋月皆同，收时烘曝却异，入药治病，须求色白。人乳润之，制其性也；和土拌炒，窃彼气焉。入心、脾、胃、三焦四经，须仗防风、地榆引使。除湿益燥，缓脾生津。驱胃脘食积痰涎，消脐腹水肿胀满。止呕逆霍乱，补劳倦内伤。手足懒举贪眠，多服益善；饮食畏进发热，倍用正宜。间发痎疟专功，卒暴注泻立效。治皮毛间风，利腰脐间血；在气主气，在血主血。无汗则发，有汗则止；与黄芪同功。同枳实为消痞方，助黄芩为安胎剂。奔豚忌煎，因其闭起；痈疽禁用，为善生脓；哮喘误服，壅闭闷绝。

发明：元素曰：白术除湿益燥，和中补气。其用有九：温中一也，去脾胃中湿二也，除胃中热三也，强脾胃、进饮食四也，和胃生津液五也，止肌热六也，治四肢困乏嗜卧七也，止渴八也，安胎九也。

镇按：白术，脾胃经之血药也，所以安胎、止汗而利腰脐间血，止渴。其性燥，故健脾进食止呕逆；其气紧涩，故止泻。因其闭气，故喘嗽、痈疽禁焉。

苍术（山草类）：命名因其色也，出茅山为最，有金星者良。去皮，泔浸，炒燥。引亦地榆、防风。能入足阳明、太阴。消痰结窠囊，宽胸中窄狭。治身面大风、风眩头痛甚捷，辟山岚瘴气、瘟疫时气尤灵。驱痃癖气块，止心腹胀疼。因气窜冲，发汗除上焦之湿；补中去湿，仍求白者为良。黄柏同煎（名二妙散），能去下焦湿热；非止健步，并治疮疡。

发明：杲曰：《本草》但言术，未有苍、白之分，而苍术别有雄壮上行之气，能除湿而安太阴，使邪不传入脾也。以其经泔浸火炒，故能出汗，与白术则迥异，用者不可以此代彼，盖有止发之殊，其余主治则同矣。**元素曰：**二术主治虽同，但苍术气重而体沉，若除上湿，发汗之功最大；补中焦，除脾胃湿，功少不如白术。腹中窄狭，还须用苍。**震亨曰：**苍术治湿，上、中、下三部皆可用。解诸郁，痰、火、湿、食、气、血六门，俱可医也。凡病在中焦，用药必兼升降，将欲升之，必先降之，将欲降之，必先升之，故苍术阳明经药，气味辛烈，强胃强脾，发五谷之气，能径入诸经而疏泄阳明之湿，通行敛涩之气。香附子乃阴中快气之药，下气最速。二味和服，一升一降，故郁解而平矣。**陶隐居**[12]**曰：**术能除恶气，故今病疫之家及元旦之节，往往烧苍术以辟邪气。《类编》载越民高氏妻，病恍惚谵语，亡夫之鬼凭之，其家烧苍术烟，鬼遂求去。《夷坚志》[13]载江西一士人，为女妖所染，其鬼将别，曰：君为阴气所侵，必当暴泄，但多服平胃散为良，中有苍术，能去邪也。**许叔微《本事方》云：**微自患饮澼三十年，始因少年夜坐写文，左向伏几，是以饮食多坠左边，中夜必饮酒数杯，又喜向左卧，壮时不觉，三五年后，觉酒只从左下有声，胁痛、食减、嘈杂，饮酒半杯即止，十数日必呕酸水数升，暑月只右边有汗，左体绝无。诸药寒热补泻罔效，自揣必有澼囊，如水之有窠[14]白，不盈窠不行，但清者可行，而浊者停滞，无路以决之，故积至五七日必呕而去。脾土恶湿，而水流湿，莫若燥脾以去湿，崇土以平窠也。只以苍术一斤，去皮为末，油麻[15]半两、水二盏，研取汁，大枣五十枚，煮去皮核，共杵和丸。每日空心服五十丸，增至一二百丸，忌桃、李、雀肉。服三月而疾除，灯下能书细字，术之力也。初服觉燥，以山栀子末，沸汤点服解之，久服亦自不觉其燥矣，妙极妙极。

镇按：苍术出茅山者味甘，其气雄悍，故除湿化痰而能解郁；其性烈，故发越外感诸邪；能助阳气，故仙人服饵用此。

● 【校注】

[1] 洁古：指张洁古。金代著名医家。名张元素，字洁古。易州（今河北易县）人。倡导"运气不齐，古今异轨，古方新病不相能也"，善于化裁古方，自制新方，以适实际需要。撰《医学启源》《珍珠囊》《脏腑标本药式》《药注难经》等书。

[2] 东垣：指李杲。字明之，自号东垣老人，真定（今河北正定）人。金代著名医家，金元四大家之一。曾拜张元素为师。提出"内伤学说"，认为"内伤脾胃，百病由生"，善用温补法调理脾胃，后世称以他为代表的学术流派为补土派。医著有《脾胃论》《内外伤辨惑论》《兰室秘藏》《医学发明》《药象论》等。

[3] 丹溪：指朱震亨。字彦修，又称丹溪。婺州义乌（今浙江义乌）人。元代著名医学家。学术上受到刘完素、李杲等影响，并对刘完素火热学说有进一步发展，倡"阳有余、阴不足"论。临证善用滋阴降火药，后世称其学术派别为养阴派。著有《格致余论》《丹溪心法》《局方发挥》《本草衍义补遗》等书。

[4] 好古：指王好古。元代医家。字进之，号海藏。赵州（今河北赵县）人。曾跟随李东垣学习，主张温补脾肾。著有《阴证略例》《汤液本草》《医垒元戎》《此事难知》《斑疹论》《伤寒辨惑论》等书。

[5] 孙真人：即孙思邈。唐代著名医学家。京兆华原（今陕西耀县）人。他系统总结我国唐以前医学发展的成就和经验，并结合个人80年临床经验写成《备急千金要方》《千金翼方》两部巨著。对采药、炮炙、针药并用等都有一定贡献。治学不墨守成规，出色地发展了仲景学说。

[6] 白飞霞：指韩懋。明代医家。字天爵，号飞霞道人，人称白飞霞。四川泸州人。撰《韩氏医通》，强调四诊在鉴别病证上的重要性，并对书写病案作了较全面的规定和改进。

[7] 镇：指何镇。本书作者。

[8]《衍义》：即《本草衍义》。20卷。宋·寇宗奭撰。刊于1116年。作者据药材鉴别和药物应用方面的经验，将《（嘉祐）补注神农本草》中的470种释义未尽的药物详加辨析论述，并通过一些实际病例推广了药物应用的范畴。

［9］许胤宗：隋唐间名医。常州义兴（今江苏宜兴）人。以专长治疗骨蒸病（结核病）而著名。他诊治疾病重视切脉识病。他所用熏蒸疗法在后世得以不断发展。

［10］嘉谟：即陈嘉谟。明代医家。字廷采。祁门（今安徽祁门）人。长于本草，晚年编成《本草蒙筌》一书，用对语体裁对药物产地、性味、采集、储藏、辨别、使用方法等做了简明介绍。

［11］颂：指苏颂（1020—1101）。宋代天文学家、药学家。字子容，泉州（今属福建）人。官至右仆射兼中书门下侍郎。著有《新仪象法要》《图经本草》等书。

［12］陶隐居：指陶弘景。南北朝时期宋梁间著名医药学家、道家。字通明，自号华阳隐居。丹阳秣陵（今江苏镇江附近）人。著《本草经集注》，此书将《神农本草经》与《名医别录》的药物730种予以分类合编，加以注释，是我国古代本草学的重要文献。还著有《效验方》《药总诀》《补阙肘后百一方》《养生延命录》《养生经》等书。

［13］《夷坚志》：笔记小说集。南宋洪迈撰。内容多为神怪故事和异闻杂录。收录颇富。

［14］窠：原为"科"。疑误。

［15］油麻：即芝麻。

● 【评析】

人参、黄芪均为补气要药，对两者的性味以及应用，何镇有独到见解，认为黄芪性猛、味厚、气浊，如勇健之夫，故凡人气血暴竭，须以黄芪补之；人参则如俊雅之士，使之用力必用佐使扶持而无偏胜之害。甘草生用解毒，何镇常用甘豆汤，亦不乏为经验之谈。

● 【原文】

地黄（隰[1]草类）：**生干地黄，味苦甘，气寒，气薄味厚，沉也阴也，无**

毒。秋深汁降根实，采收。日干者平，火干者温，蒸干者温补，生干者平宣。地产南北性殊，药力大小悬绝，浙江种者，皮光润而力微，怀庆出者，皮疙瘩而力大。畏芜荑，恶贝母，忌三白，咀犯铁器。肾消，食同莱菔；发皓，得麦冬引滋心肾。拌姜汁炒，不泥胸中。能上达，补头脑空虚，或外行润皮肤干燥。入手太阳、少阴。凉心火血热，俾去眼疮；泻脾土湿热，使长肌肉。骨蒸劳热可驱，血溢便血皆效。折伤金疮、妇女经闭、妊娠胎漏、崩中，但脾胃虚寒切宜斟酌。花：名地髓，服可延年。子：研，水调，效与根等。

发明：好古曰：生地黄入手少阴，又为手太阳之药，故钱仲阳云：泻丙火与木通同用，以导赤也。治诸经之血热，与他药相随，亦善治之，溺血、便血皆同。权[2]曰：病人虚而多热者，宜加之。戴原礼[3]曰：阴微阳盛，相火炽强，来乘阴位，日渐煎熬，为虚火之症者，宜地黄之属，以滋阴退阳。宗奭曰：《本经》只言生干二种，不言熟者。如血虚劳热，产后虚热，老人中虚燥热者，若服生干，当虑太寒，故后世改用蒸曝熟者。生熟之功殊别，不可不详。时珍曰：《本经》所谓干地黄者，乃阴干、日干、火干者，故又云生者尤良。《别录》复云生地黄者，乃新掘鲜者，其性大寒，其熟地黄乃后人蒸曝者。诸家本草皆指干地黄即为熟地黄，虽主治症同，而凉血、补血之功稍异，故今别之。颂曰：崔元亮《海上方》治一切心痛，无问新久，以生地黄一味，随人食量，杵绞汁，搜面作饦饦[4]或冷淘食（眉批：凡作饦饦、冷淘，俱勿着盐乃效），食之良久，当利出虫，长一尺许，头似壁宫[5]，后不复患矣。昔有人患心痛二年，深以为恨，临终诫其家人，吾死后当剖去病根，家人从其命而剖之，果得虫，置于竹节中，凡所食皆饲之，因食地黄饦饦，亦饲之，随即坏烂，由此得方。贞元十年，通事舍人崔抗女患心痛垂绝，遂作地黄冷淘食，便吐一物，可方寸许，状如蝦蟇[6]，无足目，似有口，即愈。

镇按：苏颂所云三蝦皆是虫积，而生地黄能治之，《本经》竟未有一言及之，何也？予思索数夜，始有一得，盖气郁则痛，郁久生热，热甚生虫，生地性寒而禀至阴之气，纵食至饱，胃中寒甚，虫本湿热而生，遇寒则无所容其身，自从吐下而出。病去之后，当大用养胃健脾之剂，方不损元气、伤中气也。

熟地黄：乃酒润蒸黑，性气微温，稍除寒气。入手足少、厥阴经。补血衰，滋培肾水，增气力，利耳目，填骨髓，益真阴。伤寒后胫股最痛者殊功，新产后脐腹切痛者立效（产后去血过多而痛者，属血虚方可用，瘀血作疼不可服也）。乌须黑发，悦色驻颜。仲景制八味丸为君，益天一所生之源，专补肾中元气；东垣立四物汤作主，演癸乙同归一治，兼补藏血之经。

发明：元素曰：地黄生则大寒而凉血，血热者须用之；熟则微温而补肾，血衰者须用之。又脐下痛属肾经，非熟地黄不能除，乃通肾之药也。**好古曰：**生地黄治心热、手足心热，入手足少阴厥阴，能益肾水，凉心血，其脉洪实者宜之。若脉虚者，则宜熟地黄，假火力蒸晒之，故能补肾中元气。仲景六味丸以地黄为群味之冠，天一所生之源也；东垣四物汤治藏血之脏，以之为君者，癸乙同归一治也。**时珍曰：**按王硕《易简方》云，男子多阴虚，宜用熟地黄；女子多血热，宜用生地黄。又云：生地黄能生精血，天门冬引入所生之处；熟地黄能补精血，麦门冬引至所补之乡也。虞抟《医学正传》云：生地黄生血，而胃气弱者服之，恐妨食；熟地黄补血，多痰者服之，恐泥膈。或云：生地黄酒炒则不妨胃，熟地黄姜汁炒则不泥膈。此皆神于用地黄者也。

当归（芳草类）：味甘辛，气温，可升可降，无毒。生秦、蜀两邦，有大小二种。大叶者名马尾归，有效；小叶者名蚕头归，不堪。畏姜、藻、蒲、蒙（生姜、海藻、菖蒲、牡蒙），恶藺茹[7]、湿面。芦苗去净，醇酒制精，行表，洗片时；行上，浸一宿。体肥痰盛，姜汁渍。宜晒干咬咀，治血必用。东垣云：头止血上行，身养血中守，梢破血下流，全活血不走。易老[8]云：入手少阴，以心主血也；入足太阴，以脾统血也；入足厥阴，以肝藏血也。若同人参、黄芪，皆能补血；借牵牛、大黄，皆能破血。和桂、附、姜、萸则热；配芩、连、栀、柏则寒。能令气血各归其所，故命名曰当归。逐跌打血瘀作胀，驱热痢肠刮肛疼。咳逆上气堪医，温疟寒热能治。女科胎产诸虚，调经并已崩带；男子五劳六极，体瘦毛聚皮焦。眼疾齿疼，金创痈肿，止痛生肌，和荣活络。治失血后逐瘀生新；舒中风症踡挛拘急。

发明：承[9]**曰：**世俗多谓惟能治血，而《金匮》《外台》《千金》诸方皆谓能补不足、决取立效之药。古方用治妇人产后恶血上冲，取效无急于此。凡产后气血昏乱者，服之即定。可以补虚，备产科要药。**宗奭曰：**《药性论》补女子诸不足，一言尽当归之能矣。**成无己曰：**脉者，血之府，诸血皆属心。凡脉不至，必先补心益血。故仲景治手足厥冷、脉细欲绝者，用当归之辛温以助心血。**元素曰：**其用有三。一者心经本药，二者和血，三则诸病甚于夜者，凡血分受病，必须用之。血壅而不流则痛，当归之甘温能和血，辛温能散内寒，苦温能助心散寒，使气血各归其所。**机**[10]**曰：**治头痛，酒煮服，取其清浮而上也；治心痛，酒调末服，取其浊而半沉半浮也；治小便出血，用酒煎服，取其沉入下极也。自有高低之分如此。王海藏言当归血药，如何治胸中咳逆上气？按当归其味辛散，乃血中气药也。况咳逆上气，有阴虚阳无附者，故用补血药，补阴则血和而气降矣。

镇按：当归养血润燥，今古皆知。性流滑，故泄泻者忌之，若产后方数日，何可废而禁用？但须姜、酒浸制得宜，则不妨耳。

牛膝（隰草类）：味苦酸，气平，无毒。忌牛肉，畏白前，所恶之药有三：萤火、陆英、龟甲。地产尚怀庆，种亦有雌雄。雌者节细茎青，坚脆无力；雄者节大茎紫，柔润有功。凡入药剂，酒渍咬咀。善理一身虚羸，能助十二经脉，手足寒湿痿痹，大筋拘挛；膀胱气化迟难，小便短涩。补中续绝，益阴壮阳填髓；除腰膝痠疼，活血滋须发乌黑。尿管涩痛几危，好酒浓煎立愈；老疟久治弗效，单煎连服殊功。女子血癥血瘕，癸水行迟；产妇血晕血虚，儿枕[11]甚痛。竹木刺入肉，嚼烂厚罨[12]；无名肿毒疼，生捣浓敷。同麝香作条入阴中，下胎；引诸药下行走膝足，健步。

发明：震亨曰：牛膝能引诸药下行，筋骨痛风在下者，宜加之。凡用土牛膝，春夏用叶，秋冬用根，惟叶汁效尤速。**时珍曰：**牛膝乃足厥阴、少阴之药，所主之病，大抵得酒则能补肝肾，生用则能去恶血，二者而已。其治腰膝骨疼、足痿阴消、失溺久疟、伤中少气，岂非取其补肝肾之功欤？其治癥瘕心腹诸痛、痈疽恶疮、金疮折伤、喉齿、淋痛尿血、经候胎产诸病，岂非取其去恶血之功欤？**陈日华**[13]**子云：**方夷吾所编《集要方》，予刻于临汀，后在鄂渚得九江太守王南强书云：老人久苦淋疾，百药不效者，用牛膝服之而愈。又叶朝议亲人患血淋，小便注盆中，凝如蒟蒻[14]，久而有变如鼠形，但无足尔，百方不效。一医用牛膝煎浓汁，日饮五服，名地髓汤，虽未愈，而血色渐淡，久之复旧。后十年病举，服之寻愈。又一妇，患血淋十年，便有沙石胀痛，服之亦愈。特表其神。

镇按：牛膝性善走，故入十二经络，补中兼通，故治尿管涩疼，小便短涩，产后儿枕痛，敷竹木刺入肉，漱喉痹吐涎，纳阴中堕孕也。日华云治老人淋疾，然虚人慎不宜，过剂致小便不禁，审之（眉批：每治喉痹、乳蛾，用牛膝一握，艾叶七片，捣汁和人乳灌入鼻中，痰涎从口出，立愈）。

远志（山草类）**：味苦气温，无毒。生兖、泰二州，采必须四月，用根，去心，制以甘草。畏珍珠、芦、蟹**（黎芦、蛴螬）**，宜龙骨、苓、附**（附子、茯苓）**，葵雄亦宜**（冬葵、雄黄）**。杀除大毒，益精壮阳，强志倍力。辟邪梦、安心神，益志不忘悦颜耐老；补中伤、利九窍，善治小儿惊痫客忤。苗：名小草，形类麻黄，除胸痹心痛气逆。禁虚损梦魇精遗。**

发明：好古曰：远志，肾经气分药也。**时珍曰：**远志，入少阴肾经，非心经药也。其功专于强志益精，治善忘。盖精与志，肾经之所藏也，肾经不足，则志气衰，不能上通乎心，故迷惑善忘。《灵枢经》曰：肾藏精，精合志。肾盛怒而不止则伤志，志伤则善忘其前言，腰脊不可以俯仰屈伸，毛悴色夭。又云：人之善忘者，上气不足，下气有余，肠胃实而心肺虚，虚则荣卫留于下，久之不以时上，故善忘也。**陈言《三因方》：**远志酒，治痈疽，有奇功。

镇按：远志，足少阴药也，精与志，肾经之所藏也。余治健忘、膈噎、梦泄，皆神效，义本于此。

菖蒲（水草类）**：味苦辛，气温，无毒。池州最多，各处俱有，生于石涧者佳，一寸九节乃效。去露根，忌铁器，使秦艽，恶地胆、麻黄，戒饴糖、羊肉。开心窍，益智慧。手足湿痹可驱，心胸烦闷能却。杀虫愈疥，通窍除聋。**

鬼忤懵死难苏，生汁急灌；不痒发痛疮毒，细末铺眠。多服聪明不忘，久饵延年耐老。心虚白浊能医，肾寒溺多可缩。

发明：时珍曰：《道藏经》有《菖蒲传》一卷，其语粗陋，今略节其要云：菖蒲者，水草之精英，神仙之灵药也。其法采紧小似鱼鳞者一斤，水浸一日，米泔浸一日，刮去皮，切，曝干，捣筛细，以糯米粥和匀，更入炼蜜丸之，稀葛囊盛，悬风处令干。每旦酒、饮任下三十丸，临卧亦三十丸。服一月，食消；二月，痰除；服至五年，骨髓充实，颜色白泽，白发黑，齿更生，开胃膈，和血脉，明目聪耳，除三尸九虫，辟天行时疾、瘴厉诸风、疫痢等病。河内叶敬母中风，服一年而百病除。寇天师服之成道。郑鱼、曾原等皆服此得道。又葛洪《抱朴子》云：韩众服菖蒲十三年，遍身生毛，冬袒不寒，日记万言。又《神仙传》云：咸阳王典食之长生。商丘子食之，不饥不老。又云：置菖蒲于星露之下，晨取叶尖露水洗目，久则昼视见星。**杨士瀛曰：**下痢噤口，虽是脾虚，亦热气闭隔心胸所致，俗用木香失之温，用山药失之闭，惟参、苓、白术加石菖蒲，粳米饮调下，或用参、苓、石莲肉，少入菖蒲，胸次一开，自能进食。**颂曰：**蜀人治心腹冷气搊[15]痛，取一二寸槌碎，同吴萸煎服。又卒患心痛，嚼一二寸，汤酒任下，亦奇效。

镇按：石菖蒲治噤口毒痢，彻能进食，胸腹搊痛，立能驱除，皆因开窍冲越之能，郁结用此，弥效，可想而得也。

天门冬（蔓草类）：味苦甘，气平，大寒，气薄味厚，沉也，阴也，无毒。山谷俱有，夏秋采根，蒸烂去心皮，曝干，旋咀用。畏鲁青，忌鲤鱼，倘误相犯，解以浮萍。使贝母、地黄，入手肺、足肾。润五脏，悦颜色，尤养肌肤；杀三虫，去伏尸，且填骨髓。解渴除烦，消痰已嗽。保肺气不令热伤，通肾气能除热淋。止血热妄行，润肠燥闭结。同参、芪煎服，定阴虚喘促神方；和姜、蜜熬膏，破顽痰癖结良剂。肺痈肺痿，有挽回造化之功；吐血吐脓，有夺命再生之力。盖因苦泄滞血，甘助真元，寒退肺热，虚热宜加，虚寒禁绝（眉批：只此数语，便写尽天冬，不必再言矣）。

发明：宗奭曰：治热之功为多。其味苦，专泄而不专收，寒多人禁服之。

元素曰：苦泄滞血，甘助元气，及治血热妄行，此天门冬之功也。保定肺气，治血热侵肺，上气喘促，宜参、芪为主，用之乃神（眉批：张洁古可为善用天冬者）。嘉谟曰：天、麦二冬并入手太阴，祛烦解渴，止咳消痰。而麦门冬又行手少阴，清心降火，使肺不犯邪，故止咳立效。天门冬又行足少阴，滋助水元，全其母气，故痰为之清矣。盖肾主津液，燥则凝而为痰，得润剂则化，所谓治痰之本也。时珍曰：天门冬清金降火，益水之上源，故能下通肾气，入滋补方，合群药用之有效。若脾胃虚寒人，单服既久，必病肠滑，反成痼疾。此物性寒而润，能利大肠故也。

镇按： 天门冬大寒，虽能保肺，性润所以伤脾，则不可单服、久服耳。

麦门冬（隰草类）：味甘微苦，气平微寒，降也。无毒，平堤土肥则产，杭郡笕桥者良。畏苦参、青葙、木耳，恶苦芙[16]、苦瓠、款冬。去心用，不令心烦，择肥白方获速效。使车前、地黄，入手太阴、少阴。治肺家伏火之邪及肺痿吐脓腥臭；补心脏劳伤虚损并血热错经妄行。益精强阴，驱烦解渴，美颜色，悦肌肤。止呕吐，清膈上稠痰；愈痿蹶，调四肢经脉。去心下支满，退虚热客邪。经枯乳汁不行，肺燥咳声连发，加五味、人参；补耗散之元气，复脉通心；同阿芐（底注：芐音户）（眉批：阿即阿胶，芐即地黄也）、麻仁，润老人之便秘，益精补髓。

发明： 宗奭曰：麦门冬治肺热之功为多，其味苦，但专泄而不敛，寒多人禁服。治心肺虚热及虚劳。元素曰：麦门冬治肺中伏火、脉气欲绝者，加五味子、人参为生脉散，补肺中元气不足。杲曰：六七月间湿热方旺，人病骨乏无力，身重气短，头旋眼黑，甚则痿软，故孙真人以生脉散补其天真元气。脉者，人之元气也，人参之甘温，泻热火而益元气；麦门冬之苦寒，滋燥金而清水源；五味子之酸温，泻丙火而补庚金，兼益五脏之气也。时珍曰：按赵继宗《儒医精要》云：麦门冬以地黄为使，服之令人头发不白，补髓通肾气，定喘促，令人肌肤润泽，除通身一切恶气、不洁之疾，盖有君有使也。若有君无使，是独行无功矣。此方火盛气壮人方可服。

镇按： 麦冬虽寒，却不似天冬之滑，用者当别轻重，不可一概弃之也。

● 【校注】

[1] 隰（xí）：低下的湿地。

[2] 权：指甄权（约540—643）。唐代名医。许州扶沟（今河南扶沟）人。尤长于针灸术。643年，唐太宗以权寿百三岁，亲临其家访视长寿的饮食药性，并赐寿杖衣服。撰有《脉经》《脉诀赋》《针经钞》《针方》《古今录验方》等书。

[3] 戴原礼：即戴思恭。明代医家。字原礼，浦江（今浙江浦江）人。年轻时随朱震亨学医，曾任太医院使。撰有《证治要诀》《证治要诀类方》《推求师意》等书。

[4] 餪饦：古代一种水煮的面食。

[5] 壁宫：即守宫。又名壁虎、天龙。咸，寒，有小毒。有祛风定惊、散结解毒作用。

[6] 蝦蟇：即蛤蟆。青蛙和蟾蜍的统称。

[7] 藺（lú）茹：又名兰茹、离娄，白色者名草藺茹。《本草纲目·草部六》："生山原中，春初生苗，高二三尺，根长大如萝卜、蔓菁。"

[8] 易老：指张洁古。

[9] 承：指陈承。北宋医家。武林（今安徽贵池）人。著《重广补注神农本草并图经》。1107—1110年间，与陈师文、裴宗元等共同校正《和剂局方》（后增补多次，改名《太平惠民和剂局方》）。

[10] 机：指汪机（1463—1539）。明代医家。字省之，别号石山。安徽祁门人。著有《石山医案》《医学原理》《本草会编》（佚）、《读素问钞》《伤寒选录》《外科理例》《痘治理辨》等书。

[11] 儿枕：病名。指妊娠晚期，胞中余血成块，犹如儿枕，故名。儿枕痛亦指产后败血未尽，或恶露未尽者，症见小腹硬痛拒按，或可摸到硬块。

[12] 罨（yǎn掩）：罨，掩盖之意，用水或药物掩覆局部的方法。罨时不断更换，以达到治疗效果。

[13] 陈日华：即陈晔。宋代著名词人。字日华，福建长乐人。宋庆元二年间时知汀州，编辑《临汀志》《家藏经验方》等书。

［14］蒟蒻（jǔ ruò）：俗称魔芋。辛，温，有毒。有化痰散结、行瘀消肿作用。

［15］搊（chōu）：意束紧。

［16］苦芺（ǎo）：即败酱草。辛、苦，微寒。有清热解毒、活血排脓功效。

● 【评析】

何镇用药讲究辨证准确。如熟地黄虽补血滋肾，可疗病后或产后筋骨、脐腹疼痛，但需属血虚方可用，瘀血则不可服。又如牛膝可治淋证，然虚人宜慎用，过剂可致小便不禁。

对当归的炮制和功用颇有心得，如欲行表，洗片时；行上部，浸一宿；体肥痰盛，用姜汁渍。而经姜、酒浸制后，当归之流滑致泻弊端可减。

对药物的性能把握透彻，如何镇认为石菖蒲有开窍冲越之能，故能治噤口毒痢、彻能进食、胸腹搊痛、郁结等证。天冬、麦冬均能保肺，但天冬大寒，性润所以伤脾，则不可单服、久服，麦冬则不然，用者当别轻重，不可一概弃之也。

● 【原文】

五味子（蔓草类）：**酸味虽多，五味悉具，气温，气薄味厚，降也，无毒。江南亦有，江北最多，春苗夏花，黄白如莲，秋初结实茎端，色若樱桃，核扁**（形如腰子，每一枚二子），**南北各有所长**（北产者双子，厚肉）。**藏留切莫相混，风寒咳嗽，南味为奇；虚损劳伤，北味称绝。恶葳蕤，胜乌头，使肉苁蓉，经入肺肾。味酸能敛耗散之金，性补能助不足之水。生津止渴，益气强阴，驱除烦热，滋补元阳。冬月咳嗽肺寒，加干姜煎汤效速；夏月神困力乏，同参芪麦柏如神。或热嗽而火邪太盛，不可一时骤用寒凉者，必资酸以收之，然亦不宜多用，恐致虚热为殃**（眉批：然亦有宜多用者，如益气强阴是也）。

发明：成无己曰：肺欲收，急食酸以收之，以酸补之。芍药、五味之酸以收逆气而安肺。杲曰：收肺气，补气不足，升也。酸以收逆气，肺寒气逆则宜此，与干姜同治。又五味子收肺气，乃火热必用之药，故治嗽以之为君。但有外邪者不可骤用，恐闭邪气，必先发散而后用之乃良。有痰者，以半夏为佐；喘者，阿胶为佐，但分两略不同耳。震亨曰：五味大能收肺气，宜其有补肾之功。收肺气，非除热乎？补肾，非暖水脏乎？乃火热嗽必用之药。寇氏所谓食之多致虚热者，盖收补之骤也，何惑之有？又黄昏嗽乃火气浮入肺中，不宜用凉药，当用五味子、五倍子敛而降之。思邈曰：五六月宜常服五味子汤，以助肺金之气，在上则滋源，在下则补肾。其法，以五味子一大合，木白捣细，入滚烫泡，加白蜜少许，封置火边良久，汤成任饮。元素曰：孙真人《千金月令》言，五月常服五味子，以补五脏之气。遇夏月季夏节间，困乏无力，无气以动，同黄芪、麦门冬加生黄柏少许服之，令人精神倍增，两足膝多力。好古曰：张仲景八味丸用此补肾，亦兼述类象形也。慎微[1]曰:《抱朴子》曰：五味子乃五行之精，其子具有五味。淮南公羡门子服十六年，面色如玉，入水不沾，入火不灼（眉批：悦色驻颜，药之功也。入水不沾，入火不灼，此君具有仙骨）。

镇按：五味子一囊二核，其核形类肾，五味悉具而酸味独甚，辛、咸次之，盖金水肝木之补药也，虚人无根之火上炎，非寒药能制，用此，收入火源，肺不受克，复能生水，真佳品也。

菟丝子（蔓草类）：味辛甘，气平，无毒。朝鲜多产，宛句独佳（属山东兖州府）。蔓延草木之间，无根，假气而长，实如蚕子（黄细者为赤纲，苍大者名菟蒌），秋采阴干，水淘沙净，酒煮，杵烂研末为丸，不堪煎液。益气强力，补髓添精。虚寒膝冷腰痛，正宜多服；鬼交梦遗精滑，莫厌频吞。肥健肌肤，坚强筋骨，服之久久，明目延年。茎叶：煎汤，小儿可浴，解热毒痱疹，散痒塌痘疮。

发明：雷敩曰：菟丝子禀中和凝正阳之气，一茎从树感枝而成，从中直上阳结实，故偏补人卫气，助人筋脉。颂曰:《抱朴子》仙方单服法，取实一斗，酒一斗浸，晒干再浸、晒，酒尽为度，治下筛。每酒服二钱，日二服。此药壮腰膝，去风明目。久服令人光泽，转老还童。服十日外，饮啖如汤沃雪。

镇按： 菟丝子非无根而生，乃发生之后，假气蔓延，茎赤子黄，乃命门气分补剂，故久服则能食倍常。予用屡验。

甘菊花（芳草类）：味甘微苦，气平，寒，属土与金而有水火，可升可降，无毒。种类、颜色极多，应候黄小者妙。野间味苦茎青，原名苦薏，勿用；家种味甘茎紫，旧称甘菊，堪收。为使一味，桑根白皮。驱头风，止头痛眩晕；养肝血，收目泪翳朦。变老人皓首成乌，同地黄酿酒；解醉汉沉酣易醒，共葛花煎汤。散湿痹，去皮肤死肌；安肠胃，除胸膈烦热。利一身血气，逐四末游风。根、叶：捣汁顿服，救疔肿垂死专能。

发明： 震亨曰：黄菊花属土与金而有水火，能补阴血，故养目。时珍曰：菊春苗夏茂，秋花冬实，备受四气，饱经霜露，叶枯不落，花槁不零，味兼甘苦，性禀和平。昔人谓其能除风热，益肝补阴，盖不知其得金水之精英尤多，能补金水二脏也。补水所以制火，益金所以平木，木平则风息，火降则热除，用治诸风头目，其旨深矣。黄者入金水之阴，白者入金水之阳，红者入妇人血分，皆可入药，神而明之，存乎其人。其苗可蔬，叶可啜，花可饵，根实可药，囊之可枕，酿之可饮，自本至末，罔不有功。宜乎前贤比之君子，《神农》列之上品，隐士采入酒罍[2]，骚人餐其落英。费长房言：九日饮菊酒，可以辟不祥。《神仙传》言：康风子、朱孺子皆以服菊成仙。菊之贵重，非群芳可伍。

薏苡： 薏苡仁：味甘，气微寒，无毒。近地俱出，真定者佳。采实须当八月，收根不论春秋。专医湿痹，能治肺痈。筋骨拘挛，屈伸不便，乃为上品。咳嗽涕唾，脓血并出，斯获奇功。除筋骨邪入作疼，消皮肤水溢发肿。根：挖煮汁，可攻蛔堕胎。肺痈服之，亦臻神效。

发明： 宗奭曰：薏苡仁，《本经》云微寒，主筋急拘挛。拘挛有两等，《素问注》中，大筋受热则缩而短，故挛急不伸，此是因热而拘挛也，故可用薏苡；若《素问》言因寒则筋急者，不可更用此也。盖受寒使人筋急；寒热使人筋挛；若但受热不曾受寒，亦使人筋缓；受湿则又引长无力也。此药力势和缓，凡用须倍于他味乃效。**震亨曰**：寒则筋急，热则筋缩，急因于坚强，缩因于短促。若受湿则弛，弛则引长，然寒与湿未尝不挟热，三者皆因于湿，然外湿非内湿启之不能成病。故湿之为病，因酒麺鱼肉，继之甘滑、烧炙、辛香，皆致湿之因也。**时珍曰**：薏苡仁属土，阳明药也，故能健脾益胃。虚则补其母，故肺痿、肺痈用之。筋骨之病，以治阳明为本，故拘挛筋急风痹者用之。且能胜水除湿，故泄痢水肿用之。按古方小续命汤注云：中风筋急拘挛，语迟脉弦者，加薏苡仁。亦扶脾抑肝之义。**颂曰**：薏苡仁，心肺之药多用之。故范汪治肺痈，张仲景治风湿胸痹，并有方法。《济生》治肺损咯血，以熟猪肺蘸薏苡末，空心食之，薏苡补肺，猪肺引经。赵君猷云：屡有效。**张师正《倦游录》云**：辛稼轩忽患疝疾重坠，一道人教以薏苡，东壁土炒过，水煮为膏，数服即消。程沙随病此，稼轩亦授以此方而效。

薯蓣（即山药，柔滑类）：味甘，气温平，无毒。南北州郡俱产，惟怀庆者独良。秋采晒干，灰藏不蛀。性恶甘遂，共剂不宜，使二冬（天门冬、麦门冬）、紫菀。入手、足太阴。治诸虚百损，疗五劳七伤。益气力，润泽皮肤；长肌肉，坚强筋骨。理脾伤止泻，参苓白术散频加；逐腰痛强阴，六味地黄丸常用。捣筛为末，作糊甚黏，久服不饥，延年耐老。

发明：权曰：凡患人体虚赢者，宜加用之。**李杲曰**：山药入手太阴。张仲景六味丸用之，以其凉而能补也。亦治皮肤干燥。**时珍曰**：按吴缓云，山药入手、足太阴二经，补不足，清虚热。又按王履《溯洄集》云，山药入手太阴，盖肺为肾之上源，源既有滋，流岂无益，此八味丸所以用其强阴也。又按曹毗《杜兰香传》云，食薯蓣能辟雾露。

石斛（石草类）：味甘，气平，无毒。多产六安，亦生闽广，茎小有节，色黄类金，世人名曰金钗石斛，盖亦取其象也。其种有二，细认自殊。生溪石上者名石斛，折之似有肉，中实；生栎木上者名木斛，折之如麦秆，中虚。石斛有效，木斛无功。恶寒水石、巴豆，畏白僵蚕、雷丸。以酒浸蒸，方堪入剂。却惊定志，益精强阴。壮筋骨，补虚赢，健脚膝，驱冷痹。

发明：敩[3]曰：石斛，镇涎，涩丈夫元气。酒浸酥蒸，服满一镒[4]，永不骨痛也。宗奭曰：治胃中虚热有功。时珍曰：石斛气平，味甘淡、微咸，阴中之阳，降也，乃足太、少二阴之药。深师[5]云：囊湿精少，小便余沥者，宜加之。一法，每以二钱，入生姜一片，水煎，代茶饮，甚清肺补脾也。

镇按：涩精、健步，盖少阴气分药也。

知母（山草类）：味苦辛，气寒，气味俱厚，沉而降，阴也，无毒。多生徐、解二州，形类菖蒲，柔软肥白有力，枯黯无功。引经上部，酒炒才升；益肾滋阴，盐炒下达。足少阴是其本经，而更入大肠与胃。补肾水，泻无根之火，久疟热甚者堪除；清劳热，治有汗骨蒸，久嗽燥渴者切效。痰嗽固宜，脾弱切禁，因性沉寒，大能作泻。

发明：杲曰：知母入足阳明、手太阴，其用有四：泻无根之肾火，疗有汗之骨蒸，止劳虚之热，滋化源之阴。仲景用入白虎汤治不得眠者，烦躁也（眉批：白虎汤治烦躁不眠，须有汗者乃效）。烦出于肺，躁出于肾。君以石膏，佐以知母，取苦寒以清肾源；缓以甘草、粳米，使不速下也。又，凡病小便闭涩而渴者，热在上焦气分，肺有伏热不能生水，膀胱绝其化源，宜用气薄、味薄、淡渗之药，泻肺火而清金，滋其化源而水道通矣。若在下焦血分，必兼口渴，是真水不足，膀胱干涸，乃无阴则阳无以化，当以黄柏、知母大苦寒药，以补肾与膀胱，使阴气行而阳自化，小便通矣。时珍曰：肾苦燥，宜食辛以润之；肺苦逆，宜食苦以泻之，知母辛苦寒凉，下则润肾燥而滋阴，上则清肺金而泻火，乃二经气分药也，黄柏则是肾经血分之药，故知、柏必相须而行，昔人譬虾与水母，必相依赖。

镇按：知母、黄柏，今人只知其败脾胃，而竟忘其有清金滋水之功也。

肉苁蓉（山草类）：味甘、酸、咸，气微温，无毒。陕西周郡俱有。马沥落地而生，端午采收，用须酒洗，刷去外鳞，劈除心膜。治男子绝阳不兴，泄精、尿血、遗沥；疗女人绝阴不产，血崩、带下、阴疼。助相火，补益劳伤；暖腰膝，坚强筋骨。因能峻补精血，骤用反动大便。草苁蓉：名列当。虽略补，不须尝。

发明：**好古曰**：命门相火不足者，以此补之，乃肾经血分药也。凡服苁蓉以治肾，必妨心。**震亨曰**：峻补精血，能动大便者，滑润也。**藏器**[6]**曰**：强筋健髓，以苁蓉、鳝鱼二味为末，黄精汁丸服之，力可十倍。此说出《干宁记》。

镇按：肾开窍于二阴，肉苁蓉味咸入肾而软坚，润燥养血，暴服及重用，必致滑泄无疑矣。若老人及大亡血以致枯燥者，服之极妙，盖精不足者，补之以味是也。

锁阳（山草类）：味甘可啖，以酥炙可代苁蓉。煮粥弥佳，入药尤妙。润大便结燥（溏泄人禁服），补阴血虚羸。兴阳固精，强阴益髓。

发明：**镇按**：锁阳补阴益精，功倍于苁蓉，以其味甘也。或谓野马交合，遗精入地，久之发起如笋，上丰下俭，绝类人阳，而有鳞甲，里之淫妇，就而合之，一得阴气，勃然怒长，如果其言，则性亦热矣。又曰：锁阳润大便，亦宜于老人。

补骨脂（即破故纸）：味苦辛，气大温，无毒。生广西诸州，子圆扁，色绿。盐、酒浸蒸，去浮，炒用。恶甘草，须知，忌芸薹、羊肉。治男子劳伤，髓虚腰痛；治遗精阳痿，囊缩尿频。

发明：**颂按**：破故纸今人每以合胡桃仁服，此法出于唐之郑相国，其自叙云：予为南海节度，年七十余，越地卑湿，伤于内外，众疾俱作，阳气衰绝，服乳石补药不应。元和七年，有诃陵国舶主李摩诃授此方，服未十日而效臻。其方用洗净补骨脂十两，晒燥末之，胡桃仁去皮二十两，研烂，再加好蜜和如饴，每旦以温酒化服一匙，久服延年益气，悦心明目，补壮筋骨，但忌芸薹、羊血。王绍颜载其事于《续传信方》甚详。**时珍曰**：此方可作丸服。按白飞霞《方外奇方》云：破故纸属火，收敛神明，能使心包之火与命门之火相通，令元阳坚固，骨髓充实，涩以治脱也。胡桃属木，润燥养血，血属阴恶燥，故油以润之，佐故纸，有木火相生之义。又许叔微学士《本事方》云：孙真人言补肾不如补脾，予曰补脾不如补肾。肾气虚（眉批：肾气虚这一"气"字当细体贴，乃肾中真气，犹如釜下之火也），则阳气衰劣，不能熏蒸脾胃。脾胃气寒，令人胸膈痞塞，不进饮食，迟于运化，或腹胁虚胀，或呕吐痰涎，或肠鸣泄泻，譬如鼎中之物，下无火力，虽终日不熟，何能无火而欲令饮食消耶？《济生》二神丸，治脾胃虚寒泄泻，用故纸补肾、肉蔻补脾，二药虽兼补，但无斡旋，往往加广木香一味，以助其健运之气，使仓廪无陈腐，斯能奏效。用药之妙，可不玩索耶！

镇按： 补骨脂亦能润大便，是辛温能润肾燥也，同肉蔻、木香，又能止虚寒久泻。

● 【校注】

[1] 慎微：指唐慎微。宋代著名药学家。字审元，蜀州晋原（今四川崇庆）人。著《经史证类备急本草》32卷，收药1746种，其中600多种是前代本草书未曾记载总结者。其后的不少本草书均以此书为基础。

[2] 斝（jiǎ）：古代青铜制的酒器，圆口，三足。

[3] 敩：指雷敩。南北朝时期宋代药学家。著有《雷公炮炙论》，专论中药炮炙，并详述炮炙过程中的宜忌。原书已佚，其内容散见于后代本草书中。

[4] 镒：古代重量单位，合二十两。

[5] 深师：指僧深。南北朝时宋齐间医家。僧人。曾选录支法存等诸家有关药方，辑成《僧深药方》（《深师方》）三十卷，已佚，部分佚文存《外台秘要》《医心方》等书。

[6] 藏器：指陈藏器。唐代本草学家。四明（今浙江鄞县）人。编撰《本草拾遗》十卷。

● 【评析】

同类药物的品种不同，则适应证也因而有异，如南五味子品质较北五味子稍差，然治风寒咳嗽，南味为奇；疗虚损劳伤，则北味称绝。何镇还认为五味子可治疗热嗽而火邪太盛，不可一时骤用寒凉者，或虚人无根之火上炎，非寒药能制，必资酸以收之，然亦不宜多用，恐致虚热为殃，但如取益气强阴之效，则宜多用。

菊花经配伍后功用颇多，如同地黄酿酒，可治老人白发；配葛花煎汤，可解酒醒醉。菊花还可利一身血气而有散湿痹、去皮肤死肌等作用。

何镇十分注意药物功效的利弊两端，如知母、黄柏因性寒而易败脾胃，尤其知母因性沉寒，大能作泻，但有清金滋水之功。又如肉苁蓉能温养补肾，但因性润而通便，如暴服及重用，必致滑泄。补骨脂亦如此，但同肉蔻、木香配用，则能止虚寒久泻。

● 【原文】

羌活（山草类）：**味苦甘辛，气平，微温，气味俱轻，升也，阳也，无毒。**多生川蜀，亦产陇西，得风反直，无风自摇，因又名为独摇草也。本与独活同种，后人分出二名，**色紫密节者名羌，气雄，入足太阳；色黄成块者为独，香细，入足少阴。**（今时医者，羌活用鞭节，独活用块眼者）。羌活名列君部之中，非比柔懦之主，**此诚拨乱反正、大有作为者也。小无不入，大无不通，能散肌表八风之邪，善理周身百节之痛。排巨阳肉腐之疽，除新旧风湿之病。去黑皮腐朽，加川芎更良。**

独活：主治较羌活稍殊。**两足湿痹难行，非此莫效；风毒牙疼头眩，赖此能除。**近以土当归冒充，不可不细辨也。

集解：《**别录**》：独活，生雍州川谷或陇西南安[1]。二月八月采根，曝干。弘景曰：此州郡县俱是羌地，故名之。机曰：《本经》独活一名羌活，本非二物。后人见其形色气味不同，故为异论。仲景治少阴用独活，必紧实者；东垣治太阳用羌活，必轻虚者。正如黄芩之枯飘者名片芩，治太阴；条实者，名子芩，治阳明之义同也。况古方但用独活无羌活，今两用之，不知病宜两用耶？抑未之考耶？**时珍**曰：独活、羌活乃一类二种，以中国者名独活，西羌者为羌活，苏颂所论颇明。独活、羌活今出蜀汉者佳，春生苗叶如青麻，六月开花作丛，或黄或紫，结实时叶黄者是夹石上生，叶青是土脉中发生也。《本经》云二物同一类。今人以紫色密节为羌活，黄色作块者为独活。而陶隐居言独活色微白，形虚大，用与羌活相似，则是独活亦有轻虚者矣。今有独活自蜀中来者，类羌活，微黄而极大，为可征也。而市人或择羌活之大者为独活，殊为未当。大抵产西蜀者，黄色，香如蜜；出陇西者，紫色，陇人呼为山前独活。古人但用独活，今人既用独活，又用羌活，兹为谬矣。

发明：刘完素曰：独活不摇风而治风，浮萍不沉水而治水，因其所胜而为制也。**张元素曰：**风能胜湿，故羌活能治水湿。独活与细辛同用，治少阴头疼，头运目眩，非此不除；羌活与川芎同用，治太阳少阴头痛，透关利节，治督脉为病，脊强而厥。**好古曰：**羌活乃是太阳、厥阴、少阴药，与独活不分二种。后人因其羌活气雄，独活气细，故雄者治足太阳风湿相搏，头痛、肢节痛、一身尽痛者，非此不能除；细者治足少阴伏风头痛、两足湿痹不能止，非此不治，却不治太阳之症。（眉批：读此一句，似确有"独活"一条，非与羌活同一种矣）。**时珍曰：**羌活、独活皆能逐风胜湿，透关利节，但气有刚劣不同尔。《素问》云：从下上者，引而去之。二味苦辛而温，味之薄者，阴中之阳，故能引通达周身，而散风胜湿也。

镇按：诸家辨独活、羌活甚是纷纭，有以地辨，有以形辨，有以色辨，有以气辨，殊无的据。盖古人原未有羌活之名，则为一物也明矣。其气味、形色悉由地变，气味既变，而主治自是有刚柔之异。

柴胡（山草类）：味苦，气平，微寒，气味俱轻，升也，阳也，无毒。州郡到处俱生，银夏出者独胜，八月采收，去芦，咀用。疗病上升，用根酒渍；中行下降，用梢宜生。畏女菀、藜芦，使半夏一味。乃手足厥阴、少阴四经引导药也。泻肝火须黄连为佐，治疮疡与连翘同攻，疗伤寒阳证必合黄芩，驱温疟汗迟倍加乃效。补中益气汤用者，为能引清气上升；逍遥散内加，为能和肝气清热。治寒热往来，理胸胁刺痛。苗名云蒿：辛香、启胃、可餐。别有银柴胡：单除骨蒸之热。

发明：颂曰：仲景治伤寒，有大、小柴胡汤及柴胡加龙骨、柴胡加芒硝等汤，故后人治寒热，此为必用之药。**杲曰：**能引清气而行阳道，伤寒外证，有热者则加之，无热则不加也。又能引胃气上行，发生春和之令，宜微加之。又，凡治诸疟，以柴胡为君，随所发时、所在经络，佐以引经之药。十二经疮疽中，须用柴胡以散诸经血结气聚，功与连翘同也。**宗奭曰：**柴胡，《本经》无一字言能治劳，今人治劳方中鲜有不用者。呜呼，凡此误世甚多。尝原病劳，有一种脏气虚损，复受邪热，因虚而致劳者，如《经验方》中治劳热，青蒿煎内之用柴胡，正合宜尔，服之无有不效，热去即须急去。若无热服此，必愈甚矣。《日华子》又谓补五劳七伤，《药性论》亦谓治劳乏羸瘦。若此等病，苟无实热，医者执而用之，不死何待？如仲景治伤寒，寒热往来如疟，用柴胡汤正合其宜也。注释本草，一字俱不可忽略，盖误万世之苍生，无有穷尽，可不谨哉？**时珍曰：**劳有五劳，病在五脏。若肝、胆、心及包络，或少阳寒热者，柴胡为本经药；劳在脾胃有热，或阳气下陷，则柴胡能引清气上升，必用者；若肺肾二症，不用亦可。东垣又云：诸有热则加之，无热则不加。又言诸疟用以为君，十二经疮疽，须用柴胡以散结聚，则是肺肾家疟疾，疮疽，亦皆可用矣。但要精思病原，加减佐使可也。如寇氏不分脏腑络部、有无发热，乃谓柴胡不治劳乏，摈斥不用，殊非通论。如《和剂局方》治上下诸血，龙脑鸡苏丸，用银柴胡浸汁熬膏，则世人知此意者鲜矣。按庞元英《谈薮》云：张知久疟，热时如火，年余骨立。医用茸、附等药，热益炽。召孙琳诊之，曰：此名劳疟，热从髓出，治以刚剂，何能不骨立乎？投小柴胡汤一剂，热减十之九，三剂脱然矣。大抵热在皮肤、脏腑、骨髓，非柴胡不可，银州者更妙。

镇按：若发热必用柴胡，使用之于内伤夹阴、阴盛格阳，虚阳现于外而发热者，其死可立而待矣。镇又按：柴胡治劳，非补乏也，加于滋补剂中以清热，则补者自补，而清热之药正不可不佐使用之耳。

升麻（山草类）：味苦甘，气平，微寒，气味俱薄，浮而升也，无毒。虽多陕地，惟尚益州，入药宜根，逢秋方采。足阳明、太阴之引经药也。同白芷、葱白煎尝，又入手阳明、太阴，散伤风于皮毛，驱发热于肌肉。头疼齿痛能除，豌豆斑疮可退。引葱白散手阳明风邪，引石膏止足阳明齿痛。元气下陷，仗此升提。

发明：元素曰：补脾胃药非此为引，脾痹非此俱不效。其用有四：手足阳明引经，一也；升阳气于至阴之下，二也；去至高之上及皮肤风邪，三也；治阳明头痛，四也。**杲曰**：发散阳明风邪，升提胃中清气，又引甘温之剂上升，补卫实表。凡胃虚伤冷，抑遏阳气于脾土者，宜升麻、葛根以升散其火郁。**好古曰**：升麻葛根汤乃阳明发散药也，若初受太阳证便服之，发动其汗，必传阳明，反成其害。朱肱《活人书》云：瘀血入里，吐血衄血者，犀角地黄汤乃阳明经圣药，如无犀角，以升麻代之。然二药性味相远，何可以代？盖以升麻能引地黄等药同到阳明也。**时珍曰**：升麻引阳明清气上行，柴胡引少阳清气上行，乃治禀赋素弱、元气虚馁，及劳逸饥饱、生冷内伤、脾胃困顿，引经妙药也。升麻葛根汤乃发散风寒药也，予用治阳气郁遏、元气下陷诸病及时行赤眼，每有殊效，神而明之，方可执乎？治一人素能饮酒，因寒月恤[2]母受冷，遂病寒中，食无姜蒜，弗能一啜，至夏酷暑，又多饮水，因病右腰一点胀痛，牵引右胁上至胸中，即欲卧，大便里急后重，小便长而数，或泻或吐，或吞酸，或阳痿，或厥逆，或饮酒，或得暖，或服热剂，温脾胜湿、滋补消导诸药皆暂已而寻举。但遇寒、食冷、劳役、入房，或怒、或饥，即时举发，一止则诸症泯然如无病人，甚有日举数发者。时珍思之，此乃饥饱劳逸，内伤元气，清阳抑遏所致也。遂以升麻葛根汤合四君子汤，加柴胡、苍术、黄芪服之，仍饮酒一杯以助药气。其药甫进，即觉清气上行，胸膈爽快，四肢温畅，头目清明，神采迅发，诸病如失。复举若服药不饮酒助力，或减升、葛，则不应矣。升麻能解痘毒，惟初发热时可用解毒；或已出后，气弱或泄泻者，亦可少加；若升麻葛根汤，则见斑以后必不可用，为其解散故也。《本草》以升麻为解毒、吐蛊要药，盖以其是阳明本经药，而性又能上升。按《范石湖文集》云：李焘作雷州司理，鞫囚得治蛊方。毒在上，以升麻吐之；在腹，用郁金下之，或合二物服之，不吐则下。此方活人甚众。

镇按：升麻盖升举之药也，然非单用能取效者，其功专于辅佐。

车前子（隰草类）：味甘咸，气寒，无毒。山野处处俱生，草[3]名唤蛤蟆、牛舌（一名蛤蟆衣，又名牛舌草）。**专入膀胱，兼行肝脏**。驱尿管涩疼，不走精气；能强阴种子，利水通淋。

发明：颂曰：车前子入药最多。驻景丸用车前子、菟丝子二物蜜丸，食前服，古今以为奇方也。**好古曰：**车前子能利小便，不走精气，与茯苓同功。**时珍曰：**按《神仙服食经》云：车前一名地衣，雷之精也，服之化形，八月采之。又按唐·张籍诗云：开州午月车前子，作药人皆道有神；惭愧文君怜病眼，三千里外寄闲人。观此亦以五月采开州者良，又可见其治目有功。大抵入服食，须佐以他药，如六味丸之用泽泻之理同也。若单用则泄渗太过，恐非所宜。欧阳公患暴下，国医不能治。夫人买市人药一帖，进之而愈。力叩其方，则车前一味为末，米饮服二钱。云：此药利水道而弗动真气，水道利则清浊分而谷脏安矣。

镇按：车前子，予见前人用于种子丸中，心窃疑之，时珍比之六味丸中之泽泻，虽亦有理，而未深究。余用此煎之，稍停，汁凝如粉，盖亦多汁味厚之品，但因性味咸寒，功专走足太阳、少阴，故能利水，人见能利水，故云渗泻而不补也。

苗、根：弘景曰：其叶捣汁服，疗泄精。**宗奭曰：**陶说大谬矣。此草性甘滑，利小便、泄精气，有人作菜频食，致小便不禁，几为所误也（眉批：此条附录备考）。

天麻（山草类）：味苦辛，气平，无毒。春初始生苗，叶仿佛芍药成丛，中起梗二三尺高，故而名为赤箭；根若王瓜，即名天麻。郓利二州山谷者妙。治小儿风痫惊悸，疗大人风热痰眩。驱湿痹痉挛，主瘫痪蹇滞；通血脉开窍，利腰膝强筋。再考赤箭：原号定风，益气强阴，消毒散肿。

发明：杲曰：肝虚不足者，宜天麻、川芎以补之。其用有四：疗大人风热头痛，小儿风痫惊悸，诸风麻痹不仁，风热语言不遂。**时珍曰：**天麻乃肝经气分之药。《素问》云：诸风掉眩，皆属肝木。故天麻入厥阴之经而治诸症。按罗天益云：眼黑头旋，风虚内作，非天麻不能治。天麻乃定风草，故为治风之神药。今有久服天麻，遍身发出红丹者，是其祛风之验也。**宗奭曰：**天麻须别药相佐使，然后见其功，仍须加而用之。人或蜜渍、蒸食，思则可知矣（眉批：言可作蜜果食，谓可多用也）。

镇按： 天麻苗名定风，则风门用之不妄矣。厥性兼补，予凡风虚头眩，及手足周身麻痹，皆用之而灵，盖风门之血药也。

蒲黄（水草类）：**味甘，气平，无毒。种盛泰州，根满池泽，经秋尽瘁，遇春复生，初萌红白茸茸。蒲葅：**曾载《周礼》，成柄，甘脆可啖。**蒲笋：**亦载《图经》，春深长叶成丛，夏半抽苔中起，**花缀苔梢名蒲厘：状如武士棒槌，屑聚花中即蒲黄，颇似画家金粉，市廛**[4]**收为粿卖**（用蜜和蒸作饼，与小儿食，能补），**医家采入药煎，生用破瘀血停积，炒黑已吐下来红。驱血热妄行上窍，去产后儿枕作疼。不利虚人，为能作泻。筛上赤渣名蒲萼，炒用有止泻之能。苗采作荐，名香蒲，煎汤治口中臭烂。**

发明： 弘景曰：蒲黄，即蒲厘花上黄粉也，甚能治血。宗奭曰：汴人初得，罗去滓，以水调为膏，擘为块。人多食之，以解心脏虚热，小儿尤嗜食之。过月则燥，色味皆淡，须蜜水和，不可多食，令人自利，极能虚人。**时珍曰：** 蒲黄，手、足厥阴血分药也，故能治血治痛。生则能行，熟则能止。合五灵脂同用，能治一切心腹诸痛。按许叔微《本事方》云：有士人妻舌忽胀满口，不能出声，一叟教以蒲黄频掺，比晓乃愈。又《芝隐方》云：宋度宗欲赏花，一夜舌胀满口，蔡御医用蒲黄、干姜末等分，干搽而愈。据此二说，则蒲黄之凉血活血可证矣。盖舌为心之外候，而手厥阴相火乃心之臣使，得干姜和之则阴阳相济也。

镇按： 蒲黄生水滨，其性自应趋下，故虚人便有作泻之弊。蒲萼止泻，因其粗涩也。

何首乌（蔓草类）：**味甘苦涩，气微温，无毒。**（眉批：《本经》止云"甘苦"，余味之兼涩，始知能涩下焦，治崩带、泄精诸症）**今生近道，原产祐城**（山西属县），**山野篱落蔓发藤苗，雌雄二藤，昼开夜合，根大小不齐，外五棱可辨。雌者淡白，雄者浅红，雌雄并用，功效乃全。禁犯铁器，黑豆拌蒸。使茯苓，恶莱菔，忌猪羊血汁。疗头面游风，长筋骨，悦颜色。益气血添精，黑**

须发种子。妇人带下，为末酒调。花：采，九蒸，常服不老。

发明：时珍曰：何首乌，足厥阴、少阴药也。白者入气分，赤者入血分。肾主闭藏，肝主疏泄，此物气温，味苦涩，苦补肾，涩补肝，能收敛精气，所以能养血益肝，固精益肾，壮筋骨，乌须发，为滋补良药。不寒不燥，功在地黄、天冬诸药之上，气血太和，诸疾远遁矣。此药流传虽久，而服之者寡。嘉靖初，邵应节真人以七宝美髯丹方进上，明世宗肃皇帝服饵有验，连育皇嗣，于是何首乌方天下大行矣。

镇按：何首乌乃肝肾补剂，血门风药，风虚之补药也。医者玩索始有得焉，肝主风而藏血，肾又主于生血故耳。

益母草（隰草类）：味苦辛甘，气微温，无毒。方梗凹面，对节生枝，叶类火麻，花开紫色，川原随地俱有。端午连根拔收，风干入药，任作膏丸。专利产科，故名益母。去死胎，安生胎，行瘀血，生新血。子：名茺蔚，性味相同，亦理产科，并除目翳。

发明：时珍曰：益母草、子、花、叶、茎、根并皆入药，亦可同用。若治手、足厥阴血分风热，明目益精，调女人经脉，则单用茺蔚子为良；若治肿毒疮疡，消水行血，妇人胎产诸疾，则宜并用为妙。盖子行中兼补，其本则专行也。

镇按：茺蔚子治目疾，若目光散大者不宜。

续断（隰草类）：味苦辛，气微温，无毒。陕蜀最盛，三月才生，似苧麻叶，梗作四棱，类大蓟根，皮色黄赤，状如鸡腿者佳，节节断皮者效。恶雷丸，使熟地。续筋骨，调血脉（眉批：宋，张叔潜秘书云：平胃散每两入续断末二钱，分六次水煎服，治血痢如神。亦调血脉之谓欤）。理跌扑损伤，治肠风痔漏。固精滑梦遗，暖子宫受孕。

巴戟天（山草类）：味辛甘，气微温，无毒。江淮虽有，巴蜀独优。（又名二蔓草，又名不凋草）。凡入药剂，采根阴干，择肉厚连珠，制须酒浸，认山律假充，服饵无功。恶丹参、雷丸。宜覆盆为使。禁梦遗精滑，补虚损劳伤。治头面游风，及大风浸淫血癞[5]；主阴痿不起，并小腹牵引绞疼。安五脏，健骨强筋；益精志，专利男子。

发明：好古曰：巴戟，肾经血分药也。权曰：病人虚损，加而用之。

镇按："巴戟"二字，义理可想，入肝治风、入肾强阴，故云专利男子。

● 【校注】

[1] 南安：原为"南要"。疑误。

[2] 恸（tòng）：哀痛之至。

[3] 草：原无此字，据文意加。

[4] 廛（chán）：古代城市平民的房地。

[5] 癞（lài）：通"癫"。亦称疠风、大风，指麻风病。

● 【评析】

关于药物的种类、命名，以及功效、应用等问题，历代医家众说纷纭，而何镇有其独到思维和看法，如辨独活、羌活，他认为产地是关键，其气味、形色悉由地变，气味既变，而主治自是有刚柔之异。又如众以为柴胡治寒热必用，何镇主张要辨证为先，如虚阳现于外而发热者万不可用，并提出柴胡治劳非补乏也，加于滋补剂中以清热，则补者自补而清热之药正不可不佐使用之的见解。同理，升麻是升阳举陷要药，然非单用能取效者，其功专于辅佐。又如，车前子是属单利小便之渗泻药吗？何镇仔细观察，发现此药煎后，稍停，汁凝如粉，乃多汁味厚之品，当有补益作用，只是被其利水之能掩盖而已。此说当有理，《神农本草经》中就有车前子"久服轻身耐劳"之载。

此外，何镇常从实际应用中体会药物的性能与禁忌，如天麻治风虚头眩，及手足周身麻痹，皆用之而灵，盖风门之血药；何首乌乃肝肾补剂，血门风药；茺蔚子治目疾，若目光散大者不宜，等等。

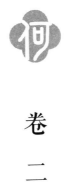

卷
二

草部

● 【原文】

川芎（芳草类）：味辛，气温，升也，无毒。产历阳名马衔芎，含之能止齿根之血；生关中者名京芎，煎服，专治半边头痛；台芎即出台州，散风去湿；抚芎出抚州，开郁宽胸；生川蜀名为雀脑，治气血胎产诸科。秋采晒干，任用，坚重色白为佳。恶黄芪、山茱、狼毒，畏硝石、滑石、黄连，反藜芦。使白芷。入手少阳本经，兼入手、足厥阴。堪佐升麻升提气血，止本经头痛，血虚头痛称奇，散肝经诸风、头面游风最捷。上行头目，下行血海，通肝经，乃血中气药也。治一切血症，破癥结宿血而养新血，及吐血、溺血、鼻红，妇人经闭无妊；治一切气病，驱心腹结气，诸般积气，并胁痛、痰气、疝气，中恶气块卒疼。排脓消瘀长肉，兼理疡科；温中燥湿散寒，专攻外感。同生地黄酒煎，禁崩中不止；用陈艾汤调末，试胎孕有无。单服久服，走耗真气；他药佐之，中病便已。蘼芜，系芎苗叶，地产又尚雍州（陕西所属）。风眩有功，鬼疰亦效。

发明：宗奭曰：今人用之最多，头面不可缺也，然须以他药佐之。元素曰：川芎上行头面，下行血海，故清神散、四物汤皆用之。能散肝经之风，治少阳、厥阴头痛，及血虚头痛之圣药也。其用有四，为少阳引经，一也；治诸经头疼，二也；助清阳之气，三也；去湿气在头，四也。杲曰：头痛必用川芎，如不愈，各加引经之药：太阳羌活，阳明白芷，少阳柴胡，太阴苍术，厥阴吴茱萸，少阴细辛。震亨曰：郁在中焦，须抚芎开提其气以升之，气升则郁自散。故抚芎总解诸郁，直达三焦，为通阴阳气血之使。时珍曰：川芎，血中气药也。肝苦急，以辛补之，故血虚者宜也。辛以散之，故气郁者宜也。予治湿泻每加麦曲、鞠蒡（眉批：鞠蒡即芎蒡，《金光明经》谓之"阇莫迦"），其应如响。治血痢通后而痛不止者，乃阴亏气郁，亦加芎以佐之，气行血调，其痛立止。医之圆机妙旨也哉。虞抟曰：骨蒸多汗，及气弱之人，不可久服。其性辛散，能泄真气。**时珍又曰：**五味入胃，各归本脏，久服则增气偏胜，必有偏绝，故有暴夭之患，若药具五味，备四气，君臣佐使配合得宜，绝无偏胜之患矣。如川芎，肝经药也，若单服且久，则辛喜归肺，肺气偏强，金胜克木，肝反受邪，久当偏绝，岂不夭亡？故医者贵在细心思忖也。

镇按：川芎味辛，经入肝胆，盖肝主疏泄，川芎喜入之，四物汤用者，内有芍药酸敛、当归和血以相济耳。若散外感之邪，以之为君，仍助以开发之药，解郁和中止痛，正是辛散本性，久服必能损气。

芍药（芳草类）：**味苦酸，气平，微寒，气薄味厚，可升可降，阴中有阳，小毒。近道俱生，淮南独胜。开花虽颜色五品，入药惟赤白二根。山谷花叶单，根重实有力；家园花叶茂，根轻虚无能。反藜芦，恶硝斛**（芒硝、石斛），**畏硝鳖**（硝石、鳖甲）、**小蓟，使乌没**（乌药、没药）、**雷丸。入手太阴肺经，及足太阴脾脏。赤芍色应南方，能泻能散，消痈肿，破积坚，主火盛目疼要药，生用正宜。白芍色应西方，能收能补，和血脉，固腠理，为血虚腹痛捷方，酒炒才妙。以下数条，惟白可用，得炙甘草辅佐缓中**（眉批：缓中，谓调血也）**止痢，兼主寒热腹痛，热加黄芩，寒加肉桂可也。与白术同用补脾，与参、芪同用益气，同川芎伐肝。产后诸症切忌煎尝，因酸寒恐伐生气。《经》云：冬月减芍，以避中寒。斯可征矣。**

发明：成无己曰：芍药之酸，敛津液而益营卫，收阴气而泄邪热。**元素曰：**其用有六。安脾经，一也；治腹痛，二也；收胃气，三也；止泻痢，四也；和血脉，五也；固腠理，六也。**宗奭曰：**芍药，气虚寒人禁之。古人云：减芍药以避中寒，良有以也。**震亨曰：**芍药泻脾火，性味酸寒，冬月必以酒炒。凡腹痛多是血脉凝涩，亦必酒炒。然只能治血虚腹痛，余并不治，为其酸寒，无温散之功也。下痢腹痛必炒用，后重者不炒。产乳余疾，竟不可用矣。**时珍曰：**白芍药益脾，能于土中泻木；赤芍药散邪，能行血中之滞。产后肝血已虚，不可更泻，故禁之。酸寒之药多矣，何独避芍药耶？**颂曰：**仲景治伤寒，多用芍药，以其寒热利小便也。（眉批：故真武汤用芍药）。**杲曰：**或言古人以酸涩为收，《本经》何云利小便？盖白芍能益阴滋湿而停津液，故小便自行，非因通利也。曰：又言缓中，何也？曰：损其肝者缓其中，即调血也，故四物汤用芍药。大抵酸涩者为收敛停湿之剂，故主手、足太阴经收敛之体，又能治血海而入于九地之下，厥阴之经。

镇按： 芍药气寒，味酸性敛，须同甘温之品用之，如甘草、桂、姜是也。今人因冬月减芍之言，遂而弃置，惜乎不善用也。

黄芩（山草类）：味苦，气大寒，可升可降，阴也，无毒。所产尚彭城（属山东）。凡用择深色，剔朽刮皮，生炒如式。单恶葱实，慎勿同煎，畏丹砂、牡丹、藜芦，用山茱、龙骨为使。枯飘者名宿芩，入手太阴上膈，清肺火，消痰利气，除湿热，不留积于肌表；坚实者名子芩，入手阳明下焦，泻大肠火，养阴退阳，滋化源，常充溢于膀胱。赤痢频并可止，赤眼肿胀能消。得白术、砂仁安胎孕；得五味、牡蛎育妊娠。治腹疼，同厚朴、黄连煎。小清空膏（朱丹溪方）单用而清头目。子：研细煎汤，治肠澼脓血。

发明： 杲曰：枯芩泻肺火，利气消痰，除风热，清肌表之热；子芩泻大肠火，养阴退阳，补膀胱寒水，滋其化源。高下之分与枳壳、枳实同例。**元素**曰：黄芩之用有九：泻肺热，一也；驱上焦皮肤风热风湿，二也；清诸热，三也；利胸膈中气，四也；消痰隔[1]，五也；除脾经诸湿，六也；夏月须用，七也；妇人产后养阴退阳，八也；（眉批：产后忌白芍，为入肝也，今用黄芩，为手太阴上部之药，然须斟酌而量用之，庶无失矣）。安胎，九也。**震亨**曰：黄芩降痰，假其降火也。凡去上焦湿热，须以酒炒过用。片芩泻肺火，须以桑白皮佐之。若肺虚者，多用则伤肺，必先以天门冬保定肺气而后用之。黄芩、白术为安胎圣药，俗以黄芩性寒而不敢用，殊不知胎孕宜清热凉血，血不妄行，乃能养胎。黄芩乃上中二焦药，能降火下行，白术能补脾也。**罗天益**曰：肺主气，热伤气，故身体麻木；又五臭入肺为腥，黄芩之苦寒而能泻火补气利肺，故并治之。（眉批：肺属金，故畏火，而黄芩清降，肺无火制，故云补气利肺也）。**颂**曰：仲景治伤寒心下痞满，泻心汤凡四方皆用黄芩，以其主诸热、利小肠也。又太阳病下之利不止，喘而汗出者，葛根黄芩黄连汤。**时珍**曰：洁古张氏言黄芩泻肺火，治脾湿；东垣李氏言片芩泻肺火，条芩泻大肠火；丹溪朱氏言黄芩治上中二焦火；而张仲景治少阳证小柴胡汤，太阳少阳合病下利黄芩汤，少阳证下后心下满而不痛泻心汤并用之；成无己言黄芩苦而入心，泄痞热。是黄芩能入手少阴、阳明、手足太阴、少阳六经矣。杨士瀛《直指方》云：柴胡退热，不及黄芩。盖不知柴胡乃苦以发之，散火之标也；黄芩乃寒能胜热，折火之本也。仲景又云少阳证腹中痛，去黄芩加芍药；心下悸，小便不利者，去黄芩加茯苓，似与《别录》治少腹绞痛、利小肠之文不合。成氏言黄芩寒中，苦能坚肾，故去之，盖亦不然。至此当以意逆之，辨以脉症可也。若因饮寒、受寒，腹中痛者，及饮水心下悸，小便不利而脉不数者，是里无热，则黄芩不可用也。若热厥腹痛者，肺热而小便不利者，黄芩岂可不用乎？昔有人素多酒色，少腹绞痛不可忍，小便如淋，诸药不效，偶用黄芩、木通、甘草三味煎汤服，遂止。王海藏言有人因虚服附子而小便闭，用芩、连而愈。此皆热厥之痛也，学者可拘执乎？余幼时因感冒咳嗽既久，且犯戒，遂骨蒸如火，吐痰日约碗许，暑月烦渴，寝食几废，六脉浮洪（眉批：以脉证别之，此之谓钦），服柴胡、麦冬、荆沥等，月余日增剧。先君思东垣治肺热如火，烦躁昼盛，热在气分，宜一物黄芩汤以泻肺经气分之火，用片芩一两煎之，顿服，次日身热尽退，痰嗽如失矣。妙妙。

镇按： 黄芩味苦，性寒而降，其不可用者有五：产后烦热，胃弱食少，伤寒夹阴，身寒泄泻，六脉不数，皆不可用。张元素云：产后养阴退阳必用。想时有不同耳，不然则如芍药酸寒，尚须切禁，黄芩苦寒，反可用乎？审之。

黄连（山草类）：味苦，气寒，味厚气薄，可升可降，沉也，阴也，无毒。宣连生宣城，肥粗苗少（去苗采收）；川连出川省，瘦小苗多（带苗采收），并取鹰爪连珠，不分地土优劣。治诸火邪，依方制炒：火在上，炒以醇酒；火在下，炒以童便；实火朴硝；虚火醋酒；痰火姜汁；伏火盐汤。气滞火同吴茱萸；血痕火拌干漆末。食积泻亦可服，陈壁土研炒之；肝胆火盛欲驱，必求猪胆汁炒。又治赤眼，人乳浸蒸，或点或吐，立能驱痛。胜乌附（乌头、附子），畏款冬，恶芫菊（芫花、菊花）、玄参，忌猪肉、冷水。为使黄芩、龙骨。入手少阴心经。巴豆遇之，其毒即解。香连丸为腹痛下痢要药，茱连丸乃吞吐酸水神方。止消渴便多，单研蜜丸亦效。同枳壳治血痔，同当归治眼疮，佐桂蜜煎，使心肾交于顷刻。镇肝凉血，调胃厚肠。益胆治惊痫，泻心除痞满。去妇人阴户作肿，愈小儿食土成疳。消恶疮恶痈，却湿热郁热。

发明：元素曰：入手少阴经，其用有六：泻心脏火，一也；去中焦湿热，二也；诸疮必用，三也；去风湿，四也；治暴害赤眼，五也；止中部见血，六也。张仲景治九种心下痞、五等泻心汤，皆用之。**成无己曰**：苦入心，寒胜热，黄连、大黄之苦寒，以导心下之虚热。蛔得甘则动，得苦则安，黄连、黄柏之苦，以安蛔也。**好古曰**：黄连苦燥，苦入心，火就燥，泻心者，其实泻脾也，实则泻其子也。**震亨曰**：下利胃口热盛而噤口者，用黄连、人参煎汤，终日呷之，如吐去，再强饮之，但得一呷入腹便好矣。黄连去中焦湿热而泻心火，若脾胃气虚不能转运者，不可用也。**刘完素曰**：古方以黄连为治痢之最，盖治痢惟宜辛苦寒药，辛能发散开通郁结，苦能燥湿，寒能胜热，使气宣平而已。诸苦寒药多泄，惟黄连、黄柏性冷而燥，降火去湿，故止痢为宜。**宗奭曰**：今人多用黄连治痢，盖执以苦燥之义。下俚但见肠虚渗泄，微似有血，便即用之，不顾寒热多少，惟欲尽剂，由是多致危困。若气壮，或初病，热多血痢，服之便止，虚而冷者，慎勿妄施。（眉批：治常痢或发热，只用六和汤调和脏腑，亦获奇效）。**杲曰**：诸痛痒疮疡，皆属心火。凡诸疮宜黄连、当归为君，甘草、黄芩为佐。凡眼暴发赤肿，痛不可忍者，黄连、当归酒浸煎服。宿食不消，心下痞满，须用黄连、枳实。**颂曰**：黄连治目方多，而羊肝丸尤奇。今医家洗眼，以黄连、当归、芍药等分，用雪水或甜水煎汤温洗，冷则再温之，甚益眼目。但是风毒赤白花翳用之，无不神效。盖眼目之病，皆是血脉凝泣使然，故以行血药合黄连治之，血得热则行，故用热洗。**韩懋曰**：黄连以黄土、姜汁、酒、蜜四炒为君，以使君子为臣，白芍药酒煮为佐，广木香为使，治小儿五疳。又以吴茱萸炒者，加广木香等分，生大黄倍之，治五痢。此皆制之法也。**时珍曰**：黄连治目及痢为要药。古方治痢香连丸，用黄连、木香；又姜连散，干姜、黄连；又变通丸，黄连、茱萸；又姜黄散，用黄连、生姜。治消渴，用酒蒸黄连；治伏暑，用酒煮黄连；治下血，用黄连、大蒜；治肝火，用黄连、茱萸；治口疮，用黄连、细辛。皆是一冷一热，一阴一阳，寒因热用，热因寒用，君臣相佐，阴阳相济，所以有成功而无偏害也。**弘景曰**：俗方多用黄连治痢及渴，道书谓服食长生。**时珍曰**：窃谓大苦大寒之药，用之降火燥湿，中病即当止，岂可久服，使肃杀之令常行，而伐其生发冲和之气乎？《素问》载岐伯言，五味入胃，各归所喜，攻久而增气，物化之常也，气增而久，夭之由矣，何长生之有哉？

镇按：泻心汤用黄连，心下之痞去矣。又，余治噤口痢，用人参、石莲肉、黄连为君，以木香、石菖蒲为佐，有不尽剂而病痊愈者。又按：有脏腑虚热，或停寒、饮冷而成痢者，理中汤内加黄连甚效。

胡黄连（山草类）：气平寒，味大苦。产波斯国，今出海南、秦陇。皮黄心黑（切片如鸲鹆[2]眼者乃是），干如杨柳枯枝。恶玄参、菊花，解巴豆热毒，误犯猪肉，令人泄精。驱劳热骨蒸，治伤寒咳嗽。温疟多热即解，久痢五痔竟除。小儿疳热畏食，妇人胎蒸虚惊。

镇按：胡黄连出波斯国，故名，彼处呼为割孤露泽，大苦，沉寒。虚劳不得已，亦可暂用。

● 【校注】

[1] 隔：原为"膈"。疑误。

[2] 鸲鹆（qúyù）：鸟名。俗称八哥。

● 【评析】

川芎能发散外感之邪，善解郁和中止痛，誉为血中气药，正是其辛散本性使然，久服必能损气。芍药气寒，味酸性敛，与甘温之品合用之，如甘草、桂、姜等，即使冬月亦可选用。黄芩味苦，性寒而降，其不可用者有五：产后烦热，胃弱食少，伤寒夹阴，身寒泄泻，六脉不数。此乃何镇之告诫，值得记取。此外，何镇之经验亦可参考，如治噤口痢，用人参、石莲肉、黄连为君，以木香、石菖蒲为佐；治脏腑虚热，或停寒、饮冷而成痢者，理中汤内加黄连甚效。

● 【原文】

桔梗（山草类）：味辛苦，气微温，味厚，气轻，有小毒。嵩山虽盛，近道亦多，秋半采根，味苦方效。去苗，泔浸，炒用乃佳。入肺胆二经。畏及、胆（龙胆、白及）、龙眼。开胸膈，利肺气，除壅塞之气于上焦；清头目，解诸风，散寒风之邪于肌表。驱胁下刺痛，通鼻中窒塞。咽喉肿痛如神，中恶蛊毒入圣。逐肺热咳嗽而下痰涎，排肺痈脓腐而生新血。若与国老并行，同为诸药舟楫。

发明：元素曰：桔梗清肺利咽，入肺经，为诸药舟楫。如大黄之苦寒峻下之品，欲引至胸中，或至高之分成功，须加辛甘之药，不致速于下达也。时珍曰：朱肱《活人书》治胸中痞满不痛，用桔梗、枳壳，取其通肺利膈下气也。又治肺痈吐脓，用桔梗、甘草，取其苦辛清肺，甘温泻火，并能排脓血、补内漏也。治少阴证二三日咽痛，亦用桔梗、甘草，取苦辛散寒、甘平除热，合而用之，调寒热也。后人易名甘桔汤，通治咽喉口舌诸病。宋仁宗加荆芥、防风、连翘，名如圣汤，言极效也。震亨曰：干咳乃痰火之邪郁在肺中，宜苦梗以开之。

镇按：桔梗辛能散结，气苦能下逆气，故治以上诸症也。

荠苨[1]（山草类）：味苦甘而气寒。采于春秋二仲，在处山谷俱生，苗与桔梗相类，根甚甘美，可乱人参。善解诸毒，别无所能。蛇虫毒，捣敷；药石毒，生服。野猪中毒箭，食此即解之。

镇按：荠苨味甘，故专能解毒。《千金方》治强中之疾，取甘以缓之义。

栝楼（即瓜蒌，蔓草类）：栝楼实：味苦甘，气寒，味厚气薄，属土有水，阴也，无毒。春生苗延蔓，叶有毛作叉，花淡黄六出，实结大如瓜，皮黄圆正名栝，皮赤粗长名楼，名异治同。霜后收采，囫囵刮细，蛤粉、矾末可和（紫边蛤蜊壳，煅研八两，栝楼一斤，和团瓦盛晒干。又方：明矾生末四两，栝楼一斤，瓦盛晒干），各记瓦盛，置于风日处所，待甚干燥，复研细霜。矾制者，号如圣丹，再以姜汁丸就（此何良璧方，淡姜汤吞）；蛤粉制者胜真海粉，须多备，留用一年，并治咳喘痰哮，服下神功立奏。用子略压去油，太干便失药性，畏牛膝、干漆及附子、乌头，恶干姜，使枸杞。性润下，气甚捷，味甘。补肺为能，令垢涤郁开，故伤寒结胸必用，俾火弥痰降。凡血枯劳嗽当求，解消渴生津，悦皮肤去皱。下乳汁，炒香酒调末服；止诸血，并炒入药煎汤。

发明：震亨曰：栝楼实治胸痹者，以其味甘性润，甘补肺，润降气也。胸中有痰者，乃肺受火逼，失其降下之令，今得甘缓润下之药，痰火自降，宜其为治嗽要药也。且又能洗涤胸膈中垢腻郁热，为治消渴之神药。时珍曰：仲景治胸痹，痛引心背，咳唾喘急及结胸满痛，皆用栝蒌实，乃取其甘寒不犯胃气，能降上焦之火，使痰气下降也。成无己不知此意，乃云苦寒泻热，是未尝其味尔。

镇按：栝楼之治伤寒下后心下痛满，当倍于他药，为其性缓；若治劳嗽，当去油，更宜少用，恐胃弱易于泄泻耳；又治大便枯燥，不妨带油多用也。

根：名天花粉，味苦甘，微寒。善润心中枯渴，大驱膈上热痰。肿毒排脓，溃疡长肉。驱酒疸身黄，除时疾狂热。仍治偏坠，酒浸微煎，如法服之，住痛如劫。（偏坠方：先以棉包好阴囊，用天花粉五钱、酒一碗，浸一日，微煎滚，露一宿，次早低凳坐定，双手按膝，饮下即愈，重者二服。方出《蒙筌》）。造粉调粥日食，能润枯燥补虚。

发明：杲曰：栝楼根纯阴，解烦渴，行津液。心中枯燥者，非此不能除。与辛酸同用，导肿气。成无己曰：津液不足则为渴。味苦微寒，润枯燥、通津液，是为渴所宜也。时珍曰：栝楼根味甘、微苦酸，其茎蔓微酸，酸能生津，感召之理，故能止渴润枯；微苦降火，甘不伤胃。昔人言其苦寒，似未深察。

镇按：天花粉性能消肿散血，故止痛消疝。

贝母（山草类）：味辛苦，气平，微寒，无毒。荆襄多出，苗茎色青，叶似大麦叶，花如鼓子花，冬月采根，晒干留用。有辨如贝子聚，故人以贝母名。黄白轻松者良，油黑重硬勿用，去心咀片。入肺行经。消膈上稠痰，久嗽立效；散心胸逆气，解郁专能。仲景治寒实结胸[2]，小陷胸专伊作主（栝楼子、黄连、贝母，以辛能散、苦能泻，故能下气，今用半夏，误矣）；海藏疗汗后无乳，三母汤尊以为君（牡蛎、知母、贝母，猪蹄汤调下）。除疝瘕喉痹，止消渴热烦。治足生人面恶疮，并散痈疽初肿。又种丹龙精，系独颗无瓣，误服令人筋不收持，蓝汁、黄精合饮立解。

发明：承曰：贝母能散心胸郁结之气，故《诗》云言采其莔（底注：莔，音萌，即贝母也）是也，作诗者本以不得志而言，今用治郁，解心中气不快、多愁郁者，殊有功。信矣夫。好古曰：贝母乃肺经气分药也。仲景治寒实结胸、外无热证者，三物小陷胸汤主之，白散亦可，以其中俱有贝母也。成无己云：辛散而苦泄。桔梗、贝母之苦辛，用以下气。机曰：俗以半夏有毒，用贝母代之。夫贝母手太阴肺药，半夏足太阴脾、足阳明胃药，何可以代？若劳虚咳嗽、吐血咯血、肺痿肺痈、妇人乳痈及痈疽恶毒，半夏乃禁用者，皆以贝母为向导，犹可代也；至于脾胃湿热，涎化为痰，久则生火，痰火上攻，昏愦僵仆蹇涩等证，生死旦夕，亦岂贝母可代者耶？

镇按：贝母开郁化痰制肺火，是其专能，若半夏治痰，兼治胃经湿痰而生脾津液，又非贝母之所能，总非徇俗可代者。如俗医云黄芪可代人参，而人参可行可补、可寒可温，随其相兼之药而为向导，如聪明之人，任意指挥，皆能如意，黄芪则如粗鲁之汉，不能作细巧之事，而随群药之补泻寒热也。大抵药之不可替代如此，后之学者思则得之矣，贝母岂可代半夏乎？

款冬蕊（隰草类）：味辛甘，气温，阳也，无毒。生常山（县名，属浙江）山谷及上党水旁，叶大成丛似葵，花开根下类菊，生时不畏冰雪，故人名曰款冬。采来嫩蕊，仍去外苞，甘草汤湿，去梗方煎。恶硝石、皂荚、玄参，畏麻夷（辛夷、麻黄）、芩、贝、葙子（青葙子）。更畏二种，黄芪、黄连。使杏仁，宜紫菀。治肺痈脓血腥臭，止肺咳痰吐稠黏。润肺下气，定喘除烦。烧烟吸之能驱久嗽。

发明：颂曰：《本经》主咳逆，古方用为温肺治嗽之最。宗奭云：百草之中，惟此不畏冰雪。款者，至也，至冬而花也。春时土人采以为蔬，入药须微见花者良，今人多使如筯头者，未必有花，若太芬芳者，又无力矣。

镇按：款冬蕊味甘性温，暴咳勿可即用。

紫菀（隰草类）：味苦辛，气温，无毒。近道多生，真定独胜。根甚柔细，春初采收，水洗去头，蜜浸焙用。忌雷丸、远志，恶瞿麦、天雄，畏茵陈蒿，使款冬蕊。主咳逆痰喘，肺痿吐脓；治小儿惊痫，寒热结气。仍佐百部、款冬，研末，姜梅汤下，共治久咳，立建奇功。

女菀：气味同，汉中（属陕西）川谷产。一名白菀，惟畏卤碱。紫菀缺时，用此可代。治诸病证与上皆同。

发明：弘景曰：近道处处有之，其生布地，花紫色，本有白毛，根甚柔细。有白者名白菀，不复用矣。**颂曰：**今耀、成、泗、寿、台、孟、兴国诸州皆有之。三月内布地生苗，其叶二、四相连，五六月开黄、白、紫花，结黑子，余如陶说。**时珍曰：**紫菀治手太阴血分、白菀治手太阴气分药也。肺热则面紫黑，肺清则面白。三十岁以后则肺气渐减，不可复泄矣，故不可服。又《名医录》云：宋兴国时，有女任氏，色美，聘进士王公辅，不遂意，郁久面色渐黑，母家求医道人，用女真散，酒下二钱，日二服，数日面貌微白，一月如故。求其方，即葛洪《肘后方》女菀、黄丹二物等分耳。（眉批：女菀即白菀，如紫菀缺时，亦可代用。《唐修本草》删去"白菀"一条，兹特捡入，以著别耳）。

● **【校注】**

［1］荠苨（jìnǐ）：又名杏参、土桔梗、甜桔梗、空沙参。为桔梗科植物荠苨或薄叶荠苨的根。甘，寒。有清肺化痰、生津养胃、解毒的功效。

［2］寒实结胸：仲景《伤寒论》载："寒实结胸，无热证者，与三物小陷胸汤，白散亦可服。"白散方由桔梗、巴豆、贝母组成。

● **【评析】**

栝楼，即今之瓜蒌，临床常用于清肺化痰，宽胸散结，润肠通便。何镇认为栝楼之治伤寒下后心下痛满，当倍于他药，为其性缓；若治劳嗽，当去油，更宜少用，恐胃弱易于泄泻；又治大便枯燥，不妨带油多用也。这些用药心得甚为宝贵。

关于药物互相取代，何镇亦有他的看法，如贝母开郁化痰制肺火，是其专能，若半夏治痰，兼治胃经湿痰而生脾津液，又非贝母之所能，因此药不可随意替代。

● **【原文】**

广木香（芳草类）（眉批：木香原名青木香，因今人唤马兜铃根青木香，特增"广"字、"南"字以别之）：味苦甘，气温，降也，无毒。出自外番，来从闽广。形如枯骨，苦口粘牙，入药拯疴，忌用火焙。气劣气不足，能补；气胀气窒塞，能通。和胃气，行肝气，散滞气于肺经，上膈破结气于中下二焦。驱九种心疼，逐积年冷气。和槟榔破气，佐姜橘和中。止霍乱吐泻，呕逆翻胃；除痞积癥块，脐腹胀疼。安胎健脾，诛痛败毒。同黄连治暴痢，用火煨实大肠。

发明：颂曰：今惟广州舶上来，他无所出。根、窠大类茄子，叶似羊蹄而长大，亦有如山药而根大，开紫花者不拘时日采根芽为药，以其形如枯骨、味苦粘牙者为良。陶弘景云：今惟合香，不以入药。误矣。但原名青木香，马兜铃亦名青木香，故混淆耳。**宗奭曰**：木香专泄胸腹间滞塞冷气，他则次之。得橘皮、肉豆蔻、生姜相佐，效尤速。**元素曰**：木香除肺中滞气，若治中下二焦结滞之气，及不转运者，须用槟榔为使。**震亨曰**：调气用木香，其味辛，气能上升，如气郁不达者宜之。若阴火冲上者，则反助火邪也。**好古曰**：《本草》云：主气劣、气不足，补也；通壅气、导一切气，破也。安胎，健脾胃，补也；除痃癖癥块，破也。其不同如此。**时珍曰**：木香乃三焦气分之药，能升降诸气，诸气膹郁，皆属于肺，故上焦气滞用之者，乃金郁则泄之也；中气不运，皆属于脾，故中焦气滞宜之，脾胃喜芳香也；大肠气滞则后重，膀胱气不化则癃淋，肝气逆则痛，故下焦气滞者宜之，乃塞者通之也。

镇按： 木香和气兼散，若云能补，则未也。归脾汤内加，恐黄芪、白术壅补，以此疏之耳，又芳香醒脾之意也。

香附（芳草类）：**香附子味苦甘，气微寒，无毒。近道郊野俱生，高州出者独胜**（高州属广东）。（眉批：香附子，今尚金华细粒无毛者，《金光明经》谓之"月萃哆"）。**状如枣核，周匝有毛，秋取曝干，忌犯铁器。若理气疼，醋炒尤妙。快气开郁，逐瘀调经。血中气药，妇女仙方。**

发明： 时珍曰：香附子之气平而不寒、香而能窜。其味多辛能散、微苦能降、微甘能和，乃足厥阴肝、手少阳三焦气分主药，而兼通十二经气分。生用上行胸膈、外达皮肤；炒用下走肝肾、外彻腰足；炒黑则止血。童溲浸炒则入血分而补虚，盐水浸炒则入血分而润燥，青盐炒则补肾气，酒浸炒则行经络，醋浸炒则消积聚，姜汁炒则化痰饮。得参、术则补气，得归、芎[1]则补血，和木香则流滞和中，得檀香则理气醒脾，得沉香则升降诸气，得芎劳、苍术总解诸郁，得栀子、黄连则降火祛热，得茯神则交济心肾，得茴香、补骨脂引气归元，得厚朴、半夏则决壅消胀，得紫苏、葱白则解散外邪，得三棱、莪术则消磨积块，得艾叶则治血气、暖子宫。乃气病之总司，女科之要药也。飞霞子韩懋云：大凡人病则气馁，故香附于气分为君药，臣以参、芪，佐以甘草，治虚弱甚速也。懋游方外时，悬壶轻斋治百病。黄鹤丹，乃铢衣翁在黄鹤楼所授之方，用香附一斤、黄连半斤，洗晒为末，水糊丸梧子大。治外感，葱姜汤下；内伤，米汤下；气病，木香汤下；血病，酒下；痰病，姜汤下；火病，白汤下，余可类推。治妇人青囊丸，乃邵应节真人母病祷天，感一方士所授者。香附（略炒）一斤，乌药（略炮）五两三钱，为末，米醋煮面糊丸，随病用引。如头痛，茶下；痰气，姜汤下；多用酒下为妙。二方用之，辄有小效，用者当思法外意可也。

镇按： 香附子，时珍所言盖女科之治法，却亦可施于男子，读者思之，不可忽也。

益智子（芳草类）：**味辛，气温，无毒。岭南州郡处处皆生。去壳取仁，**

碎研入剂。主君相二火，入脾肺肾经。同四君子汤入脾，合集香丸入肺，在凤髓丹入肾，三经互用者，有子母相关之义焉。和中气及脾胃寒邪，禁遗精并小便遗沥。止呕哕而摄涎唾，调诸气以安三焦。更治夜多小便，入盐煎服为奇。

发明：王好古曰：益智本脾药，主君相二火。然则合四君入脾，合集香入肺，合凤髓丹入肾者，三藏互有相关之义也。当于补药兼用之，勿多服。**时珍**曰：益智大辛，行阳退阴之药也，三焦、命门气弱者宜之。又按洪迈《夷坚志》云：秀川进士陆迎忽得吐血不止，气厉惊颤，狂躁直视，至深夜排户而出，如此两夕，医治弗瘳。夜梦观音授一方，命服一料，永除病根，如方果愈。用益智仁一两，生朱砂二钱，青橘皮五钱，麝香一钱，研细末，每服一钱，空心灯草汤下。又按杨士瀛《直指方》云：心者脾之母，进食不止于和脾，火能生土，当使心药入脾部药中乃效。故古人进食药中多用益智，土中益火之法也。

镇按：予常于进食药中入石菖蒲，有奇效。盖欲令心气开通，脾受母气荫庇，有所依赖，则脾土生旺，故能进食，一理也。其理与益智补心以佐脾生胃同，但味微涩，用者审之。

砂仁（即缩砂密。芳草类）：味辛苦，气温，无毒。产波斯国中及岭南山泽。苗高三四尺许，叶有八九寸长（类高良姜，苗叶阔半寸许），开花近根，妖娇，结实成穗，连缀，皮厚紧多皱，色微赤，子黄，八漏一团，粒如黍米，故名缩砂密也。连皮微炒，去皮取仁。与益智、人参为使，入脾；与白檀、豆蔻为使，入肺；黄柏、茯苓为使，入膀胱、肾；赤白石脂为使，入大小肠。除霍乱，止恶心。却腹痛安胎，温脾胃下气。治虚劳冷泻并宿食不消，止赤白泄痢及休息痢病。总因通行气滞，服之息应如神。起酒味甚香，调食馔味美。

发明：时珍曰：按韩懋《医通》云：肾恶燥，以辛润之。缩砂仁之辛以润肾燥。又云：缩砂属土，主醒脾调胃，引诸药归宿丹田。香而能窜，和合五脏冲和之气，如天地以土为冲和之气也，故补肾药用地黄以之同蒸，取其达下之义。又能化骨，凡食草木药及方士炼三黄皆用之，不知其性何以能制此物也。

镇按：遗精秘真丸亦用，《本草》未及者，想肾气壅滞不能上达，故主施泄，得此芳香之味，引气上升而遗精止矣。

草果仁（芳草类）：味辛，气温，升也，阳也，无毒。惟生闽广。八月采收，内子大粒成团，外壳坚厚黑皱，凡资入剂，取子剉成。气每熏人，因甚辛烈，夏月造生鱼脍亦多用此酿成。消宿食，立除胀满；去邪气，且劫冷疼。辟山岚之前，止霍乱恶心。

发明：杲曰：风寒客邪在胃口之上，当心作痛，宜煨熟用之。**震亨曰**：草豆蔻性温，能散滞气，利膈上痰。若明知外受寒邪，并饮食寒物，胃脘作疼，方可温散，用之如鼓应桴，或湿痰郁结成病者，亦效。若热郁者不可用矣，恐积温成热也，必用栀子方宜。**时珍曰**：豆蔻治病，取其辛温浮散，能入太阴、阳明，除寒燥湿，开郁化食之力而已。南地卑下，山岚烟瘴，饮啖酸咸，脾胃恒多寒湿郁滞之病，故食料必用，与之相宜。然过多亦能助脾热、伤肺损目。或云同知母治瘴疟寒热，取其一阴一阳无有偏胜。盖草果治太阴独胜之寒，知母治阳明独胜之火也。

镇按：广人食料用草果，为瘴气也；苏人食料用砂仁、官桂，为去水毒也。此正风土所宜。

肉豆蔻（眉批：极北人名之曰迦拘勒）（芳草类）：味苦辛，气温，无毒。南番多生，岭南亦产。又名肉果，形类弹丸，油色肥实佳。面包煨熟用。所入经络，惟手阳明。疗胃寒心腹胀疼，理脾胃虚寒泻利。温大人宿食不消，治小儿伤乳吐泻。

发明：震亨曰：《日华子》称其下气，盖脾得补而健运，气自下也，非若陈皮、香附之骏泄。寇氏不详其实，遂以为不可服也。**机曰**：久痢用此涩肠，又为伤乳泄泻要药。**时珍曰**：土爱暖而喜芬芳，故肉豆蔻辛温，理脾胃而治吐利。

镇按：暖脾胃则能进食，厚肠胃故能止泻，若痢疾初起即用，大有壅闭胀闷之患，又不可不知也。

白豆蔻：味辛，气大温，味薄气厚，阳也，无毒。原出外番，今生两广。苗类芭蕉，长大叶如杜若不凋，开花浅黄，结子作孕，生青熟白。七月采收。入手太阴肺经，别有清高之气。散胸中冷滞，益膈上元阳。止翻胃，消食积。温脾土却疼，退目中云翳。

发明：颂曰：古方治胃冷，吃食即欲吐，及呕吐，六物汤皆用白豆蔻，大抵胃经冷即相宜也。元素[2]曰：白豆蔻气味俱薄，其用有五。专入肺经本药，一也；散胸中滞气，二也；去感寒腹痛，三也；温暖脾胃，四也；治赤眼暴发，去太阳经目内大眦红筋，用少许，五也。

镇按：白豆蔻入手太阴本经，散肺中滞气，故消磨白睛翳膜，白睛亦属肺也。

草豆蔻：味辛，气温，无毒。交趾多生，岭南亦有。苗似杜若，梗、根似高良姜，花作穗卷嫩叶内，叶渐舒，花始得开，花如芙蓉淡红，实至秋来方熟，壳老色黄，圆而微锐，外皮有棱，中子连缀，入剂剥壳取仁。行经惟脾与胃。去膈下寒，止霍乱吐逆；驱脐上痛，逐客忤邪伤。酒毒能消，口臭即解。

发明：镇按：考之《本草》，止有豆蔻，释名下有草果、草蔻二名，苏颂、李珣所说是草果而无草豆蔻，时珍所说有两种，是一物而微有不同。今建宁所产豆蔻，大如龙眼，而形微长，其皮黄白，薄而棱峭，其仁大如缩砂仁而辛香气和，即近时所用之草豆蔻也。而主治又与草果同，但草豆蔻气味和，草果气味猛耳，时珍亦云：出建宁者味和，即草豆蔻也；产滇广者味猛，即草果耳。然近复有一种建蔻子，色灰白，又不似草豆蔻仁，色微黄而成球，想本是一种，但因土产各异，而形以地变也。姑辨以俟后之识者。

大茴香（一名怀香子。荤腥类。眉批：《纲目》采入菜部）：味辛甘，气平，无毒。番舶多生，秋月方采。壳有八角，子赤藏中。入心、肾二脏及小肠、膀胱。主肾劳疝气，小肠吊气挛疼；理干湿脚气，膀胱冷气肿痛。开胃止呕，专补命门。又种小茴香：家园种莳，子类蛇床，形色褐，轻虚，亦主疝疼，下气开胃，诸经症治与上皆同。

发明：好古曰：茴香本治膀胱药，以其先丙，故入小肠也，能润丙燥；以其先戊，故从丙至壬。又治手、足少阴二经，以开上下经之道路，所以壬与丙交也。（眉批：丙，小肠也；戊，胃也；壬，膀胱也）。时珍曰：小茴香性平，理气开胃，夏月祛蝇辟臭，食料宜之。大茴香性热，多食伤目，发疮，食料不宜过用。

镇按：如苏颂、寇宗奭所云，俱是小茴香。其八角者，原从番舶来，近世方用之。

莳萝[3]（眉批：《纲目》采入菜部，名慈谋勒）：味辛，气温，无毒。出自闽广，近地亦种，颗粒似蔓椒，开口，气味比茴香更辛。散气除胸胁膨，调馔杀鱼肉毒。消食开胃，温中健脾。

发明：时珍曰：其子簇生，状如蛇床子而短，微黑，气辛臭不及茴香。

藿香（眉批：《金光明经》名"钵怛罗香"，《楞严经》名"兜娄婆香"，《法华经》名"多摩罗跋香"，《涅槃经》名"迦算香"）（芳草类）：味辛甘，气微温，味薄气厚，可升可降，无毒。岭南州郡多种货人，七月收采，气甚芳烈（市家多掺棉花叶等假充，不可不细辨），拣去枝梗，入用。专治脾肺二经。理霍乱，俾呕吐止；开胃口，令饮食增。禁口臭难闻，消风水延肿。

发明：杲曰：芳香之气助脾胃，故藿香能止呕逆、进饮食。好古曰：手、足太阴之药。故入顺气乌药散则补肺，入黄芪四君子汤则补脾也。

镇按：人家园圃种莳者佳，气芳而味辛，市中干者不及也。

高良姜（芳草类）：味辛苦，气大温，纯阳，无毒。高良，广郡名，今改高州。健脾消食，下气温中。除胃间冷逆冲心，驱霍乱转筋泻痢。翻胃呕食可止，腹疼积冷堪除。子：名红豆蔻，结实秋收。善解酒毒，余治同上。

发明：杨士瀛曰：噫逆胃寒者，高良姜为要药，人参、茯苓佐之，为能温胃，解散胃中风邪也。时珍曰：孙思邈《千金方》言心脾冷痛，用高良姜微炒为末，米饮服一钱立止。秽迹佛有治心口痛方，用香附、良姜二味，对症加减者，载于"香附"下。明太祖有御制周颠仙碑文，又韩飞霞《方外奇方》亦载之。

胡椒（味类）（眉批:《纲目》收入果部）：味辛，气大温，属火有金，无毒。来从南广，出自西戎。长仅寸半，延发枝条细嫩，与叶相齐，子结条中，两两相对，其叶晨开暮合，合则将子包藏，阴气不沾，故甚辛热，状如鼠李，六月采收。番人呼为"昧履支"，中国称为胡椒子。下气治风痰，温中止霍乱。肠胃冷利可驱，心腹冷痛堪劫。疗产后血气刺疼，过食须伤脾肺。**毕澄茄**：柄粗蒂圆，系胡椒青时摘取（一云向阳者为胡椒，向阴者名毕澄茄）。化谷食，理逆气多效；消痰澼，止呕吐殊功。伤寒呕逆，故每用之。

发明：**镇按**：胡椒产南方番地，秉纯阳之气而生，寒证有效。若脏腑热者食之，即有嗽喘、牙疼、肠痔之害。镇又按：毕澄茄即嫩时采者，性味竟同。治逆气，消痰，止呕呃。见睍丸用之，为其能消食尔。皆非常服之品。又按：非胡椒一类，正如大腹子之于槟榔之义也。

● **【校注】**

［1］芐（hù）：指地黄。

［2］元素：原为"恭"。疑误。

［3］莳萝：即莳萝子。出《海药本草》。又名土茴香、瘪谷茴香。

● **【评析】**

何镇对某些药物功效的解释不拘泥于《本草》或古人所说，而是依据实际，独立思考，如木香，《本草》云：主气劣、气不足，补也。但何镇认为木香和气兼散，若云能补，则未也。归脾汤内加之，恐黄芪、白术壅补，以此疏之耳，又芳香醒脾之意也。香附多认为是女科之要药，然镇云亦可施于男子，读者思之，不可忽也。

临证用药亦须有五脏相关理论的指导，如何镇常于进食药中加入石菖蒲，盖欲令心气开通，脾受母气荫庇，有所依赖，则脾土生旺，故能进食，其理与益智补心以佐脾生胃同。

又，肉豆蔻暖脾胃则能进食，厚肠胃故能止泻，若痢疾初起即用，有壅闭胀闷之患，当慎之。

● 【原文】

防风（山草类）：味甘辛，气温，升也，阳也，无毒。种生沙苑，根类蜀葵，秋后采收，曝干入药。杀乌附大毒，恶藜芦茈芫姜（藜芦、白蔹、芫花、干姜）。用坚润，去芦叉。属太阳本经，又兼入脾胃。风门之润剂，散湿亦奇。能收滞气于面颊，尤泻肺脏有余。驱眩晕于头颅，更治目盲不见。除上部风邪要药，倘误用，泻上焦元气非轻。

发明：元素曰：防风，治风通用。身半以上风邪用身，身半以下风邪用梢，治风去湿之仙药也，风能胜湿故尔。能泻肺实，误服损人上焦元气。杲曰：防风，风门润剂也。若补脾胃，非此引用不能行。治一身尽痛，脊痛，项强不可回顾，腰似折、项似拔者，乃手足太阳证，正当用之。乃卒伍卑贱之职，随所引而至也。凡疮在胸膈以上，虽无手、足太阳之症，亦当用之，为能散结，去上部风。病人身体拘倦者，风也，诸疮见此，亦须用之。钱仲阳泻黄散中倍用防风者，乃于土中泻木也。防风制黄芪，黄芪得防风而其功愈大，乃相畏而相使者也。

镇按：防风之性，如卒如仆，驱而使之，随其向往，即如性恶黄芪，遇黄芪则反佐其成功。上下左右无不到也，专入手、足太阳之经，然而上行之性为多。

防己（蔓草类）：味辛苦，气平寒，无毒。多生汉中府。通行十一经。畏萆薢，制雄黄，恶细辛，使殷孽[1]。根：名汉防己，中作车辐纹，黄实馨香。主水气，名载君行，故治腰以下至足，湿热肿痛脚气，及利大小二便，汉实专能。苗：曰木防己，皮皱有丁足子，青白轻虚。理风邪，职金使列，兼疗肺气喘嗽，并治中风挛急。

发明：弘景曰：防己，是疗风水要药。杲曰：《本草·十剂》云：通可去滞，通草、防己之属是也。夫防己大苦寒，能泻血中湿热，通其滞塞，亦能泻大便，补阴泻阳，助秋冬、泻春夏之药，比之于人，则险而健者也。幸灾乐祸，能首为乱阶，然善用之，亦可敌凶突险，瞑眩之药也，故圣人存而不费。大抵闻其臭则可恶，下咽则令人身心烦乱，饮食减少。至于十二经有湿热壅塞不通，及下注脚气，除膀胱积热而庇其基本，非此不可，真行经之仙品，无可代者也。若夫饮食劳倦，阴虚生内热，元气谷食已亏，以防己泄其大便，则重亡其血，此不用者，一也；如人大渴引饮，是热在上焦肺经气分，宜渗泄，而防己乃下焦血分之药，此不可用者，二也；外伤风寒，邪传肺经气分，湿热而小便黄赤，甚至不通，此上焦气病，禁用血药，此不可用者，三也。大抵上焦气分湿热皆不可用，下焦湿热流入十二经络，致二阴不通者，然后审其虚实而用之可也。

镇按：防己辛苦，味甚不佳，胃弱少食，不可与服。纹似车辐，有细孔可通，形如通草，故开关利水，当审而用之。

紫苏（芳草类）：味辛，气微温，无毒。各处园圃俱栽。茎叶背面皆紫。**发表解肌，疗伤寒甚捷；开胃下食，治胀满殊能。脚气兼除，口臭亦辟。下气宽中，护胎利肺。通大小肠，杀鱼蟹毒。梗：下诸气略缓，体稍松者用宜。子：炒，驱痰降气定喘。**

发明：时珍曰：紫苏其味辛，入气分；其色紫，入血分。同橘皮、砂仁则行气安胎；同藿香、乌药则温中止痛；同香附、麻黄则发汗解肌；同芎䓖、当归则和荣散血；同木瓜、厚朴则散湿解暑，治霍乱、脚气；同桔梗、枳壳则快膈宽肠；同杏仁、莱菔子则消痰定喘也。机曰：宋仁宗命翰林院定汤饮，奏曰：紫苏熟水第一，以其能下胸膈间浮气也。盖不知其久则泄人真气焉。宗奭曰：芳草致富贵之疾者，此其一种也。

镇按：紫苏入手太阴肺经，疏散清解，利肺、开胃下气之药，故治诸症。

荆芥（一名假苏，芳草类）：**味辛苦，气温，气味俱薄，浮而升阳也，无**

毒。处处俱有，气同紫苏，夏末采收，花实成穗。清理头目，发表间之汗；解利诸邪，通血脉诸经。破结聚于皮肌，散疮痹于肢体。仍治产后血晕，杵末，童便调吞。

发明：好古曰：荆芥，肝经气分药也，能搜肝风。时珍曰：荆芥入足厥阴经气分，其功长于祛风邪，散瘀血，破结气，消疮毒。盖厥阴乃风木也，主血，而相火寄之，故风血病、疮疡为要药也。其治风，则贾丞相称为再生丹，许学士称有神圣功，戴院使云为产后要药，萧存敬呼为一捻金，陈无择名为举卿古拜散（按《唐韵》：荆字，举卿切，芥字古拜切），岂无故而得斯隆誉耶？但荆芥与河豚、黄鳝鱼、蟹等相反，不可不知也。

镇按：产后血晕，或下血不止，皆称奇效，盖风以升之之义也。

白芷（芳草类）：味辛，气温，气味俱平，升也，阳也，无毒。所在俱生，吴中为甚。气甚香窜，又名芳香。恶旋覆，使当归。通行手、足阳明二经，又为手太阴之引使。生用为本经头痛、中风、寒热三门之要药，炒黑乃女人漏下赤白、血闭、阴肿之仙方。作面脂去瘢，散目痒止泪。治肺经风寒，疗风通用；散乳痈发背，内托生肌。肠风痔瘘，一切疮疡。与细辛、辛夷作剂，久患鼻塞如神。叶：名蒚麻。道家常采煎汤，浴体能杀三尸。

发明：杲曰：白芷疗风通用，其气芳香，能通九窍，表汗不可缺也。刘完素曰：治正阳明头痛，热厥头痛，加而用之。好古曰：同辛夷、细辛治鼻病，入内托散长肌，则入阳明可知矣。时珍曰：白芷色白味辛，行手阳明庚金；性温气厚，行足阳明戊土；芳香上达，入手太阴辛金。辛者，庚之弟，戊之子也，故所主之病不离三经，如头目眉齿之病，三经之风热也；漏带痈疽之病，三经之湿热也。风热者辛以散之，湿热者温以除之，为阳明主药，故又能治血病胎病，而排脓止痛生肌也。（眉批：带下腥秽，故知是脓）。又《瞿仙神隐书》云：种白芷能辟蛇。宗奭曰：《药性论》白芷能蚀脓。今用治带下，肠有败脓，淋露不止，腥秽殊甚，遂致脐腹冷痛，皆由败脓血所致，用白芷一两，单叶蜀葵根开红花者二两，白芍药、白枯矾各半两，末之，溶腊丸梧子大。每空心食前米饮下十丸或十五丸。脓尽再以他药补之。

　　　　　　　　　　　　　何氏本草类纂与药性赋校评

细辛（山草类）：**味大辛，气大温，气厚于味，升也，阳也，无毒。**山泽多生，华阴（县名，属陕西）独胜。叶如马蹄，形如麦藁，其根甚细，气味甚辛，杜衡假充，入口即吐。反藜芦，忌生菜，畏滑石、硝石，恶黄肉、狼芪（狼毒、黄芪）。虽厥阴引经，乃少阴本药。止本经头痛如神，治诸风湿痹立效。温阴经，去内寒。发寒邪在里之表，合附麻三物同煎（名麻黄附子细辛汤）；口臭及龋齿肿疼，煮浓汁热含冷吐。过半钱单服，令气塞命倾。

发明：元素曰：以独活为使，治少阴头痛如神，亦止诸阳头痛，诸风通用之。味辛而热，温少阴之经，散水气以去内寒。**成无己曰：**水停心下不行，则肾气燥，宜辛以润之。细辛之辛，能行水气而润燥。**时珍曰：**气之厚者能发热，阳中之阳也。辛温能散，故诸风寒、风湿头疼、痰饮、胸中滞气、惊痫者宜用之。其有口疮、喉痹、龋齿诸痛用之者，取能去浮热，亦火郁则发之之义也。辛能泄肺，故风寒咳嗽上气者宜用之。辛能补肝，故胆气不足、惊痫、眼目诸病宜用之。辛能润燥，故通少阴及耳窍闭塞，便涩者宜用之。

麻黄（隰草类）：**味甘辛，气温，气味俱薄，轻清而浮，升也，阳也，无毒。**青彭俱生（青州、彭城，属山东），荥牟独胜（荥阳、中牟，属河南）。恶细辛、石韦。宜陈久年深，去根节另煮数沸，倾上沫，焙燥煎丸，制过不致人烦。为使须仗厚朴。经入手太少阴、阳明，又入足太阳经络。发汗解表，治冬月即病之伤寒；驱风散邪，理春初晚发之瘟疫。泄卫实，消黑斑赤疹；去荥寒，治身热头疼。春末温疟勿加，夏秋寒疫亦忌。因时变为温热，难胜剂之轻扬。止汗固表，根节最当。

发明：杲曰：轻可去实，麻黄、葛根之属是也。六淫有余之邪，客于阳分皮毛之间，腠理闭密，营卫不行，故谓之实。二药轻清成象，故可去之。麻黄味苦，其形中空，阴中之阳，入足太阳寒水之经，其经循背下行，本寒而又受外寒，故宜发汗，去皮毛寒邪，以泄表实，若过服则汗多亡阳。或饮食劳倦及杂病自汗表虚之人用之，则脱人元气，不可不知禁也。**僧继洪云：**中牟出麻黄之地，冬不积雪，为泄内阳也，故过用则泄人真气。观乎此则性热可知矣。**时**

珍曰：麻黄乃肺经专药，故治肺病方多用之。张仲景治伤寒，无汗用麻黄，有汗用桂枝。历代名医随文注释，未竟其精微。时珍常释思之，似有一得，与昔人不同者，云津液为汗，汗即血也，在营则为血，在卫则为汗。夫寒则伤营，营血内涩，不得外通于卫，卫气闭固，津液不行，故无汗发热憎寒。夫风伤卫，卫气外泄，不能内护于营，营气虚弱，津液不固，故有汗发热而恶风。然寒风之邪皆由皮毛而入，皮毛者，肺之合也，肺主卫气，包罗一身，天之象也。是症虽属乎太阳，而肺实受邪气，其症时兼面赤怫郁，咳嗽有痰，喘而胸满者，非肺病乎？盖皮毛外闭，则邪热内攻，而肺气膹郁，故用麻黄、甘草同桂枝引出营分之邪，达之肌表，佐以杏仁泄肺而利气。汗后无大热而喘者，加以石膏。朱肱《活人书》云：夏至后加石膏、知母，皆是泄肺火之药。是则麻黄汤虽太阳发汗重剂，实为发散肺经火郁之药也。腠理不密则津液外泄，而肺气自虚，虚当补母，故用桂枝同甘草，外散风邪以救表，内伐肝木以防脾，佐以芍药泄木而固脾，泄东所以补西也，使以姜枣，行脾之津液而和荣卫也。下后微喘者加厚朴、杏仁，利肺气也。汗后脉沉迟者，加人参以益肺气也。朱肱加黄芩为阳旦汤，以泻肺热也。皆是脾肺之药，是则桂枝虽太阳解肌轻剂，实理脾救肺之药也。此千古未发之秘旨，愚特表而出之焉。又少阴病发热脉沉，有麻黄细辛附子汤、麻黄附子甘草汤。少阴与太阳为表里，乃赵嗣真之所谓熟附配麻黄，补中有发也。一锦衣夏月饮酒达旦，病水泄，数日不止，水谷直出，服分利消导升提诸药反剧。时珍诊之，脉浮而缓，大肠下努，复发痔血，此因肉食生冷茶水过杂，抑遏阳气在下，木盛土衰，《素问》所谓久风成飧泄也，法当升之扬之。遂以小续命汤投之，一服而愈。昔仲景治伤寒六七日，大下后，脉沉迟，手足厥逆，咽喉不利，唾脓血，泄利不止，用麻黄汤平其肝肺，兼升发之，即斯理也。神而明之，此类是矣。

葛根（蔓草类）：味甘，气平寒，气味俱薄，浮而微降，阳中之阴，无毒。各处俱生，秋后方采，入土深者力洪，去皮用之效速。杀野葛、巴豆百毒。入胃足阳明行经。疗伤寒，发表解肌；治肺虚，生津止渴。解酒毒卒中，却温疟往来，散疮疹止疼，提胃气除热。花：能解酒不醉。汁：治时病天行。粉：甘冷，醉后宜餐，除烦热，能利二便。

发明：颂曰：张仲景治伤寒有葛根汤，以其主大热、解肌发腠理故也。**元素曰：**升阳生津，脾虚作渴者，非此不除。勿多用，恐伤胃中元气。仲景太阳阳明合病，桂枝汤内加麻黄、葛根，又有葛根黄芩黄连解肌汤，是用此以断太阳入阳明之路，非即太阳之药也。头痛如破，乃阳明中风，可用葛根葱白汤，为阳明仙药。若太阳初病，未入阳明而头痛者，不可便服升麻、葛根以发之，是反引邪气入阳明，如引贼破家也。**杲曰：**葛，气轻浮，能鼓舞胃气上行，生津液，又解肌热，治脾胃虚弱泄泻圣药也。**徐用诚曰：**葛根气味俱薄，轻而上行，浮而微降，阳中阴也。其用有四：止渴，一也；解酒，二也；发散表邪，三也；发痘疹难出，四也。**时珍曰：**《本草·十剂》云：轻可去实，麻黄、葛根之属是也。然麻黄乃太阳经药，兼入肺经，肺主皮毛也；葛根乃阳明经药，兼入脾经，脾主肌肉也。二药性俱轻扬发散，而所入之经，迥然不同。

镇按：葛根解烦渴，生津液，生发胃中元气也，宜少用，不宜多用。若发散阳明头痛，退热解肌，是当以之为君乃效，宜多用而不可少用者也。

秦艽（山草类）：味苦辛，气平，微温，可升可降，阴中阳也，无毒。出甘松龙洞并河陕诸州。菖蒲为使，入大肠手经。养血荣筋，除风痹肢节俱痛；通淋利水，散黄疸遍体如金。祛头风，解酒毒。止肠风下血，去骨蒸传尸。

发明：时珍曰：秦艽，手、足阳明经药也，兼入肝胆，故四肢不遂、黄疸烦渴、虚劳蒸热者需之，取其去阳明之湿热而养肝血也。阳明有湿，则身体酸疼烦热；有热，则日晡潮热骨蒸。所以《圣惠方》治急劳烦热，身体酸疼，用秦艽、柴胡一两，甘草五钱，为末，每服三钱，白汤调下。治小儿骨蒸潮热，肌瘦减食，用秦艽、甘草一两，每用一二钱，水煎服之。钱乙加薄荷五钱。

镇按：秦艽治风虚眩痛，筋骨拘挛，小便不利，不可用猪苓、泽泻者，用此效极。

藁本（芳草类）：味辛苦，气温，气厚味薄，升也，阳也，无毒。多产河东，亦生杭郡。春采曝须三十日，状同禾藁，故为名。恶蕳茹，单畏青葙。气力雄，风湿通用，止头痛于颠顶，散寒邪于巨阳。

发明：元素曰：藁本乃太阳经风药，其气雄壮，寒邪郁于本经，头疼必用之。颠顶痛非此不除。与木香同用，治雾露之清邪中于上焦；与白芷同作面脂，既治风，又治湿，亦各从其类也。**时珍曰：**《邵氏闻见录》云：夏英公病泄，太医从虚治不效。霍翁曰：风客于胃也。投以藁本汤而止。盖藁本能去风湿故耳。

镇按：藁本性猛，不宜多服。

薄荷（芳草类）：味辛苦，气温，气味俱薄，阳也，无毒。又名鸡苏。在处俱有，龙脑（苏州府学基名）为优。入手厥阴包络及手太阴肺经。下气，令胀满消弥；发汗，使关节通利。清六阳会首，驱诸热生风。退骨蒸，解劳乏。善引药入荣卫，乃因性喜上升。小儿风涎尤为要药。

发明：元素曰：薄荷辛凉，气味俱薄，浮而升，阳也。故能去高巅及皮肤风热。**士良**[2]**曰**：薄荷能引诸药入荣卫，故能发散风寒。**宗奭曰**：小儿惊狂壮热，须此引药。又治骨蒸劳热，用其汁与众药熬膏。**好古曰**：薄荷入手、足厥阴，气分药也。能搜肝气，又主肺盛有余肩背痛，及风寒汗出。**时珍曰**：薄荷入手太阴、足厥阴，辛能发散，凉能清利，专于消风散热，故头痛、头风、眼目、咽喉、口齿诸病，小儿惊热及瘰疬、疮疥为要药。

香薷（芳草类）：味辛，气微温，无毒。三伏可作菜蔬，两京亦每栽种，大叶者种优，陈年者效捷。主霍乱中脘绞疼，治伤暑小便艰涩。散水肿，有彻上彻下之功；肺得之，清化行热自下也。去口臭，有拨浊回清之妙；脾得之，郁火降气不上焉。解热除烦，调中温胃。

发明：震亨曰：香薷属金有水，有彻上彻下之功。解暑利小便，又治水甚捷，以大叶者浓煎至可丸，丸服之。肺得之，清化行而热自降也。**时珍曰**：世医治暑病，以香薷饮为首药。然暑有乘凉饮冷，致阳气为阴邪所遏，遂病头痛，发热恶寒，烦躁口渴，或吐或泻，或霍乱者，宜用此药发越阳气，散水和脾。若饮食不节，劳役作丧之人伤暑，大热大渴，汗泄如雨，烦躁喘促，或泻或吐者，乃劳倦内伤之病，宜用东垣清暑益气汤或人参白虎汤之类，以泻火益元可也（眉批：人参可用，白虎汤何可轻用耶）。若用香薷[3]重虚其表，而又济之以热矣。盖香薷乃夏月解表之药，如冬月之用麻黄也，气虚者尤不可多服，乃今人不知，暑伤元气，不拘有病无病，概用代茶，谓能解暑，真痴人说梦矣。且其性温，不可热服，能致吐逆，饮者惟宜冷进，则无拒格之患。其治水之功果有奇效，治一士人妻自腰以下胕肿，面目亦肿，喘急欲死，不能伏枕，大便溏泄，小便短少，服药罔效。时珍诊其脉沉而大，沉主水，大主虚，乃病后冒风所致，是名风水。用《千金》神秘汤加麻黄，一服喘停其半，再以胃苓汤吞深师薷术丸，二日小便长，肿消十之七，调理数日痊安。益见古人立方皆有至理，但神而明之，存乎其人而已。

● 【校注】

[1] 殷蘖：药名。出《神农本草经》。与石钟乳来源同。辛，温。主烂伤瘀血、泄痢寒热、癥瘕结气等证。

[2] 士良：即陈士良。唐代医家。汴州（今河南开封）人。以医名于时。撰《食性本草》十卷，后世多所引用。其子孙多以医为业。

[3] 香薷（róu）：香薷的别名。

● 【评析】

防风、紫苏、荆芥、白芷、细辛、麻黄、葛根、藁本、薄荷、香薷等药均为祛风止痛、解表散邪所常用，虽有同功，然各有所长：防风治风通用，上下左右无不到也，专入手、足太阳之经，然而上行之性为多。紫苏能下气宽中，护胎利肺。荆芥能通血脉，散瘀血。白芷能托散、蚀脓、长肌，故可疗疮疡、带下。细辛能温经祛寒，止痛尤佳。麻黄发汗解表最强，且能宣肺平喘。葛根入阳明经而能解肌透疹，生津止渴，升清止泻。藁本最能止颠顶头痛，但性猛，不宜多服。薄荷消风散热，凉能清利是为独到。香薷乃夏月解表之药，散水和脾。

此外，何镇指出防己辛苦，味甚不佳，胃弱少食，不可与服。秦艽治风虚眩痛，筋骨拘挛，小便不利，不可用猪苓、泽泻者，用此效极。可资参考。

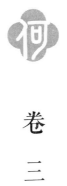

卷
三

草部

● 【原文】

玄参（山草类）：味苦咸，气微寒，无毒。春生深谷，茎方叶似芝麻，秋取傍根，湿白干旋紫黑。恶芪枣姜萸（黄芪、大枣、生姜、山萸），反藜芦一物。可为君药，惟走肾经。强阴益精，补肾明目。祛男子骨蒸传尸，散项下痰结瘭肿。

发明：元素曰：玄参乃枢机之剂，管领诸气上下清肃而不浊，风药中多用之。故《活人书》云：治伤寒阳毒汗下后毒不散，及心下懊恼，烦不得眠，心神颠倒欲绝者，当用玄参。以此论之，治胸中无根之火，当以之为圣药也。时珍曰：肾水受伤，真阴失守，孤阳无制，发为火病，法须壮水以制火，故玄参与地黄同功。其消瘰疬亦是散火，刘守真言，结核是火病。

镇按：玄参治无根虚火，是其专能，故治懊恼心烦及消瘰疬也。但胃弱者须防作泻。

丹参（山草类）：味苦，气微寒，无毒。山谷俱生，在处亦有。茎方有棱，长尺余而青色，叶节相对，似薄荷而有毛，花红紫，三月盛开，根粗长，冬采为妙。畏寒水石，单反藜芦。调理经脉平和，去恶血能生新血。

发明：时珍曰：丹参色赤味苦，气平而降，阴中之阳也。入手少阴、厥阴之经，心与包络血分药也。按《妇人明理论》云：四物汤治妇人病，不问胎前产后，调经崩带，皆不可缺，惟一味丹参散，主治与之相同，为能破宿血，补新血，安生胎，落死胎，止崩带，调经脉，其功大类四物汤之芎归芍地也。炳[1]曰：丹参治风虚脚软，可逐奔马，故名逐马草。曾用，实有效。

镇按：以其有治瘀血、补新血之能，故治足软有效，须浸酒乃效。

狗脊（山草类）：味苦甘，气平，微温，无毒。深谷俱生，在处多有。根采类狗脊而有金毛。酒蒸从巳刻至申乃就。恶败酱，使草薢。治腰背强疼，机关缓急；理脚膝软弱，筋骨损伤。女子伤中欠调，老人失溺不禁。周痹寒热，立可医瘥。

发明：镇按：狗脊有金色毛而多硬须簇之，方是真者。张揖《广雅》云：菝葜，狗脊也。张华《博物志》云：菝葜与草薢相乱，亦名狗脊。观此则昔人以菝葜为狗脊，相承之误久矣。然菝葜、草薢、狗脊三种形状虽殊，而主病则不甚相远。余尝制狗脊，去其毛，犹能复生，则知其功倍于草薢等也。

青蒿（即草蒿。隰草类）：味苦，气寒，无毒。山谷川泽在处俱生。叶子根茎并堪入药。春夏采叶，入童便煎膏，退骨蒸劳热；秋冬采子，亦须炒用，治疥疮虚烦。疗疟疾寒热，驱鬼疰杀虫。

发明：颂曰：青蒿主骨蒸劳热为最，古方单用之。**时珍**曰：青蒿得春木少阳之气最早，故所主皆少阳、厥阴之血分症也。**敩**曰：凡使青蒿，子、叶、茎、根不可并用。

镇按：陈藏器方，春夏用苗，秋冬用子，童便和酒煎膏，治骨蒸，清虚热，驱鬼疰，杀瘵[2]虫，镇用之每效。煎汤洗疟疾，汗出疟已。

茅根（山草类）：味甘，气寒，无毒。旷野平原无处不产。通闭逐瘀血，治淋利小便。除客热在肠胃，止吐衄因劳伤。花：止衄，仍罯[3]金疮。笋：即茅针，又名茅笋。止衄，禁除崩漏。

发明：弘景曰：服食断谷甚良，俗方稀用，惟煎汁治淋并崩中耳。**时珍**曰：白茅根甘，能除伏热，利小便，故能止诸血、哕逆、喘急、消渴、黄疸、水肿，乃良物也。世人因微而忽之，惟事苦寒之剂，致伤冲和之气，乌能知此耶！

仙茅（山草类）（眉批：梵音呼为"河轮勒陀"，因西域婆罗门僧献于唐玄宗，故名为婆罗门参）：味辛，气温，有毒。西域多有，蜀浙亦生。药青似茅，故此为称。其根独茎而直，旁附细跟，内肉黄白多涎，外皮粗褐，二八月采根。忌犯铁器，浸米泔去赤，毒乃去焉。单忌二般：牛肉、牛乳。主心腹冷气不食，疗腰足挛痹难行。丈夫虚损劳伤，老人失溺无子。益肌肤，明耳目，助阳道，长精神。久久服之，聪明强记。误服中毒，舌肿，急饮大黄、朴硝。

发明：颂曰：五代唐筠州刺史王颜著《续传信方》，因国书编录西域婆罗门僧服仙茅方，当时盛行。治五劳七伤，明目益精力，宣而复补。云十斤乳石不及一斤仙茅，表其功力也。明皇服之有效，后禁而不传。天宝之乱，方始流散上都，僧不空三藏得此方，司徒李勉、尚书路嗣供、给事齐杭、仆射张建封服皆奇效。齐给事守晋云曰：少气力，风疹继作，服此遂愈。八九月采得，竹刀刮去黑皮，切如荳粒，米泔浸两宿，阴干，细末，炼蜜丸，每旦酒饮任下二十丸。忌铁器，禁牛肉牛乳。**时珍曰：**按许真君书云，仙茅久服长生。其味甘以养肉，辛以养节，苦以养气，咸以养骨，滑以养肤，酸以养筋，宜和苦酒服之乃效。又范成大《虞衡志》云：广西英州多仙茅，其羊食之，举体悉化为筋，不复有血肉，食之补人，名乳羊。沈括《笔谈》云：夏文庄公禀赋异于人，但睡则身冷如逝，既觉须令人偎之，良久乃能动，常服仙茅、钟乳、硫黄，莫知其数。观此则仙茅亦性热者，故能补三焦命门，惟阳弱精寒、禀赋素怯者宜之。若少壮相火炽盛者，服之反动火也。按张杲[4]《医说》云：一人中仙茅毒，舌胀出口，渐大与肩齐。以小刀釃之，随破随合，釃至数百，始有血一点，曰可救矣。煮大黄、朴硝与服，以药掺之，随手消缩。此皆火盛性淫之人过服之害也。

附子（毒草类）：味辛甘，气温，大热，阳中之阳，有大毒。系乌头旁出，故附子金名。皮黑体圆底平，山芋状相仿佛。畏人参、黄芪、甘草并黑豆、乌韭、防风，恶蜈蚣，使地胆。性因浮中有沉，功专走而不守，凡和群药，通行诸经。除四肢厥逆，去五脏沉寒。口疮久不痊，醋面和末贴脚底；脚气暴发肿，醋汁和末敷患间。漏疮到厚如钱，封口加艾可灸。暖脚膝健步，坚筋骨强阴。佐八味丸中壮元阳而益肾，君术附汤内散寒湿以温脾。阴经直中真寒，姜附汤煎可御，此须生用，何用制焉？佐甘缓参芪成功，健润滞地黄建效。内伤热证，速入无疑，俗医不知，妄称补剂，日相习用，宁不杀人？孕妇忌煎，堕胎甚速。

天雄：体略瘦长。乌头：形类乌脑。乌喙：状如牛角，有两歧，即乌口之形。侧子：形同枣核，附生于附子之边，毗穗又名木鳖，服之立丧人命[5]，因其毒劣，禁入医方。

发明：宗奭曰：补虚寒，须用附子；疗风疾，多用天雄，大略如此。其乌头、乌喙、附子、天雄当量其材而用之。时珍曰：按王氏《究原方》云：附子性重滞，温脾逐寒；川乌头性轻扬，温脾去风。若是寒疾，即用附子；若是风疾，即用川乌。一云：凡人中风，不可先用风药及乌附，若先用气药，后用乌附乃宜也。又有阴寒在下，虚阳上浮，治之以寒，则阴气益甚而病增，治之以热，则格拒而不纳。须热药如乌附而冷服之，下嗌之后，冷体既消，热性便发，而病随愈，不违其情而致大益，此为热因寒用，反治之妙也。昔张仲景治寒疝内结，用蜜煎乌头；《近效方》治喉痹，用蜜炙附子含之咽汁；朱丹溪治疝气，用乌头、栀子，并热因寒用也。李东垣治冯内翰侄阴盛格阳之伤寒，面赤目赤，烦渴引饮，脉来七八至，但按之则散，用姜附汤加人参，投半斤许，方得汗而愈。此则神圣之妙用也。吴绶曰：附子乃阴证要药，凡伤寒传变三阴，及中寒夹阴，虽身大热而脉沉者必用之，或厥冷腹痛，脉沉细，甚则唇青囊缩者，急须用之，有退阴回阳之能，起死回生之效。近世遇此症，往往疑惑，不用附子，只待阴极阳竭而后用之，已无及矣。且夹阴伤寒，内外皆阴，阳气顿衰，须急用人参健脉以益其原，佐以附子温经散寒，舍此将何以救？刘完素曰：俗方治麻痹，多用乌附，其气暴，能冲开道路，故气更麻，及药气尽而正气行，则麻病痊矣。张元素曰：附子以白术为佐，乃除寒湿之圣药，宜少加以引经。又益火之原以消阴翳，则便溺有节，乌附是也。虞抟曰：附子禀雄健之质，有斩关夺将之能，引补气药行十二经，以追复散失之元阳；引补血药入血分，以滋养不足之真阴；引发散药开发腠理，以驱逐在表之风寒；引温暖药达下焦，以逐散在里之冷湿。震亨曰：气虚热甚者，宜加附子以佐参芪；肥人多湿，亦宜少加乌附以行经。仲景八味丸用为足少阴向导，后世因以附子为补药，误矣。附子走而不守，取其健悍走下之性，以行地黄之滞，可致远耳。乌头、天雄皆气壮形伟，可为下部药之佐，无人表其害人之祸，相习用为治风及补剂，杀人不可算矣。**王履曰：**仲景八味丸兼为阴火不足者设，钱仲阳六味丸为阴虚者设。附子入八味丸，乃补阳之药，非为行滞也。**王好古曰：**乌附非身凉而四肢厥者，不可僭用。盖附子以补火，必妨涸水。**时珍曰：**乌附毒药，非危病不用，如虚寒或虚阳上犯之人，而补药中少加引导，其功甚捷。有人才服钱许，即燥热不堪，而昔人用为常药，岂古今之运气有不同耶？荆府都昌王体瘦而冷，无他病，日以附子煎汤饮，兼嚼硫黄，如此数岁。蕲州卫张百户平生恒服茸附，至年八十，健如少年。宋张杲《医说》载赵知府耽酒色，每日煎姜附汤，吞硫黄金液丹百粒，乃能健啖，否则倦弱不支，寿至九十。

镇按：内阁周挹斋日服附子一枚、人参数两，相习年久而无他病。镇父因服防风通圣散治癣，嗣感风寒，病昏聩，每日服参数两、附子五六钱，病愈，数年间习以为常，年至七十四而终。若此数人，皆其脏腑所禀之偏，故服之有益无害，然不可以常理概论也。又《琐碎录》言滑台风土极寒，民啖附子如食芋栗，此又地气使然耳！

天南星（毒草类）：**味苦辛，气平，可升可降，阴中阳也，有毒。下泽极多，在处俱有。苗类荷梗，高仅尺余，叶如蒟叶，两枝相抱，花若蛇头而黄，子结作穗红色，根如芋圆细白，《本经》"虎掌"为称。制须多泡生姜汤，研末细填牯牛胆**（腊月黑牯牛胆汁拌南星末，再装入胆中，阴干，年久效速），**风干过年成块，剉碎复炒，拯痫。乃上行治肺经本药，欲下行资黄柏引之。所畏却有三般，生姜、干姜、附子。坠稠痰，治中风不语；利胸膈，并下气堕胎。**

发明：时珍曰：虎掌天南星，乃手、足太阴脾肺之药。味辛而麻，故能治风散血；气温而燥，故能胜湿除涎；性紧而毒，故能攻积拔肿而治口喎舌糜。杨士瀛《直指方》云：诸风口噤，宜用南星，更以人参、石菖蒲佐之。

镇按：天南星治风痰，利胸膈之外，犹不足尽其长，而治痰瘤、结核，研烂醋敷；心窍痰迷，煅为丸服；小儿吐泻成惊，大人破伤风、中风痰、头痛脑风流涕者专医，痰湿臂痛，温中散滞者建效。

半夏（毒草类）：**味辛，微苦，气平，生寒熟温，沉而降，阴中之阳，有**

毒。山谷川泽处处有之。苗起一茎，茎端三叶，其根圆白，半夏为名。反乌头，恶皂角，畏雄黄、姜、秦、龟甲（生姜、干姜、秦皮、龟甲），忌羊肉、羊血、藻饴（海藻、饴糖），使宜射干、柴胡。经入足胆、脾胃。制宜姜、皂（明矾同生姜、皂荚和煮），入药才灵，造面则性缓，须和姜汁、明矾。总主诸痰，验症佐使：火痰黑，老痰胶，加芩连、栝楼、海粉（昔何良璧制栝楼麹，名曰海粉）；寒痰清，湿痰白，入姜、附、苍术、陈皮；风痰卒中，昏迷，皂荚、天南星和；痰核延生肿突，竹沥、白芥子掺。祛痰厥头痛，止痰饮胁痛。散逆气，除呕恶；开结气，发声音。脾泻能除，心汗且敛。孕妇忌服，恐堕胎元（如不得已必欲用者，须姜汁再拌炒）；消渴血症，切禁煎尝。生半夏，摩水敷痈肿成颗，研细涂蝎子螫效；产后晕绝，丸塞鼻中（左右俱塞），顷刻回苏，扁鹊捷法。

发明：权曰：半夏使也。虚而有气有痰，宜加之。颂曰：胃冷呕逆，方为最要。成无己曰：辛者散也，润也。半夏之辛以散逆气，开结气，除烦呕，发音声，行水气而润肾燥。好古曰：《经》云：肾主五液，化为五湿。自入为唾，入肝为泣，入心为汗，入脾为痰，入肺为涕。有痰曰嗽，无痰曰咳，痰者，因嗽而动，脾之湿也，半夏治痰之标，不能治痰之本，治本者，泄肾也。俗以半夏为肺药，非也，止呕吐为治足阳明，除痰为治足太阴。柴胡为之使，今小柴胡汤中用，虽为止呕，亦助柴、芩，主治往来之寒热，是又为兼足少阳、阳明也。宗奭曰：今人惟知半夏去痰，不言益脾，脾恶湿而半夏能分水也，《经》云水胜则泻。一男子夜数如厕，以生姜一两，半夏、大枣各三十枚，水一升，瓷瓶慢火烧为熟水，时时呷之便已也。赵继宗曰：丹溪言二陈汤能治一身之痰，世医执之，凡有痰症皆用之。夫二陈汤有半夏，其性燥，若风痰、寒痰、湿痰、食痰则相宜，至于劳嗽失血诸痰，用之反能燥血液而加病。机曰：俗以半夏性燥有毒，用贝母代之。不知贝母太阴肺药，半夏太阴脾药、阳明胃药也，何可相代？盖各有专能，如咳嗽吐痰，虚劳吐血，或痰中见血，咽痛喉痹，肺痈肺痿，诸郁痈疽，妇人乳难乳痈等症，贝母能专治之，半夏乃禁用也。若涎者，脾之液，凡嗜膏粱炙煿，皆能生脾胃湿热，致涎结为痰，久则痰火上攻，令人昏愦口噤，偏废僵仆，蹇涩不语，生死旦夕，自非半夏、南星，曷可治乎？若以贝母代之，翘首待毙矣。**时珍曰**：脾无留湿不生痰，故脾为生痰之源，肺为贮痰之器。半夏主治痰饮及腹胀者，为其体滑而味辛性温也。涎滑能润，辛温能散亦能润，故行湿而通大便，利窍而泄小便。所谓辛走气，能化液，辛以润之是矣。聊摄成氏云：半夏辛能散也，行水气而润肾燥。《和剂局方》云：半硫丸治老人虚秘，取其滑润也。世俗皆言星、半为性燥，误矣。湿去则土燥，痰涎不生，非二物之燥也。古方治咽痛喉痹、吐血下血方多用之，非禁剂也明矣。星、半又能散血，故破伤跌扑皆用之也。惟阴虚劳损，非湿热之邪，故禁用此利窍行湿之品，以重竭耗津液也。《甲乙经》治夜不得瞑目，又岂性燥之药能之乎？

镇按：半夏性滑多涎，涎者脾胃之液也，故半夏入脾胃而生本经之津液也。余常治阴虚人畏食如荼、见食即呕者，以六君子汤加五味子、麦门冬、木香等药而饮食进、呕吐止，未见阴虚人不可服也。

骨碎补（石草类）：味苦，气温，无毒。产阴湿山谷中，并生树石上。叶附出，两耳不开花结实，至冬干紫，去毛入药。补骨节伤碎，疗风血积疼。破血有功，止血亦捷。

发明：**颂曰**：骨碎补入妇人血气药。蜀人治闪折筋骨伤，取根捣筛，煮黄米粥和裹患处有效。**时珍曰**：骨碎补，足少阴药也，故能入骨治牙疼及痢久不愈。昔有魏刺史子久泄，诸医不效，余用此药末之，入猪肾中煨食，顿止。盖肾开窍于二阴，凡久患泄痢属肾虚，不可专从脾胃治也。（眉批：久痢治肾，有理之极）。《雷公炮炙论》用之治耳鸣，耳为肾窍也。

镇按：凡寄生木、寄生草，皆主治折伤、续筋骨也。骨碎补寄生之草也，故入肾而主骨，齿亦属肾，故又坚齿住痛，如住久痢、止骨痛，皆其所能。如石斛，服满一镒[6]，永[7]不骨痛，桑寄生亦治筋挛骨痛是矣。

● 【校注】

[1]炳：指肖炳。唐代人。撰《四声本草》。原书已佚，部分佚文见《证类本草》等书中。

［2］痨：原为“劳”。疑误。

［3］罨（ǎn）：意指覆盖。

［4］张杲：原为“张果”。疑误。张杲为南宋医史学家，著《医说》十卷。

［5］命：原为“明”。疑误。

［6］镒（yì）：古代重量单位。二十两或二十四两。

［7］永：原为“末”。疑误。

● 【评析】

何镇对药物功效的表述颇有点睛之效，如玄参治无根虚火；丹参治瘀血、补新血；青蒿清虚热，驱鬼疰，杀痨疰；茅根除客热在肠胃，止吐衄因劳伤；仙茅益肌肤，明耳目，助阳道，长精神；天南星治风痰，温中散滞；半夏总主诸痰，验症佐使，且入脾胃而生本经之津液；骨碎补入肾而主骨等。

附子，性大热、温阳散寒，能回阳救逆、拯危为安，然有毒，俗医不知，妄称补剂，日相习用，而伤人无算。何镇列举数个久服且剂量较大的病人服之有益无害的例子，说明附子毒性与否可能与脏腑所禀之偏或地气风土有关，不可一概而论。

● 【原文】

牡丹皮（芳草类）：味辛苦，气寒，阴中微阳，无毒。多生汉中、巴郡。花开品色异常，凡资治疗，惟采根皮，赤专利，白兼补。经入足肾少阴及手厥阴包络。忌胡蒜，畏菟丝。凉骨蒸，止唾衄。除癥坚瘀血留舍于肠胃中，散冷热血气攻作于生产后。仍主神志不定，更调经脉不匀。

发明：元素曰：牡丹乃天地之精，为群花之长。叶为阳发生也，花为阴成实也，丹者赤色，属于火也，故能泻阴胞中之火，四物汤中加之，治妇人骨蒸。又曰：牡丹皮入手厥阴、足少阴，故治无汗之骨蒸；地骨皮入手少阳、足少阴，故治有汗之骨蒸。又治神志不足，神不足者手少阴病，志不足者足少阴病，故仲景肾气丸用之。又治肠胃积血及吐衄，血症必用之品，故犀角地黄汤用之。杲曰：心虚，肠胃积热，心火炽甚，心气不足者，以牡丹皮为君。**时珍曰**：牡丹皮治手足少阴、厥阴四经血分伏火。盖伏火，阴火也，阴火即相火也，古方惟以此治相火，故仲景肾气丸用之。后人专以黄柏治相火，不知牡丹皮之功更胜也。千古秘奥，特为拈出。

镇按：牡丹皮，凉骨蒸，不伤脾胃；消瘀血，不动元气。胎前可服，产后专医。制相火是其专能，养肾水滋培根本。

红蓝花（隰草类）：味辛甘苦，气温，阴中之阳也，无毒。各乡俱种，五月采收。惟入血分，专理女科。下腹中死胎，为产前要药；疗口噤血晕，诚已产仙方。多用则破血通经，酒煮建效；少服则入心养血，水煎却灵。堪作胭脂，滴聤耳妙。番红花：名撒法即[1]，专能疗伤寒热狂。

发明：时珍曰：血生于心，包藏于肝，属于冲任。红花汁与血同类，故能行男子血脉，通女子经水。多则行血，少则养血。按《养疴漫笔》云：新昌徐妇产晕已死，但胸膈微热。名医陆氏曰：血闷也，得红花数十斤乃可活。遂亟购得，以大镬[2]煮汤，盛三桶于窗格下，异[3]妇卧其上熏之，冷则更加，有顷指动，半日乃苏。按此乃得唐之许胤宗以黄芪汤蒸柳太后中风之法，推而行之，亦有神而明之意也。

镇按：红花汁能活血，以类相从之义也，然多用乃效，少用则养血矣。又须以酒佐之者，以其性缓也。时珍又言其止痛散肿，皆为能活血之故。又"燕脂[4]"，《释名》䵐肢，匈奴人名妻曰"阏氏"，音同燕脂，谓其颜色可爱如燕脂也。然有四种，一种红蓝花汁染胡粉而成，一种以山燕脂花汁染粉而成，一种以山榴花汁作成者，一种以紫铆[5]染棉而成者，名为"胡燕脂"，大抵俱可入血药。又有落葵子，亦可取汁和粉饰面，亦谓之胡燕脂。（眉批：红花汁和粉，即北方坯子燕脂也；紫铆和棉做者，即今口脂是也；画家所用者，又红花染成者也）。又红花，《博物志》言张骞得种于西域，今复出"番红花"一条，而所注气味、主治亦稍异同，不知云何。

延胡索（即玄胡索。山草类）：味辛苦，气温，无毒。来自安东（县属江南），生从奚国。形同半夏，色黄，用须炒过，咀片。专入太阴脾肺，一云又走肝经。调月水气滞血凝，止产后血冲血晕。跌扑下血，淋露崩中，心腹卒疼，小腹胀痛。

发明： 珣[6]曰：主肾气及破产后恶血或儿枕，与三棱、鳖甲、大黄为散甚良。虫蛀为末者，尤良。时珍曰：玄胡索味苦微辛，气温，入手足太阴、厥阴四经，能行血中气滞，散气中血滞，故专治一身上下诸痛，用之中的，妙不可言。荆穆王妃胡氏，因食荞麦粉着怒，遂病胃脘当心痛不可忍，行气、化食、吐下诸药入口即呕去，大便三日不行。因思《雷公炮炙论》曰：心痛欲死，速觅延胡。乃以延胡索末三钱，温酒调下即纳，少顷大便行而痛已失。又华老年病痢，腹痛垂死，棺衾已备，予亦用此药三钱，米饮服之，痛即减半，调理而安。又方勺《泊宅编》云：一人病遍体作痛，殆不可忍。周离亨言是气血凝滞，用玄胡索、当归、桂心等分为末，温酒服三四钱，随量频进，以止为度。又赵霆待制因导引失节，肢体拘挛，亦用此数服而愈。盖玄胡索能活血化气第一品药也。

镇按： 延胡索，血分之气药也，故能活瘀血，则调经治血晕，止产后儿枕诸病、跌扑伤损诸痛；通经络，则散癥结，止心腹、胃脘、遍身拘挛诸痛，是所专攻也。惟其通经络、活瘀血，凡诸胎前宜慎用之。

郁金（芳草类）：味苦，气寒，纯阴，属土与金，有水，无毒。色白兼黄，生蜀中者为胜，体圆有节，形如蝉肚者为真。倘顷欲入剂难求，采山茶花瓣可代，但烧灰存性，研细，稀调。凉心血而下气，消阳毒以生肌。禁小便尿血血淋，兼驱气血作痛；破瘀积恶血吐血，仍散积血归经。因性轻扬上达，又治郁遏殊能。

发明： 震亨曰：郁金属火与土，有水，其性轻扬上行。治吐唾衄血血腥，及经脉逆行，并宜为末，加韭汁、姜汁、童尿和服，其血自清。痰中带血者，加淡竹沥。衄血，四物汤加郁金、韭汁服之。（眉批：《蒙筌》云属金，此云属火。予按气味辛，宜乎属金；味苦寒，宜乎属水也。主《蒙筌》为是，力证之）。时珍曰：郁金入心及包络，治血病极神。又《经验方》治失心癫狂，用真郁金七两、明矾三两，细末之，薄糊丸梧子大，每服五十丸，白汤下。一妇人癫狂十年，服此丸，觉心胸如有物脱去，神气洒然，再服而苏。此惊忧痰血络聚于心窍所致，郁金入心去恶血，明矾化顽痰故也。庞安常《伤寒论》云：斑豆始有白泡，忽擂入腹，渐作紫黑色而无脓，日夜烦乱者，郁金二钱，甘草二钱半，水半盏，煮干，去甘草，切片，焙为末，入真脑子半钱。每服一钱，以生猪心血五七点和新汲水调下，不过二服，毒甚者气从手足心出，如痛状乃瘥。此为五死一生之候也。又《范石湖文集》云：岭南有挑生之害，每于饮食中害人，凡觉受毒，必胸膈痛，即用升麻或胆矾吐之。若痛在胸膈之下，即用米汤调郁金末二钱服之，泻出恶物。或合升麻、郁金服，非吐即泻。此李巽岩侍郎司理雷州时，鞫囚得此方，活人甚众也。

镇按： 前贤力辨姜黄、郁金、莸药[7]混淆不清，予今辨之甚详。姜黄形秃，色深黄，气甚辛，作生姜气味；郁金有两种，一种形如蝉肚，有横纹，色虽黄而淡，气不甚辛恶，又一种小而形瘦，两头尖细，通身皆极细皱纹，气不辛而微作清香，色黄而白，如天麻之色，予友宦蜀携回，治病甚效；莸药则形大而色兼黄中之青也，切片其中边皆似老姜之状，但无姜气味。

姜黄（芳草类）：味辛，气温，无毒。多生江广（江西、湖广），亦产蜀中。其色深黄，其味甚苦。破血立通，下血最捷。更敷痈肿能消，主散心腹气结。治风寒湿痹作疼，驱胀满半身偏痛。

发明： 时珍曰：姜黄、郁金、莸药三物，形状功用皆相近，但所入经络不同。郁金入心治血，姜黄兼入脾治气，莸药入肝兼治气中之血，为不同耳。古方五痹汤用片子姜黄治风寒湿气，手臂作痛。戴原礼《要诀》云：片子姜黄能入手臂治痛，其兼理血中之气可知。而诸家本草俱未之及。

镇按： 郁金发明条，宗奭言可染妇人衣，鲜明而不耐日炙者，正是姜黄，今染家多用之，如作圆眼之色，如香料内造色俱是姜黄，误作郁金耳。

艾叶（隰草类）：味苦，性生凉、熟温，阴中之阳，无毒。各处田野俱生，以复道者为最，采宜端午，入药方灵。煎服宜新，气才上达；灸火用陈，气乃下行。揉碎入四物汤，安胎漏腹痛；捣汁和四生饮，止吐衄来红。艾附丸（同香附末，醋糊丸）开郁结，调月水，温子宫，俾孕早结；姜艾丸（同干姜末，炼蜜丸）驱冷气，去恶气，逐鬼邪，免病久缠。和研细雄黄熏下部，䘌注湿瘑及癣疥如神；和腊片诃子熏痢后，寒热急痛并带漏殊效。作炷灸诸经穴疗疳；凿窍拔风湿毒尤验。实：采入药，令人有娠，助水脏，壮阳，暖腰膝，明目。

发明：诜[8]曰：春采嫩苗可作菜食，或和面作馄饨如弹子，吞三五枚，以饭压之，治一切鬼恶气，长服止冷痢。又以嫩艾作干饼子，用生姜煎服，止泻痢及产后泻血甚妙。颂曰：近世有单服艾者，或蒸木瓜圆，或煎汤饮，后毒发则热狂不已，又不可不知也。时珍曰：艾叶生则微苦大辛，熟则辛大苦，生温熟热，纯阳也。可以取太阳真火，可以回垂绝元阳。服之则走三阴（眉批：三阴即脾肝肾）而逐一切寒湿，能转肃杀之气为融和；灸之则透诸经而治百种病邪，能起沉疴之人为康泰，其功亦大矣。苏恭言其生寒，苏颂言其有毒。盖一见其能止诸血，谓其性寒；一见其久服热狂，言其有毒也。皆误矣。盖不知其血随气行，气行则血散，而吐衄崩便之血止。发热狂躁，因其久服而热聚则火升之故耳。夫药以治病，中病则止。若素有虚寒痼冷，妇人湿郁带漏之人，以艾和归附诸药治其病，夫何不可？而乃妄意求嗣，服艾不辍，助以辛热之药，药性久偏，致令火躁，于艾何尤？艾附丸治心腹、小腹诸痛，调女人诸病，颇有大功。胶艾丸治虚痢，及妊娠产后下血，尤著奇勋。老人丹田气弱，脐腹畏冷者，以熟艾入布袋兜其脐腹，妙不可言。寒湿脚气，亦宜以此夹入袜内著之。

镇按：艾有驱风除湿之能，而又有养血益气之妙，其他药性燥者便不能养血，疏利者则不能益气，此药兼而能之，故称仙品，治百病也。孟子云：治七年之病，求三年之艾。治病灸火，俱当取陈久者佳，但近湿黴[9]烂者，虽陈不可用也。

地榆（山草类）：味苦甘，气微寒，气味俱薄，阴中之阳，无毒。山野俱生，八月收采。恶麦冬，宜人发。虽理血病，惟治下焦。治妇人带下崩中，及月经不断；驱小儿疳热泄痢，洗热肿面疮。止痔瘘来红，禁肠风下血。结阴便血，腹痛者殊功；水泻冷痢，虚寒者禁服。

发明：颂曰：古方断下多用之。**宗奭曰：**其性沉寒，入下焦。若热血痢则可用，白痢并虚寒人及水泄者，不可轻服。**时珍曰：**地榆除下焦热，治大小便血症。止血用须上截炒用，梢能行血故也。杨士瀛云：诸疮，痛者加地榆，痒者加黄芩。

镇按：予以此治血痢用酒炒，治结阴便血加炮干姜、砂仁，同平胃散和服。盖结阴便血，腹必痛而血必凝，故不可纯以寒药止之也，虚人更加人参、黄芪以佐之。

● 【校注】

［1］撒法即：藏红花的别名。

［2］镬（huò）：古代的大锅。

［3］舁（yú）：抬。

［4］燕脂：即胭脂。燕脂起自商代，以红蓝花汁凝作之，产于燕地，故名。

［5］紫铆：是蝶形花科、紫矿属下的一个植物树种。割伤树皮有红色的汁液流出，花可为红色或黄色染料。

［6］珣：指李珣。唐末五代时文学家、本草学家。字德润，梓州（今四川三台）人。祖籍波斯。撰《海药本草》，已佚。

［7］莐（shù）药：即莪术。又称莪茂、青姜等。

［8］诜：指孟诜（shēn）。唐代医学家。汝州梁县（今河南临汝）人。撰有《食疗本草》《必效方》《补养方》等书。

［9］黴（méi）：义霉。

● 【评析】

丹皮、红花、延胡索、郁金、姜黄、莪术等药均有活血祛瘀功效，然同中有异。丹皮凉血，不伤脾胃元气，且有滋肾降火作用，胎前可服，产后专医。红花性缓，须以酒佐之，多用乃效，少用则养血。延胡索血分之气药，通经散结，止痛尤佳，胎前宜慎用之。郁金理气解郁，凉血清心。姜黄入脾行气，擅止风湿痹痛。莪术（此药虽未单列，但文中提到）入肝脾，并能行气消食积。

艾叶、地榆均有止血功能，然艾叶还有驱风除湿之能，又有养血益气之妙，治病灸火，俱当取陈久者佳。如血热妄行者，可用鲜艾叶配鲜生地、侧柏叶等药同用。地榆理血病，惟治下焦，何镇的经验是治血痢用酒炒，治结阴便血加炮干姜、砂仁，同平胃散和服，虚人更加人参、黄芪以佐之。

● 【原文】

百部（蔓草类）：味甘苦，气微温，无毒。随处生长，用惟取根，劈破去心，酒渍炒用。主肺热上气，止年久咳声。治传尸骨蒸，杀寸白蛲蛔。又专除虱，亦去疳虫。

发明：时珍曰：百部亦天门冬之类，故皆治肺病，杀诸虫。但百部气温而不寒，寒嗽宜之；天门冬性寒而不热，热嗽宜之，此为异耳。

镇按：予治虚劳咳嗽，脾胃虚损，用二冬则胃弱而泻，以此止嗽，绝妙。

百合（芳草类）（眉批：《纲目》收入菜部）：味甘，气平，无毒。洲渚山野俱生，花开红白二色，根如胡蒜多层，美誉称为百合。白花者养脏益志，定胆安心。又张仲景治伤寒坏病已成百合[1]者，用此治之，固取同名，然未识何义也。蒸食补中益气，作面代粮度荒。痘毒溃烂成痈，研末干涂立已。

发明：镇按：百合无毒而能解毒。入手太阴肺经。百合病是热久伤肺所致，所以朱奉议[2]《指掌歌》云：坐不能坐行不行，寒又无寒热无热，饮食美时不美时，百合少人知妙诀。盖肺热而烦也。

前胡（山草类）：味苦，气微寒，无毒。山谷俱产，秋月采收，色白兼黄，气香甚窜。畏藜芦，恶皂荚。以半夏为使，去痰实如神。胸膈痞满立除，心腹结气立逐。治伤寒寒热，能推陈致新。喘满咳嗽能治，反胃呕逆可医。

发明：时珍曰：前胡味甘辛，气微平，阳中之阴，降也。乃手足太阴、阳明之药，与柴胡纯阳上升，入少阳、厥阴者不同也。其功长于下气，故能治痰热喘嗽、痞膈呕逆诸症。气下则火降，痰亦降矣，所以有推陈致新之绩，为痰气之要药。陶弘景言其与柴胡同功，非矣。治症略同，经络主治则异也。

镇按： 大抵中气虚者，前胡、枳壳、枳实、槟榔、旋覆花、厚朴、莱菔子之类不可妄用，如必不得已而欲用之，须以参、苓、术、草兼之可也。

旋覆花（隰草类）：味咸甘，气温，无毒。丛生深谷，名金沸草；色黄类菊，呼金钱花。治头风明目，逐水湿通便。去心满噫气痞坚，消胸结痰如胶漆。惊悸亦止，寒热兼除。倘病虚羸，戒之勿服。

发明：颂曰： 张仲景治伤寒汗下后，心下痞坚，噫气不除，有七物旋覆代赭汤。胡洽治痰饮在两胁胀满，有旋覆花丸。成无己曰：硬则气坚，旋覆之咸以软痞坚也。**震亨曰：** 寇宗奭言其行痰水，去头目风，亦走散之药。病人涉虚者，不宜多服，大肠冷滑，宜切戒之。**时珍曰：** 旋覆，手太阴肺、手阳明大肠药也。所治诸病，其功只在行水、下气、通血脉耳。李卫公言嗅其花能损目。唐慎微《本草》误以旋覆花根收附于此，今改正。

大黄（毒草类）：味苦，气大寒，味极厚，阴中之阴，降也，无毒。叶如牛舌，产自蜀中，必择重实锦文，勿使轻松朽黑。使黄芩一物。入手足阳明。欲令上行，须资酒制，酒浸达颠顶，酒洗至胃中；如欲下行，务分缓速，欲速生使，投滚汤一泡便吞，欲缓熟煎，同诸药久熬方服。入剂多寡，看人虚实。性沉不浮，专走不守。调中导滞，霎时水谷宣通；瘀血顽痰，服下顿教清快。破坚癥积聚止疼，散痈疽热毒消肿。鸡子清调，敷上火疮立效；慎勿过服，下多必致亡阴。

发明：震亨曰： 张仲景治心气不足，吐血衄血，泻心汤用大黄、黄芩、黄连，或问曰心气不足而不用补心汤，更用泻心汤者，何也？大黄苦寒善泄，正因心经不足，本经之阳亢甚无辅，以致阴血妄越，用大黄泻去亢甚之火，使之平和，则血归经而自安。夫心之阴气不足，肺肝俱各受火邪而病作，用黄芩救肺，黄连救肝。肺者阴之主，肝者心之母、血之合也，肝肺之火既退，则阴血复其旧矣。**时珍曰：**大黄乃足太阴、手足阳明、手足厥阴五经血分之药。凡病在五经血分者，宜用之。若在气分者用此，是谓诛伐无过矣。泻心汤治心气不足、吐血衄血者，乃真心之气不足，而手厥阴心包络、足厥阴肝、足太阴脾、足阳明胃之邪火有余也，虽曰泻心，实泻四经血中之伏火也。又仲景治心下痞满、按之软者，用大黄黄连泻心汤主之，此亦泻脾胃之湿热，非泻心也。病发于阴而反下之，则作痞满，乃寒伤荣血，邪气乘虚结于上焦，胃之上脘在心前，故曰泻心，实泻脾也。（眉批：实则泻其子也。又《伤寒注》云：泻心者，泻心下痞气也）。《素问》云太阴所至为痞满，又云浊气在上，则生膜胀是也。病发于阳而反下之，则成结胸，乃邪热陷入血分，亦在上脘分野。仲景大陷胸汤丸皆用大黄，亦泻脾胃血分之邪，而降其浊气也。若结胸在气分，则只用小陷胸汤；痞满在气分，则只用半夏泻心汤也。成无己注释《伤寒论》，亦未知分别此义。**成无己曰：**热淫所胜，以苦泄之。大黄之苦以荡涤瘀热，下燥结而泄胃强。**颂曰：**《本草》云大黄推陈致新，其效最神，故古方治积滞多用之，张仲景治伤寒用之尤多。然古人用毒药攻病，必随人之虚实寒热而处方，非一概轻用者。梁武帝因发热欲服大黄，姚僧垣曰：大黄性猛，至尊年高，不可轻用。帝弗从，几至委顿。梁元帝常有心腹疾，诸医议用平和，姚僧垣曰：脉洪而实，此有宿妨，非用大黄不瘥也。帝从之，遂愈。可不斟酌乎？

镇按：大黄斩关夺门之将，猛勇之性，须斟酌用之，乃臻奇效，如一误用，祸不旋踵。大抵治伤寒，必究仲景之书，如法用之，万举万当。若如近日盲医，不审阴阳，不知虚实，不拘日数，所误宁可胜计哉？予每用治虚人而有邪热，或有宿积，或有瘀血，或下症已全而元气不胜猛剂者，同人参服之，或先使人参以固真气而以大黄下之者，邪气已去而正气全，则病者生矣。似甚有理，特载于此。

连翘（隰草类）：味苦，气平微寒，气味俱薄，轻清而浮，升也，阳也，无毒。茎短微赤，叶狭常青，花细瓣深黄，实作房黄黑，因中片片相比，其状如翘，故名。江南者力微，川蜀者力胜（江南者，外有跗萼，香少；川蜀者外无跗萼，气甚芬芳）。经入少阴心脏、手足少阳、阳明。泻心经客热殊能，降脾胃湿热神效。驱恶痈蛊毒，散气滞血凝。疮科圣药，虚者勿投。根：名连翘，仲景方云去热，《本经》未载其详。

发明： 元素曰：连翘之用有三。泻心经客热，一也；去上焦诸热，二也；为疮家圣药，三也。杲曰：十二经疮药中不可无此，乃结者散之之义。**好古曰：** 手足少阳之药，治疮疡瘿瘤结核有神，与柴胡同功，但分气血之异耳。与鼠黏子同用，治疮疡别有神功。**时珍曰：** 连翘状似人心，两片相合，其中有仁甚香，乃少阴心经、厥阴包络气分主药也。诸痛痒疮疡，皆属心火，故为十二经疮家圣药，而兼治手足少阳、手阳明三经气分之热也。

泽兰（芳草类）：味甘苦，气微温，无毒。水泽多生，家园亦种。苗高二三尺，节紫茎方，叶尖毛对生，但不光润，八月开白花，入药。使防己。破宿血，散瘀血。理胎产百病淹缠，女科须觅；消身面四肢浮肿，湿中堪求。根：色紫黑，地笋为名。女人产后堪充蔬菜。又种益奶草：仿佛泽兰叶，茎色略异，细辨方知，续乳绝如神，炙香燥，浸酒。

发明： 时珍曰：泽兰气香而温，味辛而散，阴中之阳，足太阴、厥阴之药。脾喜芳香，肝宜辛散，脾气舒，则三焦通利而正气和；肝郁散，则荣卫流行而病邪解。兰草走气道，故能利水道，除痰癖，杀蛊辟恶，而为消渴良药；泽兰走血分，故能治水肿，涂痈毒，消癥瘕，而为妇人良剂。二草虽是一类而功用稍殊，所走道路不同耳，正如芍药、茯苓有赤白之殊而主治则异也。

镇按： 大泽兰，兰草也，即省头草之名，孩儿菊者是也。吴锡[3]人又呼为不老草，云可治吐血后诸虚证，想为《本经》云轻身不老之谓欤？雷敩又言其生血调气养营。李杲又云生津止渴，润肌肉，故人言其治吐血后诸虚证也。其气清香，故走气分而治胸中痰癖，利水道也。泽兰：女科所用之泽兰，其根名为地笋，其叶及梗功效长于走血分，治胎产诸疾，调经通血脉，破宿血，治产后血晕腹痛。其螽斯丸用之，为能种子，盖能破宿血，则子宫清洁，自能调经结孕也。产后儿枕痛，和五灵脂煎服立止，亦是破除宿血之义。

兰叶（芳草类）：味辛甘，气平寒，无毒。即春秋开花兰香叶也，幽谷随处俱有，叶长不瘁，花小甚香。开郁结，散痰癖。益气生津，消渴必用。东垣云能散积久陈郁之气。《内经》云治以兰，除陈气也[4]。久服不老，轻身通神。

发明：镇按：兰草名为大泽兰，已载之于"泽兰"下矣，陈嘉谟《本草蒙筌》复出此条。予当日治妇女不得于其夫，抑郁不堪，因而成疾，胸痞不食，形容憔悴，经候不匀，时多怒发，用兰叶亦获奇效，大泽兰反未之用也。则知兰叶产于幽谷，其性幽，故治症同大泽兰也。而兰叶芳于花，不芳于叶，大泽兰芳于叶，不芳于花，自当力胜于此矣。二者俱可用，何前人力言其叶如麦门冬，生于深山者，名幽兰，非真兰耶。特表而出之。

萆薢（蔓草类）：味苦甘，气平，无毒。盛生河陕荆蜀。蔓延，叶作三叉，秋月采根，状如山薯。一种茎有刺者，根白硬；一种茎无刺者，根赤虚。种虽两股，白者为胜。利刀切片，酒浸烘干。凡用拯痹，单恶牛肉，畏葵根、牡蛎及柴胡、大黄，为使宜薏苡仁。治痹驱风寒湿，腰背冷痛止，筋骨掣痛除。补水脏益精，缩小便明目。疗老人五缓，逐关节血凝。别种菝葜：亦系蔓生，俗呼金刚根（又名鳖儿挽根），延蔓山野地。渍赤汁煮米粉尝，能辟时行疫瘴；捣细末酿醇酒饮，堪除风湿脚疼。余症主治与萆薢略同。又种土茯苓：性味亦同，俗名冷饭团，形同多节。去风湿而强筋骨，利关节以舒拘挛。健脾胃，治痈疽。治黄疮多功，解汞粉之毒。

发明：时珍曰：萆薢，足阳明、厥阴药也。厥阴主筋属风，阳明主肉属湿，萆薢之功长于去风湿，所以能治缓弱、湿痹、遗浊、恶疮诸病之属风湿者。萆薢、菝葜、土茯苓三物，形虽不同，而主治之功不相远，岂亦一类数种乎？雷敩《炮炙论》言：囊皱漩多，夜煎竹木（竹木即萆薢也）。漩多白浊，皆是湿气下流，萆薢能除阳明之湿而固下焦，故能去浊分清。杨倓《家藏方》治真元不足，下焦虚寒，小便频数，白浊如膏，用萆薢分清饮，正此意也。杨子建《万全护命方》云：凡人小便频数，不计度数，便则茎中痛不可忍者，此疾必先大腑秘热不通，水液只就小肠，大腑愈涸，甚则浑身热，心躁思冷饮，如此即病深矣。多因酒色所致，积有热毒、腐物、瘀血之类，随虚水入于小肠，故便则作痛也。不饮酒者，必生平嗜辛热荤腻，又纵色而致。此小便频数而痛，却与淋症涩痛者不同也，用草薢一两，水浸少顷，以盐五钱同炒，去盐为末，每服二钱，水煎，连滓服之，使水道转入大肠，仍以葱汤频浴谷道，令气得通，则小便数痛自减也。菝葜，足厥阴、少阴药也，气温味酸，性涩而收，与草薢仿佛。孙真人元旦所饮辟邪屠苏酒中亦用之。土茯苓治症，古方未及杨梅疮一症，因古时无此病也。近时起于岭表，传于四方。盖岭南卑湿蒸热，岚瘴之气，饮啖辛热，男女淫猥，湿热之邪积蓄既深，发为毒疮，遂致互相传染，自南而北，遍及海宇，然皆淫邪之人受之。其类有数种，治之则一法也。其证多属厥阴、阳明二经，而兼乎他经，邪之所在，则先发出，如兼少阴、太阴则发于咽喉；兼太阳、少阳则发于头耳之类。盖相火寄于厥阴，肌肉属于阳明故也。医用轻粉、银朱劫剂，五七日即愈。盖水银性走而不守，加以盐矾升为轻粉，而银朱其性燥烈，善逐痰涎。涎乃脾之液，此物入胃，气归阳明，故涎被劫，随火而升，从喉颊齿缝而出，疮立干痿而愈。若服之过多，及服不如法，则毒气窜入经络筋骨之间，莫之能出，痰涎既耗，血液干涸，筋失所养，营卫不从，变为筋骨挛痛，发为痈毒疳漏，久则生虫为癣，手足皱裂，遂成废疾。惟土茯苓气平，味甘而淡，为阳明本药，能健脾胃，去风湿。脾胃健则营卫从，风湿去则筋骨利，而诸症多愈矣，此亦古人未言之妙也。今医家有搜风解毒汤，治广疮，未犯轻粉，病虽深者月余，浅者半月即愈。若已服轻粉，筋骨挛痛、瘫痪不能动履者，多服亦效。其方用土茯苓一两，薏苡仁、金银花、防风、木瓜、木通、白鲜皮各五分，皂荚子四分，气虚人加人参七分，血虚人加当归七分，水二碗煎服，日三。惟忌饮茶及食牛羊肉及鸡鹅鱼、火酒、法面、房事。无不应手者，亦秘方也。

镇按： 草薢、菝葜、土茯苓，其主治虽大略相同，然用之者不可混淆莫辨。又按草薢茎有刺，叶三叉而大如碗，其根长硬而色黄白，花有红黄白三种，结子三棱，亦有无花而结白子者。菝葜茎亦有刺，似蔓而坚强植生，其根甚硬，有须如刺，名为铁菱角，又名金刚根，可知其形矣，叶圆大而光，花黄色，结红紫色子也。土茯苓其叶小，茎蔓有细点，叶不对生，形如竹叶而厚滑，根如菝葜而圆，有黄白二种，入药用白者，肉可生啖，故名仙遗粮、冷饭团也。

海藻（水草类）：味苦咸，气寒，无毒。东海所生，叶如萍藻，根着水底石上，茎如乱发而乌，七夕采收。性反甘草。治项间瘰疬，消颈下瘿瘤。利水道，通癃闭成淋；泻水气，除胀满作肿。偏坠疝疼，服之立止。又种粗长，取名海带：柔软堪以系物，入药与藻同功。昆布：亦系海菜，治与藻带同功，散结溃坚，并著奇效。

发明：元素曰：海藻气味俱厚，纯阴，沉也。治瘿瘤马刀诸疮坚而不溃者。《经》云咸能软坚。营气不从，外为浮肿，随各引经药治之，肿无不消。成无己曰：咸味涌泄，故海藻之咸，以泄水气也。时珍曰：海藻咸能润下，寒能泄热引水，故能消瘿瘤、结核、阴㿉之坚聚，而除浮肿、脚气、留饮、痰气之湿热，使邪气自小便出也。海带功胜藻布，又能催生。昆布咸能软坚，故瘿坚如石者，非此不除。诜曰：昆布下气，久服瘦人，无此疾者不可食。海岛之人爱食之，因无好菜，只得食之，久久相习，病亦不生。北人效食皆生病，是水土不宜耳。然凡是海中菜，皆不益人，不可多食。

镇按：《吴普本草》纶布，一名昆布，则《尔雅》所谓纶似纶，东海有之者，即昆布也。纶，音关，青丝绶也。以予见如青丝之绶，则为海藻无疑矣。陶弘景以纶为青苔、紫菜之属，组为昆布为是。时珍言海中诸菜性味相近，故主治虽略有不同，亦无大别也。

● 【校注】

[1]百合：指百合病。出自《金匮要略·百合狐惑阴阳毒病脉证治》："百合病者，百脉一宗，悉致其病也。意欲食复不能食，常默默，欲卧不能卧，欲行不能行，饮食或有美时，或有不用闻食臭时。如寒无寒，如热无热。口苦，小便赤，诸药不能治，得药则剧吐利。如有神识之疾，而身形如和，其脉微数。"

[2]朱奉议：即朱肱。宋代医学家。字翼中，乌程（今浙江吴兴）人。1088年（元祐三年）进士，曾为奉议郎，故称之。专心研究仲景学说数十年，著有《伤寒百问》《南阳活人书》《内外二景图》等书。

[3]吴锡：当指无锡。无锡，简称"锡"。古称新吴、梁溪、金匮。

[4]治以兰，除陈气也：语出《素问·奇病论》："肥者令人内热，甘者令人中满，故其气上溢，转为消渴。治之以兰，除陈气也。"

●【评析】

百部、百合、前胡、旋覆花等药均可治肺止咳，但各有所长，百部气温不寒，故何镇说治虚劳咳嗽，凡脾胃虚损，用二冬则胃弱而泻，以此止嗽，绝妙。百合解毒，且有润肺宁心作用。前胡疏风降气，化痰热。旋覆花消痰降气，除满行水。何镇认为大抵中气虚者，用前胡、旋覆花等药须以参、苓、术、草兼之可也。

大黄性猛，易伤正气，何镇治虚人而有邪热，或有宿积，或有瘀血，用大黄与人参相配，攻补兼施，或先使人参以固真气而以大黄下之，即先补后攻。连翘泻心经客热，为疮家圣药，其理即诸痛痒疮疡，皆属心火。泽兰为女科常用，调经通血脉，破宿血，使子宫清洁，自能调经结孕。草薢能除阳明之湿而固下焦，去浊分清，其与菝葜、土茯苓主治大略相同，但不可混淆，何镇对药物的辨别作了较详细的阐述。

●【原文】

白及（山草类）：味苦辛，气平，微寒，阳中之阴也，无毒。产在石山，苗高尺许，叶尖两指大，茎端生一薹，花开紫红，实熟黄黑，根如菱米，节间有毛，二八月采收。紫石英为使，恶理石，畏杏仁。名擅外科，功专收敛。溃死肌腐肉，治瘅[1]缓不收。敷山根（额下鼻上凹中也）止衄，治肺痿唾脓。

发明：恭[2]曰：山野人患手足皲折者，嚼以涂之有效，为其性黏也。震亨曰：凡吐血不止，宜加白及。时珍曰：白及性涩而收，得秋金之令，故能入肺止血，生肌治疮也。按洪迈《夷坚志》云，台州狱吏悯一重囚，囚感之，因言吾七次犯死罪，遭讯拷，肺皆损伤，至于呕血，人传一方，只用白及为末，米饮日服，其效如神。后其囚凌迟，剑者剖其胸，见肺间窍穴数十处，皆白及填满，色犹不变也。洪贯之闻其说，赴任洋州，忽苦咯血，甚危，用此治之，一日即止也。《摘玄》云试血法，吐在水内，浮者肺血，沉者肝血，半浮半沉者心血也，各随所见之血，以羊肺、羊肝、羊心煮熟，蘸白及末日日食之。

镇按：白及味涩性紧而黏，入肺经，能令散越之肺气收敛，久咳肺胀窍开，服之即愈。然不可如群味之多，因性紧之故也。入煎剂则多用不妨。血症金伤，敷服皆妙。

灯心草（隰草类）：味甘，气寒，属金与火，无毒。江南泽地丛生，苗茎圆细长直。蒸晒剥心，燃灯照夜；晒干生剥，始入医方。通阴窍，利小便。除癃闭成淋，消水湿作肿。研乳香少入，油润全无；藏冰片多加，分两不耗。根：采煎汤，功力尤胜。灯花：止小儿夜啼，亦能治大人喉痹金疮，止血生肌，骨鲠立时驱下。

芦根（隰草类）：味甘，气寒，无毒。洲渚多生，秋冬才取。生水底肥嫩者有效，露出水面者杀人。解酒毒，退热除烦；止呕哕，开胃下食。食鱼蟹中毒即劫，怀胎孕发热速效。花：名蓬茸。主霍乱危症，煮汁饮之，霎时可安。

发明：时珍曰：按《雷公炮炙论》序云：益食加筋，须煎芦朴。注云：用逆水芦根并厚朴二味等分，煎汤服。盖芦根甘能益胃，寒能降火故也。

镇按：芦根性味甘寒，故除烦热、止呕逆不伤胃气。予每用之治膈噎呕吐，水谷不能入者，此相火上冲，中焦气弱，关隘无制，火性炎上，水谷入胃，借相火而腐化为饮，亦即随相火而腾沸涌出也。芦根甘能缓中，寒能降火。相火者，水中之火也。故用芦根方能引火归元，则呕吐止而饮食进。胃得谷气而中气足，虽有无根之火，亦无从而冲上矣。然而群药须以参、术、麦冬佐之，更加木瓜、五味子以收敛余焰乃效。亦前人未言之秘，予特表而出之。蓬茸能治诸般血症。笋：味小苦，去客热，止烦渴。

苎根（隰草类）：味甘，气寒，无毒。乡落地多生，根逢春自发，叶面青背[3]白，取饲池鱼。止金疮血出，散伤折血凝。皮：一岁三收，剥绩暑布。

作枕止血晕，运脐止腹疼（皆利产妇，用之殊效）。根：轻虚黄白，采取无时。敷小儿赤游丹毒，治妇人胎漏不安。渍苎汁：频饮，大解消渴。蚕咬人中毒，一饮即驱。

发明：震亨曰：苎根大能补阴而行滞血，方药或忽其贱，似未曾用也。陈藏器曰：苎性破血，将苎麻与产妇枕之，止血晕。产后腹痛，以苎麻安腹上即止也。又蚕咬人，毒入肉，取苎麻汁饮之即解。今人以麻子近蚕种，则蚕不生。时珍曰：苎叶甚能散血，五月五日采收，和石灰捣成团，晒干。遇有金伤折损，研细敷之，即刻止血，且易痂也。按李仲南《永类方》云：凡诸伤瘀血不散者，五六月收野苎叶、紫苏叶，擂敷伤处。如瘀血在腹者，顺流水擂绞汁，服即通，血皆化水，以生猪血试之可验也。冬月用干叶亦可。

镇按：苎根甘寒，故走阴分而补阴；性疏故行滞血。然则作枕止血晕，安腹上止儿枕痛，又理之不可得而解者。又按，苎叶散内外瘀血，有神圣功，惜诸方不见重用，今人只知能止金疮之血而已。

火麻仁（隰草类）：火麻子，味甘，气平，无毒。乡落俱有，平壤延栽，子实花茎依时收采，各有用处，并无弃遗。麻骨可作炬心，麻皮可绩布匹，麻子入剂，制度宜精（用布包，浸沸汤内，冷则悬井中，离水寸许，过一宿，晒燥，置平面桌上，以重板压之，搓去壳，取仁，随用取效）。或晚粳米煮粥，或佐血药为丸。经入阳明大肠，即足太阴脾脏。恶茯苓一味，畏牡蛎、白薇。益气补中，催生下乳。去中风汗出皮顽，润大肠风热便闭。麻花：味苦性热，医恶风黑色遍身，散诸风瘙痒难已。麻根：治瘀血扑跌血胀，胎衣不下石淋。沤麻水：专退虚热。渍麻汁：善解渴消。

发明：弘景曰：麻子中仁合丸药并酿酒，大善。但性滑利。刘完素曰：麻，木谷也，以之治风，同气相求也。好古曰：麻仁，手阳明、足太阴药也。阳明病汗多、胃热、便难，三者皆燥也，故用以润之。成无己曰：脾欲缓，急食甘以缓之。麻仁之甘以缓脾润燥。

镇按：麻子一物，处处有之，而诸家辨之不明，致后世无的识者。宗奭曰：东海毛罗岛者，大如莲实为上，其次即出北地上郡，大如豆，南地者子小。而苏恭云：择其子有斑黑纹者，谓之雌麻子，所主相同。吾未见火麻子有斑纹，并大如莲子、如大豆者，若如宗奭及苏恭之言，则是蓖麻子矣，其用大不相同。时珍又曰：大麻即今之火麻，又名黄麻，其子有雌雄，雄者为枲，雌者为苴，科似油麻，叶狭而长，状如益母草叶，一枝七叶或九叶。五六月开细黄花成穗，即结实，大如胡荽子，可取油。《齐民要术》云：麻子放勃时，拔去雄者。故弘景曰牡麻无实也。勃即麻花也。《本经》有麻蕡、麻子二条，谓蕡即麻勃，误矣，盖蕡即子也。时珍云：当是麻子之连壳者，辛平有毒，则是麻子仁无毒而壳有毒也。按《吴普本草》云：麻勃名麻花，味辛无毒。麻蓝亦名麻蕡，又名青葛，味辛甘有毒，麻叶有毒，食之杀人。麻子中仁无毒，先藏地中者，食之杀人。据此说为妥，当自无谬误矣。

淫羊藿（山草类）：味辛，气寒，无毒。茎细而坚，叶圆而薄，近处俱有，凌冬不凋，俗呼为三枝九叶草也，以生处不闻水声者佳。制须酒浸，炒拌羊脂（每叶一斤，拌羊脂四两）。治男子绝阳不兴，治女子绝阴不产。却老景昏耄，除中年健忘。益骨坚筋，增力强志。久服有损，为其多淫。

发明：时珍曰：淫羊藿，味甘，气香，性温，能益精气，乃手足阳明、三焦、命门药也。真阳不足者，宜之。

镇按：柳子厚文作仙灵毗，毗，人之脐也。此药补下，于理甚通。今人呼为仙灵脾，不知何义。且所主之病是阴痿、茎中痛，却昏耄健忘，益精强志，驱筋挛骨痛，补腰膝，并下部疮疡，正合仙灵毗之义也。

蒺藜子（隰草类）：味苦辛，气温，微寒，无毒。多生同州沙苑（属河南，今尚潼关者），亦产近地道旁、牧马草场，布地蔓出。使宜乌头。种分黑白，黑成颗粒，形似猪腰子，益肾强阴，止男子梦遗精滑；白多芒刺，状同铁蒺藜，去翳明目，医遍身瘙痒诸风。

发明：颂曰：古方皆用有刺者，治风明目甚良。《神仙方》亦有单服蒺藜法，云不拘黑白，但取坚实者，春[4]去刺用。时珍曰：古方补肾治风，皆用刺蒺藜。后世补肾多用沙苑者，或蒸膏和丸，恐其功不甚相远也。刺蒺藜炒去刺，磨面作饼，可以救荒。

镇按：古方未见有沙苑蒺藜一种，或有而未知用，或另有名称亦未可知。予按前贤言其所主，刺蒺藜治风，故并疗瘙痒，去翳，诸疮漏；补肾，故益精明目，遗沥泄精阴汗，而兼治奔豚。以予言之，补肾水之品必能治风，何也？肾者水藏也，为阴血之经，人自知觉以来，日劳其经，有损无益，则水藏从来有补无泻，其理可知也。补肾者，补阴血也。书云血足而风自灭，则是补肾之药自当能治风也。然而时珍言白蒺藜补肾，治腰疼泄精，虚损劳乏，竟无一字及风，又是沙苑黑蒺藜之文矣，混淆莫辨，当以《蒙筌》之文为正可也。

蓼蓝（隰草类）：**蓝实：**味苦甘，气寒，无毒。**闽赣**（闽即福建，赣即江西）甚多，近道亦种，所产虽分数种，入药惟用蓼蓝。秋采实，曝干，略研碎，煎服。杀蛊蚑[5]疰鬼恶毒，驱五脏六腑热烦。**茎、叶：**可作靛染青。生捣，堪绞汁顿饮，散热风赤肿，愈疔毒金疮。和麝香点诸虫咬伤，单饮下追鳖瘕胀痛。天行瘟疫热狂，并宜急取煎服。**造成青靛：**亦入医方，火疹火丹，涂之即愈。又染瓮上浮沫即靛花，虽名青黛，非真，真者产波斯国中，因路远罕到。以水飞去灰脚，丸散随宜。疗小儿发热惊痫，调童子疳蚀消瘦。消五藏郁火有功，清上膈痰火最效。驱时疫头疼，消伤寒斑赤。水调服之，应如桴鼓。**染成青布：**堪剪烧灰，敷恶疮经年不收，贴灸疮出血难愈。

发明：震亨曰：蓝属水，能使败血分归经络。**时珍曰：**诸蓝形虽不同，而性味不远，故能解毒除热，惟水蓝似少劣，篮子则专用蓼蓝者也。至于用靛与青布，则是刈蓝浸水，入石灰澄成者也，性味不能不少异，不可与蓝汁一概论也。有人病呕吐，服玉壶诸丸不效，用蓝汁入口即定，盖亦取其杀虫降火尔。如此之类，不可不知。**颂曰：**蓝汁治虫豸咬蛰，刘禹锡《传信方》著其法，云取大蓝汁一碗，入雄黄、麝香二物少许，以点咬处，仍细服其汁，神异之极也。张延赏判官，忽被斑蜘蛛咬头上，咬处二道赤脉绕颈下至心窝，经两宿，头面肿疼大如斗，胸肚渐肿，几至不救。张公出榜，许以数千缗[6]，有一人应命，而张不甚信，问其方。曰愚不谙方，取蓝汁一碗，以蜘蛛投入即死；又取蓝汁一碗，加雄黄、麝香，再取一蜘蛛试之，投入随化成水。张公始信而点之，两日消作小疮而愈。

镇按：予高祖东郊公，曾以蓝汁治一给事夫人，患应声虫病，随手而愈。

时珍曰：靛乃蓝和石灰造成，其气味与蓝稍有不同，而其止血拔毒杀虫之功似胜于蓝。唐永徽中，绛州一僧病噎，不下食数年，临终命其徒曰：吾死后，可开吾胸喉视之。其徒如命，开之果有一物，形似鱼有两头，遍身肉鳞，安水钵中，跳跃不已，戏投诸物，虽不见食，皆化为水，虽毒物皆化。一僧方造靛，亦投之，其虫惶惧奔走，须臾化成水。世传靛能治噎，盖本诸此。**宗奭曰：**青黛乃蓝为之者。有一妇人患脐下连二阴遍生湿疮，状如马爪疮，痒而且痛，出黄汁，他处并无，二便涩，食大减，身面微肿。医作恶疮治之，治鳗鲡鱼、松香、黄丹等涂之，热痛更甚。问其人嗜酒并鱼蟹发风之物，急令洗去，以马齿苋四两杵烂，入青黛一两，研匀涂之，即时热减，痒痛立止，仍以八正散日三进，分败其热，二十日全愈。此盖中下之焦蓄风热毒气也，若不发出，当作肠痈内痔。须禁绝酒色发物。

镇按：凡蓝汁与靛、青黛，性专杀虫，为其性能驱热故也，主治载之甚详。

● 【校注】

［1］痱（féi）：指一种中风后遗症。又称风痱，类似偏枯。以手足痿废而不收引，故名。

［2］恭：指苏敬。唐代医家。公元657年奉命与李世勣、孔志约等二十多人共同编撰《新修本草》。公元659年书成，由政府颁行天下，被誉为世界上第一部药典。

［3］背：原为"皆"。疑误。

［4］舂（chōng）：把东西放在石臼里或乳钵里捣掉皮壳或捣碎。

［5］蚑（qí）：小虫。

［6］缗（mín）：古代穿铜钱用的绳子。亦为古代计量单位。

● 【评析】

　　白及、灯心草、苎麻根均有止血作用，白及擅于敛肺气而生肌；灯心草利小便而生肌；苎麻根擅于安胎止漏，并能行滞血。

　　芦根甘能缓中而止呕哕，寒能降火而退热除烦，何镇的经验是须以参、术、麦冬佐之，更加木瓜、五味子以收敛余焰则效增。火麻仁润大肠风热便闭，还能益气补中，催生下乳。蓝汁与靛、青黛的功效，何镇总结为性专杀虫，为其性能驱热故也。

卷
四

草部

● 【原文】

泽泻（水草类）：味甘酸，气寒，沉而降，阴也，阴中微阳，无毒。淮北不堪入药，汉中方可拯疴，盖因形大而长，尾有两歧为异耳（此言汉中南郑、青代二州所产佳者形状）。最易蛀朽，须密收藏。畏海蛤、文蛤。入胆腑、膀胱。君五苓散中，因专长于行湿；佐八味丸内，引桂附归就肾经。去阴汗，大利小便；驱伏水，微养新水，故经云除湿止渴圣药，通淋利水仙丹。久服耗精，令人昏目。

发明：颂曰：《素问》治酒风身热汗出，用泽泻、术。《深师方》治支饮，亦用泽泻、术，但煮法小别尔。张仲景治杂症，心下有支饮，苦冒，有泽泻汤；治伤寒有大小泽泻汤、五苓散，皆用泽泻，行利停水为最要药。元素曰：泽泻乃除湿之圣药，入肾经，治小便淋沥，去阴股间汗。无此疾者服之，令人目盲。宗奭曰：泽泻之功长于行水。张仲景治水蓄渴烦，小便不利，或吐或泻，五苓散主之，方用泽泻，故知其长于行水。又《本草》引扁鹊云：多服病人眼为行去其水也。凡服泽泻散，人未有不小便多者。小便既多，肾气焉得复实？今人止泄精，多不敢用之。仲景八味丸用之者，亦不过引接桂附等药归就肾经也。时珍曰：泽泻气味甘而淡。淡能渗泄，气味俱薄，所以利水而泄下。脾胃有湿热，则头重而目昏耳鸣，此药泄去其湿，则热亦随去，而土气得令，清气上行，天气明爽，故称泽泻有养五脏、益气力、治头旋、聪明耳目之功矣。若久服则降令太过，清气不升，真阴潜耗，安得不昏目耶？仲景地黄丸用泽泻、茯苓，取其泻膀胱之邪气，非接引也。古人用补药必兼泻邪，邪去则补药得力，一开一阖，此理玄妙。后世不知，补则专补，所以久服必有偏胜之害也！

镇按：时珍之言是也，兹不复赘。

漏芦（隰草类）：味苦咸，气寒，无毒。茎若筯[1]大，叶似白蒿有英，花绽荚端色黄，子类油麻作房，根似蔓菁细黑，单州出者独胜。八月采根阴干，咀成薄片，对甘草而蒸，从巳至申，去甘草而用。连翘为使。行足阳明。引经脉，下乳汁。治身体风热恶疮，去皮肤瘙痒瘾疹。主乳痈发背，善补血排脓。

发明：弘景曰：此药久服甚益人，而服食方罕见用之。近道出者，惟治瘘疥耳。时珍曰：漏芦下乳汁，消热毒，排脓止血，生肌杀虫，故东垣以为手足阳明药，而古方治痈疽发背，以漏芦汤为首。庞安常[2]《伤寒论》治痈疽及预解时行痘疹热用漏芦叶，云无则以山栀子代之，亦取其寒能解热，盖不知其能入阳明也。

葳蕤（山草类）：味甘，气平，无毒。泰山山谷多生，滁州、舒州俱有。叶长狭，表白里青，茎干似黄精无二，根尺许，色黄多须，春青花，夏结圆实。忌铁器，宜蜜拌蒸。钩吻形同，慎勿误服。所恶一物，卤碱勿加。益气补中，润肺除热。治腰膝冷疼，逐风淫四末。悦颜色，去黑𪒟[3]，调气血，令体康宁。又种女葳：辛温，气味与葳蕤全别，似白蔹，蔓生。产在荆襄，名蔓地楚，花白子细，似白头翁。阴干去头上白蕊，剉片，拌豆淋酒蒸。去霍乱肠鸣泄痢，洒淅风寒；理游气上下无常，四肢拘急。

发明：杲曰：葳蕤能升能降，阳中阴也。其用有四，主风淫四末，两目泪烂，男子湿注腰痛，女子面生黑𪒟。时珍曰：葳蕤性平味甘，柔润可食。故朱肱《南阳活人书》治风温自汗，身重，语言难出，用葳蕤汤以之为君。予每用虚劳寒热痁疟，及一切不足之症，用代参芪，不寒不燥，大有殊功，不止于去风热湿毒而已，此昔人未阐之妙。藏器曰：陈寿《魏志·樊阿传》云：青黏，一名黄芝，一名地节。此即葳蕤，极似偏精[4]。本功外，主聪明，调血气，令人强壮。和漆叶为散服，主补五脏，益精，去三虫，轻身不老，变白润肌，暖腰膝，惟有热者不可服。晋嵇绍胸中寒疾，每酒后苦吐，服之得愈。草似竹，取根、花、叶，阴干用。昔华佗入山见仙人所服，以告樊阿，服之寿至百岁。

时珍曰：苏颂注黄精，疑青黏是黄精，此说不同。今考黄精、葳蕤，性味功用大约相近，而葳蕤之功更胜。故青黏；一名黄芝，与黄精同名；一名地节，与

　　　　　　　　　　　　　　　　何氏本草类纂与药性赋校评

葳蕤同名，则三物虽通用亦可。

镇按：予买黄精，见有二种。一种条直多节者，味甘；一种曲屈亦多节，如瘦姜，味甘苦而形微大。卖者云皆是黄精。虽未见其叶与苗，其曲屈如姜者是黄精，条直多节是葳蕤矣。女葳近地想未获见，故人不识，既云功用相同，亦无妨通用。

草龙胆（山草类）：味苦涩，气大寒，气味俱轻，阴也，无毒。山野俱有，苗高尺余，叶类龙葵，略尖，根似牛膝，甚苦。冬月采根，甘草汤浸。仗贯众为使，恶防葵、地黄。入肝胆二经。驱胃中伏热，主时行温热及痈肿口疮。眼目赤痛殊功，阴肿耳疼切效。

发明：元素曰：龙胆味苦性寒，气味俱厚，沉而降，阴也。足厥阴、少阳经气分药也。其用有四：除下部风湿，一也；及湿热，二也；脐下至足肿痛，三也；寒湿脚气，四也。下行与防己同功，酒浸则能上行，外达以柴胡为主、龙胆为使，治眼中疾为必用之药。好古曰：益肝胆之气而泄火。

镇按：肝主疏泄，所言益肝胆者，正治其肝胆之热邪，但大苦大寒，过服恐伤胃中生发之气，反助火邪，亦久服黄连，反从火化之义。《别录》云久服轻身，不足信也。

瞿麦（隰草类）：味苦辛，气寒，降也，阳中微阴，无毒。生泰山山谷，今处处有之。结实与麦同形，故因名曰瞿麦，立秋收采，风际阴干。恶朴硝，使襄牡（襄草[5]、牡丹）。利小便，可为君主；逐瘀血，更损胎元。

发明：颂曰：古今方通心经、利小肠为最要。宗奭曰：八正散用瞿麦，今人为至要药。若心经虽有热而小肠虚者服之，则心热未退而小肠别作病矣。盖小肠与心为传送，故用此入小肠。《本草》并不治心热。若心无大热，止治其心，或制之不尽，当求其属以衰之可也。时珍曰：近古医家治产难有石竹花汤，治九窍出血南天竺饮，皆取其破血利窍也。

镇按：时师但知石竹花分利小便，治癃闭而已，不知分利当别，气分者口渴，血分者口不渴也。

木通（名通草。蔓草类）：**味甘淡，气平，味薄，降也，阳也，阳中之阴，无毒**。产江淮山谷，如指大，茎藤孔节相贯，故此名称。正月采收，去皮咀片。**泻小肠火郁不散，利膀胱水闭不行。消痈疽，开耳聋，出声音，通鼻塞。行经下乳，催生堕胎**。实名燕腹：白瓤黑子，形似木瓜，亦治翻胃，除热三焦。根：治项下瘰疬，多取绞汁顿服。又种通脱木（即今之通草，可做花者）：**心虚有瓤，洁白轻虚可爱，女工裁剪为花。利水，令癃闭通；退肿，使乳汁下**。

发明：杲曰：《本草·十剂》通可去滞，通草、防己之属是也。夫防己大苦寒，能泻血中湿热之滞，又通大便。通草甘淡，能助西方秋气下降，利小便，专泻气滞也。肺受热邪，津液气化之原绝，则寒水断流，膀胱受湿热，癃闭约束，小便不通，宜此治之。其症胸中烦热，口燥舌干，咽干大渴引饮，小便淋沥，或闭塞不通，胫酸脚热，并宜通草主之。凡气味与之同者，茯苓、泽泻、灯心草、猪苓、琥珀、瞿麦、车前子之类，皆可以渗利小便，泄其滞气也。又曰：木通下行，泄小肠火，利小便，与琥珀同功，无他药可比。**时珍曰：**木通，手厥阴心包络、手足太阳、小肠、膀胱之药也，故能上通心清肺，治头疼，利九窍；下能泄湿热，利小便而通大肠，治遍身拘痛。《本经》及《别录》皆未言及利小便治淋之功，甄权、日华子[6]辈始发扬之。盖其能泄丙丁之火，则肺不受邪。能通水道，则水源既清而津液自化，而诸经之湿与热皆由小便泄去。故古方导赤散用之，亦泻南补北、扶西抑东之意。杨仁斋《直指方》言，人遍身胸腹隐热，疼痛拘急，足冷，皆是伏热伤血。血属于心，宜木通以通心窍，则经络流行也。**杲曰：**通草（眉批：这通草即通脱木，轻虚洁白，可做花用之一种也），泻肺利小便，甘平以缓血也，与灯心草同功，宜生服之。**时珍曰：**通脱木色白而气寒，味淡而体轻，故入太阴肺经，引热下降而利小便；入阳明胃经，通气上达而下乳汁。其气寒，降也；其味淡，升也。

镇按：通草，即今人称木通者是也。专入手足太阳、手少阴三经。泻火所以降气也，气降火清，则化源洁，水自流矣。因其通气，故治痈疽，开耳窍，发音声，通鼻塞，下乳催生，宽胸痞，治翻胃，皆其能也。遍身拘痛，或是湿热，或是经络不通，故亦取效。又按，通脱木即今人称通草者，因质轻色白，专入太阴肺经，肺为五藏生化之源，肺清则气降而癃闭通，水道自利。皮黄，故又入阳明胃土，土和则肿退而壅滞开，乳汁自行矣。二草所入经络虽殊，其性皆主疏通壅滞。降下之功，木通为第一，盖木通力猛而通草性缓气平也。

恶实（即鼠粘子，一名牛蒡子，又名大力子。隰草类）：**味辛苦，气平，无毒。原产邓州，今生各处。叶如茵芋，叶较大，实似葡萄核，褐黄，壳如栗，稗小而多刺，鼠过即惹，又名鼠粘子也。秋后采取，制须酒蒸。止牙齿蚀疼，散面目浮肿。退风热咽喉不利，驱风湿瘾疹盈肌。**

发明： 杲曰：鼠粘子其用有四，治风湿瘾疹，咽喉风热，散诸肿疮疡之毒，利凝滞腰膝之气是也。

镇按： 牛蒡子，予每见人治痘疹出不快，热不退，咽喉壅肿，大便秘结，用之见效。若大便溏薄者勿用。盖此药能消肿散毒，其性自应流利而开滞通结，故能通利大便也。根：作脯食甚妙。刘禹锡《传信方》疗暴中风症，采时避风，以竹刀刮去土，杵取汁一大升，入好蜜四合，分二次温服，取汗便瘥。茎叶：煎汤，洗皮间习习如虫行。又入盐花生捣，敷一切肿毒，敷杖疮、金疮，永不畏风。一切风疾年久不愈，牛蒡一升，生地、枸杞子、牛膝各三升，浸酒服效。

络石（蔓草类）：**味苦，气温，微寒，无毒。阴山峻壁随处有之，多包络石间或蔓延木上，茎节着处生根。叶尖圆，常青不改，花白，结子细黑，与薜荔、木连、地锦、石血同一类焉。采茎叶入药，择附石为良。畏贝母、菖蒲，使牡丹、杜仲。喉痹不通欲绝，水煎服下立苏；背痈焮肿延开，蜜调汁服立效。坚筋骨，强健腰足；利关节，悦泽容颜。**

发明： 时珍曰：络石性质耐久，气味和平。《神农》列之上品。其功主筋骨关节风热痈肿，黑须发耐老。医家鲜知用者，岂以其近贱而忽之耶？服者须以酒浸，妙。又《仁存堂方》云：小便白浊，缘心肾不济，或由酒色，遂至已甚，谓之白淫。盖有虚热而肾不足，故土邪干水。史载之言：夏则土燥水浊，冬则土坚水清，即此理也。医者往往峻补，其疾反甚。惟服博金散，则水火既济，源洁而流清矣。用络石、人参、茯苓各二两，龙骨煅研一两，共研匀，每二钱，空心米饮服，日二进。

镇按：络石苦温，《别录》微寒，《神农》《雷公》、扁鹊、桐君言俱相近，惟李当之[7]言其大寒。以予言之，络石而生应大寒，凌冬不悴，又当性温也。每以治机关不利，筋骨作楚，诸风湿之病，俱应手而效，则当断之以温为是，况此物遍身生根，砍断随活，生气旺极，岂得有大寒之理？砍之出汁如乳，是有悦颜耐老之能也。

夏枯草（隰草类）：味苦辛，气寒，无毒。旷野平原随处俱产。叶如旋覆，花似丹参，冬至后发生，夏至即枯瘁。四月采收，洗净阴干。凡用拯疴，王瓜为使。破癥坚瘿瘤结气，散瘰疬鼠瘘头疮。

发明：震亨曰：《本草》言夏枯草大治瘰疬，散结气。有补养厥阴血脉之功，今不言及。观其退寒热，则虚者可使，若治实者，须佐以行散之药，外以艾灸，亦渐取效。**时珍曰：**《黎居士简易方》，夏枯草治目疼，以沙糖水浸一夜用，取其能解内热、缓肝火。楼全善云：夏枯草治目珠疼，至夜则甚者，神效。或用苦寒点之反甚者，亦神效。盖目珠连目本，即系也，属厥阴之经（眉批：目珠有系，连于脑，属肝）。夜甚与点寒药俱痛甚者，夜与寒皆阴也，此草禀纯阳之体，至夏至交一阴而枯，补厥阴血脉，以阳治阴，故效之神也。亦治目珠连眉棱骨及半边头肿痛，遇夜则甚，用夏枯草二两、香附二两、甘草四钱，为末，每服一钱五分，清茶调服。下咽则疼减，五六服寻愈也。

胡芦巴（隰草类）：味苦，气温，纯阳，无毒。《本经》云：乃番国萝卜子也。原本产诸胡地，今亦莳于岭南。春种生苗，夏间结子，子作细荚，至秋采收。得桃仁、大茴，治膀胱疝气；和硫黄、黑附，疗肾脏虚寒。驱腹胁胀满，更温胃进食。治寒湿脚气，温相火丹田。

发明：时珍曰：胡芦巴，右肾命门药也。元阳不足，冷气潜伏，不能归元者宜之。宋《惠民和剂局方》有胡芦巴丸，治大人小儿小肠奔豚偏坠，及小腹有形如卵，上下走痛不可忍者，用胡芦巴八钱，苗香六钱，巴戟肉、川乌（炮去皮）各二钱，楝实（去核）四钱，吴茱萸五钱，为末，酒糊丸梧子大。每服十五丸，小儿五丸，盐酒下。太医薛己治一人病寒疝，阴囊肿痛，服五苓诸药不效，服此即平也。又张子和《儒门事亲》方云：有人病目不睹，思食苦豆（即胡芦巴也），频频不缺，不周岁而目微痛，如虫行，其目渐明而愈。盖亦因其益火原以消阴臀也。

镇按：予治泰兴一乡绅，其时年七十三而淫少妇姣童，且交接反其常道，先小便闭而不行，扬州医者用通利药，渐有滴沥，茎中痛如刀刺，少腹有物，径五六寸。予先用人参三钱，菖蒲、石韦、远志、车前子、牛膝、官桂、潜入皂荚二钱，服二剂而痛减，溺渐长而少腹之物不去，加胡芦巴，数剂，小便去败精甚多（眉批：其导出败精，皂荚、胡芦巴之功也），调理月余而安。后加肉苁蓉、熟地、黄芪、菟丝子而大便通调，后小便不禁，服人参至一两而诸病悉平。

石韦（石草类）：味苦甘，气平、微寒，无毒。丛生山谷石上者真，不闻人声水声者效。叶长似柳，背有毛垢，不拭，射人肺中，便成咳嗽难治。炙拌羊脂，微炒入剂。喜菖蒲，使杏仁。治遗溺成淋，通膀胱利水。

发明：镇按：石韦专能导膀胱宿水，并败精壅塞窍道，溺管涩疼，合牛膝、车前子、石菖蒲煎服，若不通，必加皂荚，则窍道开矣。元气不充者，加肉桂、胡芦巴，助其真气，水道自清也。

● 【校注】

［1］筯（zhù）：同"箸"。筷子。

［2］庞安常：即庞安时。北宋著名医家。字安常，蕲州蕲水（今湖北浠水）人。撰《伤寒总病论》，阐发张仲景《伤寒论》的理论，颇有建树。

［3］黔（gǎn）：面黑。

［4］偏精：即中药黄精的一种。

[5] 蘘草：为姜科植物蘘荷的叶。味苦，寒，无毒。

　　[6] 日华子：五代药学家。一说宋代药学家。姓大，名明，《鄞县志》记为四明（今浙江鄞县）人，《古今医统》记载为雁门（今山西代县）人。撰有《大明本草》（又称《日华子诸家本草》）二十卷，然书已佚，具体条文散见于《证类本草》等书。另撰眼科专书《鸿飞集》一卷，亦佚。

　　[7] 李当之：三国时药学家，是华佗的弟子。著有《李当子药录》《李当子药方》《李当子本草经》等书，均已佚，但有的内容被后世药物学著所引用。

● 【评析】

　　泽泻、瞿麦、木通、通草、石韦等药均有利水通淋之功，瞿麦还能逐瘀；木通、通草能下乳催生，然木通力甚，通草性缓气平；石韦可通精窍、去败浊，合皂荚同用尤佳。胡芦巴以温肾阳、逐寒湿见长，然从何镇所治案例看，温通去浊亦佳。

　　何镇对药物的辨别颇有研究，如本节中有黄精与葳蕤的鉴别，前文中有辨火麻仁、蒺藜，草薢、菝葜与土茯苓，姜黄、郁金与莪术，草豆蔻与草果，独活与羌活等，均细致明了，可资学习参考。

　　何镇对药物的性能认识往往结合临床应用以及植物的生长情况，如络石，其性究属温，抑或寒？他考虑络石而生应大寒；凌冬不悴，且此物遍身生根，砍断随活，生气旺极，又当性温；并能治机关不利，筋骨作楚，诸风湿之病，俱应手而效，则当断之以温为是。此甚有理。他还告诫，诸如龙胆草之类大苦大寒之药，过服恐伤胃中生发之气，反助火邪，亦久服黄连反从火化之义，《别录》云久服轻身，不足信也。何镇善于结合实际而作独立思考判断，有理有据，值得倡导。

● 【原文】

　　射干（毒草类）：味苦，气平、微温，属金，有木与水火，阴中阳也，有毒。川泽郊原随处生长，叶如翅羽扇，俗呼乌翣[1]根（一说叶如萱草，坚强，根多短须，黄黑）。花：开紫白红黄，丹溪独取紫用。三月三日采根：米泔浸宿入药。散结气，消痈毒。止喉痹刺疼，驱口热秽臭。

发明：震亨曰：射干行太阴、厥阴之积，使结核自消且甚捷。又治便毒，此足厥阴湿气因疲劳而发。取射干三寸，与生姜同煎服，利三四行，甚妙。时珍曰：射干能降火，故古方治喉痹咽痛为要药。孙真人《千金方》治喉痹有乌翣膏，张仲景《金匮玉函方》治咳而上气，咽中作水鸡声，有射干麻黄汤，皆取其降厥阴相火也。火降则血散肿消而痰结自解，癥瘕自除矣。

镇按：火降则痰清，血散则肿退，此药专治上炎相火，故利咽喉而消结聚也。

葶苈子（隰草类）：味辛苦，气大寒，阴中之阴，沉也，无毒。陕西、河北俱多，曹州（属山东）出者独胜。粒如蚕子，扁细微黄。入药拯疴，隔纸略焙。恶僵蚕，石龙芮，使榆皮，得酒良。种分甜苦两般，证量虚实酌用，苦者行水，性速，壮实者堪求；甜者行水，缓迟，虚瘦者宜用。苟或鲁莽，易致损人。消面目浮肿水气立效，肺痈喘不得眠殊功。久病虚人，须忌勿犯。

发明：杲曰：葶苈大降气，与辛酸同用，以导肿气。《本草·十剂》云：泄可去闭，葶苈、大黄之属是也。此二者皆大苦寒，一泄血闭，一泄气闭。盖葶苈之苦寒，气味俱厚，不减大黄，又性猛于诸药，以泄阳分肺中之秘，亦能泄大便，为体轻象阳故也。震亨曰：葶苈属阴性急，善逐水。病人稍涉虚者，宜远之。且杀人甚速，何必久服而后虚也。时珍曰：甜苦二种，正牵牛黑白二色之急缓不同，又如葫芦，甘苦二味，良毒亦异。大抵甜者，下泄之性缓，虽泄肺而不伤胃；苦者，下泄之性急，既泄肺，复能伤胃，故须以大枣辅之。然肺中水气膹满急者，非此不能除。但水去则止，不可过服耳。既不久服，何至杀人？《淮南子》云：大戟去水，葶苈退胀，用之不节，乃反成病。亦在用者斟酌之耳。

镇按：葶苈既云无毒，复云杀人甚速，盖以其能泄肺中之气，《经》云肺主气，肺气为其泄伤而生化之源绝，不能生津液而灌溉脏腑，则气消亡也，故云能杀人。且如参、芪补药，过用尚且伤人，况克伐之药乎？大抵用药，中病则止，不可过剂耳。亦如人籍饮食以生，若过食致伤，亦至杀人，同理也。

豨莶（隰草类）：味苦，气寒，有小毒。沃壤多生，平泽亦有。气作猪臭，故名豨莶（此草多生江东，其处呼猪为"豨"，呼臭为"莶"，故以名之）。五六七月采收，枝叶花实并用，酒蜜拌蒸，蒸晒凡九。治暴中风邪，口目㖞斜者立效；医久渗湿痹，腰脚酸疼者殊功。

发明：镇按：苏颂曰九蒸九曝能补肝肾，风气四肢麻痹诸病。李时珍云：生寒熟温。慎微云：江陵节度使成讷有进豨莶丸表云：臣弟名诉，年二十一，中风伏枕五年，道人钟针授臣此方，服至百日，其病反重，服满二百日，强壮倍常。又益州知州张咏，掘得龙兴观碑，极言此丸之妙，又云治人多效。以予言之，此草单能治风除湿，则其性之燥可知，万无单服之理，须佐以养血补肝肾之药乃效，否则耗竭精血，风病恐反加重。书云治风先养血，血足风自灭，此之谓也。且古今之气运不同，而民之禀赋亦异，今时之人，知觉太早，元气先亏，未病则气血已虚，已病则衰弱自甚，用药须以中和为主，庶不致有虚虚之害也。

山豆根（蔓草类）：味苦，气寒，无毒。各处山谷俱有，广西产者独佳。俗呼金锁匙。苗长一尺许，叶两旁有曲纽，子成簇而鲜红，粒似豆圆，名因此得。取根入药，辨认须真（近时以苦参假充）。口嚼咽津，去咽喉之肿痛；水调末服，治人马之急黄。敷虫蛇咬伤，散痈疽初结。

发明：镇按：山豆根主治咽肿喉痹，散痈疽结聚，皆以其味性苦寒，故多清降解毒之能也。苏颂云：广西者形如小槐，高六尺许，石鼠食其根，土人捕鼠，取肠胃曝干，解毒攻热亦效。

决明子（隰草类）：味咸苦甘，气平微寒，无毒。川泽多生。苗高四尺，叶类苜蓿，阔大，堪充菜蔬，子如绿豆，锐圆，可入药剂。冬月收曝，捣碎才煎。恶火麻，使芪。实：除肝热，尤和肝气。收目泪且止目疼。

发明：时珍曰：《物类相感志》言圃中种决明，蛇不敢入。丹溪朱氏言决明解蛇毒，盖本诸此也。

忍冬藤（即金银藤。蔓草类）：味甘，气温，无毒。在处俱有，凌冬不凋，故名忍冬。茎方微紫，藤多左缠，又名左缠藤也。四月开花甚香，初白，久变黄色，又名金银花，更有三名：金钗股、老翁须、鹭鸶藤也。根茎花叶随时采收。专治痈疽，外科至宝。未成则散，甚多拔毒之功；已结即穿，大有回生之力。或捣汁和酒吞，或捣烂拌酒罨。

发明：时珍曰：忍冬茎叶及花，功用皆同。昔人称其治风除胀、断痢逐尸为要药，而后世不复知用，止称其消肿散毒，治痈疽为要药，而昔人又未言及。乃知古今之理，变易不同如此。

镇按：古人言其益寿长年，未必然也。洪内翰迈、沈内翰括、丹阳僧、江西僧鉴清、金陵王琪、王尉子骏、海州刘秀才纯臣等，所载亦只言其治痈疽、发背之奇效也。张相国赞云：谁知至贱之中，乃有殊常之效。正此类也。

马兜铃（根名青木香。蔓草类）：味苦，气寒，阴中之阳，无毒。山谷多出，野坂尤多。藤绕树而生，实如铃，五瓣。去革膜用子，入药剂炒良。烧烟熏痔瘘蠹疮，煎汤劫痰结喘促。去肺热止咳，清肺气补虚。

发明：时珍曰：马兜铃体轻而虚，熟则悬而四开如肺之状，故专入焉。气寒，味苦微辛，寒能清肺热，苦辛能降肺气。钱乙补肺阿胶散用之，非取其补，乃取其清热降气也，盖邪热去则肺自安，其中有阿胶、糯米，正为补肺而用。又云剂中多用令人吐，故崔氏方用以吐蛊，其无补肺之功也明矣。隐其名为三百两银药。

威灵仙（蔓草类）：味苦，气温，可升可降，阴中阳也，无毒。随处平泽俱生，不闻水声者妙，茎方叶对，花碧色单。去芦，酒洗。忌面及茶。消膈中久积痰涎，除腹内痃癖气块。散爪甲皮肤风中痒痛，利腰脐膝胻湿渗冷疼。因性好走，通十二经。多服疏人真气，虚人须禁服之。

发明：震亨曰：威灵仙属木，治痛风之要药也，上下横直皆可通行。**时珍**

曰：威灵仙气温，味微辛咸，辛泄气，咸泄水，故风湿痰饮之病，专能治之。

镇按： 气温，故能治风湿痰饮；辛泄气，故治痃癖；咸软坚，故治手足顽痹、腰膝诸强痛也。以类推之，噎膈、痞积、骨鲠、脚气，皆其所能治也。

菜耳实（即苍耳子。隰草类）：味苦甘，气温，叶苦辛，微寒，有小毒。本生川蜀，今则各处俱生。实小刺多，秋采，炒，舂去刺。忌惟二种，猪肉、米泔。散疥癣细疮，遍身瘙痒者立效；驱风湿周痹，四肢拏急者殊功。杀疳虫湿䘌，去恶肉死肌。

发明：时珍曰： 苍耳叶去风热有效，最忌猪肉，及风邪犯之，则遍身必发赤丹也。《苏沈良方》云：菜耳根苗叶实，皆洗净阴干，烧灰，淋取浓汁，炼成霜，瓷瓶收之。每早晚酒服二钱，去风驻颜，尤治皮肤风冷，令人肌肤洁净，每澡沐入少许更妙。宜州文学昌从谏服此十年，至八十余岁，红润轻健，皆此药功也。《斗门方》云：妇人血风攻脑，头旋闷绝，倒地不知人事者，用喝起草嫩心阴干为末，酒服一大盏，其功甚速，此药善通顶门连脑，即苍耳也。

蛇床子（芳草类）：味苦辛，气平，无毒。在处田野俱生，扬州、襄州独妙。春生苗叶成丛，青翠仿佛蒿状，开白花细缀，百余一窠，结黄子轻虚，粒如瘪黍。近秋采，阴干。恶牡巴（牡丹、巴豆）、贝母。入药取仁炒用，浴汤带壳生煎。治妇人阴户肿疼，温暖子脏；疗男子阴囊湿痒，坚举阴茎。扫疮疡，利关节。大风身痒难当，作汤洗愈；产后阴脱不起，绢袋熨收。妇人无娠，最宜久服。

发明：时珍曰： 蛇床乃右肾命门、少阳三焦气分之药，《神农》列之上品，不独补助男子，而又有益妇人。世人舍此而求补药于远域，岂非贱目贵耳乎？

镇按： 蛇床子属相火之经，故兴阳而种子，缩小便，去阴汗也。

沙参（山草类）：味苦甘，气微寒，无毒。江淮俱多，宛句尤妙。丛生崖壁上，苗高二尺余，叶类枸杞有叉，根若葵根筋大，近夏花开白色，瓣瓣有白黏胶，秋后采根，白实者妙。反藜芦，恶防己。入足厥阴之经。益肺补肝，定惊除热。治久嗽肺痿，润泽肌肤。

发明： 好古曰：沙参味甘微苦，厥阴本经药也，又为脾经气分之药。微苦补阴，甘则补阳，故洁古取沙参代人参。盖人参性温，补五脏之阳；沙参性寒，补五脏之阴。虽云补五脏，亦须借各脏之药佐使相引而至也。**时珍曰：** 人参甘苦温，其体重实，专补脾胃元气，因而益肺与肾，故内伤元气者宜之。沙参甘淡而寒，其体轻虚，专补肺气，因而益脾与肾，故金受火制者宜之，一则补阳而生阴，一则补阴以制阳，不可不辨之也。

木贼（隰草类）：味甘味苦，无毒。苗高尺许，寸寸有节，产自秦陇。冬青不凋，夏采茎收，手掐去节。益肝胆，退目翳暴生；消积块，止月经久滴。得麝香、牛角腮，治休息痢疾；得芎归、余粮石，治赤白崩中。合桑耳、槐蛾[2]，疗肠风下血；和槐子、枳壳，医痔瘘来红。

发明： 时珍曰：木贼气温，味微甘苦，中空而轻，阳中之阴，升也，浮也。与麻黄同形同性，故亦能发汗解肌，升散火郁风湿，治眼并诸血疾也。

镇按： 取名木贼，有二理焉，一则形糙涩，可以光平木骨之器；一则能平治肝经之积聚癥块，并退目中翳膜也。故止月经久滴、休息痢疾、崩中肠风等症，亦因其糙涩也。

白鲜皮（山草类）：味苦咸，气寒，无毒。山谷俱有，苗茎尺余，叶稍白似槐花尤繁，花淡紫如蜀葵略小，根似蔓菁心实皮白。二月采取根皮，嗅作羊膻气息。恶桔梗、螵蛸及茯苓、萆薢。疗遍身黄疸湿痹，手足不能屈伸；治一切疮毒风疮，眉发因而脱落。洗女人阴肿，或产后余疼。

发明： 时珍曰：白鲜皮气寒善行，味苦性燥，足太阴、阳明二经去湿热药也，兼入手太阴、阳明，为诸疸、风痹要药。世医惟用于疮科，浅矣。

镇按： 白鲜性寒而气恶，产妇气血两虚，服之恐胃弱不胜而发呕吐也。

茵陈蒿（隰草类）：味苦辛，气平，微寒，阴中微阳，无毒。随处俱产，泰山者良。叶细类青蒿，只背白为异，秋后叶落茎梗不凋，至春复发旧枝，故名茵陈蒿也。所行经络，惟足太阳。专治诸般黄疸，惟仗引使至焉。阳黄热多，有湿有燥，湿加栀子、大黄，燥加栀子、橘皮。阴黄只有一症，须加附子成功。解伤寒大热，清小便赤黄。

发明：宗奭曰：张仲景治伤寒热甚发黄，身面悉黄者，用之极神。一僧因伤寒发汗不彻，内有留热，身面皆黄多热，期年不清，医作食治不应，而食不入。予与山茵陈、山栀子各三分，秦艽、升麻各四钱，为末，每用三钱，水四合，煎二合，食后温服，五日病去三分之二，二十日全愈。**好古曰**：张仲景茵陈栀子大黄汤治湿热也，栀子柏皮汤治燥热也，此阳黄药也。韩祗和、李思训治阴黄，用茵陈附子汤，大抵俱以茵陈为君，佐以大黄、附子，又当看症之寒热也。

镇按：茵陈近世医家有不拘寒热阴阳之症，一见发黄，率尔重用，且佐使之药皆栀子、黄芩，后病不退，色渐变青黑，遂归罪于茵陈，禁而不用。以予言之，诸黄惟阴黄、女劳二者当禁用，余症不必禁也。

● 【校注】

［1］乌翣（shà）：射干的别名。

［2］槐蛾：即槐耳。出《新修本草》。为多孔菌科真菌槐栓菌的子实体。苦、辛，平。有化瘀、止血、杀虫作用。

● 【评析】

射干、山豆根均能降火而治喉痹咽痛，但山豆根性苦寒，故解毒攻热尤甚。葶苈子、马兜铃均可降肺气、平喘咳，然葶苈子泻肺行水，何镇告诫当中病则止，不可过剂，以恐伤肺气。豨莶、威灵仙、苍耳子均能祛风湿，疗痹痛，威灵仙尚能软坚散结；苍耳子能通顶门连脑，故善通鼻窍。如风湿痹痛挟虚者，何镇以为须佐以养血补肝肾之药乃效，否则单用祛风燥湿之品易耗竭精血，风病恐反加重，此亦治风先养血、血足风自灭之意。

茵陈专治诸般黄疸，临证可随证加味配伍，然不属黄疸者，如女劳疸则不宜用。白鲜皮虽亦可治黄疸，但以祛风解毒为胜，其燥湿擅治阴肿疼痛与蛇床子同功，且可合用外洗以增疗效，然白鲜皮气寒，清热；蛇床子气平，杀虫，又能温肾壮阳。

● 【原文】

京三棱（芳草类）：味苦辛，气平，阴中之阳，无毒。生荆襄陂泽，近霜降采收，黄白重实者美。面煨醋炒始灵。色白属在气分，专破血中之气，故能消癥瘕血块，兼驱积聚气疼。虚者忌服，恐损真元。

发明：志[1]曰：俗传昔人患癥瘕死，嘱其子开腹取视，其坚如石，具五色，有纹理。以为异物，削成刀柄。后因此刀刈三棱，柄遂腐坏，乃知此药可治癥瘕也。时珍曰：三棱破气散结，故能治诸病。其功近于香附而力峻，故难久服。按戴原礼《证治要诀》云：有人患癥瘕腹胀，用三棱、莪术，酒煨炒，煎服，下一黑物如鱼而愈。

镇按：破气消积，三棱、莪术之力有余，不可久服，气峻故也，虚人禁之。

蓬莪术（芳草类）：味苦辛，气温，无毒。多产广南诸州，或生江浙田野。子如干葚，叶似蘘荷，茎钱大略高，根类姜成块，术生根底，相对似卵，大小不常。九月采根，依前炮制。色黑属在血分，气中之血，专攻破痃癖，止心疼，通月经，消瘀血。治霍乱积聚，戒虚人勿尝。在女科真为妙剂，入气药仍发诸香。凡求速效，摩酒最良。

发明：好古曰：莪术色黑，破气中之血[2]，入气药发诸香。虽为泄剂，孙尚用治气短不能接续（眉批：气短一症，有实有虚，实是痰火实，虚是元气虚也），及大小七香丸、集香丸诸汤散多用之。时珍曰：郁金入心，专治血分之病；姜黄入脾，兼治血中之气；莪入肝，治气中之血，稍为不同。按王执中《资生经》云：执中久患心脾疼，服醒脾药反胀。用耆域所载蓬莪莪，面裹煨熟，研末服，以水酒醋煎服，立效。盖此药能破气中之血也。

镇按： 莪术较三棱性略和平，但亦须用之得宜耳，重用久用，亦非所宜。

紫草（山草类）：味苦，气寒，无毒。人家园圃多载，三月采根染紫，凡资入药，去根取茸。益气补中，通窍利水。合膏敷痈痒疮疡，单煮托豌豆疮疹。

发明： 时珍曰：紫草味甘咸而气寒，入心包络及肝经血分。其功长于凉血活血，利大小肠。故痘疹欲出未出，血热毒盛，大便闭涩者，宜用之。已出而紫黑便闭者亦可用。若已出而红活及白陷，大便利者，切忌用之，故杨士瀛《直指方》云：紫草治痘能导大便，使发出亦轻，得木香、白术佐之，尤为有益。又曾世荣《活幼心书》云：紫草性寒，小儿脾实者可用，脾虚者反能作泻。古方惟用茸，取其初得阳气，以类触类，所以用发痘疮。今人不达此理，一概用之，非矣。

镇按： 紫草茸治痘疮，一则取其阳气初生，性虽生旺，其气不甚寒。茸者，草之初生，蒙茸柔软之义。今人不识此物，予每见人重价购来形如乌叠泥者（眉批：乌叠泥即孩儿茶也），云是紫草茸，病家信以为真，而又苦医家不识，率意与服，见其不效，只合一归之命而已。所可恨者，市人欺世谋利，误人性命，深可痛也。又苦医家不识"茸"字之义，须自种莳，取嫩茸方为的真，况《蒙筌》云"去根取茸"之句可鉴也。

茜根（蔓草类）：味苦，气寒，阴中微阳，无毒。多产郊原，一名地血，苗牵长，蔓延草上，根紫色。收在春初，煎汁可染绛红，入药勿犯铜铁。疗中于蛊毒，吐下血如烂肝；治跌扑损伤，凝积血成瘀块。虚热崩漏不止，劳伤吐衄时来。女子经滞不行，妇人产后血晕。凡诸血症，并建奇勋。

发明： 时珍曰：茜根色赤而气温，味微酸而带咸。色赤入营，气温行滞，味酸入肝而咸走血，手足厥阴血分之药也。专于行血活血，俗方用治女子经水不通，以一两煎酒服之，一日即通。

镇按： 茜根，活血散血之功则有之，又名过山龙，又名血见愁，则知无补养之功也。俗医治痛风取效，取疏通之义也。

苦参（山草类）：味苦气寒，沉也，纯阴，无毒。田野山谷，处处俱生。反藜芦一味，恶贝母、菟丝，使宜玄参。惟作丸服。治肠风下血及热痢刮痛难当，疗温病狂言致心躁结胸垂死。治赤癞眉脱，驱风有功；扫遍体痒疹，杀虫甚效。散结气，养肝气，利九窍，通二便。子：生作荚，十月堪收。明目轻身，久服有验。

发明：元素曰：苦参味苦，气沉，纯阴，足少阴肾经君药也。治本经须用，能逐湿。颂曰：古今方用治风热疮疹最多。宗奭曰：沈存中《笔谈》载其苦腰痛重，坐久不能起行，有一将佐曰：，此乃病齿数年，日用苦参揩牙，其气入齿伤肾所致。后有太常少卿舒昭亮，亦用苦参揩牙，久亦病腰。自后俱弃不用，腰疾皆除。此皆方书不载者。时珍曰：子午乃少阴君火对化，故苦参、黄柏之苦寒，皆能补肾。盖取其苦燥湿、寒除热也。热生风，湿生虫，故又能治风杀虫。惟肾水弱而相火甚者，用之相宜。若火衰精冷，真元不足，及年高之人，不可用也。《素问》云：五味入胃，各归其所喜，攻久而增气，物化之常也；气增而久，夭之由也。王冰注云：入肝为温，入心为热，入肺为清，入肾为寒，入脾为至阴而兼四气，皆为增其味而益其气，各从本脏之气。故久服黄连、苦参而反热者，此其类也。气增不已，则脏气偏胜，偏胜则有偏绝，故致暴夭。是以药不具五味、不备四气而久服之，虽且获胜，久必暴夭。但人疏忽，不能精候尔。

镇按：苦参味苦气寒，况非补养之药，以之久服，有此理耶？

牵牛子（蔓草类）：味苦辛寒，有毒。不拘州土，处处有之。种春时旋生苗作藤，待秋月方开花结实，叶生三角，子亦三棱，九月采收。种分黑白，黑：属水，力速；白：属金，效迟。炒研煎汤，并取头末。除壅滞气急及痃癖蛊毒殊功，利大小便难并脚满水肿极效。

发明：宗奭曰：牵牛丸服，治大肠风秘壅结。不可久服，亦行脾肾之气故也。震亨曰：牵牛黑者属水，白者属金而善走。若非病形与症俱实、胀满便秘者，不可轻用。驱逐致虚，先哲深戒。杲曰：牵牛非《神农》药也。《名医续注》云：味苦寒，能除湿气，利小便，治下注脚气。此说气味主治俱误矣，何也？凡用牵牛，少则动大便，多则泄下如水，乃泻气之药。其味辛辣，久嚼猛烈雄壮，所谓苦寒安在哉？夫湿者，水之别称，有形者也。若肺先受湿，湿气不得施化，致大小便不通，则宜用之。盖牵牛感南方热火之化所生，火能平金而泄肺，湿去则气得周流。所谓五脏有邪，更相平也。今不问有湿无湿，但伤食或有热证，俱用牵牛，岂不误哉？况牵牛只能泄气中之湿热，不能除血中之湿热。湿从下受之，下焦主血，血中之湿，宜苦寒之味，反以辛药泄之，伤人元气。且牵牛辛烈，比之诸辛药，泄气尤甚，其伤人必矣。《经》云：辛泄气，辛走气，辛泄肺气，病者无多食辛。况饮食失节，劳役所伤，是胃气不行，心火乘之，肠胃受火邪，名曰热中。脾胃主血，当于血中泄火，以黄芩之苦寒泄火，当归之辛温和血，生地黄之苦寒凉血益血，少加红花之辛温以泄血络，桃仁之辛温除燥润肠。仍不可专用，须于补中益气泄阴火之药内加而用之，何则？上焦元气已自虚弱，若反用牵牛大辛热、气味俱阳之药以泄水、泄元气、利其小便、竭其津液，是谓重虚，重则必死，轻则夭人。**时珍曰**：牵牛自宋以来，北人常用取快，及刘守真、张子和出，又倡为通用下药。李明之目击其事，故著此说，极力辟之。然东汉时此药未入本草，故仲景不知，假使知之，必有用法，不应捐弃。况仲景未用之药亦多矣，执此而论，盖矫枉过中矣。牵牛治水气在肺，喘满肿胀，下焦郁遏，腰背胀重，及大肠风秘气秘，卓有殊功。但病在血分，及脾胃虚弱而痞满者，则不可取快一时，并常服，暗伤元气也。

镇按：牵牛泄水并行痰、驱湿、破气，是其所长，则知非常服之品，若遽弃不用，殊失其才矣。

海金沙（蔓草类）（眉批：原隶草类，今移入）：《**本经**》不言气味，只云出产黔州（属云南）。叶小而矮，七月采收，衬纸晒于日中，杖击细沙自落，用为丸散。专利小肠。治小便不通，诸般淋症通医；疗脐下满闷，尿管涩疼并效。

发明：时珍曰：海金沙，小肠、膀胱血分药也，热在二经者宜之。

镇按:《嘉祐》[3]言性味甘寒,无毒。

常山(毒草类):味苦辛,气寒,无毒。川蜀多生,湖浙亦有。形如鸡骨,入药方灵。忌菘菜、鸡肉、葱,畏玉札[4],勿令犯。截温疟吐痰沫殊功,解伤寒驱寒热立效。不宜热饮,虚者禁尝。苗名蜀漆:味苦,纯阳。至五月采收。使栝楼、桔梗。散癥瘕痈肿,除痃结积坚。久疟兼驱,多服防吐。

发明:震亨曰:常山性暴悍,善驱逐,能伤真气。病人稍涉久病老虚,不可用也。《外台》用三两作一服,殊昧雷公老人久病切忌之戒。时珍曰:常山、蜀漆有劫痰截疟之功,须在发散表邪及提出阳分之后,用之得宜,神功立见,用失其法,真气必伤。夫疟有六经疟、五脏疟、痰湿食积瘴疫鬼邪诸疟,须分阴阳虚实,不可一概论也。蜀漆、常山生用则上行必吐,酒蒸炒熟则气稍缓,少用亦不致吐也。得甘草则吐,同大黄则下;得乌梅、鲮鲤甲则入肝,得小麦、竹叶则入心,得秫米、麻黄则入肺,得龙骨、附子则入肾,得草果、槟榔则入脾。盖无痰不作疟,二物之功,亦在祛逐痰水而已。杨士瀛《直指方》云:常山治疟,人皆薄之。疟家多蓄痰水,或停注心下,或结澼胁间,乃生寒热,法当吐痰逐水,常山岂容不用?水在上焦,则常山能吐;水在胁下,则常山能破其澼而下其水,但须以行血药佐之,乃收全功也。

镇按:常山,予曾以酒煮炒焦截疟,加入众药中,皆获神效,未曾见有一人吐者。

白蔹(蔓草类):味苦甘,气平微寒,无毒,一云有毒。随处蔓生,深林尤胜。根如鸡卵,三五同窠。采近中秋,黑皮洗净,破片穿晒日中。入药须同白及,反乌头,使代赭。散结气止疼,敷背痈疔肿。

发明:弘景曰:生取根,捣敷痈肿有效。颂曰:今医治风及金疮、面药方多用之,往往与白及相须而用。

白头翁(山草类):味苦,气温,可升可降,阴中阳也,无毒。山谷田野在处有之。苗作丛,柔细稍长,叶生梢,有毛不泽,风来反静,风去则摇,与独活、赤箭三者相同，近根底有白茸寸许，状若老翁，名由此得。交秋采。使蠡实。赤毒痢必用，牙齿痛堪除。

王不留行（隰草类）：味苦甘，气平，阳中之阴。江浙近道俱有。茎青，七八寸长，叶尖如小匙头，花开系黄紫色，子如粟粒，壳黑微圆。三月采根茎，五月收花、子：先拌酒蒸，复浸浆水。金疮止血逐痛，女科催产调经。消乳痈外肿，下乳汁如泉。

发明：元素曰：王不留行，下乳引导用之，取其利血脉也。时珍曰：此药能走血分，乃阳明、冲任之药。俗有"穿山甲、王不留，妇人服了乳长流"之语，可见其性行而不住也。按王执中《资生经》云：一妇人患淋，卧久，诸药不效。其夫告予，予按《既效方》治诸淋，用剪金花十余叶煎服。明早来云，病减八分矣，再服全愈。子即王不留行也。

● 【校注】

［1］志：指马志。宋代医家。初为道士，后为御医。973 年奉命与刘翰、翟煦、陈昭遇等九人同校本草，新增药品百余种，编成《开宝新详定本草》二十卷。

［2］气中之血：原为"血中之气"，据《本草纲目》改。

［3］《嘉祐》：指《嘉祐补注本草》。又名《补注神农本草》。20 卷，目录 1 卷。宋嘉祐年间掌禹锡等撰。本书以《开宝本草》为基础，参考诸家学说，由掌禹锡、林亿、苏颂等加以补充修订。原书已佚，书中部分内容《证类本草》有引录。

［4］玉札：指地榆。

● 【评析】

三棱、莪术活血破气消积，因其气峻，故体虚者慎用，莪术性略平和，但重用久用，亦非所宜。莪术、茜根、王不留行均可用于女科通经行滞，但王不留行下乳尤佳。牵牛子、海金沙均可利小便，但牵牛子并利大便、泄水行痰，海金沙利小肠、通膀胱而治淋证。

● 【原文】

蒲公英（隰草类）：味苦，气平，无毒。田侧道旁逢春遍地。叶如苦苣有细刺，花似金钱开茎端，茎中空，断流白汁，花开罢飞絮随风，有子落地即生，苗嫩时，云可作菜。采宜四月五月。经足阳明、太阴。煎汁同忍冬，临服加醇酒，消乳痈结核累著奇功。煅解盐、香附擦牙须黑。疗肿恶疮，敷服皆效。解饮食毒，是其兼能。

发明：杲曰：蒲公英苦寒，足少阴肾经君药也。震亨曰：此草属土，开黄花，味甘。解食毒，散滞气，可入足阳明、太阴。化热毒、消肿核有奇功。同忍冬煎汤，入少酒一服，治乳痈，服罢欲睡，是其功也，睡觉微汗，病即安矣。颂曰：治恶刺疮方，出《千金方·序》中，孙真人贞观五年七月十五日夜，以左手中指背触著庭木，至晓痛不可忍，经十日，痛日深，肿日高大，色如熟豆。常闻人云：以白汁（眉批：白汁即蒲公英汁也）涂恶刺、狐尿刺疮。遂用之着指则痛除，未十日而平复如故。时珍曰：萨谦斋《瑞竹堂方》有擦牙乌须方，名还少丹，云异人传者。蒲公英一斤，连根叶洗净，阴[1]干不可见日，入斗子解盐一两，香附子五钱，为末，入蒲公英内淹一宿，分为二十团，用桑皮纸三四层包好，外以六一泥（眉批：六一泥即蚯蚓粪）封，煨干，再以武火煅赤，冷定去泥为末，早晚擦牙，吐咽随便，久久方效。

谷精草（隰草类）：味辛，气温，无毒。生长谷田中，采收三月后。花白，叶细圆小似星。退目中翳膜，治小儿五疳。杀骡马颡[2]中之虫，长毛鬃益力健步。

发明：时珍曰：此草体轻气浮，能上行阳明分野，能治目中诸疾，明目退翳之功且在菊花之上。

镇按: 治小儿疳疾, 亦以其行阳明之经也。凡制此草, 须忌铁器, 惟以瓦炙, 手揉成末用。

旱莲草（隰草类）: 味甘酸, 气平, 无毒。湿地多生。苗若旋覆, 花细色白, 实圆作房, 摘断枝梗, 汁出渐乌。任煎酒熬膏。生须发变黑, 散火灼发红, 敷血流立已。

发明: 镇按: 旱莲草, 旧不记所入经络, 予细究之, 产在卑湿坑渠, 有汁如乳, 干则转黑, 当入足少阴血分, 故主治灸疮血出不已, 乌须固齿, 益肾明目, 肠风溺血, 痔漏诸症。附痔漏方: 刘松石《保寿堂方》云: 金陵草一把, 即旱莲草也, 洗净, 石臼捣汁, 热酒一盏冲服, 渣敷患处, 不过三次即安。太仆王鸣凤患此, 策杖而行, 服此而愈。

水苽草（隰草类）: 味辛, 气微寒, 无毒。虽生各处, 多在水边。苗高尺余, 叶色青赤。五月采实, 用者最稀。去风痹, 除恶疮, 下水气, 消痃癖。水蓼: 生浅水中。叶大而有黑点, 根茎并采, 可用煎汤。去痃癖胀疼, 消水蛊黄肿。更有马蓼: 杀肠中虫蛭。毛蓼: 主瘰疬痈疽。白蓼、红蓼: 惟堪造酒。

发明: 镇按: 水苽草, 即大蓼也。《别录》名苽草, 又名天蓼。皆言高本大叶而花繁子多耳。水蓼生于浅泽, 叶长五六寸, 较水苽叶狭而长, 无黑点。马蓼亦名大蓼, 又名墨记草, 乃有黑点者耳。其最高大者即水苽草也, 寇宗奭曰蓼实,《本草》原列下品, 水蓼之子也。彼言用梗, 此言用子是也。春初用葫芦盛水, 着子于内浸之, 高挂火上, 日夜令煖, 生红芽, 取为五辛盘[3]之用。韩宝昇言之甚明, 古人种蓼为蔬, 收子入药, 则知叶皆可食, 子可治疗疾矣。种类虽多, 性味皆同, 主治相近, 则可类推。但诸蓼生于水旁或湿地, 惟毛蓼生于山麓,《本草》言其有毒也。

山慈菇（俗名金灯笼。山草类）: 味辛苦, 有小毒。初春发生, 叶如韭菜长青, 二月开花, 状似灯笼色白, 瓣有黑点, 子结三棱, 立夏才交, 其苗即槁而烂, 掘地得之, 包里有毛可验。生捣为拔毒敷药, 焙研合玉枢神丹。消痈疽疗肿无名，散瘰疬恶疮有毒。蛇虺[4]啮伤，并服神效。

萱草根（隰草类）：味甘，气凉，属木，无毒。疗酒疸遍体如金，绞生根汁饮；治砂淋小便涩痛，煮熟嫩苗餐。安五脏轻身，利胸膈明目。久久服之，忘忧欢乐。

羊蹄根（隰草类）（眉批：原属水草类，镇今改此）：味甘，气寒，属水，无毒。叶如莴苣，多产道旁。根用醋磨，诸虫能杀。主小儿头秃，大人痔癣，妇女阴蚀，俱建奇功。叶：作菜食，小儿疳虫立追（食多作泻，为能滑肠）。实：味苦涩，赤白杂痢能止。

发明：震亨曰：羊蹄根属水，走血分。颂曰：新采者，磨醋，涂癣速效。亦可煎作丸服。采根不限多少，捣绞汁一大升，白蜜半升，同熬如饧[5]，更用防风末六两，搜令可丸，栝楼、甘草煎酒下二三十丸，日二三进。

镇按：羊蹄根，叶名秃菜，形如牛舌，能治秃疮。荒年可瀹[6]为菜茹且滑美，故有诸名，而更以菜字呼之也。子色黄，又如荞麦，丹家以之伏铅汞，故有金荞麦之名。予制癣药速效，秃菜根四分，老生姜二分，生明矾一分，末之和捣，加烧酒拌擦。

贯众（山草类）：味苦，气微寒，有毒。在处山谷有，背阴湿地生。茎有三棱，皮系赤色，叶青绿如小鸡翅，根紫黑似老鸱[7]头，二八月采根。萑[8]菌、赤豆使。驱金创恶毒，杀寸白蛔虫。煮豆食草木有味，煎汁下骨硬极神。治女人血崩，并亡血心痛。

发明：时珍曰：贯众大治妇人血气。根汁能制三黄、化五金、伏钟乳，结砂制汞，且能解毒软坚。王海藏治夏月痘出不快，快斑散用之，云贯众有毒，而解腹中邪热之毒，病因内感而发之于外者多效，非古治法之分经也。又黄山谷《煮豆帖》云：荒年时用黑豆一升捼净，入贯众一斤，锉如骰子大，同以水煮至豆熟，取出日干，复令展尽余汁，簸去贯众。每日空心啖豆五七粒，任食草木枝叶有味可饱。又王璆《百一选方》言：滁州蒋教授，因食鲤鱼玉蝉羹，为肋骨所哽，莫之能出，煮贯众浓汁八分，连进三服，一咯而出。观此软坚之功可见矣。

水萍（水草类）：味辛酸，气寒，无毒。系柳絮因风堕水即生，小者曰藻，背面俱青；大者曰萍，面青背紫。入药拯疴，惟萍可用。七月半采，竹筛摊用，下以水映，向日方干。研末蜜丸，豆淋酒服。发汗骤来，驱风甚速。仍治时行热病，堪浴遍体痒疮。消水肿，利小便；去暴躁，止消渴。夏月蚊蠓，烧烟可逐。

发明：震亨曰：浮萍发汗，胜于麻黄。颂曰：俗医用治时行热病，亦堪发汗甚有功。其方用浮萍一两，麻黄（去根节）、桂心、附子（炮裂，去皮、脐）各半两，共捣细。每服一钱，水一锺、生姜半分（眉批：一分二钱五分也，半分即一钱二分五厘），煎至六分，和滓热服，汗出乃瘥。又治大风恶疠、遍身风疮，煮浮萍浓汁，浴半日多效，此方甚奇古也。时珍曰：浮萍，其性轻浮，入肺经，达皮肤，所以能发邪汗也。世传宋时东京开河，掘得梵书大篆石碑一通，无能识者，真人林灵素逐字译之，乃是一诗，云治风方，名去风丹也。诗云："天生灵草无根干，不在山间不在岸；始因飞絮逐东风，泛梗青青飘水面；神仙一味去沉疴，采时须在七月半。选甚瘫风与大风，些小微风都不算；豆淋酒化服三圆，铁幞[9]头上也出汗。"其法，用紫背浮萍末，炼蜜丸弹子大，每服三丸，豆淋酒化服。通治瘫痪三十六种风，头风不拘偏正左右，口眼歪斜，大风癫疾，一切无名风症及脚气病，俱有神功。

镇按：紫背浮萍，后人辨甚纷纭，未有确据。有人云大者为𬞟，中者名荇，小者名萍，然水中之草甚多，不可不一辨之也。𬞟又名芣菜[10]、四叶菜、田字草，皆象形而名者。陶弘景云：即楚王渡江所得𬞟。以予言之，则又非也，此𬞟生四叶而圆，形如田字，径一二寸，叶浮水面，根连水底，其茎细于蒚[11]、荇[12]，其叶大于指顶，面青背紫而有细纹，颇似马蹄、决明之叶，四叶合成，中折十字，夏秋开小白花者，𬞟也。又叶径一二寸，有一缺者，而行圆如马蹄者，荇也。又似荇而稍尖长者，荇也。又叶径四五寸如小荷叶，而开小黄花，结实如小角黍者，萍蓬草也，云楚王渡江所得之𬞟实，即此实也。然大如斗，或古大而今小未可知，至赤如日、甜如蜜，予恐此实未能若此，故前云亦不是也。今之所采紫背浮萍，亦系四叶相连，根细而短，根叶俱浮水面，并无花实，虽云四叶相连，细辨之则两叶一连，两连中有如发之脉贯之也，每叶大者如寇豆许耳。前文云小者曰藻，又不能不为藻辨也。夫藻亦有二种，大者名马藻，叶长二三寸，两两对生；小者名聚藻，叶细如丝及如鱼鳃状。一节长数寸，有连生数十节者，又名蕴，又名鳃草。《尔雅》云：莙，牛藻也。《左传》云：蘋蘩蕴藻之菜。即此种也。大约水生数种之草，皆甚清凉，惟浮萍更能发汗，萍蓬草则兼补益也。更有一种名苦草，细长如带，俨似海带之状，乡人绞取饲猪，能治妇人白带，并嗜食干茶叶而面黄无力者，末之和炒脂麻，不时干嚼大佳。

● 【校注】

[1] 阴：原为"眼"。疑误。

[2] 颡（sǎng）：额头。

[3] 五辛盘：又称辛盘、春盘。即在盘中放五种带有辛辣味的蔬菜，作凉菜食用。魏晋以下，元旦日有食五辛盘的传统民俗。

[4] 蚑（qí）：水蛭。

[5] 饧（xíng）：指用麦芽或谷芽等熬成的糖。

[6] 瀹（yuè）：以汤煮物。

[7] 鸱（chī）：一指鸱鹰，即雀鹰。一指鸱鸮，即猫头鹰。

[8] 萑（huán）：芦类植物。

[9] 幞（fú）：古代男子用的一种头巾。亦称幞头。

[10] 芣（fóu）菜：即水鳖。又名马尿花。水生漂浮草本或沉水草本。

[11] 蓴（chún）：又名蓴菜、莼菜。是多年生水生宿根草本。

[12] 荇（xìng）：又名水荷叶、荇菜。

● 【评析】

蒲公英、山慈菇均有清热解毒作用，山慈菇还能消痈散结。水萍即浮萍、萱草根、水荭草子即水红花子，均有利水功效，然浮萍善发汗解表，萱草根能凉血解毒，水红花子则擅长散血消积。羊蹄根、贯众均能止血、杀虫，但羊蹄根还能治癣、治疳；谷精草亦可治疳，但更擅长疏风明目，为眼科常用。贯众善治妇人崩漏，但如证属肾虚者，当合用旱莲草，以益肾摄血。

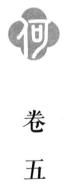

卷
五

草部

● 【原文】

大戟：味甘辛，气大寒，阴中微阳，有小毒。种甚猥贱，处处有之。春发红芽，正根入药，旁枝误服，冷泻难当。恶薯蓣，使赤豆，反甘草、海藻、芫花，畏菖蒲、芦根、鼠屎。同甘遂利小便，消腹肿满急疼。驱蛊毒，破坚癥，通月信，逐瘀堕孕。泽漆[1]：味苦兼辛。驱面目浮，退大腹水。

发明：**成无己曰**：大戟、甘遂之苦以泄水者，肾所主也。**时珍曰**：痰涎之为物，随气升降，无处不到。入于心则迷窍而成癫痫，妄言妄见；入于肺则塞窍而为咳唾稠黏，喘急背冷；入于肝则留伏蓄聚而成胁痛干呕，寒热往来；入于经络，则麻痹疼痛；入于筋骨，则颈项、胸背、腰胁、手足牵引隐痛，陈无择《三因方》并以控涎丹主之，殊有奇效。此为治痰之本，盖痰之本水也、湿也，得气与火，则凝滞而为痰、为饮、为涎、为涕、为癖。大戟能泄脏腑之水湿，甘遂能行经隧之水湿，白芥子能散皮里膜外之痰气，惟善用者能收奇功也。

《**别录**》曰：泽漆，大戟苗也。《**大明**》曰：此即大戟花也，川泽中有茎梗，小花黄色，叶似嫩菜，五月采收。**时珍曰**：《别录》、陶氏皆言是大戟苗，日华子言是大戟花，其苗可食。然大戟苗泄人，不可作菜，今考《土宿本草》及《宝藏论》诸书，并云泽漆是猫儿眼睛草，又名绿叶绿花，一名五凤草，江湖原泽平陆多有之，春生苗一科，分枝成丛，茎柔如马齿苋，绿叶如苜蓿菜，叶圆而色绿带黄，颇似猫睛，故名猫儿眼睛草。茎头凡五叶中分，中抽小茎五枝，每枝开细花青绿色，复有小叶承之，齐整如式，故又名五凤草。绿叶绿花草茎中有白汁黏人，其根白色有硬骨，或以此为大戟苗者，误也。五月采汁煮雄黄，伏钟乳，结草砂，据此说则泽漆是猫儿眼睛草，非大戟苗也。盖泽漆利水，功类大戟，人复见其茎有白汁，遂误称也。然大戟苗、根皆有毒，泄人，而泽漆根有硬骨，不可用，苗亦无毒，可作菜食，而且利丈夫阴气，甚不相侔也。后人可不细究而用之耶？

续随子（毒草类）：**味辛，气温，有毒。苗如大戟，叶中抽茎，开花黄小多层，结实青而有壳，秋种冬生，春秀夏实，故又名拒冬实也。纸压去油，取霜入药。敷诸般疥癣恶疮，逐水利大小二便。驱蛊毒鬼疰，消痃癖瘕癥。通月经，下痰饮。不可多服，防毒伤人。茎中白汁：旋收，涂白癜面皯[2]即去。**

发明：颂曰：续随子下水最速。然有毒损人，不可过服。**时珍曰：**千金子与大戟、泽漆、甘遂茎叶相似，主治亦颇相同，其功俱长于利水，惟在用之得法，皆佳剂也。

镇按：《经》云：大毒治病，十去其七。斯之谓也。

蓖麻子（毒草类）：**味甘辛，气平，有小毒。园圃中种，胡地者良。子如牛蜱壳斑，叶类火麻厚大。其性善收，修制忌铁，盐汤煮透，石臼舂糜。敷无名肿毒，吸尽败脓。涂足心下胎孕如神，涂囟门收生肠肛脱。口眼㖞斜，涂即牵正。见效急除，不而复损。榨油：敷疥癣疮痍，调朱可为印色。**

发明：震亨曰：蓖麻属阴，性善收，能追脓取毒，亦外科要药。能出有形之滞物，故取胎产胞衣、剩骨胶血者用之。**时珍曰：**蓖麻仁甘辛有毒热，气味近似巴豆，亦能利人，故下水气。其性善走，能开通诸窍经络，故能治偏风、失音口噤、口眼㖞斜、头风七窍诸病，不止于出有形之物而已。盖鹈鹕油能引药气入内，蓖麻油能拔病气出外，故诸膏多用之。一人病偏风，手足不举，时珍用此油同羊脂、麝香、鲮鲤甲等煎作摩膏，日摩数次，一月余渐复，兼服搜风化痰养血之剂，三月而愈。一人病手足一块肿痛，亦用蓖麻杵膏贴之，一夜而痊。一人病气郁偏头痛，用此同乳香、盐捣熁太阳穴，一夜痛止。一妇人产后子肠不收，杵仁贴其丹田，一夜而上。此药外用屡奏奇勋，但内服不可轻率尔。或言捣膏以筯蘸点于鹅马六畜舌根下，即不能食，或点肛内，即下血而死，其毒可知矣。

镇按：予治一人，年五十，患隔噎吐痰不已，水谷不入，危殆已极，用蓖麻仁十数粒、吴茱萸末二钱，醋和涂足心之涌泉穴，顷刻吐止，亦引火引气下降之理也。见附方内有针刺入肉，单用蓖麻子捣敷即出，急宜拭去，恐药性紧，弩出好肉，或加白梅肉同研尤妙。虽未经验，理自效也。

荜茇（芳草类）：味辛，气大温，无毒。出番国中，产竹林内。苗作丛，高二尺余，叶圆绿，阔二寸许，五月开花色白，七月结实指长，秋末收子，阴干。辛烈过于蒟酱，老黑不堪，紫褐为上。消食下气，暖胃温中。痃癖阴疝立驱，霍乱冷气并却。禁水泄虚痢，止呕逆醋心。同诃、参、姜、桂为丸，温腑冷肠鸣泻痢。走泄真阳，不堪久服。

发明：宗奭曰：荜茇走肠胃，冷气呕吐、心腹满痛者宜之。多服走泄真气，令人肠虚下重。**颂曰**：《唐太宗实录》云：贞观中，上以气痢久未瘥，服名医药不应，遂诏访求其方。有卫士进黄牛乳煎荜茇方，御服有效。刘禹锡亦记其事云：后累用于虚冷痢必效。**时珍曰**：牛乳煎详见兽部"牛乳"条下。荜茇为头痛、鼻渊、牙痛要药，取其辛热，能入阳明经散浮热也。

镇按：荜茇味辛，气大温，和中驱冷气，止呕吐，心腹胀痛宜也。而止头痛、鼻渊、牙痛，为其辛热，散邪气之郁结。然万不可重用，恐其反助邪气故也。

大青（隰草类）：味甚苦，气大寒，无毒。多生郧蜀濠淄，亦产江东州郡。叶绿似石竹茎紫，花红如马蓼根黄。入药用梗叶，春末夏初收。伤寒热毒发斑，大青四物汤饮灵；伤寒身强脊疼，大青葛根汤服妙。又单味大青汤煎，治伤寒黄汗黄疸，天行时疫尤多用之。仍罨肿毒，更解烦渴。

发明：**镇按**：大青苦寒，无毒，故解时行热毒、丹毒、阳毒，狂斑烦躁，暑毒痢疾，小儿肚皮卒然肿黑诸症，又治肿毒、喉痹、黄疸、金石药毒，不独能治伤寒一症也。惜近世医家竟不知用。

白附子（毒草类）：味甘辛，气温，纯阳，无毒（一云有小毒）。巴郡梁州俱多，砂碛卑湿才有。独茎，发叶甚细，周匝生于穗间，形类天雄，入药炮用。驱诸风冷气，解中风失音。摩醋擦身背汗斑，尤去疥癣；研末收阴囊湿痒，并面瘢痕。治小儿急慢惊风，气壅痰塞。

发明：时珍曰：白附子乃阳明经药，因与附子相似，故得此名，实非一类也。

使君子（蔓草类）：味甘，气温，无毒。交趾多生，岭南亦有。用须慢火微煨，去壳作果可食。益小儿，能杀蛔虫；除五疳，且止泻痢。

发明：时珍曰：凡杀虫之药辛苦，惟使君子、榧子甘而杀虫，亦异也。凡大人小儿有虫病，每月上旬空腹时食使君子仁数枚，或以壳煎汤送下，次日虫皆死而下也。或云七生七熟食亦良。忌饮热茶，犯之则泻。此物味甘性温，既能杀虫，且益脾胃，所以能敛虚热而止泻痢，为小儿要剂。俗医乃谓杀虫至尽，无以消食，鄙俚之言也。如树有蠹，屋有蚁，国有盗，福耶祸耶？修真之士，先去三尸，可类推矣。

木鳖子（蔓草类）：味甘，气温，有毒[3]。朗州所生，藤茎甚大。黄花绿叶，子若栝楼，生青熟红，肉上有刺，其核似鳖，故此得名。消肿突恶疮，除疬风䵟黯。

发明：机曰：按刘绩《霏雪录》云：木鳖子有毒，不可食。昔蓟门有人生二子，恣食成痞，其父得一方，以木鳖子煮猪肉食之，一日相继而死。**时珍曰**：南人取其苗及嫩实食之无恙，其毒未应至此，想与猪肉反，或与他食相犯故耳。

镇按：此土木鳖子，有壳有纹者，又种番木鳖，名马钱，又名苦实把豆，又火失刻把都，皆番音也。其状亦不相类，而性大苦寒，昔有人磨汁涂痔，涂上其凉不可受，急洗之，而痔亦未见愈。

紫葳（即凌霄花。蔓草类）：味酸，气微寒，无毒。处处有之，作藤依木，夏开黄花微赤，因以凌霄誉之，称时采收。只畏卤碱。崩中带下立安，癥瘕血闭即逐。治血痛要药，补阴衰捷方。

发明：时珍曰：凌霄花及根，甘酸而寒，茎叶带苦，手足厥阴经药也。行血分，能去血中伏热，故主产乳、崩带诸疾，及血热生风症也。又治百日内婴儿无故口青不饮乳，用凌霄花、大蓝叶、芒硝、大黄等分为末，以羊髓和丸。每以乳化服一丸，即可喫乳。热者可服，寒者不可服。昔有人休官后云游湖湘，合此救人危症甚多也。

黄精（山草类）：味甘，气平，无毒。山谷肥土俱生，茅山、嵩山独胜。茎类桃枝，一枝单长，叶如竹叶，两两相对，花开似赤豆花，实结若白黍米。并堪服饵，勿厌频吞。冬月采根，嫩姜仿佛（仙家称为黄精，俗人呼为野生姜也。《抱朴子》云花胜实，实胜根，但花难收，生花一石止干得一斗，九蒸九晒，可代粮度荒。又名米铺）。钩吻略同，切勿误用。安脏腑，补劳伤，除风湿，壮元阳，健脾胃，润心肺。小儿赢瘦，多啖称佳。

发明：时珍曰：黄精受戊己之淳气，故为补黄宫之胜品。土者万物之母，母得其养，则水火既济，木金交合，而诸邪自去，百病不生矣。《神仙芝草经》云：黄精宽中益气，使五脏调匀，肌肉充盛，骨髓坚强，其力倍增，发白转黑，齿落更生，又能逐下三尸虫。根为精气，花实为飞英，皆可服食。

三七（山草类）：根味甘微苦，气温，无毒。生广西南丹诸州，今亦出于近地。治血症止血散血，并吐衄崩痢殊功；疗金伤止血定痛，及跌扑瘀血立效。

发明：时珍曰：此药近时始出，南人军中用为金疮药，云有奇功。凡伤损青肿，嚼敷立散，不致血上攻心。大抵此药气温，味甘微苦，乃阳明、厥阴血分之药，故能治一切血病，与麒麟竭、紫铆相同。

刘寄奴（隰草类）：味苦，气温，无毒。生江南。一茎直，叶似苍术尖长，面青背淡糙涩，茎端开花一簇十朵，花如菊，瓣白蕊黄，花罢有絮，结子细长。破血，专疗金伤血出不已；止痛，通妇人经闭癥瘕。

发明：镇按：专治金疮，为能破血，血气胀满，末之，酒调服二钱比[4]，然不可多，多则令人吐利。治汤火伤灼，研刘寄奴末，先以糯米擂浆涂之，掺以此末，定痛且无斑痕。

● 【校注】

[1] 泽漆：原为"苗名泽漆"。此说不妥，故改。大戟为大戟科植物京大戟的根。泽漆为大戟科植物泽漆的全草，又名五朵云、五凤草、倒毒伞、凉伞草、乳浆草、猫儿眼睛草等。

[2] 皯（gǎn）：皮肤黧黑枯槁。

[3] 有毒：原为"无毒"。疑误。

[4] 匕（bǐ）：即匙。古代量药的器具。有方寸匕、钱匕。一方寸匕为体积正方一寸的容量，相当于十粒梧桐子大。钱匕，《千金要方》卷一："钱匕者，以大钱上全抄之；若云半钱者，则是一钱抄取一边尔，并用五铢钱也。"钱匕量当小于方寸匕。

● 【评析】

大戟、泽漆、续随子均能利水逐饮，大戟、续随子逐水力峻，可消癥散结堕孕，续随子尤甚，大戟还能消痈肿；泽漆则有化痰、解毒杀虫作用。紫葳、三七、刘寄奴均能活血祛瘀止痛，紫葳有凉血祛风作用；三七则有很好的止血散血功能。

何镇认为大青除解时行热毒外，又治肿毒、喉痹、黄疸、金石药毒，不独能治伤寒一症。他还介绍了一些用药经验，如用蓖麻仁合吴茱萸涂足心之涌泉穴，可降逆止吐。荜茇气大温，可散寒邪气结，然万不可重用，恐其反助邪气。木鳖子虽有消结肿、止痛作用，但昔有人磨汁涂痔，涂上其凉不可受，急洗之，而痔亦未见愈。此种实事求是的记载，提示大毒之品当慎用。

● 【原文】

青葙子（隰草类）**：味苦，气微寒，无毒。多生田野，嫩苗似苋，子在穗扁黑，穗圆白尖红**（一种色黄者，名桃朱术，陈藏器又云：细如芹，花色紫，子作角，以镜向旁击响，则子自发。五月五日收子佩之，令妇人为夫亲爱）。专入厥阴肝经。主治唇口青色。益脑髓，镇肝明目；清肝热，赤障青盲。

发明：镇按：青葙子，名草决明。与苋实、鸡冠花子无别，须自采方真。

鸡冠花（隰草类）：味甘，气凉，无毒。在处俱有，园圃多载。叶似苋而窄，子黑扁且光，花大小不等，茎高矬[1]难齐。并治肠风泻血，赤白带下崩中。

甘蕉（隰草类）：甘蕉根：味甘，气大寒，无毒。本出闽广，有花、实，近地虽多，不作葩，种类多般，性味则一，花实并用，根叶堪收。主天行狂热，烦闷消渴当求；治丹石毒发，口干燥热并效。子：晒裂舂仁，通血脉而润肺。油：竹筒吸取，吐暗风而痰壅。

发明：镇按：蕉之种极多，惟江南者不花实耳。所谓红蕉、白蕉、牙蕉、羊角蕉、牛乳蕉、板蕉、佛手蕉、鸡蕉、美人蕉、胆瓶蕉，俱因花色形质定名，大抵性寒祛热而已。其子虽可代粮，然亦不堪多食。油治汤火伤；女人涂发，易长而黑。根敷热毒肿痛，发背欲死，血淋涩痛，赤游火丹，口疮牙痛，立效如神。

凤仙花（毒草类）：味甘滑，气温，无毒。治风湿卧床不起，腰胁引痛，煎洗甚良；蛇蚘咬伤肿痛，杖伤青肿，酒服立苏。子名急性：研服甚良。治骨鲠垂危，并产难不下。根、叶：小毒，散血通经，软坚透骨。

发明：镇按：凤仙花可染指甲，治指甲生厚，名为石灰指甲，此四肢风也。并治指生肉刺、鹅掌风指掌粗糙，俱和明矾，捣烂，苎麻叶包一夜解去，待红色退尽，其风愈矣。又煮肉难烂，投子数十粒易烂。产妇用之催生易产。噎食不下，酒浸三日作丸绿豆大，每服八丸，酒下即通。又马患一切病，用白凤仙捣膏，抹眼四角，即汗出而愈。

马勃（苔类）：味辛，气平，无毒。山野出。初生如菌无棱，久则渐轻虚大。清肺散血热解毒，除烂疮敛口利咽。

发明：镇按：此物初生名牛屎菌，又名灰菰，言其久则轻大如斗，捩之尽作灰飞，故名，俗名马屁勃是也。因性轻，故清肺；味辛，故散肿，除走马牙疳；体成灰，故敛烂收口。

石胡荽（即鹅不食草。石草类）：味辛，气寒，无毒。生近水石罅，类胡荽辛熏，冬月生苗矮细，夏月发花小黄。生捼塞鼻，透顶门而利九窍；为末嗜之，除目翳而开耳聋。

发明：时珍曰：鹅儿不食草气温而升，味辛而散，阳也。能通于天（头与肺皆天也），故能上达头脑而治顶痛目病，通鼻落息肉；内达肺经而治齁齁痰疟，散疮肿，其除翳之功尤显神妙。

镇按：《本经》寒，时珍曰辛温，以余思之，产于近水，复生于石罅，其性当寒，宜从《本经》之言为是。开窍透顶，通九窍，故去鼻痔、目翳、耳聋神验。

虎耳草（一名石荷叶。石草类）：味微苦辛，气寒，有小毒。生人家阴湿处所，亦可于石上栽之。形如虎耳，故以为名。夏开小花略红白色。痔疮肿痛，烧熏；聤耳肿痛，汁滴。

葵（隰草类）（眉批：原在菜部，因今人不食，故移入此，殊不知食者系落葵，俗名藤儿菜，开细白花，结子生青熟紫，女人和粉敷面，小儿取以染臂为戏者）：味甘，气寒，阴中之阳，无毒。即家园红白葵花，惟川蜀产者最胜。红葵花治赤痢赤带效奇，白葵花治白痢白带应效。子：能催生堕孕，更消水肿涩淋。

发明：镇按：葵系蜀葵，原不可食，叶大多皱，花开红白，多瓣而大，亦有单瓣者。子扁薄轻虚，故自菜部移来。

蜀葵：性味同葵。花开五色，叶大有歧，子似马兜铃及芜荑仁者是也。清客热，利肠胃。治痢除淋，滑胎易产。根：治肠胃生痈，妇人带下，专逐腹中脓血。子：亦催生滑窍，润燥通关。

发明：镇按：玩寇宗奭云：蜀葵四时采红单瓣者，用根阴干，治妇女带下腥秽，逐脓血恶物甚验。则是冬葵子，必系蜀葵子矣，形与葵子同，扁薄轻虚者是也。今人往往俱用黄葵子，是秋葵所结者，形色不同，性味则一。

吴葵：味咸，气寒，无毒。叶与蜀葵同，花甚小而艳，瓣纹如画。疗病亦同。治二便关格不通，和血脉，润燥通窍。

发明：张元素曰：蜀葵花，阴中之阳也。赤白二花，主治赤白带下，赤者治血燥，白者治气燥，皆取其寒滑润利之功也。又紫葵花入染髭须方中效。**时珍曰**：按杨士瀛《直指方》云：蜀葵子炒，入宣毒药中最验。又催生方用子二钱，滑石三钱，为末，顺流水服，即下。

镇按：以上三种，皆可治病，不堪作蔬。又有菟葵，苗如石龙芮，花白似梅，刘禹锡云：郭璞注《尔雅》云：菟葵形小，叶如藜，有毛。寇宗奭曰：菟葵绿叶如黄葵，花又似拒霜[2]，甚雅而极小，有檀心，色如牡丹之姚黄[3]。不知孰是，其叶亦可煤[4]食，治病亦与众葵同。

黄蜀葵：花别种，叶狭多缺而尖。催生产尤奇，敷灼疮更效。子：炒研调酒，亦催产捷方。

发明：颂曰：蜀葵、冬葵、黄葵，形色虽各不同，而性俱寒滑，故所主治不甚相远。时珍曰：黄葵子，古方少用，今为催生及利水通淋要药，任为汤散皆宜，盖性寒滑，与冬葵子同功也。花、子、根、叶，俱可互用。

镇按：陶隐居云：秋葵复养至冬结子，谓之冬葵子，如此则冬葵即黄葵矣。《经》云冬种春作子，谓之冬葵。今未见有此种，予只见有蜀葵经冬尚不枯者，然而未见放花，何能结子？存此待高明再考。

覆盆子（蔓草类）（眉批：原在果部，今移于草部）：味甘，气平，微热，无毒。道旁田侧处处俱生，苗长七八寸，实只四五枚，大若樱桃而有蒂（如柿蒂之状），微生黑毛而中虚。赤热夏初，小儿竟食，江南咸曰莓子，《本经》取名覆盆，因益肾，易收小便，人服之当覆溺盆。益气温中，补虚续绝；安和五脏，悦泽肌肤。男子久服强阴，女人多服结孕。又种蛇莓：茎高寸许，小而光洁，略异覆盆，下有蛇藏，别无他用，只敷蛇伤。

蓬蘽： 别种。味甘酸咸。茎粗叶疏类树，枝梗有刺软柔，结实盈枝，赤熟中实，俗呼树莓，覆盆同时。安五脏，益精长阴；悦颜色，强力有子。

发明： 时珍曰：覆盆子、蓬蘽，当细别之，然非此二者，共计五种，不可不知也。一种藤蔓繁衍，梗有倒刺，节节生叶，叶大如掌，状如小葵叶，面青背白，厚而有毛，六七月开小白花，就蒂结实，三四十枚成簇，生青熟紫黯，微有黑毛，状如熟椹微扁，冬月苗叶不凋，俗名割田藨[5]，即《本草》之蓬蘽也。一种蔓小于蓬蘽，亦有钩刺，一枝五叶，叶小而面背皆青，光薄而无毛，开白花，四五月成实，子亦小于蓬蘽而疏，生亦青黄，熟则乌赤，冬月苗凋，俗名插田藨，即《本草》之复盆子也。一种蔓小于蓬蘽，一枝三叶，叶面青，背淡白，微毛，花小白，四月实熟，红如樱，俗名蔣田藨，即《尔雅》云藨者是。郭璞注云：藨即莓也，子似复盆而大赤，酢甜可啖。一种树生者，高四五尺，叶似樱桃叶而狭长，四月开小白花，结实与复盆无异，但生时即红为异耳，《尔雅》名所谓山莓，陈藏器所谓悬钩子也。一种就地生蔓，高不过数寸，开黄花，实如覆盆而鲜红，即《本草》所谓蛇莓也，不可食。

镇按： 覆盆、蓬蘽生青黄，熟即紫赤，自当补肾益精，长阴强力，驻颜泽肌，生发，缩小便，女人食之有子。颂曰：按崔元亮《海上集验方》治目暗不见物，冷泪浸淫不止，及青盲、天行目暗等疾，取西国草（一名毕楞，一名覆盆子），日干捣细末，薄棉裹之，用饮男乳汁浸，如人行八九里久，点汁目中，即仰卧。不过三四日，视物如少年。时珍曰：按洪迈《夷坚志》云：潭州赵太尉母病烂弦疳眼二十年，有老媪云：此中有虫，吾当除之。入山取草蔓叶，嚼汁注筒中，还以皂纱蒙眼，滴汁渍下弦，转盼间虫从纱上出，数日下弦干，复渍上弦，又出虫而愈。以后此法治人多愈。草蔓叶，盖覆盆叶也。

棉花（眉批：时珍置在木部，今移入草部）：气味甘温，无毒。草木二种，出自南番，宋时始入江南，今则到处俱种。用之治疗单除血崩。子：在花中。理下部虚寒，治日久崩带。善能种子，更疗疝疼。油：可涂疮，点灯昏目。根、茎：烧烘，除手足冻裂。

发明：**镇按：** 产交广者，木可合抱，秋开花如山茶，实如拳大，内有黑子，即今人呼攀枝花者是，止堪装褥，原名"古贝"，故在木部。今治诸病者，非此一种，即夏种秋收，黄白二色，实如弹大，可纺绵织布，原名"古终"者是也。

【校注】

［1］矬（cuó）：矮。

［2］拒霜：木芙蓉别称。

［3］姚黄：是牡丹四大名品之一。

［4］爆（yè）：烧。

［5］蔗（biāo）：莓的一种。

【评析】

凤仙花有活血解毒功效，何镇介绍治鹅掌风指掌粗糙，俱和明矾，捣烂，苎麻叶包一夜解去，待红色退尽，其风愈可。凤仙花的茎名透骨草，有祛风湿、活血止痛作用。马勃清肺散肿，利咽开音，何镇还用其灰，敛烂收口。石胡荽开窍透顶，通九窍，故去鼻痔、目翳、耳聋神验。蜀葵有利水通淋、逐脓和血脉的作用，功似冬葵子。覆盆子可补肾益精，缩小便。

木部

（分为五类：香、乔、灌、寓、苞）

● 【原文】

桂（香木类）：味辛甘，气大热，浮也，阳中之阳，有小毒。采皮宜冬至，同饵忌生葱，收必阴干，用旋咀片。种类多般，地产各处，菌桂：正圆无骨（即筒桂，"菌"字讹），生交趾、桂林（形如竹）。牡桂：扁广薄皮，产海南山谷（即板桂，"牡"字讹）。官桂品极高而堪充进贡，却出观宾（广东州名，世人以"官"字省笔代之，后世因之相习）。木桂：皮极厚而肉理粗虚，乃发从岭表。柳桂：系至嫩枝梢；肉桂指极厚脂肉。桂枝：枝梗小条，非身干粗厚之处。桂心：近木黄肉，刮去外甲错粗皮。各桂主治须令周知（眉批：读者须细味之）：筒桂养精神，和颜色，耐老；板桂坚骨节，通血脉，堕胎。二者性并辛温，难作风寒正治。柳桂、桂枝味淡，能治上焦头目，兼横行臂领，调荣血，和肌表，止烦出汗，疏邪散风，《经》云气薄则发泄是也。肉桂、木桂性热，堪疗下焦寒冷，并秋冬腹疼，泄奔豚，利水道，温经暖脏，破血通经，《经》云气厚则发热是也。桂心性略守，治多在中；官桂味甚辛，治易解表。桂枝入足太阳，桂心入手少阴，而能随众药之性，以佐诸治之功。

发明：宗奭曰：桂，甘辛，大热。《素问》云辛甘发散为阳，故汉张仲景桂枝汤治伤寒表虚皆须此药，正合辛甘发散之意。《本草》治例止言桂，仲景又言用桂枝，取枝上皮也。好古曰：或问，《本草》言桂能止烦出汗，而张仲景治伤寒有当发汗凡数处，皆用桂枝汤。又云无汗不得服桂枝。汗家不得重发汗，若用桂枝是重发其汗。汗多者用桂枝甘草汤，此又用桂枝闭汗也。一药二用，与《本草》之义相通否乎？曰：《本草》言桂辛甘大热，能宣导百药，通血脉，止烦出汗，是调其血而汗自出也。仲景云：太阳中风，阴弱者，汗自出。卫实营虚，故发热汗出。又云太阳病发热汗出者，此为营弱卫强，阴虚者阳必凑之，故皆用桂枝发其汗。此为调其营气，则卫气自和，风邪无所容，遂自汗而解，非桂枝能开腠理，发出其汗也。汗多用桂枝者，亦以之调和营卫，则邪从汗出，邪气尽而汗自止，非桂枝能闭汗孔也。昧者不知出汗、敛汗之意，遇伤寒无汗者亦用桂枝，误之甚矣。**成无己曰**：桂枝本为解肌，若太阳中风，腠理致密，营卫邪实，津液禁固，其脉浮紧，发热汗不出者，不可与服。必也，腠理疏泄，自汗，脉浮缓，风邪干于卫气，恶风自汗者，乃可投之（眉批：同是太阳经病，浮缓腠疏，则用桂枝，浮紧腠密，则用麻黄）。发散以辛甘为主，桂枝辛热，故以为君，而以芍药为臣、甘草为佐者，风淫所胜，平以辛苦，以甘缓之，以酸收之也。以姜、枣为使者，辛甘能发散，而又用以行脾胃之津液而和荣卫，不专于发散也。故麻黄汤不用姜、枣者，专于发散，不待行其津液也。**时珍曰**：麻黄遍彻皮毛，故专于发汗而寒邪散，肺主皮毛，辛走肺也。桂枝透达营卫，故能解肌而风邪去，脾主营，肺主卫，甘走脾，辛走肺也。若肉桂下行益火之原（眉批：肉桂入相火命门之经，东垣所谓相火者，元气之贼，故曰盗火），东垣所谓肾苦燥，急食辛以润之，开腠理，致津液，通其气者也。《圣惠方》言桂心入心，引血化汗化脓。盖手少阴君火、厥阴相火，命门同气者也。《别录》云桂通血脉是矣。又桂性辛散，能通子宫而破血，故《别录》言其堕胎，又丁香、官桂治痘疮灰塌，能温托化脓也。

镇按：桂，其用虽分数种，其性味辛甘大温，故散中有补，补中兼散也。小建中、小青龙俱用官桂，桂枝汤则用桂枝，皆取其散，以官桂、桂枝轻薄之质，辛多甘少，故发散之性居多；若十全大补、十四味建中、人参养荣诸方，尽用肉桂，其味甘多辛少，故补养之力居多，而肉桂专补命门，引火归于火源，故八物地黄丸用之，入厥阴则破血，入足少阴则润燥也。

柏：柏子仁：味甘辛，气平，无毒。近道俱产，乾州独佳，宅边者宜，塚上者忌。霜后采实，去壳取仁，隔纸去油，入药乃效。畏羊、菊、曲、面、众石（羊蹄根、菊花、神曲、白面、诸色石），使牡蛎、瓜子、桂皮。聪耳目，却风寒湿痹止疼；益气血，治恍惚虚烦敛汗。润肾燥，悦泽肌肤；安惊悸，忘饥耐老。**侧柏叶**：苦涩，翠扁者采收，务按月令建方。得节候生气，即止吐衄崩痢，重长须眉。**白皮**：烧灰，敷火灼烂疮，长毛发亦验。**枝节**：酿酒，主历节风痹，疗瘑[1]疥尤灵。

发明：时珍曰：柏子仁性平而不寒不燥，味甘而补，辛而能润，其气清香，能透心肾，益脾胃，盖仙家上品药也，宜乎滋养之剂用之。《列仙传》云：赤松子饵柏实，齿落更生，行及奔马。谅非谬语也。

镇按：王好古云：柏实乃肝经气分药，似乎不然，余曾制四圣不老丹，服之大腑未有不泄滑者，且能入心安神，而其质多油，自当入于血分为是。合松子仁、火麻仁治老人虚秘，又治肠风，其为血药无疑矣。

黄柏（乔木类）：**黄柏皮：味苦微辛，气寒，阴中之阳，降也，无毒。树尚蜀产，皮宜夏收。恶干漆。治三焦，乃足少阴本药，又足太阳引经。加黄芪汤中，使足膝力气涌出，痿蹶即痊；和苍术煎服，俾下焦湿热散行，肿胀易退。安虚哕蛔虫，泻隐伏龙火**（谓相火也）。（眉批：泻龙火亦须斟酌，如两尺脉见滑数，则可用，两尺脉搏指有力，为元气已败，则断不可用也）。**解消渴，除骨蒸。补肾强阴，洗肝明目。治肠风热痢，逐膀胱热淋。又治女人带下，亦缘清固少阴。根：名檀桓，久服长生。**

发明：元素曰：黄柏之用有六。膀胱龙火能泻，一也；利小便结，二也；除下焦湿肿，三也；治痢疾见血，四也；脐中痛，五也；补肾阴不足，壮骨髓，六也。六症之外，凡肾水膀胱不足，诸痿蹶腰无力，加于黄芪汤中，俾足膝气力涌出，痿软瘫痪必用之药也。蜜炙研末，治口疮如神。故《雷公炮炙论》云：口疮舌拆，立愈。**杲曰**：黄柏、苍术，为治痿要药。凡治下焦湿热作肿及痛，并膀胱有火邪，小便不利、色黄、涩者，并用酒洗黄柏、知母为君，茯苓、泽泻为佐。凡小便不通而口渴者，邪热在于气分，肺中伏火，不能生水，是绝小便之源也，法当用气味俱薄、淡渗之药，猪苓、泽泻之类，泻肺火而清肺经，滋寒水生化之源也。若邪热在下焦血分，不渴而小便不通者，即《素问》云无阴则阳无以生，无阳则阴无以化，膀胱者州都之官，津液藏焉，气化则能出矣。法当用气味俱厚、阴中之阴药治之，黄柏、知母是也。治长安王善夫，膏粱积热耗肾水，致膀胱干涸，小便不通，渐成中满，腹坚如石，腿裂出水，双眼凸出，饮食不进，痛楚难堪，火邪上逆，复作呕逆，此《难经》

所云关则不得小便，格则吐逆也。洁古老人云：热在下焦，但治下焦则愈。遂处以此方寒水所化之药，黄柏、知母各一两，酒洗焙研，入桂一钱为引，熟水丸，每二百丸沸汤下，少时前阴痛极，溺如瀑泉，顷刻肿胀如失。**震亨曰**：黄柏走至阴，有泻火补阴之功。非阴中之火不可用也，火有二，君火者，人火也，心火也，可以湿伏，可以木灭，可以直折，黄连之属可以制之。相火者，天火也，龙雷之火也，阴火也，不可以水湿折之，当从其性而伏之，惟黄柏之属可以降之。（眉批：用黄柏制相火，须以桂心佐之，万举万当）。**时珍曰**：古书言知母佐黄柏，滋阴降火，有金水相生之义。盖黄柏能制膀胱命门阴中之火，知母能清肺金、滋肾水生化之源，故洁古、东垣、丹溪皆以之为滋阴降火要药，上古所未言也。气为阳，血为阴，邪火煎熬，则阴渐涸，故阴虚火动之病须之。然必少壮气盛能食者用之相宜，若中气不足而邪火炽甚者，久服则有寒中之变。（眉批：今古禀赋厚薄天渊之异，前人之言，亦其时应然也。后世之人不知时世之薄，习而用之，为可叹也）。近时虚损，及纵欲求嗣之人，用补阴药往往以此为君，日日服之。降令太过，脾胃受伤，真阳暗损，精气不暖，致生他病。故叶氏《医学统旨》有四物汤加知母、黄柏，久服伤胃，不能生阴之戒也。

镇按：近世医家治虚损劳瘵，不但脾胃未败之日不知利害，误用知、柏、芩、连、栀子、花粉、天门冬、麦门冬、瓜蒌等药，尤可为也，甚有脾胃已败，泄泻不食，瘦如鹤节，面目黧黑，尚不知悟，日习用之，待毙而已，可胜叹哉！清蒸降火，何只此数味可用耶！《本草》可不熟读乎？又可不细究经络乎？所谓读《本草》当明药性，不可徒读其文而不细心体究。

淡竹叶（苞木类）：**味甘淡，气平寒，阴中微阳，无毒。竹类颇多，惟除苦辣**（苏文忠云：淡竹对苦竹而言也，除却苦竹，尽是淡竹）。**逐上气咳逆喘促，退虚热烦躁不眠。专凉心经，尤却风痉。**（眉批：近时人用鸭跖草作淡竹叶，以之清虚热，幼科用治小儿虚热、夜啼亦有效验，因性味甘寒相同耳。究竟差误）。**皮茹：削去青色，惟求向里黄皮。主胃热、呃逆殊功，疗噎膈、呕哕神效。烧取竹沥：与荆沥同用，治诸症加姜汁效。止惊悸，却痰涎。大人痰**

在四肢并皮里膜外者，非此难驱；小儿天吊惊痫并中风口噤者，服此立效。竹笋：发气，托痘疮，更止消渴，利小便。节内黄粉即天竹黄（俗云出天竹国，非也）：形如黄土，又名竹膏。治小儿急慢惊风，疗肥人卒暴风中。镇心明目，解热攻邪。竹肉：如竹窎，生苦竹枝间，杀虫破血。竹蓐：似鹿角，产慈竹根旁（即慈竹上雨露滴地而生），止赤白痢。桃竹笋：系懒笋不成竹者，捣浓，敷六畜生蛆。仙人杖：是成竹时死黑者，煎尝治哕呕翻胃，更止小子惊啼，安身伴睡。痔漏出血，烧末汤吞。旧筻齿：治活虱入腹，状如癥瘕，煮服即除。

发明：弘景曰：甘竹叶最胜。宗奭曰：诸竹笋性皆寒，故知其叶一致也。仲景竹叶汤，惟用淡竹。杲曰：竹叶辛苦寒，可升可降，阳中阴也。其用有二，除新久风邪之烦热，止喘促气胜之上冲。

镇按：淡竹叶除烦退热，压丹石热毒，消痰止呕，孕妇烦热，小儿惊痫。又按，竹茹甘寒，治呕逆噎膈，小儿热痫，妇人胎前恶阻，胎动，伤寒劳复。又按竹沥治胸中痰热烦闷，消渴，癫狂，因痰热聚于胸中也。痰在四肢并皮里膜外，非此和以姜汁不能豁也。

雷曰：久渴心烦，宜投竹沥。震亨曰：竹沥豁痰，非助以姜汁不能行。诸方治胎产、金疮口噤，与血虚自汗，消渴小便多，皆属阴虚之病，无不用之，盖产后不碍虚，胎前不损子。世俗因《本草》言其大寒，致弃置不用，究其理，竹本寒，假火力而成，何大寒之有哉？但能食者服荆沥，不能食者服竹沥。时珍曰：竹沥性寒而滑，大抵因风火燥热而有痰者宜之，若寒湿胃虚肠滑之人服之，则反伤胃。又按：竹沥治痰，必用姜汁助之，亦为其性寒故耳。古人立法，盖有深意，若但据文率意用之，不无差误也。后人遂弃置弗用，失其良材，可胜惜哉。不知用之得当，虽砒碙乌附皆为良药，用苟失宜，则参芪归地亦能杀人，可不慎乎？

松（香木类）：松脂：味苦甘，气温，无毒。水煮三遍，色白如银。《仙经》曾载，轻身延年。熬膏贴疮毒，去腐长新肌。（眉批：松脂气涩性疏味淡，炼十数遍，其色洁白，服之尚令人大便泻薄，余家制七红丸，治格噎诸气，用之为君，则知此物之性疏可见矣）。实：主少气虚羸。花：亦轻身益气。节：

燥血中之湿，更驱脚气软疼。

发明：颂曰：道人服饵[2]，或合茯苓，或松柏实、菊花作丸，亦可单服。

时珍曰：松叶、松实，服饵所须，松节、松心，耐久不朽，松脂则树之精华也，入土不朽，变为琥珀，宜其可以辟谷延年。葛洪《抱朴子》云：上党赵瞿，历年患癞，且垂死，其家送至山穴中，瞿怨泣经月，有仙人授以药一囊，服百余日，其疮都愈，颜色丰美，仙人再过，瞿谢活命，并乞其方，曰此松脂也，汝炼服之，可以长生。归家坚意久服，身体轻捷，登危涉险，终日不困，年百余岁，齿坚发黑，夜卧忽见室间有光如镜，久视，一室通明，又见面上有采女戏于口鼻之间，后入抱犊山成地仙。

镇按：凡服饵之药，须坚意久服，自有应验，然亦不可恣饵大寒大[3]热、偏气所钟之药，如砒、硫、黄连等味是也。

茯苓（寓木类）：味甘淡，气平，属金，降也，阳中之阴，无毒。近道虽有，云贵独佳（今之六安、浙东，皆假人力种莳者，故不佳）。**质尚沉重，黑皮刮尽，赤筋伤目，须尽淘除。恶酸物及白蔹，仍畏杜蒙、地榆、雄黄、秦艽、龟甲。赤茯苓：入心、脾、小肠，泄痢专主；白茯苓：入膀胱、肺、肾，补益兼能。甘以助阳，淡司利窍。利水不走精气，功并车前；利血仅在腰脐，效同白术。为除湿行水圣药，乃养神益智仙丹。生津液，缓脾；驱痰火，益肺。却惊痫，安胎孕。倘阴虚多汗，小便素利，二者俱当禁服，犯之甚不相宜。**（眉批：凡淡渗之药，必先入肺而后下降以利小便，所以多服则令人发汗也）。**茯神：附结本根而生，用时须去皮木，所忌畏恶悉与前同，专补心气，定志安惊。心木名曰黄松节：载在《图经》，偏风致口眼㖞斜，服此可除筋骨挛痛。**

发明：弘景曰：茯苓色赤者利，色白者补。俗用甚多，《仙经》服食亦为至要，云其通神致灵，归魂炼魄，利窍益肌，开心厚肠，调荣理卫，为仙方之上品，善能辟谷。**宗奭曰：**茯苓行水之功居多，益心脾剂中不可缺也。**元素曰：**茯苓赤泻白补，上古无此说，盖气味俱薄，性浮而升。其用有五：利小便也，开腠理也，生津液也，除虚热也，止泄泻也。如小便利或频数者，多服则损人目，汗多人服之，损元气。**时珍曰**：茯苓，《本草》又言利小便，伐肾邪。至李东垣、王海藏乃言小便多者能止，涩者能通，同朱砂能秘真元。而朱丹溪又言阴虚者不宜用。义似相反，何哉？茯苓气味淡而渗，其性上行，生津液，开腠理，滋水之源而下降利小便，故张洁古谓其属阳，浮而升，言其性也；东垣谓其阳中之阴，降而下，言其功也。《素问》云：饮食入胃，游溢精气，上输于脾，脾气散精，上归于肺，通调水道，下输膀胱。观此，则知凡淡渗之药，俱先上行后才下降，非直下行也。又小便多者，其源有数种，《灵枢》云：肺气盛则小便数而欠[4]。虚则欠㰦[5]，小便遗数。心虚则少气遗溺，下焦虚亦遗溺，胞移热于膀胱则遗溺，膀胱不利为癃，不约为遗，厥阴病则遗溺闭癃。所谓肺气盛者，实热也，其人必气壮脉强，宜用茯苓甘淡以渗其热，故曰小便多者能止也。若夫肺虚、心虚、胞热、厥阴病者，皆虚热也，其人必上热下寒，脉虚而弱，法当用升阳之药以升水降火。膀胱不约、下焦虚者，乃火投于水，水泉不藏，脱阳之症，其人必肢冷脉迟，法当用温热之药峻补其下，交济坎离，皆非茯苓辈淡渗之品所可治，故曰阴虚者不宜用也。

镇按：凡治小便不行之症，有数法焉，若多饮酒者，湿热蓄于膀胱，或多喜茶水之人，肺气业已先亏，不可服猪苓、泽泻之辈者，茯苓、车前是所当用，但当以麦冬、白术之类佐之；若元气下陷者，佐以人参、升麻；肾水气亏者，膀胱不约气虚者，俱当合参、芪、熟地、五味、菟丝、山茱、胡芦巴服之；而膀胱不利，又当主于分利矣，茯苓又属淡渗中之轻剂，何妨于用？若下焦气闭，二便不行，胀闷欲死，尚当佐以皂角、木通之类；虚者合参、芪、芎、术；湿热者合苓、栀、瞿、萹；气陷而结，佐以升麻、木通，如服药不通，探吐以提其气则行矣。大抵须究其理而善用之，虽砒硫巴附皆能已病，何必云淡渗之药，遂弃置弗用耶！镇又按：茯神依附本根而生，用以补心定志，亦取有所依赖，则魂魄有攸归之义也。心中木，治筋骨痛，取其入骨也。

● 【校注】

[1] 瘑（guō）：疮，疽疮，秃疮。

[2] 服饵：服食丹药。道家养生延年术。

［3］大：原为"太"。疑误。

［4］肺气盛则小便数而欠：语出《灵枢·经脉》："是主肺所生病者，咳，上气喘渴……气盛有余，则肩背痛风寒，汗出中风，小便数而欠。气虚则肩背痛寒，少气不足以息，溺色变。"

［5］欱（qù）：张口，喘气貌。

● 【评析】

桂的种类较多，入药常用菌桂，官桂品质较好。肉桂为桂树的树皮，指极厚脂肉；桂枝是枝梗小条，即细枝。其用何镇叙述神明，桂味辛甘大温，故散中有补，补中兼散也。桂枝汤用桂枝，以轻薄之质取其散；若十全大补、人参养荣诸方，尽用肉桂，其味甘多辛少，故补养之力居多，且专补命门，引火归于火源，故八物地黄丸用之。

黄柏泄相火专能，与知母合用为滋阴降火所常用，但究属苦寒之品，多服久服损脾败胃，故何镇感叹庸医日习用之，祸害无穷，他督示后学者读《本草》不仅当明药性，还需结合临床细心体究。茯苓性甘平，健脾渗湿，宁心安神，何镇认为茯苓淡渗，凡治小便不行之症，虽辨证用药方法颇多，然均可配用。茯神依附本根而生，用以补心定志，心中木，治筋骨痛，取其入骨也。

● 【原文】

琥珀（寓木类）：味甘，气平，属金，阳也，无毒。西戎多产，色淡彻光；南郡亦生，色深重浊。利水道，通五淋，定魂魄，安五脏。破癥结瘀血，杀鬼魅精邪。止血生肌，明目摩翳。治产后血晕及儿枕疼，疗延烂金疮并胃脘痛。瑿[1]名瑿珀：名异产同，状似玄玉而轻质，亦松脂所化，历二千岁方结成形。安神补心益佳，生服破血尤善。

发明：弘景曰：俗人多带之辟邪。刮屑服，疗瘀血至验。《仙经》无正用。藏器曰：和大黄、鳖甲作散，酒下方寸匕，下恶血，妇人腹内血尽则止。宋高祖时，宁州贡琥珀枕，碎之以赐军士敷金疮。

镇按：琥珀治心胃疼甚效，以其能散结气，破宿血。敷金疮，其血立止。安惊定魄，当入手少阴、太阴，足厥阴三经。

墨（眉批：墨，《纲目》收入土部，今改入此，因松烟造成故也）：**味辛，无毒。择系松烟造者，摩汁入药和吞，止血果捷。因黑胜红，故天行热毒，鼻衄出血数升，水研滴入。若产后血晕崩中，卒暴来红，醋摩服之。游丝入眼赤疼，摩鸡血速点亦效。**

发明：镇按：古人造墨，取松烟炼成，故附载于松脂之后。今时取烟用油熏者，其烟轻细，和以珠宝、冰、麝而成，其色黑，属北方癸水，故能止血妄行，敷火丹肿痛，皆水能制火之义也。

枳实（灌木类）：**味苦酸，气寒，味薄，气厚，阴中微阳，无毒。商州所生**（属河南）**似橘小黑，去瓤麸炒，秋季才收。除胀满，消宿食，消坚积，化稠痰。仲景和承气汤中，取疏通破结之功；丹溪加泻痰药内，有倒壁推墙之捷。枳壳：形大，亦贵陈年，收采宜冬，制如枳实。泻肺脏，宽大肠。开胸中结气，散两胁气膨。逐水饮停留，关节并利；破痰癖积聚，宿食亦推。同甘草瘦胎，和黄连减痔。能损至高之气，劳伤虚怯休吞。**

发明：震亨曰：枳实泻痰，能冲墙倒壁，滑窍破气之药也。元素曰：心下痞及宿食不消，并宜枳实、黄连。好古曰：益气则佐之以人参、白术、干姜，破气则佐以大黄、牵牛、芒硝，此《本经》所以言益气而复言消痞也。非白术不能去湿，非枳实不能除痞，故洁古制枳术丸以调脾胃。张仲景治心下坚大如盘，水饮所作，枳实白术汤。用枳实七枚，术三两，水一斗，煎三升，分三服，腹中软，即消也。

镇按：伤寒心下痞，有枳实理中丸、洁古老人枳术丸以调脾胃，盖枳实味苦，故专下气除痞、削坚破积之能。

元素曰：枳壳破气，胜湿化痰，泄肺走大肠，多用损胸中至高之气，不可多服。禀受素壮而气刺痛者，看在何部经分，以别经药导之。**时珍曰**：枳实、枳壳，气味、功用俱同，上世亦无分别，魏晋来始分实、壳异用。洁古张氏、东垣李氏又分治高、治下之用。大抵其功，皆能利气，气下则痰喘止，气行则痞胀消，气通则痛刺已，气利则后重除，故以枳实利胸膈，枳壳利肠胃。然仲景治胸痹痞满，以枳实为要药；治下血痔痢，大肠秘塞，里急后重，又以枳壳为通用，则枳实不独治下，枳壳不独治高也。盖自飞门至魄门，皆肺主之，三焦相通，一气而已，则二物分之可也，不分亦可也。《杜壬方》载湖阳公主苦难产，有方士进瘦胎方，用枳壳四两，甘草二两，为末，每服一钱，白汤点服，自五月后每日一服，至临月，不惟易产，仍无胎中恶病。张洁古《活法机要》改作枳术丸，名束胎丸。而寇宗奭《衍义》言，胎壮则子有力易生，今服枳壳等药反致无力，其子反弱难差，所谓缩胎易产者，大不然也。以理思之，寇氏之说是也。或胎前气盛壅滞者宜用之，所谓八九月胎，必用枳壳、苏梗以顺气，胎前无滞，则产后无虚也。但气禀弱者，大非所宜矣。

镇按：大抵枳实、枳壳，皆克伐之药，虽有治痰消导之功，决不可单用以取快，如枳术丸、理中丸，可想见矣。至瘦胎一方，余每用必合芎、归、芩、术之类，且不以之为君，服之可有利而无害矣。然不可因寇氏之言，遂成弃置也。

厚朴（乔木类）（一名赤朴，又名烈朴，即秦树皮子，名逐折，能明目益气）：味苦辛，气大温，属土有火，阴中有阳，可升可降，无毒。树甚高达，秋尽取皮，陕蜀多生，梓州独胜。炒须姜汁，紫厚者佳。恶寒水、硝、泽（寒水石、硝石、泽泻），使炮黑干姜。主呕逆吐酸，驱中风寒热；禁泻痢霍乱，治腹满胀疼。消痰下气，同枳实大黄，实满能驱；温中平胃，同陈皮苍术，湿满即愈。和疏解药，治伤寒头痛；和泄利药，能温胃厚肠。虚人不宜过用，恐其走泄真元；气实人误服参芪致喘，正宜服此泄除膨闷。孕妇切禁，女科须知。

发明：宗奭曰：厚朴平胃散中用最调中。至今此药盛行，既能温脾胃，又能走冷气，为世所须也。**元素曰：**厚朴之用有二。平胃，一也；去腹胀，二也。但孕妇须忌之，虚人虽腹胀，宜斟酌用之也。误用脱人元气，惟寒胀大热药中兼用。乃结者散之神药也。**震亨曰：**厚朴属土有火，其气温，能泻胃中之实也。平胃散用之，佐以苍术，正为泻胃中之湿，平胃上太过，以至于中和而已，非为温补脾胃也。习俗谓之补，哀哉！杲曰：苦能下气，故泄实满；温能益气，故散湿满。

镇按：厚朴因其性温，故好古有益气之誉，一言之忽，致后人误用至今，慎之慎之！（眉批：只可云温能和气，不可云益气也）。

桑：桑根白皮：味甘而辛，甘厚辛薄，气寒，可升可降，阳中阴也，无毒。山谷虽亦出产，入剂须觅家园。近冬采收，忌犯铁器，根取东行土内，拌蜜文火炙干。为使桂心、续断。入手太阴肺经。甘补元气，益劳怯虚羸；辛泻火邪，止喘嗽吐血。利水消肿，解渴驱痰。刀剑伤可作线缝，热鸡血涂之即合。（眉批：桑本手太阴之药，所以必取根皮者，欲其降下。又入足少阴太阳，故又能利水道，消浮肿也）。皮中白汁：取依四时，春夏取上，秋冬取根。扎金疮止血，敷蛇咬毒消。治老痰宿血，捣绞汁煎膏。叶：经霜煮汤，洗风眼流泪，消水肿脚浮，利关节下气。枝：取煎汤。能驱风痒，兼润皮枯。椹：采黑者煎膏。解金石毒，燥热止渴。和蝌蚪自化，染须发白，返老成乌。柴灰：淋汁可作烂药，并益丹家。桑上寄生：节间生出，叶厚软如橘叶，茎肥翠似槐枝。或云碎其实，有汁稠黏者真，又云折其枝，以色深黄者是，当依此辨别，仍贵缠附桑枝。外科散疮疡，追风湿，却背强腰疼；女科安胎孕，下乳汁，止崩中漏血。健筋骨，充肌肤；愈金疮，益血脉；长须发，坚齿牙。

发明：杲曰：桑白皮，甘以固元气之不足而补虚，辛以泻肺气之有余而止嗽。又云：性不纯良而泻肺气，不宜多用。时珍曰：桑白皮长于利小水，乃实则泻其子也，故肺中有水气及肺中有火者宜之。《十剂》云：燥可去湿，桑白皮、赤小豆之属是矣。宋医钱乙治肺气热甚，先咳后喘，面肿身热，泻白散。用桑根白皮（炒）一两，地骨皮（焙）一两，甘草（炒）半两，末之，每服一二钱，入粳米百粒，水煎，食后温服。盖桑白皮、地骨皮皆能泻火从小便出，甘草泻火而缓中，粳米清肺而养血，此泻肺诸方之准绳也。元医罗天益言其泻肺中伏火而补正气，盖泻火邪所以补正气也。若肺虚而小便利者，不宜用之。颂曰：桑白皮作线缝金疮肠出者，外以热鸡血涂之。唐安金藏剖腹洗肠，用此法而愈。

镇按：桑根白皮，泻肺是其本功，所以云补元气者，为其泻除肺火，则化源清而水有赖，故凡虚劳咯血、唾血者用之建功。肺气清则津液生，而消渴自愈，肺经火降而痰涎自清矣。余每治面部虚肿，同防风服之，即效。盖散肺部之水，清解肺中之风火也。

宗奭曰：乌桑椹，桑之精英也。《仙方》日干为末，蜜和为丸，酒服甚良。采得微春，以布滤去渣，石器内熬膏，量入蜜再熬成，每以沸汤调服。治金石毒发，发热口渴，生津液，及治小肠热。**时珍曰：**椹有乌白二种。杨氏《产乳》云：孩子不得与桑椹食，令儿心寒。而陆机《诗疏》云：鸠食桑椹，则醉伤其性，何也？《四时月令》云：四月宜饮桑椹酒，能理百种风热。其法用椹汁三斗，煮减半，入白蜜二合，酥油一两，生姜汁合许，重汤煮令得所，瓶收。每服一合，酒和饮之。一法，取椹汁熬烧酒，藏之经年，味力愈佳。史言魏武帝军乏食，得干椹以济之。金末大荒，民皆食椹以延活甚众。

镇按：桑椹名文武实，义不能解。其性微凉，善解金石热毒，故云小儿食之心寒。然椹亦能清金，色黑又能益水，乃金水二脏之药也，故能乌须发。

时珍曰：桑叶乃手足阳明之药，煎以代茶，可除消渴。《普济方》载武胜军宋仲孚患青盲二十年，用青桑叶阴干，照后开逐月日，就地上烧存性。每以一合，于瓷器内煎减三分之二，澄清，温热洗目，至百度屡效。正月初八、二月初八、三月初六、四月初四、五月初六、六月初二、七月初七、八月二十、九月十二、十月十三、十一月初二、十二月三十。

镇按：桑叶煎服，当采霜后十月中落去二分，其有一分在树不落者，名神仙叶，采取和四月所采嫩叶阴干，丸散俱可服。煎汤淋洗手足，去风痹殊效，此苏颂方也。

时珍曰：痈疽大毒，发背不起，或瘀肉不腐，及阴疮、瘰疬、流注、臁疮、顽疮久不能愈，用桑枝灸法，未溃则拔毒止痛，已溃则补接阳气，亦取桑枝能通关节，去风寒，火性畅达，能引出郁毒之意。其法以干桑木劈作片，扎成小把，燃火吹息，灸患处，频易灸之，内服托补之剂，诚良方也。又按赵潜《养疴漫笔》云：越州一学录少年苦嗽，百药不效。或令采向南桑树柔条一束，寸剉之，铜锅内纳水五碗，煎至一碗，盛瓦器中，渴即饮之，服一月而愈。此亦桑枝煎之变法也。

镇按： 桑枝煎治风活络，盖取其不冷不热而有调达之义也。服如此药，须耐心久服乃效。《圣惠方》用桑枝十斤，加益母草三斤，煎膏，卧时酒服，以愈为度，甚为有理。盖桑枝属肺，益母属肝，愚意再入天麻、甘菊花、络石三味更妙。又按：桑柴灰蒸淋取汁，与冬灰汁等为煎，能去痣疣黑子，蚀恶肉。煎作桑霜，治噎食积块；煎汁洗大风恶疾，淋头面，后以大豆水研成浆解其灰味，三日一洗头，一日一洗面，不过十度即效。皆取其通达郁滞、去湿润肌、透络去死肌之意也。

山栀子（一名越桃，又名木丹、鲜支，花名薝葡，能悦颜色。灌木类）：味苦，气寒，味厚气薄，气浮味降，阴中阳也，无毒。家园肥大，棱五六，染色堪需；山谷薄小，棱七九，入药须觅。去热用，但炒燥；止血用，须炒黑。留皮，除热于肌表；去皮，驱热于心胸。其所入之经手太阴一脏。因质浮色赤、味苦气寒，故治至高而泻肺火。《经》云在高者因而越之，故仲景用作吐药；《经》云膀胱为津液之府，气化则出，易老用以利小便也。加生姜、橘皮治呕吐不止，加厚朴、枳实除胸满而烦，加茵陈治湿热发黄，加甘草治少气虚满，欲除烦燥于心内，加香豉而建功（烦属气分，肺症也，栀子除肺热生烦；燥属血分，肾主之，香豉除肾热而燥）。若加生姜绞汁，尤治心腹久疼。上焦客热善驱，五种黄病竟解。目赤能医，鼻红亦效。解热郁，行结气。其性屈曲下行，大能降火从小便出者，此丹溪之秘旨焉。

发明：元素曰： 栀子轻飘象肺，色赤象火，故能制肺中火。其用有四：驱心经客热，一也；除烦躁，二也；去上焦虚热，三也；治风，四也。**好古曰：**《本草》不言栀子能吐，仲景用为吐剂。盖栀子本非吐药，为邪气在上，拒而不纳食，令上吐，则邪因以出，正高者越之之义也。或用为利小便药，实非能利小便，乃清肺也。肺清则化行而膀胱津液得此气化而出也。《本草》言治大小肠热，乃辛与庚合，又与丙合，又能泄戊，先入中州故也。**宗奭曰：** 仲景治伤寒发汗吐下后，虚烦不得眠，若剧者，必反复颠倒，心中懊侬，栀子豉汤治之。因其虚，故不用大黄，有寒毒故也，栀子虽寒而无毒。治胃中热气，既亡血亡津液，腑脏无润养，内生虚热，非此物不可去也。又治心经留热，小便赤涩，用去皮栀子（火煨）、大黄、连翘、炙甘草等分末之，水煎三钱服，无不利也。**颂曰：**张仲景及古今名医治发黄，皆用栀子、茵陈、甘草、香豉四物作汤。又治大病后劳复，皆用栀子、鼠矢等汤利小便而愈。其方极多，不能悉载。

镇按：栀子气薄，所以上行；味苦，故能下降；性寒，所以降火，故上中下三焦内外并治之。甄权云解蛊毒，陶弘景云解玉支（眉批：玉支，名羊踯躅）毒。

枸杞（灌木类）：**枸杞子：**味甘苦，气微寒，无毒。近道俱产，甘州独佳。春生嫩苗可茹，秋结赤实益人，紫熟甘润有力，赤黯枯燥无能。经入命门相火。聪明耳目，安神，添精固髓，健骨强筋。滋阴不致阴衰，兴阳常使阳举。更止消渴，尤补劳伤（眉批：枸杞子气微寒，因色赤，故补命门。时人不知，力言其热，如香薷辛温发散，故借以解暑。时师又言其寒，皆未经玩索之故）。**叶：**汁注目中，能除风痒去膜。**根名地骨皮：**性寒凉。经入少阴肾脏，并手少阳三焦。解传尸有汗，肌热骨蒸；疗在表无寒，风湿周痹。去五内邪热，利前后二阴。强阴强筋，凉血凉骨。

发明：时珍曰：枸杞子甘平而润，性滋而补，不能退热，止能补肾润肺，生精益气。此乃平补[2]之药，所谓精不足者，补之味是也。

镇按：枸杞子色赤，象火，味甘能补，故入相火。盖相火清之反盛，补之则平，虚火也，龙雷之火也，非若上焦心火，可以栀、连制伏者也，惟枸杞子、五味子、肉桂温凉平补，咸酸收敛之药，始可效。

时珍曰：按刘禹锡《枸杞子诗》云："僧房药树依寒井，井有清泉药有灵，翠黛叶生宠石甃[3]，殷红子熟照铜瓶。繁枝本是仙人杖，根老能成瑞犬形，上品功能甘露味，还知一勺可延龄。"又《续仙传》云：朱孺子见溪旁二花犬，逐入枸杞丛下而隐，掘之得根，形如二犬，烹而食之，忽觉身轻，古人言之甚确。虽然苗、子、根其气味稍殊，而主治亦自有别，苗乃天精，苦甘而凉，上焦客热、心肺烦热者宜之；根乃地骨皮，甘淡而寒，下焦肝肾有热者宜之。此皆三焦气分之药，所谓热淫于内，泻以甘寒是也。其实乃枸杞子，已发明于上矣。兹不复载。

镇按：典籍载枸杞食之成仙，乃言其千年之根也，如上云云。又如世传蓬莱县南丘村多枸杞，高者一二丈许，其根盘结甚固，其乡人多寿。又润州开元寺大井旁生枸杞，岁久，土人呼为"枸杞井"，饮其水甚益人。又麻城刘松石《保寿堂方》载地仙丹略云：猗氏县一老人，春采苗名天精草，夏采花名长生草，秋采实名枸杞，冬采根名地骨皮，并阴干，用无灰酒浸一夜，其后取起，晒露四十九昼夜，受日月精华，为末，炼蜜丸弹子大，早晚细嚼各一丸，以隔夜百沸汤下服之，此老寿至百岁余，身轻强健，齿发如童，阳事强旺，言之甚悉。虽未必若此之良，久服除热、轻身、明目则有之也。子入命门，根入少阴肾脏，又手少阳三焦，一补真火，一添肾水，久服自是有益，非虚誉也。

辛夷（香木类）：味辛，气温，无毒。原产汉中川谷，今则处处有之。红白二种，花开两番，未放紫苞，辛夷为号。只畏四种，菖连膏蒲（石菖、黄连、石膏、蒲黄）；恶石脂，使芎劳。止头脑风疼，面肿连齿痛，眩冒。生发杀虫，通鼻窍，禁清涕长流。

发明：时珍曰：鼻气通于天，天者，头也，肺也，肺开窍于鼻，而阳明胃脉环而上行于脑，脑[4]为元神之府，鼻为命门之窍。凡人之中气不足，清阳不升，则头为之倾，九窍为之不利。辛夷之辛温走气而入肺，其体轻浮，能助胃中清阳上通于天，所以能温中，治头目面鼻九窍之病。轩岐而后，能达此理者，东垣李杲一人而已。

镇按：辛夷味辛，故入肺；气温，故入胃，以治二经之病也。生发清阳，其性开窍，然非常服之品。

酸枣仁：味酸，气平，无毒。生河东川泽，秋采核仁。匾红棘仁假充，不可不细辨也。能治多眠、不眠，必分生用、炒用。多眠者胆实有热，生研末，和茶叶、姜汁调吞；不眠者胆虚有寒，炒作散，采竹叶煎汤送下。倘和诸药共剂，只恶防己须知。宁心志，益肝补中；敛盗汗（眉批：因其性味酸收，故重用能止盗汗），驱烦止渴。

发明：恭曰：《本经》用实治不得眠，不言用仁，今方皆用仁。补中益肝，坚筋骨，助阴气，皆其功也。志曰：按《五代史·后唐》《刊石药验》云：酸枣仁，睡多生使，不睡炒熟使。陶云食之醒睡，而《经》云治不得眠。盖其实肉味酸，食之使不思睡；核中仁服之，疗不得眠。正如麻黄发汗，根即止汗也。时珍曰：酸枣肉味酸性收，故主肝病，寒热结气，酸痹，久泄，脐下满痛之症。其仁甘而润，故熟用治胆虚不得眠，烦渴虚汗之症；生用治胆热好眠，皆足厥阴少阳药也。今人专以为心家药，殊昧此理。

镇按：酸味入肝，主于收敛，故治烦心不眠；坚筋骨，宗筋属肝，故亦治之。虚汗非肝经之症，其能止汗者，亦虚当补母之义也。烦属气分，肺金主之，其能定烦者，盖取酸收之意。

【校注】

[1] 瑿（yī）：黑色的琥珀。

[2] 补：原为"肝"。据《本草纲目》改。

[3] 甃（zhòu）：砖砌的井壁。

[4] 脑：原无此字。疑漏。

【评析】

枳实、厚朴均能下气、消痰，但枳实疏通破气力强，厚朴又能燥湿散满，但均克伐之药，宜慎之。桑树一身是宝，桑叶散风热、明目；桑白皮泻肺、行水，何镇经验方合以防风治面部虚肿；桑椹清肺益肾，乌须发；桑枝驱风活络，何镇认为久服乃效，合以天麻、菊花、络石尤妙。枸杞亦全可入药，枸杞叶除风去翳膜；根皮即地骨皮，凉血、退虚热；何镇尤推重枸杞子，其色赤象火，味甘能补，故补之则相火得平，又滋阴添肾水，久服有益。酸枣仁生用治胆热好眠，熟用治胆虚不得眠，亦能养心安神，敛汗止烦。琥珀亦能补心安神，但还有破宿血、散结气、利水道之功效。

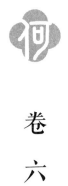

卷
六

木部

● 【原文】

杜仲（一名思仙皮，又名木棉，其子亦名逐折。乔木类）：味辛甘，气平温，气味俱薄，降也，阳也，无毒。汉中（属四川）产者第一，脂厚润者为良。刮皮切片，姜炒去丝。凡入药治病，恶蛇蜕、玄参。除阴囊湿痒添精，止小水频数梦泄。腰痛不能屈者专功，足痛不任履者立效。

发明：时珍曰：杜仲，古方只知滋肾，惟王好古言是肝经气分药，润肝燥，补肝虚，发昔人之未发也。盖肝主筋，肾主骨，肾充则骨强，肝充则筋壮，屈伸利便，皆属于肝。杜仲色紫而润，味甘微辛，其气温平，甘温能补，微辛能润，故能入肝而补肾，子能令母实也。按庞元英《谈薮》云：一少年新娶，患脚软且疼，医作脚气治不应。孙琳诊之，用杜仲一味，每以酒水各半煎服一两，三日能履，六日愈矣。琳曰：此属肾虚，非脚气也。

镇按：凡筋骨作痛，皆由肝肾血虚。杜仲补肾肝者子母之脏，故兼补之也。骨有血则荣，筋有血则舒，机关便利，何痛楚之有？溲频遗精，皆肾虚之症，肝火亦主于疏泄，梦遗亦有肝虚者，故亦治之。孕妇胎数堕，亦由肝血衰而肝火盛，以糯米汤浸炒八两，续断（酒炒）二两，山药糊丸，空心米饮服，此杨起《简便方》也。

山茱萸（一名蜀酸枣，又名鸡足、肉枣，一名枣皮，亦名鼠矢。灌木类）：味酸涩，气平，微温，无毒。多出汉中山谷，因以蜀枣为名。生青熟红，霜降收取。恶桔梗、防风、防己，为使宜用蓼实。入肝肾二经，补肝肾气分。温肝补肾，兴阳事以长阴茎；益体固精，暖腰膝而助水脏。女人经候能调，老人小便可节。除一切风邪，却诸般气症。其核勿用，精滑难收。

发明：好古曰：滑则气脱，涩剂可以收之。山萸止小便利，秘精气，取其味酸涩以收滑也。仲景八味丸重用之，其性味可知矣。

镇按： 山萸入肝肾二脏，前人已悉言之矣。余常思之，色赤者，必走命门、助相火，如枸杞子之理也。枸杞子味甘，故专补相火，而山茱萸味酸涩而坚收相火，使之固健也。

猪苓（寓木类）：味甘苦淡，气平，降也，阳也，无毒。多产衡山。八月收采，形如猪粪，因名猪苓，用须刮去黑皮。经入膀胱与肾。通淋消肿满，除湿利小便。《衍义》又云行水之功居多，大能燥亡津液，倘无湿症，妄投必致损肾昏目。

发明：颂曰： 张仲景治消渴脉浮、小便不利、微热者，猪苓散发其汗。病欲饮水而复吐，名为水逆，冬时寒嗽如疟状者，亦用猪苓，盖此即五苓散也。服后多饮暖水，汗出即愈。**杲曰：** 苦以泄滞，甘以助阳，淡以利窍，故能除湿而利小便。**时珍曰：** 猪苓淡渗，气复能升，故能开腠理，利小便也，与茯苓同功。

镇按： 前人再四叮咛，勿久服猪苓，为其渗泄津液，且能开腠理而发汗，故非可常服者也。

乌药（一名旁其。香木类）：味辛，气温，气厚于味，阳也，无毒。各处俱生，天台称最，海南独妙，形若连珠。入足少阴肾经及足阳明胃腑。虽多走泄，不甚刚强。诸冷能除，诸气可顺。止翻胃，消食积作胀；缩小便，逐气冲致疼。辟疫瘴时行，解蛊毒卒中。攻女人滞凝血气，去小儿积聚蛔虫。猫犬有病，磨水灌焉。

发明：宗奭曰： 乌药温和，来气少，走泄多，但不甚刚猛。同沉香摩作汤服，治胸腹冷气甚稳。**时珍曰：** 乌药辛温香窜，能散诸气。故《惠民局方》治中风、中气诸证，用乌药顺气散者，先疏其气，气顺则风散也。严用和《济生方》治七情郁结，上气喘急，用四磨汤，降中兼升，泻中带补也。《朱氏集验方》治虚寒小便频数缩泉丸，同益智子等分丸服，取其通阳明、少阴经也。

镇按： 前贤皆云性开窜而不甚猛，然不堪多用，亦能泄真气也，不可以词害义。

茶茗（味类）：味甘苦，微凉，无毒。江淮闽浙俱产，蒙山中顶独佳。早采细者曰茶，晚采粗者曰茗。所入经络手、足厥阴。逐痰涎，解烦渴，清头目，利小便。下气消宿食，除热治瘘疮。姜连同煎，止赤白下痢；香油调末，敷汤火炮烧。

发明：镇按：茶之为物，凉而无毒，入阳明清胃中热毒，所以逐痰解渴，清上除烦，然过多亦能伤胃。渗入下焦，必致疝疾，因其性寒。惟岕山出者，其味轻气薄，不损胃气，养生者喜啜之，虽日饮啜，亦不致病。若苏州之天池茶、宁国之妙青等茶，万不可多饮。六安出者气味平和，亦不妨多啜耳。

吴茱萸（灌木类）：味辛苦，气温，大热，有毒。气味俱厚，可升可降，阳中阴也。所产多于吴地，首加"吴"字为称。重阳收采，曝干，泡去苦汁七次。畏紫、白石英，恶丹参、硝石，使需蓼实。入肝肾脾经。主咽嗌寒气，噎塞不通；散胸中冷气，痞闷不利。驱脾胃停寒，脐腹作阵绞痛；逐膀胱受湿，阴囊作疝剜疼。开腠理，解风邪，止呕逆，除霍乱。仍顺折肝木之性，治吞吐酸水如神。厥阴头疼引经必用。气猛不宜多服，令人目瞪口开，若久服之，大伤元气。根：杀寸白三虫，煎汁服之立出。

发明：镇按：吴茱萸，足三阴之热药也，故逐胸腹诸冷痛、气不通泰、腹中之痛，皆为诸疝，并能治之。性专下泄，故治呕逆久不瘥，亦从治之法也。厥阴头痛能除之。张仲景治呕而胸满，茱萸汤主之，用吴萸、姜枣、人参。呕吐涎沫、头痛者，亦此方主之。又姚僧垣治卒患关格不通，取南行枝如手二指中节许，含之立通。凡人腹中有虫，伤脾好呕，取东行根大者一尺，火麻子八升，橘皮二两，酒一斗，浸一宿，微火上薄温之，绞汁，平旦空腹饮一升，虫尽出矣，或死或烂，或下黄汁。凡用吴茱萸须要斟酌，虚人并久泄者忌之。然性猛烈，亦非可多服者。

钩藤（灌木类）（眉批：凡藤原属蔓草部，今见枝干虽小，然其坚似木，僭改）：味甘苦，气微寒，无毒。湖南北俱有，山上下尽生，节间有刺如钩，三月取枝，日曝。理幼科寒热惊痫，手足瘛疭者急觅；患胎风客忤，口眼抽搐者宜求。

发明：时珍曰： 钩藤，手足厥阴药也。足厥阴主风，手厥阴主火。惊痫眩晕，皆肝风相火之病。钩藤通心包于肝木，风静火息，则诸症自除。

镇按： 平肝而风自静，风静则火自息，乃手足厥阴甘而微寒之药。

槟榔（荤果类）：味辛苦，气温，味厚气薄，降也，阴中阳也，无毒。岭南州郡各处俱生，形类鸡心，性如铁石。逐水谷，除痰癖，止心痛，杀三虫。治后重如神，坠诸气极下。专破滞气下行，若多服之，必泻上焦清气。

发明：元素曰： 槟榔味厚气轻，沉而降，阴中阳也。苦以破滞，辛以散邪，泄胸中至高之气，使之下行，性如铁石之沉重，能坠诸药至于下极，故治诸气并后重如神也。**时珍曰：** 按罗大经《鹤林玉露》云：岭南人以槟榔代茶御瘴，其功有四。一者醒人使之醉，盖食之久则熏然颊赤，苏东坡槟榔诗云"红潮登颊醉槟榔"也；二者醉能使之醒，盖酒后嚼之，则宽气下痰，余醒顿解，朱晦庵[1]所谓"收得槟榔为祛痰"也；三者饥能使之饱，四者饱能使之饥，盖空腹食之，则充然气盛如饱；饱后食之，则饮食爽快易消。又且禀性疏通而不泄气，禀味严正而复有余甘，有是德故有是功也。又按朱晦庵槟榔诗云："忆昔南游日，初尝面发红；药囊知有用，茗碗讵能同。蛊疾收殊效，修真禄异功；三彭若不避，糜烂七非中。"又吴兴章杰《瘴说》云：岭表之俗，多食槟榔，日至十数枚。夫瘴疠之作，息因饮食过度，气痞积结，而此果最能下气消食祛痰，故人食之，则胸中暂快。夫岭南地热，四时出汗，人多黄瘠，岂非槟榔日食，中州气耗耶？东阳卢和亦云：闽广人常食槟榔，云能治瘴。若有瘴气，服之可也，无瘴而服，宁不损其正气而有开门延盗之祸欤？

镇按： 槟榔之性，沉重如铁石，故专下气除痰，止心腹之疼，杀虫消滞，此数者是其所能，则补养之性毫无，何可日习食之耶？食之久则上中二焦之气受伤，反能招病，正是诸病由虚而入也。曾有人授余一方，名十五双丸，是扶衰滋补之药，共三十味，其中以槟榔、黄柏、川楝子三味为君，为其能引诸药下至极阴之分故耳。以余思之，同下焦补药服之虽补，亦未免有耗气之弊。

大腹子（附大腹皮。彝果类）：味苦辛，气微温，降也，无毒。树与槟榔小殊，同生南海诸国，形矮而圆，主治略同。姜盐和煎，疏气甚妙。主冷热诸气，通大小二肠。止霍乱痰隔醋心，攻心腹大肠壅毒。皮：即外裹粗皮。因此树鸩鸟多栖，粪污最能为害。先浸醇酒，后洗豆汤。下隔气宽中，消浮肿去胀；洗恶秽漏疮，治胎气恶阻。

发明： 镇按：大腹子形色与槟榔不甚相别，但稍扁耳。朱人马志云：只茎叶根干稍异。而陶弘景又云：向阳者名槟榔，向阴者名大腹。殊为未闻，当以马志之言为当。其性略和，故孕妇尚服其皮也。

诃黎勒（乔木类）：味苦重酸轻，气温，性急，喜降，阴也，无毒。岭南俱生，广州独胜。六棱黑色为美，火煨去核方煎。通津液，破结气，止久痢，逐肠风。开胃涩肠，驱痰住嗽。因味酸苦，收敛专功。

发明： 宗奭曰：诃黎勒，气虚人亦宜煨熟少用。其味虽涩而又泄气故耳。
时珍曰：诃子同乌梅、五倍子用则收敛，同橘皮、厚朴用则下气，同人参用则补肺治咳嗽。东垣言嗽药不用者，非矣，但咳嗽未久者，不可服也。珣曰：诃黎皮、大腹皮，波斯人置舶中，遇大鱼放涎，水滑数里，船不能进者，此药洗之，其涎滑寻化为水，则其治气消痰功力可推此而知矣。

镇按： 诃黎勒味苦，故能下；味酸，故能收涩。但性急，凡应治诸病，亦不可服之太早与太骤耳。如下痢、咳嗽、痰喘、咽痛、呕逆、肠澼、崩中等证，必待日久不愈，方可服也。

皂荚（乔木类）：味辛咸，气温，有小毒。所在各处俱生，怀孟诸州独胜。恶麦冬一味，畏空青、二参（人参、苦参）。入足厥阴肝经，为使专宜柏实。种因有二，用亦不同。理气疏风有长板荚须觅，治齿取积惟猪牙皂当求。搐鼻喷嚏立来，敷肿疼痛即去。和生矾以吐风痰，掺炼蜜而导大便。杀劳虫精物，主风痹死肌。利窍通关，破癥堕孕。皂角刺：外科要药，治疮疡散肿排脓。

发明：时珍曰： 皂荚属金，入手太阴、阳明之经。金胜木，燥胜风，故兼入足厥阴而治风木之病。其味辛性燥，气浮而散。吹之导之，则通上下诸窍；服之则治风湿痰喘肿满，杀虫；涂之则散肿消毒，搜风治疮。按庞安常《伤寒总病论》云：元祐五年，自春至秋，蕲黄二郡患急喉痹者，十死八九，速者半日、一日即死。黄州推官潘昌言得黑龙膏方，救活多人，其方能治九种喉痹：急喉痹、缠喉风、结喉、烂喉、遁尸[2]、痷瘝[3]、重舌、木舌、飞丝入口[4]。用板皂荚四十挺，切，水三斗，浸一夜，煎至一斗半，入人参末五钱、甘草末一两，再煎取五升，去滓，入无灰酒一升、釜煤[5]二匕，煎如饧，入瓶封，埋地中一夜。每以温酒化下一匙，或以鸡翎扫入喉中，去恶涎，以尽为度，后含甘草片。又孙用和《家传秘宝方》云：凡人卒中风，昏昏如醉，形体不收，或倒或不倒，或口角流涎，斯须不治，便成大病。此症风涎潮于上，胸痹气不通，宜用急救稀涎散吐之，用肥大皂荚不蛀者四挺（去黑皮），白矾（光明者）一两，为末，每用半钱，重者三字（眉批：三字，七分五厘也），温水调灌。不大呕吐，只是微微稀冷涎出或一升、二升。当待微醒，用药调治，不可便大吐之，恐过剂伤人。累效，不能尽述。**宗奭曰：** 此法用皂荚末一两、生矾末五钱、腻粉五钱，水调一二钱，过喉即吐涎。**震亨曰：** 皂荚刺引诸药至痈疽溃处。**时珍曰：** 皂荚刺治风杀虫，功与荚同，但其锐利、直达病所为异耳。《神仙传》云：左亲骑将军崔言，一旦得大风恶疾，双目昏盲，眉发自落，鼻梁崩塌，势不可救。遇异人传方，用皂角刺三斤烧灰，蒸一时久，日干为末，食后浓煎大黄汤调一匕，服之一旬，眉发再生，肌润目明。后弃家入山，不知所终。又刘守真《保命集》云：疠风乃营气热，风寒客于脉而不去，宜先服桦皮散，服五七日后，灸承浆穴七壮，三灸后，宜每早服桦皮散，午以升麻葛根汤下钱氏泻青丸，晚用一圣散，大黄末半两，煎汤调皂荚刺灰三钱，乃缓疏血中之风热也，仍戒房室三年。桦皮散见本类下，又追风再造散即一圣散，云服之便出黑虫为验，数日再服，直候虫尽为绝根也。新虫嘴赤，老虫嘴黑。**机曰：** 皂角核烧存性，治大便燥结。其性得湿则滑，滑则燥结自通也。**时珍曰：** 皂荚味辛属金，能通大肠阳明燥金，以辛润之之义，非得湿则滑也。

镇按： 余乙巳六月曾治夏汝明妇人，其年六十五，体丰多痰，病发则胸痞呕逆，水谷不入，余用密保蕊珠丹立愈。方见《本草·痰饮门》，以皂角为君药。戊申冬治泰兴县封受之通身洪肿，小便绝无，初因骤补，痰涎壅闭所致，余以黑神丸下之，痰饮去而小便通，肿胀消矣。

● 【校注】

［1］朱晦庵：即朱熹（1130—1200）。南宋哲学家、教育家。字元晦，一字仲晦，号晦庵，别称紫阳。徽州婺源（今属江西）人，侨寓建阳（今属福建）。曾任秘阁修撰等职。在哲学上发展了二程（程颢、程颐）关于理气关系的学说，建立了一个完整的客观唯心主义的理学体系，世称程朱学派。他的博览和精密分析的学风对后世学者很有影响。著有《四书章句集注》《周易本义》《诗集传》《楚辞集注》，及后人编纂的《晦庵先生朱文公文集》和《朱子语类》等书。

［2］遁尸：古病名。指一种突然发作的危重病证。

［3］瘗殜（yèyè）：古病名。指传尸之初起不甚者。

［4］飞丝入口：当指飞丝毒。即呛食风，喉风症之一。

［5］釜煤：即釜脐墨。又名锅底灰，为杂草经燃烧后附于锅底部之烟灰。辛、苦，温。有止血、敛疮解毒功效。

● 【原文】

杜仲、山茱萸均为补肝肾要药，杜仲偏温，善强筋骨、安胎；山茱萸味酸，能涩精、敛汗。对于通利祛邪等药物，何镇应用较慎，尤注意其副作用，如猪苓能利水通淋，但渗津液；吴茱萸温中降逆，但性较猛烈；乌药顺气散寒，但泄真气；槟榔杀虫消滞，但耗正气，因此诸如此类药物均不宜常服久用。又如诃黎勒住嗽止泻，但性急收敛，凡应治诸病，亦不可服之太早与太骤，如下痢、咳嗽、痰喘、咽痛、呕逆、肠澼、崩中等证，必待日久不愈，方可服。

● 【原文】

沉香（香木类）（眉批：梵书名阿迦嚧香）：**味辛苦，气微温，阳也，无**

毒。出南海诸国及交广崖州。木类椿榉节多，砍渍雨水岁久，朽存心节，坚黑沉水，但种犹有精粗，凡用须加选择。黄沉斑似鹧鸪，角沉黑似牛角，蜡沉品贵效神。咀韧削则自卷。补相火，抑阴助阳；养诸气，通天彻地。转筋吐泻能止，噤口痢痛可驱。

发明：镇按：沉香补右肾命门之药，凡用补肾药内加之，引诸药只至下焦至阴之分。治诸逆上冲吐呕，诸药不应者，或气喘而足冷者，或阴火上犯而头眩、头痛者，俱磨沉香和服，无不应手而效。

檀香（香木类）：味辛，气温，阳中微阴，无毒。产南海、昆仑及江淮、河朔。专入金水脏（肺肾二藏也），通行阳明经（胃经也）。醋磨，敷恶毒止疼；水煎，升胃气进食。腹痛霍乱可驱，中恶鬼气能逐。紫檀香：辟恶。降真香：驱邪。

发明：杲曰：白檀调气，引诸药上至极高之分，最宜橙、橘之属，佐以姜、枣，辅以葛根、缩砂、益智、豆蔻，通行阳明经，在胸膈之上，处咽嗌之间，为理气要药。**时珍曰：**白檀辛温，气分之药，故能理卫气而调脾肺、利胸膈。紫檀咸寒，血分之药，故能和营气而消肿毒，治金伤。

镇按：白檀气甚芳香，开郁结，引诸气上开胃气，通调饮食。紫檀血分之药，因其色黑而赤，故能止金疮血出不已，然不及降真香也，故金伤方中用降香节。

安息香（香木类）：味辛苦，气平，无毒。虽生海外，本系木脂。香可辟邪，因以名树。七月七日裂树取脂，凝结成块，其色黄黑。烧烟鬼惧神欢，研服邪驱恶逐。鬼胎能下，蛊毒可消。

发明：镇按：安息香出波斯国，树名辟邪，香即树脂也，其气芳烈，故治以上诸症。而治卒心痛，用温酒化服三五分甚效，出《危氏得效方》，今每用之，无不应手而愈者。

苏合香（香木类）（眉批：梵书谓之咄鲁瑟剑）：味甘，气温，无毒。来从西域，卖自广东。气极芳香，色乃紫赤。辟诸恶，杀鬼物精邪；去三虫，除蛊毒痫痉。霍乱痢疟能驱，中风中气立效。

发明：镇按：苏合香芳烈，开窍之功为多，故所主之病皆属气分。

时珍曰：能通脏腑诸窍，辟一切不正之气是也。沈括《笔谈》云：王太尉文正公气赢多病，宋真宗面赐苏合酒，令空腹饮甚妙，其方乃唐玄宗《开元广济方》，谓之白术丸（眉批：白术丸方见《千金》《外台》诸书）。今人竟以苏合香丸煮酒恒饮，并有以治痨瘵者，皆因气赢多病之语也。又苏合丸主治条下有治传尸、骨蒸、痷瘵、痓忤、鬼气等语，致后人虚劳瘵症，亦竟用之，殊不知古人借苏合香丸以开通窍道耳。且苏合亦能杀虫，然非常服之药，若多服则元气已虚，又服散气芳香之品，宁不夭人性命乎？慎之。

龙脑香（香木类）（眉批：《金光明经》谓之羯婆罗香）：**味辛苦，气温，无毒而微寒，来从海舶，产自波斯。木高直类杉，叶背白正圆，香即木脂结成，方书取名冰片**（市家以番硝掺卖），**瓷瓶收贮，灯草须加。目热赤疼，调膏点即止；喉痹肿塞，研末吹即开。疳毒生管，连敷渐没；舌胀出口，多掺即收。疗痔杀虫，通关入骨。**

发明：宗奭曰：此物大通利关膈热塞，大人小儿风涎闭塞及暴得惊热，甚为济用。然非常服之药，独行则势弱，佐使乃有功。为百药之先，万香中无有出其右者。**震亨曰：**龙脑属火，世知其寒而通利，然未达其热而轻浮之理也。**杲曰：**龙脑入骨，风病入骨髓者宜用之。若风在血脉肌肉，辄用此者，万不可用也。**王纶曰：**龙脑大辛善走，故能散热，通利结气。目痛、喉痹、下疳诸方多用之者，取其辛散也。人多吞即死者，为气散尽故也。世人误以为寒，不知其辛散之性似乎凉尔。诸香皆属阳，岂有香之至者反寒耶？**时珍曰：**世人皆言龙脑性辛凉，入心经，故目病、惊风方多用之。痘疮心热、血瘀倒靥者，用此引猪心血直入心窍，使毒气宣散于外，则血活痘发。其说似是而实未当也，目病、惊病、痘病，皆火病也，火郁则发，从治之法，辛主发散故耳，其气先入肺，传于心脾，能走能散，俾壅塞通利，则经络条达而惊热自平，疮毒能出，用猪心血正引龙脑入心经，非龙脑能引猪血入心经也。沈存中《良方》，痘疮周密，盛则变黑者，用猪血一橡斗，龙脑半分，温酒和服。潘氏云：一女病发热，腹痛，手足厥逆，日加昏闷，形症极恶，疑是痘症。时值暑月，急取屠家败血，倍用龙脑和服，得睡须臾，一身痘疮出而安，若非此方，则夭横矣。凡痘疮狂躁，心烦气喘，妄言妄见，疮色赤未透着，《经验方》用龙脑一钱，旋取猪心血，丸芡实大，紫草汤下一丸，少顷得睡神安，痘发矣。《总微论》用獖猪第二番血清半杯、酒半杯和匀，入脑一分，温服，良久利下瘀血一二行，痘即红活，并治痘疮黑陷，百发百中。

乳香（香木类）：味辛苦，气温，阳也，无毒。即波斯国赤松木脂。珠香，缀树未落之名，取用效速；塌香，陷地熔塌之称，采用效迟。箬叶盛，烘易碎，灯草同研不黏。倘入煎方，临熟和入。疗诸般恶疮及风水肿痛，并心腹绞疼，心虚不寐。亦入敷膏，止痛生肌，更催生产，且理风邪。

发明：时珍曰：乳香香窜，能入心经，活血定痛，故为痈疽疮疡、心腹痛要药，《素问》云：诸痛痒疮疡，皆属心火是矣。产科诸方多用之，亦取其活血之功耳。（眉批：产科用乳香为催生药，兔脑丸是也。产后虽有痈疽，亦万不可服）。

镇按：余治毗陵庄玉阶兄因大惊患不眠之症，百方不应，丸药内加乳香服之，神安而寐，诸病平矣，数年之疾，一药而瘳。要知用药，当知所入经络并性味之与脏腑相宜耳。

没药（香木类）：味苦辛，气平，无毒。黄黑类安息香，出产自波斯国，亦木脂液。制同乳香。治跌打损伤，疗痈疽疮瘘。溃腐排脓，止疼破血。

发明：权曰：凡金刃所伤，打跌坠马，筋骨痛楚，心腹血瘀者，并宜研烂，热酒调服。推陈致新，能生好血。**宗奭曰**：没药大概通滞血，血滞则气壅瘀，壅瘀则经络满急，经络满急故痛且肿。凡打扑跳跌，皆伤经络，气血不行，瘀壅而作肿痛也。**时珍曰**：乳香活血，没药散血，皆能止痛消肿生肌，故二药每每相同而用。

丁香（香木类）：味辛，气温，属火有金，纯阳，无毒。生交趾、广州。收春前秋后。形分大小，名别雌雄，雄丁香如钉子长，雌丁香如枣核大，凡资用药，母者用多。专入胃肾二经，又走太阴肺脏。诸香能发，诸气善驱，口臭气、奔豚气殊功；且止呃逆气逆，翻胃呕、霍乱呕立效。兼除心腹冷痛，暖腰膝壮阳，杀疳䘌坚齿。妇人阴户常冷，纱囊盛纳阴中。老人拔去白须，姜汁调涂孔内。丁皮：治心腹冷气，并齿痛尤灵。

发明：好古曰：丁香与五味子、广茂[1]同治奔豚之气。亦能泄肺，能补胃，大能疗肾。宗奭曰：《日华子》言丁香治口气，此正御史所含之香也。治脾胃冷气不和甚良，母丁香气味尤佳。震亨曰：治口气用丁香是扬汤止沸尔。惟香薷甚良。（眉批：丁香气香而性大温，含之暂能香口，不若香薷能清肺胃，永除病根也）。

镇按：丁香大温，其气辛烈，诸冷气胃寒者、肾虚寒痛者、痘疮胃虚灰白不起者、胃冷不纳食者、阳衰腰膝无力者、久病气虚呕逆者，须以脉别之，方可用也，否则，反受其害矣。

槐（乔木类）：槐实：味苦辛咸，气寒，无毒。折枝插地即活，人家多植门庭，实生荚中，十月收采，粒大如豆，色紫，二粒、三粒者良（每荚只一粒或五粒者，皆不可服），浸乌牛乳蒸。使景天一物。主五内邪热，去五痔肿疼（七月七日采，捣汁贮铜器，置高处晒二十日，煎稠硬可丸，即丸如鼠矢，纳谷道中，日三易）。凉大肠，医男子阴疮湿痒；堕胎孕，却女人产户痒疼。枝：洗疮住痒，煅揩牙杀虫。花：味甚苦，炒黄，亦凉大肠去热，理肠风泻血及皮肤风；止痔瘘来红并赤白痢。槐耳：系菌，细末酒吞，去妇人阴中疮痛，治痔瘘谷道流红。

发明：好古曰：槐实纯阴，肝经气分药也。时珍曰：槐花味苦色黄，阳明、厥阴血分药也。故所主之病多属二经。颂曰：刘禹锡《传信方》云：硖州王及郎中，槐汤灸痔法甚详，王及充西川安抚使判官，乘骡入骆谷，其痔大作，状如胡瓜，热气如火，至驿僵仆。邮吏用此法，槐枝煎浓汤，先洗痔，以艾灸痔上七壮，忽觉热气一道入肠中，即大泻，先血后秽，其痛甚楚。泻后肿痛如失，即刻登骤而去矣。

镇按：甄权云：槐根白皮治口齿疳风虫䘌，洗阴囊坠肿气疼。《嘉祐》著云：槐胶治一切风病，筋脉抽搐，四肢不收，身如虫行。大抵槐木皮、叶、枝、花、荚、胶等物，味俱苦寒平，无毒。木心黄外绿，厥阴肝、阳明土二经是其所入，故所治之症，皆为二经，因其性味治风、凉血、消肿、杀虫、化痰、润燥、治痢、除疳、止痒、定痛俱其专能，当以意消息用之可也。

女贞子（灌木类）：**味苦甘，气平，无毒。乡落多栽，能欺霜雪。黑实，遇冬至采收，衣皮将麻布揉擦，酒浸日曝，研末为丸。黑发黑须，强筋强力。安五脏，补气血，除百病，养精神。虫白蜡：附树枝结成，系小虫食树汁化者。逢秋刮取，以水煮溶，滤冷水内即成白蜡，禀气收敛坚凝，诚为外科圣药。生肌止血定痛，接骨续筋补虚。与合欢皮同煎，入长肉膏神效。**

发明：时珍曰：女贞子乃上品无毒妙药，而古方罕用者，何哉？《典术》云：女贞木乃少阴之精，故冬不落叶。观此，则其益肾之功尤可推矣。世传女贞丹方云：女贞实，即冬青树子，去梗叶，酒浸一宿，麻布授去皮，晒干为末。待旱莲草出时，多采数石，捣汁熬膏，和丸如梧子大，每夜酒送百丸。不旬日间，膂力[2]倍增，老人即不夜起，强腰膝，起阴气，久服白发成乌，功力甚大，惜今不知服也。其叶：除风凉血，贴恶疮烂肐、头目昏痛、风热赤眼、舌肿胀痛等症殊效。

镇按：女贞树与冬青树皮干相同，花、叶、实俱不相同，女贞叶长、花白、实黑，冬青叶团、花白、实赤为异，前人辨之甚明。又女贞树生蜡虫，冬青未闻生蜡虫，此为异耳。考其主治亦不甚相远，今人不识，竟以冬青实作女贞实用之，则效应有优劣之分，又不可不考明也。

楝（乔木类）：**楝实：味苦，气寒，有小毒，蛟龙极惧。堤岸多栽，在处有之，川蜀独胜。木高叶密如槐**（花红紫，芳香），**实生青，熟如金弹，冬采用肉，去核及皮。理膀胱，疝气吊痛；利小便，治疥杀虫。根：性微寒。雌雄当别，雄根赤，无实，大毒，忌煎，雌根白，实多，毒微可用。择向东根，杀**

虫甚捷（服法：须月之上旬，先食香物引导，顿引浓汁，少顷即通）。**亦堪研细，敷痒虫疮。**

发明：张元素曰：热厥暴痛，非此不能除。**时珍曰：**楝实导引小肠、膀胱之热，因引心包相火下行，故心腹痛及疝气为要药。甄权言不入汤使，则《本经》何以有治热狂、利小便之文耶？

樗根白皮：味苦，气寒，有小毒。南北处处俱生，其木最为无用，与椿木相类，但多花有荚。入药挖东引细根，刮表取白皮，蜜炙。止女人月信暴多，久痢，带漏崩中；禁男子梦遗白浊，蛊毒，痔瘘肠风。缩小便，止滑泄，燥下湿，驱蛔虫。椿根白皮：主疳䘌，女科仍止血崩良。荚：名椿荚荚，又称凤眼草。能止大便下血，更堪固精强阴。

发明：**时珍曰：**椿皮色赤而香，樗皮色白而臭。盖椿皮入血分而性涩，樗皮入气分而性利，不可不辨。其主治之功虽同，而涩利之性则异，正如茯苓、芍药，赤、白殊用也。凡血分受病不足者，宜用椿皮；气分受病有郁者，宜用樗皮，此心得之微也。《乾坤生意》治疮肿利药，用樗皮，以无根水研汁，服二三碗，取利数行，是其验矣。故陈藏器言樗皮有小毒，盖有所试也。**宗奭曰：**洛阳一女子，年四十六七，耽饮无度，性嗜鱼蟹，畜毒在脏，日夜泻脓血二三十度，大肠连肛门大痛，百方杂试半载余，气血羸弱，饮食日减，肌肉尽削，后服人参散而愈。其方治大肠风虚，饮酒过度，挟热下痢，脓血相杂，痛甚日久，用人参、樗白皮各一两为末，每服二钱，空心温酒调下，米饮亦可。服此忌油腻、湿面、青菜、果子、甜物、鸡肉、鱼、羊、蒜、薤等。**震亨曰：**椿白皮性凉而能涩血。凡湿热为病，泻痢带浊，精滑梦遗诸症，有燥下湿、去肺胃陈痰之功。治泄泻，有除湿厚肠之力。但痢疾滞气未尽者，不可遽用。

镇按：今人用药不辨真伪，而方书所载亦有传写之误者，如樗、椿二种，便自分辨不明，况其他乎！樗皮性利，椿皮性涩，何可混用？

榆（乔木类）：榆皮：味甘，气平，性滑利，降也，无毒。多生山谷，处处有之。取向里白皮，须晒干入药，勿令中湿，湿则伤人。通水道，除五淋，压丹石，利关节。捣涎敷癣，杀虫立痊。叶：生服一两，压丹石尤灵；为羹日饮，水肿即退。花：主惊痫，并利尿管涩闭。荚：堪作酱，和牛肉食，可止带崩。

发明：时珍曰：榆皮、榆叶，性皆滑利下降，手足太阳、手阳明经药。故治水道不通，五淋肿满，喘嗽不眠，经脉胎产诸症宜之。《本草·十剂》云：滑可去著，冬葵子、榆白皮是也。盖亦取其利窍渗湿热，消留著有形之物尔。盖气盛而壅者宜之，若胃寒而虚者，多服渗利，恐泄真气。

镇按：甄权言能滑胎，亦因其滑能利窍也。

蔓荆子（灌木类）：味苦辛甘，气温微寒，阳中之阴，无毒。出产随处，近水蔓生。恶乌头、石膏。止太阳头痛。治头沉昏闷，更止脑鸣；散风淫明目，尤坚齿动。胃虚者禁服，恐作祸生痰。

发明：时珍曰：蔓荆实气清味辛，体轻而浮，上行而散，故所主者，皆头面风虚之症。

镇按：蔓荆子足太阳经药，因体轻味辛，故治巅顶之痛，然不堪久服，以辛能散故也。若壮荆，即黄荆，又名小荆，熬沥可治小儿惊痫，止消渴、除痰涎为第一。大治心风，即可多服者也。《延年秘录》云：热多用竹沥，寒多用荆沥。同为治痰之品，二沥治痰，并须姜汁佐之乃效。又种蛮荆、石荆，皆治风之品，今不复用。紫荆：破血消肿，解毒通经。外科可合敷药，女科可用治血气疼痛，通经水凝涩，且不损元气，亦良药也。惜今不知其能而不用也。

● 【校注】

[1] 广茂：即莪术。

[2] 膂力：膂，脊梁骨。指体力，力气。

● 【评析】

沉香、降真香、丁香均有降气功效，沉香、丁香又能温肾，丁香为治胃寒呃逆呕吐的要药，降香还有辟秽散瘀、止血止痛功能。安息香亦能辟秽活血，但又有开窍行气作用；苏合香与安息香类同，亦属芳烈开窍之品，能开窍辟秽。檀香则有理气、散寒、开郁作用。龙脑香可回苏开窍，更以清热止痛见长。

乳香、没药均能活血止痛、生肌，然乳香入心经，故何镇在治不寐方中加之而效佳。樗、椿根白皮二种，均能清热燥湿，止泻、止带、止血，何镇认为樗皮性利，椿皮性涩，当辨证用之。

● 【原文】

胡桐泪（一名木律。香木类）：味咸苦，气大寒，无毒。出甘肃之西作咸卤之地。树甚高大，皮似白杨，津液入地中，与土石相着，冬月收，状类黄矾，重实坚，复夹烂木，质若硝石，遇湿即溶。口齿门圣药，瘰疬症仙丹。毒热腹满心烦，水和服即吐；牛马急黄黑汗，水研灌即差。切勿多服，令吐无休。

发明：时珍曰：石泪入地受卤气，故其性寒能除热，其味咸能入骨软坚。

海桐皮（乔木类）：味苦，气平，无毒。出雷州（广东郡名）及近海州郡。似桐皮而坚韧白黄。除疳匿疥癣牙虫，渍酒治风躄殊功。

发明：颂曰：古方多用浸酒治风躄。南唐筠州刺史王绍颜《续传信方》云：余在姑熟，得腰脐痛不可忍，医以肾脏风毒攻刺诸药莫效。因览刘禹锡《传信方》，用海桐皮、薏仁各二两，牛膝、芎藭、羌活、地骨皮、五加皮各一两，甘草五钱，生地黄十两，用无灰酒二斗浸之，冬二七、夏一七，空心饮一杯，午晚各饮一杯，长令酒气相接，此方不得加减。时珍曰：海桐皮能行经络、达病所，又入血分，去风杀虫。

镇按：海桐皮，足少阴、厥阴药也。其性坚韧，外有钉刺，如鼋甲之状。煎水，漱虫匿齿痛；煮酒，祛腰腿甚疼。驱风活络，肝也；养血住痛，肾也，故主二经之病。

南烛枝、叶（灌木类）：味苦，气平，无毒。江左吴越最多，江东州郡亦有。初生数载仅与菘菜同高，历三十年方成木株而大，叶类茶茗，实若茱萸。悦颜色耐老，坚筋骨健行。治大人一切风疾，且能黑发黑须。煎汁渍米甚乌，炊饭食甚香美。止泄除睡，益气强筋。子：味酸平，固精驻颜。

发明：镇按： 南烛枝叶共有十二名，其义多不可解，有牛筋之名，言服此壮筋力也。只此一言，可知其性矣。陶隐居《登真隐诀》载太乙真人作青精干石𩠌[1]饭法云：取南烛枝叶生者五斤，干者即用三斤，煮取汁，浸淘过熟粳米一石，九浸九蒸九晒，米粒紧小，黑如𤧛珠，可以寄远人也。此饭乃仙家服食之法，久食填胃补髓，消灭三虫，但不血食乃效。《上元宝经》云：子服草木之王，气与神通；子食青烛之精，命不复殒。可知也，此草又名草木之王，煎汁可缩米令小，其坚筋骨又可知也，然长生之说，未可尽信焉。

苏方木（乔木类）：味甘咸，气平，可升可降，阳中之阴，无毒。多生海外，堪用染红。入药惟取中心，煎酒专行积血。女科资通月水，产后败血立除；外科仗散肿痈，跌扑死血立逐。

发明：元素曰： 苏木性凉，味微辛。发散表里风气，宜与防风同用。能破死血，产后血肿胀满欲死者宜之。**时珍曰：** 苏方木乃三阴经血分药，少用则和血，多用则破血。

镇按： 产后气喘面黑欲死，乃血入肺也，用苏木二两，水二碗，煎至一碗，入人参末一两服，随时加减，神效。同煎服亦可。此胡氏方也，余曾用之获效。

金樱子（灌木类）：味甘微涩，气平温，无毒。丛生离落山野。似小石榴稍长，芒刺遍身，霜后红熟，收采去刺并仁，任煎膏液丸服。涩精滑自流，梦中精泄；止小便频数，睡去遗尿。皮：治带下崩中，炒过煎服即止。

发明：颂曰： 服食家用金樱子煎，和芡实粉作丸，名水陆丹，益气补真最佳。**慎微曰：** 沈存中《笔谈》云：金樱子止梦遗精滑，取其温且涩也。世人待红熟时取汁熬膏，味甘，全失涩味，大误矣。**震亨曰：** 人之经络隧道，以通畅为和平，而昧者取涩性为快，作此膏日服，自不作靖，咎将谁归？**时珍曰：** 无病而服，以取快欲则不可。若精气不固而服之，何咎之有哉？

镇按： 煎膏治精滑须用半熟、尚有涩味者，极是，沈存中之言甚当。皮即金樱树皮也。

木芙蓉： 木芙蓉花、叶：气味微平，无毒。清肺凉血，散热解毒。为痈疽发背仙方，止痛排脓圣药。

发明：时珍曰： 芙蓉花、叶不寒不热，微辛，涩滑。治痈疽发背，内服外敷神效。

镇按： 闻一友人云色白者更神。

阿魏（香木类）：味辛，气平、热，无毒。出波斯国中，生阿虞树内。木高八九尺，皮色青黄，四时无花实，叶如鼠耳，断枝凝汁，名为阿魏。臭能止臭，乃奇物也。色黑力微，黄散为上。去臭气，杀诸小虫；下恶气，破诸癥积。能辟瘟禁疟，制蛊毒传尸。

发明：炳曰： 阿魏下细虫极效。**时珍曰：** 阿魏消肉积，疟痢疳劳、尸注冷痛诸症。王璆《百一选方》云：一人病疟半年不瘳，窦藏叟授一方，用真阿魏、好朱砂各一两，研细末，糊丸皂荚子大，每空心服一粒，人参煎汤化下即愈。草窗周密云，此方治疟，以无根水下，治痢以黄连木香汤下，盖二症多因于积滞故耳。

镇按： 阿魏极臭，化服甚难，虚人并胃弱者不堪也。余每治久疟不愈者，用三分纳脐中，外以膏药护之，数日寻愈，甚妙。

芦荟（香木类）：味苦，气寒，无毒。波斯国中所出。木滴脂泪结成，状类黑饧，俗呼象胆（言极苦也）。治小儿疳痢惊搐，疗大人疮瘘痔疽。癣发颈间，和甘草末敷；中巴豆毒，只一味单服。

发明：时珍曰： 芦荟乃厥阴肝经药也。其功专于杀虫，清热。以上诸病，皆热与虫所生也。

镇按： 治小儿疳积诸虫、解热毒，无有出其右者，若胃弱食少，虚寒之病，斟酌用之可也。其味至苦、性大寒故耳。

没石子（乔木类）：味苦，气温，无毒。出自西戎。树极高大，叶似桃长且绿，花瓣白而心红，实圆如弹，初青熟黄，虫蚀有孔者入药，纹细无米者尤佳。浆水浸之，砂盆研烂。益血生精，乌须黑发。治疮溃肌肉不生，主腹冷滑痢不禁。

发明：时珍曰：按《方舆志》云，大食国有树，一年长蒲卢子，如栗而长，可食，次年则生麻荼泽，即没食子也。一本而间岁易生如此。按段成式《酉阳杂俎》云：无食子（番音，无、没同音）出波斯国，呼为摩泽树，高六七丈，围八九尺，叶似桃而长，三月花开白色，心微红，实圆如弹。其树一年生无食子，次年生拔屡子，大如指，长三寸，自是一种，语音相近而传写之舛耳。宗奭曰：没石子，合他药染须，并造墨家多用。珣曰：张仲景用治阴汗，烧灰，先以汤洗净，以无食子灰扑之。

镇按：没石子，涩药也。其色黑，当入肾经，故染须用之。余每于固精药内加之，亦效。如诃黎勒之固肠涩精、治痢除崩之理相同。

楮实（灌木类）：味甘，气寒，无毒。近道虽有，荥阳（属湖广）独多，每产废田。又名谷实。叶似葡萄作瓣，实如弹子结蓬，生青熟红，秋深采摘，浸水去皮，取子晒干，酒浸再蒸。阴痿能强，水肿可退。肥肌健腰膝，益气补虚羸。叶：肥儿退热。皮：逐水通淋。茎：洗疹痒立愈。汁：涂癣痒蛇伤。有印信纸：烧灰能绝妇人胎产。

发明：颂曰：仙方单服其实，赤时收子阴干，筛末，水服二钱匕，益久乃佳。《抱朴子》云：柠木实赤者服之，老者咸少，令人彻视见鬼神。道士梁须，年七十，服之更少壮，至百四十岁，行及奔马。时珍曰：《别录》载楮实功用大补益，而《修真秘旨》言久服令人成骨软痿乏。《济生秘览》治骨哽，用楮实煎汤服之，岂非软骨之征乎？

镇按：余得一煮酥骨鱼方，用楮实为君，煮熟骨肉皆糜，入口无别，其软骨之言，又一证矣。余又思之，既能软骨，必能入骨治病矣。故打老儿丸内用之者，取其入肾治骨而参以别药益气补肾，而借楮实引入肾经也。

干漆（乔木类）：**味辛咸，气温，属金，有水与火，降也，阴中之阳，无毒。**汉蜀多生，歙州亦产（属南直）。待季夏方取，得阴湿才干，湿者饰器皿（欲试之，蘸起细而不断，断即急收缩成珠者佳），干者入医方（如墜黑若铁坚，状类蜂房，孔孔相隔者妙。文火炒令黑烟尽、白烟起为度）。资半夏为使，合汤散随宜。追积杀虫消瘀血，专理绝伤治女人。疝瘕癥坚，引通经脉。痞结腹痛可止，血气心痛能驱。丹溪云性急而能飞补，近用为驱积之药，积去后补性内行，人不知也。生漆：向树吸取。立下长虫住痛。

发明：弘景曰：仙方[2]云：淳漆不黏者，服之通神长生。或以大蟹投漆中，或以云母水，或以玉浆合服，九虫尽下，恶血从鼻出，服至一年，六甲行厨至矣。**时珍曰：**漆性毒而杀虫，降而行血。所主诸病虽繁，其功只在此二者。**洪曰：**《华佗传》载彭城樊阿少师事佗，佗授以漆叶青黏散方，云去三虫，利五藏，轻身益气，头不白。阿从其言，年百余岁[3]。漆叶随处有之，青黏人多不识，云生丰、沛、彭城及朝歌，一名地节，一名黄芝，或云即葳蕤。

蕤核（灌木类）：**味甘，气温微寒，无毒。**生函谷及巴西河东。类乌豆，但圆而略扁，外有纹理。六月采收，去壳取仁，皮尖勿用，研烂和药。专治眼科，消上下疱风肿弦烂，除左右眦胬肉攀睛。退火止泪，益水生光。蕤子：啖之亦止鼻衄。

发明：弘景曰：医方惟以治眼，《仙经》用合守中丸。**颂曰：**按刘禹锡《传信方》云治眼风痒，或生翳，或赤眦，用宣州黄连末、蕤仁去皮，研膏等分和匀，无蛀[4]干枣二枚，割去一头，去核，以二物填满，仍以枣头盖之，薄绵裹好，水一盏，于银石器内文武火煎，取一鸡子壳许，绵滤罐收，点眼万无失一。近世医家亦多用取效。

秦皮（一名石檀，又名盆桂。乔木类）：**味苦，气寒，沉也，阴也，无毒。**产陕西州郡及庐江川谷。木干如檀，根若槐树，叶似匙头少光，皮多白点不糙。秋末采皮，阴干待用。渍水水略碧，书纸纸微青，此验才真，凡求勿误。使大戟，恶吴萸、瓠葵（苦瓠、防葵）。专眼科，去肝中久热。白膜遮明，视物不见者极效；赤肿作痛，流泪无休者殊功。风寒湿痹兼驱，热痢后重且却。

发明：弘景曰：秦皮，俗方惟以治目，道家亦有处用之。大明曰：秦皮之功，洗肝益精，明目退热。元素曰：秦皮沉也、阴也。其用有四，治风寒湿邪成痹，青白幻翳遮睛，女子崩中带下，小儿风热惊痫。好古曰：痢则下焦虚，故张仲景白头翁汤，以黄柏、黄连、梣皮[5]同用，皆苦以坚之也。秦皮浸水青蓝色，以紫草同用，治目病而增光晕尤佳。时珍曰：梣皮色青气寒，味苦性涩，乃厥阴肝、少阳胆经药也。故治目病、惊痫，取其平木也。治下痢、崩带，取其收涩也。又能治男子少精，益精有子，皆取其涩而补也。故《老子》云：天道贵啬。此药乃服食及惊痫崩痢所宜，世人只知其能治目，几于弃废，良可惋惜。《淮南子》云：梣皮色青，治目之要药也。《万毕术》[6]云：梣皮只谓其能收泪也。

镇按：弘景云道家亦有用处，盖服食之品味也。而《本经》云久服头不白，《别录》云久服皮肤光泽，肥大人则可想而知之矣。但时人不知，未见用于世也，因近地无白梣木，故不知之，惟北辽细辛木皮即此。

密蒙花（灌木类）：味甘，气平，微寒，无毒。产自川蜀。木高丈余，叶青不凋，花紫细碎，千房一朵，故名密蒙。酒浸蜜蒸。惟理目疾，去肤翳青盲，止眵泪赤涩。消赤脉贯睛内障，除疳毒侵眦外遮。

● 【校注】

[1] 馂（xùn）：乌饭。一指青馂饭，即青精饭，道教的一种食物。

[2] 仙方：指《抱朴子·内篇·仙药》。

[3] 年百余岁：原为"年五百余岁"。疑误。

[4] 蚛（zhòng）：虫咬，被虫咬坏的。

[5] 梣皮：秦皮的别名。

[6]《万毕术》：即《淮南万毕术》。散佚，现存辑本。

● 【评析】

胡桐泪、海桐皮均有除热以治口齿疾病作用，胡桐泪尤擅长，海桐皮善于祛风通络、化湿除痹。南烛枝叶、楮实均有补肾强筋功用，南烛枝叶可做乌米饭，常食之固精驻颜；楮实，何镇用其为君，能酥骨鱼，思之，既能软骨，必能入骨治病，可参。楮实又能养肝明目、利尿，而秦皮、密蒙花、蕤核均有明目退翳作用，但皆以清肝为效，秦皮还能清热燥湿治痢。金樱子、没石子均为涩药，可涩精止泻，金樱子缩尿尤佳，没石子可敛肺止血。阿魏、芦荟、干漆均有杀虫之能，阿魏、干漆又有破癥消积功效，阿魏以截疟、治痢见长，干漆善通经，但有毒，宜慎用，芦荟以泻热通便为功。苏木行血祛瘀，止痛消肿，何镇用治产后气喘面黑欲死，乃瘀血入肺，用苏木合人参治疗神效，此乃经验之谈，可资学参。

● 【原文】

蜀椒（果部味类）：味辛，气温，大热，属火，有金与水，浮也，阳中之阳，有毒。产自川蜀。八月采收，颗红者味贵，口闭者杀人，制须炒汗出来，黄膜黑子皆去。宜杏仁为使，畏款冬、雄黄。却心腹冷疼及寒湿痹疼并效，杀鬼疰蛊毒并虫鱼蛇毒尤灵。除皮肤死肌，驱六腑痼冷。通气脉，闭鬼门，仍调关节；坚齿发，暖腰膝，尤缩小便。理风邪，治咳逆之邪；治噫气，养中和之气。消水肿黄疸，止肠澼痢红。多食乏气失明，久服黑发耐老。十月勿服，伤心健忘。**椒目**：即黑子，味苦兼辛。行水而治水蛊，定痰喘劫药，止疝痛捷方（眉批：椒目行水，以其色黑达肾，然而性燥，斟酌用之）。**叶**：和艾葱捣烂，稍加酽醋拌匀，罨内外肾吊痛殊功，敷猘豚伏梁气极效。

发明：时珍曰：椒，纯阳之物，乃手足太阴、右肾命门气分之药。其味辛而麻，其气温以热，禀南方之阳，受西方之阴。故入肺散寒止嗽；入脾除湿，治风寒湿痹，水肿泻痢；入右肾命门，治阳衰溲数，足弱久痢。按吴猛真人《服椒诀》云：椒禀五行之气而生，叶青、皮红、花黄、膜白、子黑。其气馨香，其性下行，能使火热下达，不致上熏，芳草之中，功皆不及也。时珍窃谓椒红丸，虽云补肾，不分水火而概服之，未免误人。大抵此方惟脾胃及命门虚寒有湿郁相宜。若肺胃素热者，大宜远之。故丹溪朱子云：椒属火，有下达之能，服之既久，则火自水中生。故世人未有不被其毒者。又《上清诀》云：凡人喫饭伤饱，觉气上冲心胸痞闷者，以水吞生椒一二十颗即散。取其能通三焦，引正气，下恶气，消宿食也。又戴原礼云：凡人呕吐，服药不纳者，必有蛔在膈间。蛔闻药则动，动则药出而蛔不出。但于治呕吐剂中，加炒川椒十粒良，盖蛔得椒则头伏也。观张仲景治蛔厥，乌梅丸中用川椒。又许叔微云：大凡肾气上逆，须以川椒引之归经则安。

镇按：椒之性味已见前说，世人日不可缺，但不可多服耳。其性温脾胃，补相火，故宽膈而下气也。所治诸症，自见奇效。因性纯阳，又为仙方服饵，能助真阳故也。

巴豆（乔木类）：味辛，气热，生温熟寒，性烈，浮也，阳中之阳，气薄味厚，体重而降，有大毒。生自巴郡，又名巴椒。反牵牛，恶蘘草，忌芦笋、酱豉、冷水，畏大黄、藜芦、黄连，得火为良，芫花为使。八月收采，连壳阴干。有涤荡攻击之能，诚斩关夺门之将。去心皮油膜，生用则急；炒烟尽黄黑，熟加则迟。虽可通肠，亦堪止泻，世所不能知也。丹溪云能去胃中寒积，无寒积者忌之。

发明：镇按：凡伤寒风湿、小儿痘疹、妇人产后用之下膈，不死亦危。奈何庸人畏大黄而不畏巴豆？以其性烈而剂小也，岂知以蜡匮之，犹能行后令人津液枯竭，胃热口燥，耗却天真，留毒不去，他病转生。而时珍曰：巴豆峻用则有戡乱劫病之功，微用亦有扶绥调中之妙也。时珍治一老妇，年六十余，病溏泄五载，肉食、油物、生冷犯之即作痛。服调脾、升提、止涩诸药，入腹则泄反甚。延渠诊之，脉沉而滑，此乃脾胃久伤，冷积停滞所发也。正王太仆所谓大寒凝内，久痢溏泄，愈而复发，绵历岁久。法当以热下之，则寒去而痢止。遂用蜡匮巴豆丸五十粒与服，二日大便不行亦不利，其泄遂愈。此药相对耳，苟用所不当用，则犯轻用损阴之戒矣。医者慎之。

白胶香（即枫香脂。香木类）：味辛苦，气平，无毒，性甚疏通。水多蚌穴，烈日灼流白脂，为外科敷贴要药。主风瘙瘾疹最捷，退虚浮水肿尤灵。又种大枫子：取仁，杀虫疮疥癣甚效。

发明：震亨曰：枫香属金，有水与火。其性疏通，故木易蛀，为外科要药。近世不知，误以松脂清莹者伪之。宗奭曰：枫香、松脂，皆可乱乳香。但枫香微白黄色，烧之可别真伪。时珍曰：枫香功次于乳香，然亦不甚相远。

麒麟竭（一名血竭。香木类）：味辛咸，气平，有小毒。出自南番诸国。麒麟树汁结成，初若胶饴，色同血赤，取磨指甲，透甲为真，但与紫铆相类，慎勿认假作真。治跌扑伤损，疗恶毒痈疮。专破积血引脓，更驱邪恶止痛。凭作膏贴，任调酒吞。

发明：时珍曰：麒麟竭，木之脂液，如人之膏血，其味甘咸而走血，盖手足厥阴药也，肝与心包皆主血故尔。刘河间云：血竭除血痛，为和血之圣药。乳香、没药虽主血病，而兼入气分，此则专入血分者也。

镇按：凡产后急以血竭细研一钱，童便和酒调服，可免血上冲心、晕闷喘促之患。

芜荑（乔木类）：味辛，气平，无毒。产河东河西。种有大有小，大芜荑比榆荚稍大，气臭如狐难闻，小芜荑较榆荚小差，味辛，堪醖酱用，盐水渍者入药无能。凡资治疗，用大宜陈，拣气腥者为良，经火炒过采用。杀寸白三虫，逐冷气心痛。散皮肤骨节风湿，疗痔瘘疥癣疮疡。

发明：镇按：入药用大芜荑，专以杀虫为功，余无他能也。大宜于幼科、外科二门。

雷丸（寓目类）：味苦咸寒，气平，有小毒，系竹之苓，苗蔓乌有。建平出，粒不相连，状如丸，因而名焉。入药泡用（甘草煎汤，泡一宿以杀其毒），赤者杀人。恶蓄蓄、葛根，使厚朴、芫荔（芫花、荔实）。杀三虫，仍杀白虫；利丈夫，不利女子（利者，疏利之谓，非利益之利也）。又作摩积之膏，专治小儿百病。不堪久服，只因痿阳。

发明：志曰：《经》言利丈夫不利女子，乃疏男子元气，不损女子脏气，故云久服阴痿也。**时珍曰：**按陈正敏《遁斋闲览》云：杨勔中年患异疾，每一语，则腹中有小声应之，久则声渐大。有道士见之曰，此应声虫也。但读本草，取虫不敢应者服之，读至雷丸不应，遂顿服数粒而声不闻矣。

棕榈（乔木类）：**棕榈子：味苦涩，气平，无毒。木最高，多植岭南，叶如轮萃于木梢，皮一匝一节，重叠裹包，子色黑作房。九月收采，阴干入剂。血症宜求。涩肠，禁血痢肠红；养血，治崩中带下。皮：三年一剥，转复上生。堪作绳荐、雨衣，以充家用。入药必求陈者，烧末汤调。止鼻洪吐衄，禁崩带肠风。**

发明：时珍曰：棕灰性涩，若失血去多，瘀滞已尽者，用之切当，所云涩可治脱也。与乱发同烧用更良。年久败棕入药更妙。

镇按：棕皮作缆，入水不烂，久而弥坚，其性牢固而味涩，故止诸血而兼补，须瘀滞尽方可用也。服之太早，反致血瘀，为害非浅。其棕笋名棕鱼，有毒，不可轻用。

木瓜（眉批：木瓜本果部山果类，僭改入木部）：**味酸，气温，无毒。各处俱产，宣州独良。入足太阴。忌犯铁器。气脱能固，气滞能和。平胃以滋脾，益肺而去湿。助谷气，调荣卫，除霍乱，止转筋。脚气能祛，泄痢可止。**《衍义》云木瓜得木之正气，故入肝，益筋与血，腰背足膝无力，不可缺也。

发明：杲曰：木瓜入手足太阴血分，气脱能收，气滞能和。**弘景曰：**木瓜最疗转筋。如转筋时，但呼其名及书上作木瓜字，皆即愈，此理殊不可解。俗人挂木瓜杖，云能利筋脉也。**宗奭曰：**木瓜得木之正，酸能入肝，故益筋与血。病腰肾脚膝无力，皆不可缺也。人以铅霜或胡粉涂之，则失酸味，且无渣，盖受金制也。**时珍曰：**木瓜所主霍乱、吐利、转筋、脚气，皆脾胃病，非肝病也。肝虽主筋，而转筋则由夫湿热、寒湿之邪袭伤脾胃所致，故筋转必起于足腓，腓及宗筋皆属阳明。木瓜治转筋，非益筋也，理脾而伐肝也，土病则金衰而木盛，故用酸温以收脾肺之耗散，而籍其走筋以平肝邪，乃土中泻木以助金之义，木平则土得令而金受荫矣。《素问》云：酸走筋，筋病无[1]多食酸。孟诜云：多食木瓜，损齿及骨。皆伐肝之明验，而木瓜入手足太阴，为脾肺之药，非肝药明矣。又按《针经》云：多食酸，令人癃[2]。酸入于胃，其气涩以收，两焦之气不能出入流入胃中，下走膀胱，胞薄以软，得酸则缩卷而不通，故水道为之不利而癃涩矣。罗天益《宝鉴》云：太保刘仲海日食蜜木瓜三五枚，同伴数人皆病淋疾，往问天益，天益曰此食酸太多也，但夺食则已。阴之所生，本在五味；阴之所营，伤在五味。五味过食，皆能伤人，不独酸也。陆佃《埤雅》云：俗言梨百损一益，楸[3]百益一损。故《诗》云：投我以木瓜。取有益也。

镇按：木瓜味酸，寇云得木气之正，李以木瓜不入肝经为言。予特辨之，李云木瓜治转筋者，足腓与宗筋专属阳明也，殊不知阳明者，五脏六腑之海也，主润宗筋，故治痿所以取阳明，阳明虚则宗筋纵，带脉不引，则足痿不用，非宗筋竟属阳明也。《原病式》云：热气消烁于筋，则挛掣而痛。治以木瓜，岂非疏肝养荣而筋自和之义欤？

郁李（灌木类）：**郁李仁：味酸苦，气平，降也，阴中阳也，无毒。山谷多种，园圃亦栽。六月采实，去壳取仁**（汤泡去皮，研烂用）。**宣结气，利水；破血凝，润燥。根：煎汁漱齿龈肿烂，并风蛀牙疼。肉：味甘，红熟可食。**

发明：时珍曰：郁李仁甘苦而润，其性降，故能下气利水。按《宋史·钱乙传》云：一乳妇因悸而病，既愈，只目张不瞑。乙曰：煮郁李仁酒令饮醉即愈。所以然者，目系内连肝胆，恐则气结，胆横不下，郁李能散结，随酒入胆，则结去胆下，目自瞑矣。颂曰：《必效方》有疗癖方，取车下李仁，汤泡去皮及双仁者，研烂和面，搩如掌大饼二枚，炙微黄，勿令太熟。空腹食一饼，当快利，如不利，更食一饼，或饮热米汤，以利为度。若利不止，以醋饭止之。利后当虚，若病未尽，一二日量力更进一服，以愈为度。不得食牛马肉。累试神验。

五加皮（一名文章草。灌木类）：**气味辛温，无毒。南北俱生，江淮为最，北地不香，南方味窘**（北地者树大皮粗，南方者如枸杞柔韧，三四叶成簇者力劣，五叶一簇者佳）。驱风除湿，疗筋骨拘挛；活血和营，治老幼脚软。男子阳痿阴癝，阴囊湿痒者效；女人阴痒阴蚀，腰脊脚痛皆除。叶：可作蔬，亦蠲风湿。

发明：时珍曰：五加治风湿痿痹，壮骨强筋，其功甚大，造酒服食，俱称绝妙。茎叶俱可煮汁，和曲酿酒，加远志为使更佳。一方加木瓜煮酒饮。谈野翁《试验方》云神仙煮酒法，用五加皮、地榆（刮去粗皮）各一斤，袋盛，入无灰好酒二斗，坛封，隔汤煮透，其渣为末，酒糊丸，每日早晚各进五十丸，药酒进。除风湿，壮筋骨，顺气化痰，添精补髓。又王纶《医论》云：风病饮酒能生痰火，惟五加皮味美有益。

柞木（灌木类）：气平，味苦，无毒。一名凿子木，其性坚韧，可为凿柄是也。格噎开关，专治产难或胎上逼心、胀闷难忍。（凿子柄上打蓬者名千槌草，煎汤服如神）。叶：治痈疽发背，消毒追脓。（同地榆、甘草节、荷叶脐、干萱草根等分，每服五钱，水煎，日二。许学士方也）。

发明：镇按：柞木，处处山中有之，高者丈余，叶小而有细齿，光滑而韧，其木及叶丫俱有刺，五月开细白花，结子冬不凋。

● 【校注】

［1］无：原为"母"。疑误。

［2］多食酸，令人癃：语出《灵枢·五味论》："酸走筋，多食之，令人癃。"

［3］楙（mào）：即木瓜。

● 【评析】

蜀椒、芜荑、雷丸均有杀虫功效，蜀椒还能温中止痛，椒目有行水作用。血竭、棕榈均可止血，但血竭能行瘀破积血，止痛敛疮生肌；棕榈性涩，故何镇告诫须瘀滞尽方可用，服之太早，反致血瘀，为害非浅。木瓜、五加皮均可祛风湿，五加皮强筋骨尤佳，木瓜和胃化湿偏胜。

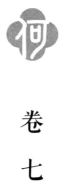

卷
七

谷部

（分为四类：麻麦稻、稷粟、菽豆、造酿）

● 【原文】

粳米（即晚米。麻麦稻类）：味甘苦，气平，微寒，无毒。水田堪时，霜降才收。谷大芒多，性黏曰粳，有赤白两种（江西多赤者）。入心肺二经。治病煎汤，惟白最胜，充餐为饭，过熟乃佳。益气补中焦，止泄和五脏。合芡实仁煮粥，明目强志益精；入伤寒少阴方，助桃花汤以补正气；竹叶石膏汤作引，取甘以补其不足；其白虎汤同甘草用，取甘缓使不速下。 陈仓米：味兼酸咸（即粳米入仓年久者），性和缓，调脾效捷；易消化，频止泄痢；多滋润，竟解渴烦。下气延年，开胃进食。若蒸作饭和醋，能封肿毒速痊。炊寒食饭：敷灭瘢痕，杵泥烂才妙。煮炒米汤：饮润咽干，去火性为良。

又种籼米：秧时高田，早秋便可收刈。谷长无刺，米小不黏，色赤白，亦有两般，凭炊煮任充正用。温中健脉，益胃养荣；仍长肌肤，尤调腑脏。

发明：诜曰：粳米赤者粒大而香，水渍之有味益人。大抵新熟者动气，经年者亦发病。惟江南人多收火稻贮仓，烧去毛，至春舂米食之，不发病，甚宜人，温中益气，补下元也。好古曰：《本草》言粳米益脾胃，而张仲景白虎汤用之以入肺，以味甘为阳明之喜，色白为西方之象，而气寒入手太阴也。少阴证桃花汤，用之以补正气。竹叶石膏汤，用之以益不足。时珍曰：粳稻六七月收者为早粳，止可充餐，八九月收者为迟粳，十月收者为晚粳。北方气寒，粳性多凉，八九月收者即可入药；南方气热，粳性多温，惟十月晚稻气凉，乃可入药。迟粳、晚粳得金气多，故色白入肺而解热也；早粳得土气多，故赤者益脾，白者益胃[1]。若滇南之粳则性热，惟彼土人宜之。

镇按：究诜注粳，似言籼米，时珍言六七月刈者，正是江南所产，名观音籼，又名鲫鱼籼，粒团而白，如粳米之形者。八九月刈者，形亦如粳，名为八月白是也。十月收者，方是粳米，即好古所云入肺胃肾经，可为药，补正气者也。

糯米（麻麦稻类）：亦小，味甘，气温。收近重阳，春甚洁白。煮饴诚妙，酿酒弥佳，充餐不宜，恋膈难化。缩小便频多，托痘疮不起。

发明：镇按：凡米之未春者，俱谓之稻，何以《本经》称糯米为稻米也？且注云性黏者为糯，不黏者为秔[2]，殊费详解。余细考之，米之黏者为糯，粟之黏者为秫，特为正之，后之学者自易明也。

稻穟（即秔[3]芒也）：治蛊毒作胀。稻秆：消黄疸如金。杵头糠[4]：治卒得噎病，蜜丸弹大，无时含之能送饮食过咽，斯亦春杵之义。

小麦（麻麦稻类）：味甘，带皮气寒，坼[5]皮气热。诸处皆种，四时气全，北地霜雪多而毒少，南方霜雪少而毒多，故北麦可以常餐，南方麦只堪暂用，入药煎汤，务宜完用（带皮用也）。养心气脾气，止漏红唾红。浮小麦：先枯未实，敛虚汗奏效如神。砻磨成麸：涩大肠而止泻。水渍为蘖[6]：消宿食以除膨。作面：充餐，亦能治疾。助五脏，增益气力；厚肠胃，滑白肌肤。性热未免动风，饮萝卜汁可解；裹折伤处痛楚，和栀子醋捣敷。寒食面：灭瘢痕。飞罗面：消涎沫。

发明：时珍曰：按《素问》云，麦属火，心之谷也。众说不同，考其功，除烦、止渴、收汗、利溲、止血，皆治心病也，当以《素问》为准。麦皮名为麸，与浮麦同性，而止汗之功则次之，盖浮麦原未有肉也。凡人身体疼及疮疡肿烂，或小儿暑月出痘溃烂难以睡卧者，并用麸作褥子衬卧，性凉而软，诚妙法也。面，北方者性温，食之不渴；南方者性热，食之烦渴。医方中往往用飞罗面，取其无石末而性平耳。陈麦面无毒，以糟发胀者，能发病发疮，作蒸饼和药，取其易化也。顾元庆《簷曝偶谈》云：江南麦花夜发，故发病；江北麦花昼发，故宜人。又且鱼稻宜江淮，羊面宜洛，亦五方有宜不宜也。面性虽热，而寒食日以纸袋盛，悬风处，数十年亦不坏，则性不热而无毒矣，入药尤良。

镇按：江南小麦，因明末岁荒，麦种尽绝，买北面为种，余见俱日间放花，而食之亦不甚宜人，盖物因风土而变矣。时珍言麦粉是麸面洗筋澄出浆粉，浆衣多用之，古方未入。按万表《积善堂方》有乌龙膏，治一切痈肿发背、无名肿毒初发焮热、未破或已破者，取效如神。用隔年陈麦粉入锅内炒如饴，久炒乃至黄黑，冷定研细，用陈米醋调成薄糊，熬如黑漆，瓷瓶收贮待用。以纸摊之，须剪顶上留一孔贴之，其冷如冰，痛立止矣。少顷觉药干，粘之甚固，其毒消散乃脱。朱肱《活人书》治阳毒、温毒，热急发狂、发斑，大渴倍常，用水化服黑奴丸，汗出或得微利即愈。其方用小麦奴、梁上尘、釜底煤、灶突墨、黄芩、麻黄、大黄、芒硝等分为末，炼蜜丸如弹子大，立方之义，盖取火化者从治之义也。麦乃心谷属火，而麦奴则麦将实而为湿热所蒸，生黑霉者，与釜突墨同理也。陈延之《小品方》名麦奴丸，初虞世[7]《古今录验》名高堂丸、水解丸，诚救急良方也。

大麦（麻麦稻类）：**大麦米，粒长而厚，味甘咸，气平，微寒，故堪久食。伏蜜为使，亦可入药。能快气调中，主消渴除热。作面：性不燥热，平胃解渴殊功。麦蘖：性味咸温，化滞消痰尤效。孕妇忌服，防堕胎元；虚者勿煎，恐消肾水。**

发明：宗奭曰：大麦性平凉滑腻。有人患缠喉风，食不能下，用此面作薄糊，以其易下，能助胃气。三伏中，朝廷作麨[8]以赐群臣。震亨曰：大麦初熟，人多炒食。此物有火，能生热病，人不知也。

镇按：大麦，江南人多用为粥，食之亦平平，然不甚养人，但多食亦不伤人耳（眉批：李时珍云：大麦蘖、神曲、并谷蘖、粟蘖等，俱主消导，有滞者可用，无滞妄服，元气受伤矣）。胸膈膨闷者，日食大麦糊粥即宽。丹阳父母靳明老云：凡汤火灼烂，大麦炒黑为末，以粥沫调涂，立刻止疼，且初灼即涂，亦不发泡。

荞麦（一名乌麥。麻麦稻类）：**性平寒，味甘，无毒。秋种冬收，磨面可食。能炼滓秽实肠；压丹石热毒磨积。和猪羊肉食发风，脱须眉而动眩晕。**

梗：烧灰淋汁熬霜，和石灰点蚀恶肉。

发明：颖[9]曰：《本草》言荞麦能炼五脏滓秽。俗言一年沉积在肠胃者，食之能令消也。**时珍曰**：荞麦最降气宽肠，故能炼肠胃滓滞，气盛有热者宜之。若脾胃虚寒人食之，大脱元气而落须眉，非所宜也。按杨起《简便方》云：肚腹微微作痛，食即泻，泻亦不多，日夜数行者，用荞麦面一物作饭，连食三四次即愈。予壮年患此，两月瘦怯特甚。用消食化气不应，一僧授此方而愈，后转授他人皆效，可征其炼积滞之功矣。

镇按：时珍言其降气宽中，盖因其性滑而重也。思邈言，和猪羊肉食，不过数顿，即患热风，能脱须眉，因其重坠而损上焦元气也。

粟米（稷类）：新则味咸，陈则味苦，气平微寒，无毒。在处俱种，北地尤多，日舂为粮，呼为小米。丹溪云：属水与土，因而用养肾调脾。新粟米：养肾不亏，去脾热，常益中脘。陈粟米：止痢渗泻，却胃热，大解渴消。粟泔：主霍乱转筋，顿饮数升立愈。臭泔：除烦渴，驱热。酸泔：洗疮疥杀虫。糯粟：收刈略迟，《经》载秫米即此。解寒热，利肠胃，煮粥饭甚黏，造酒饴绝妙。

发明：**镇按**：粟米有二种，煮熟不黏者为粟，煮熟黏腻者为秫，又粟米性硬如籼米，故《本草》释名籼粟，北人呼小米者是也。有一种晚刈者，其性黏如糯米，即本草名秫者是也。

黍（稷粟类）：甘温。苗似粟非粟，由大暑布种，故以黍名。任造酒饴，亦同糯粟。肺病宜食，益气补中。多食昏五脏，贪眠；食久缓筋骨，绝脉。小儿食之足软，猫犬食之足偏。

发明：**镇按**：黍之种色颇多，赤黍曰虋[10]曰穈，白黍曰芑[11]，黑黍曰秬[12]，一稃[13]二米曰秠[14]，此黍粒无大小，故古定律度，以上党秬黍之粒累之以生律度权量也。

时珍曰：稷之黏者为黍，粟之黏者为秫[15]，粳之黏者为糯也，今辨别不明，往往混淆。更有蜀黍，《食物本草》称为芦穄[16]，谓其苗茎高大如芦也，始生于蜀，故又名为蜀黍也，性亦有黏、不黏者。又种玉蜀黍，苗秆如薏苡，色黄白，不似蜀黍之色赤黑也，然皆可充粮。

粱（稷粟类）：**有青白黄三种，味俱甘、微涩。粒较粟颇大，但损地力少收，以致田家罕种。调胃和脾，力倍诸谷，惟黄粱更优，盖色应中央之象。**

发明：镇按：或云粱即粟也，时珍曰：考之《周礼》九谷、六谷之名，有粱无粟可明也。自汉以后，始以大而毛长者为粱，细而毛短者为粟。今则通呼为粟，而粱之名反隐矣。今世俗称粟之大穗长芒、粗粒而有红毛、黄毛、白毛者，粱也，黄、白、青、赤亦随其色而命名耳。

苏恭曰：粱虽粟类，细论则别。黄粱出汉、蜀、商、浙间，穗大毛长，谷米俱粗于白粱，而收子少，不耐水旱，食之甘美，胜于诸粱，人称为竹根黄。白粱穗大多毛且长，而谷粗扁长，不似粟粒圆也，米白而大，食之香美，亚于黄粱。青粱毛穗俱不太多，米色微青而细，性凉，夏月食之最宜也。

稷（黍粟类）：**稷米，香美，苗与黍同，北人名乌，南人名穄**（穄即南人效此音之讹也）。**作饭不黏，亦爽脾胃。**

发明：镇按：稷性甘凉，甚宜脾胃，今南方之人呼为芦穄，盖不识也。稷与黍相似者，苗也，结子不同，粟穗丛聚攒簇，稷黍之穗粒疏散成枝，而芦穄即蜀黍也，何可混说？且稷性味甘寒，压丹石毒而宜夏食解暑；芦穄甘涩而温，性味且不相同，何可不辨明耶？然俱可代米充餐造酒。

罂粟米（一名御米壳。稷粟类）：**味甘，气平，无毒。人家园圃多栽玩赏，花红白二色，子千百成罂，又名米囊，细如葶苈。妨动气于膀胱，切戒不可多食。治服丹石人食不能下，和竹沥煮粥，调理自安。壳：泡去净筋膜，醋蜜拌炒随宜。其性多涩，甚固大肠，久泻捷方，虚嗽圣药。湿热暴泻，误用杀人。**

发明：震亨曰：今人虚劳咳嗽，多用粟壳止劫；及湿热泻痢，亦用止涩。其治病之功虽急，杀人如剑，宜深戒之。**时珍曰**：酸主收涩，故初病不可用之。泄痢既久，则气散不固而肠滑脱肛；咳嗽既久，则气散不收而肺胀病剧，故俱宜此涩之固之，收之敛之。又王硕《易简方》云：粟壳治痢如神，但性紧涩，多令人呕逆，故人畏而不敢服。若制以乌梅，斯为得法，或同四君子汤，尤不致闭胃妨食，且获奇效也。

镇按：粟米性寒，多食能动膀胱气，和竹沥煮粥，可治丹石毒发不得下食，其为性寒通利可知矣，而苏颂言逐邪热、治反胃、驱中痰滞更可明也。其壳酸涩而大能收敛，凡久嗽久痢元气脱散者，制度用之甚妙。但性紧涩，早用大不相宜。鸦片：即蕊将开，针刺出汁，旋干黑，味甚辛麻，每服只一二厘，大助房中之兴，名为一粒金丹。

● 【校注】

［1］益胃：原无此二字，据《本草纲目》改。

［2］秔（jīng）：同粳米。

［3］秕（bǐ）：子实不饱满，瘪谷。

［4］杵头糠：米皮糠之别名。为禾本科植物稻的颖果经加工而脱下的果皮。甘、辛，温。有开胃下气作用。

［5］坼（chè）：裂开。

［6］蘖（niè）：树木的嫩芽。亦指树木被砍伐后所生的新芽。

［7］初虞世：北宋医家。字和甫。撰有《养生必用方》，又名《古今录验养生必用方》或《初虞世方》。

［8］麨（chǎo）：炒的米粉或面粉，一种干粮。

［9］颖：指汪颖。明代官吏。江陵（今属湖北）人。正德（1506—1521）年间任九江知府。得卢和《食物本草》稿，厘为两卷，分水、谷、菜、果、禽、兽、鱼、味八类。

［10］虋（mén）：即赤粱粟。亦是谷类的总称。

［11］芑（qǐ）：粱、黍一类的农作物。

［12］秬（jù）：黑黍。

［13］稃（fū）：小麦等植物的花外面包着的硬壳。

［14］秠（pī）：一种黑黍，一壳二米。

［15］秫（shú）：黏高粱，可以做烧酒。或泛指高粱。

［16］芦稷（jì）：即糖高粱。又称甜芦粟、芦黍、芦稷。

● 【评析】

　　粳米、糯米、小麦、大麦、荞麦、粟米、黍、粱、稷均为粮食而日常食之，故均有益气补中、调脾和胃之功，尤以粳米、小麦为佳，小麦还能益心气；糯米恋膈难化，但能缩小便，托痘疮；大麦、麦蘖、荞麦能快气宽中消滞；稷性凉，夏食解暑。罂粟米性寒通利，不可多食，其壳酸涩而收敛，能止泻住嗽，故不宜早用，以恐恋邪。

● 【原文】

　　生大豆（菽豆类）：味甘，气平，无毒。原产泰山平泽，今则处处种之。黑白类殊，取黑者入药，大小颗异，求小者煎汤（下者为雄豆，入药乃效）。恶龙胆、五参（人参、苦参、丹参、沙参、玄参），宜前乌杏牡（前胡、乌药、杏仁、牡蛎）。和桑柴灰汁煮，下水蛊肿胀如神；同生甘草片煎，解饮食药毒立效。炒黑烟未尽，乘热投酒淋之（即古方豆淋酒，又名紫酒），理产后风中抽搐，主瘫痪风痹禁牙。入水渍生芽蘖：以大豆黄卷为名，去湿痹筋骨挛疼，散五脏胃气积结。江西豆豉：泰和者佳，味淡，无盐。能理瘴气，专治伤寒。佐葱白散寒热头疼，助栀子除虚烦懊恼。豆腐：性寒。能动正气，食多积聚，莱菔能消。

　　发明：颖曰：陶华以黑豆入盐煮，常时食之，云能补肾。豆乃肾之谷，其形类肾，而黑色通肾，以盐引之，所以妙也。时珍曰：按《养老书》云：李守愚每晨水吞黑豆二七枚，谓之五脏谷，到老不衰。夫豆有五色，各治本脏。惟黑豆属水性寒，为肾之谷，入肾功多，故能治水，消胀下气，制风热而活血解毒，所谓同气相求也。又按：古方称大豆解百药毒，予每试之不应，又加甘草，其效乃奇，如此又不可不知也。又按《抱朴子·内篇》曰：相国张文蔚庄内有鼠狼穴，养四子为蛇所吞。鼠狼雌雄情切，乃于穴外抓土壅穴。俟蛇出头，度其回转不便，当腰咬断，衔出四子，尚有气，置地，嚼豆叶敷之，皆活。后人以豆叶治蛇咬，盖本于此。

镇按：豆腐之法，始于汉淮南王刘安，今人皆知不必述，中其毒者，萝卜可解。夏月有人汗尤毒，食者慎之。治病数种，亦当知之，可贴杖疮青肿并烧酒醉死，盖有散热解毒之能也。

赤小豆（菽豆类）：**味辛甘酸，气温而平，阴中之阳，无毒。驴食脚轻，人食脚重。散痈肿，末调鸡子清箍；下水气，末和通草汤服。但专利水逐津，久服令人枯燥。磨澄成粉：解油累衣裳。花名腐婢：共葛花醒酒。**

发明：弘景曰：小豆逐津液，利小便。久服令人肌肤枯燥。**颂曰：**水气、脚气最为急用。**藏器曰：**赤小豆和桑白皮煮食，去湿气痹肿；和通草煮食，则下气（眉批：下气谓泄浊气也）无限，名脱气丸。**时珍曰：**赤小豆，小而色赤，心之谷也。其性下行，通乎小肠，能入阴分，治有形之病。故行津液，利小便，消胀满，除痈肿，止吐而治下痢肠澼，解酒病，除寒热痈疽，排脓散血而通乳汁，下胞衣产难，皆病之有形者也。久服则降令大过，津血渗泄，所以令人肌瘦身重也。其吹鼻瓜蒂散及辟瘟用之，亦取其除湿通气散热耳。又按陈自明《妇人良方》云：予妇食素，产七日而乳不行，服药不应，偶以赤小豆煮粥食之，当夜遂通。因阅《本草》，亦载能下胞通乳，故载之。又宋仁宗在东宫时，患痄腮，命道士赞宁治之，取赤小豆七七粒为末，敷之而愈。又中贵任承亮患恶疮近死，尚书郎傅永授以药立愈，叩其方，乃赤小豆也。予苦胁疽，既延五脏，一医敷药甚妙，承亮曰：得非赤小豆耶？医谢曰：某用此方养活家口三十人，幸勿说破。盖此物治一切痈疽疮疥及赤肿，不拘善恶，但以水调敷之，无不立愈。此物极黏，干则难揭，和苎根末同用，则易脱耳，不可不知。

镇按：赤小豆有二种，此则言谷中之赤小豆也。又有小而圆，色若朱涂，靠莢处有黑如漆一块，今之外科皆习用而不察，此乃《本草》乔木部之相思子也，原系吐药，非此类也，特正之。

绿豆（菽豆类）：**味甘，皮寒、肉平，无毒。粒小而圆，处处俱种。调和**

五脏，通十二经。煎汤解酒毒，烦热兼除；作粉敷肿痛，丹毒且压。益气力，润皮肤，养精神，厚肠胃。作枕明目疏风，煮食消肿下气。偶中砒毒，生研服之。豆芽：充蔬，亦防发疮动气。豆皮：解热，能除癍痘翳瞙。花：采曝干，能解酒毒。叶：生捣汁，霍乱神效。

发明：时珍曰：绿豆色绿，小豆之属木者也。消肿治痘之功虽同赤豆，而压热毒之功过之。且益气厚肠，通经脉，无久服枯人之忌。但以作凉粉，造豆酒，未免有偏寒偏热之弊，皆人所为，非豆之本性也。外科治痈疽有内托护心散，极言其神。其方，真绿豆粉一两，乳香半两，每服一钱，浓煎生甘草汤调下，时时呷之。若毒气冲心，有呕逆之证，大宜服此。又若解砒石毒，须带皮生研，水服乃效。按《夷坚志》云：有人服附子酒多，头肿如斗，唇裂血流，急求绿豆、黑豆各数合，生嚼咽汁，并煎汤饮之。豆皮治小儿癍痘入目成翳，同白甘菊、谷精草等分为末，每以柿饼一枚，粟泔一盏，入药一钱，煮干食之，日三服。

白豆（菽豆类）：俗名饭豆，形叶、性味俱如绿豆，但色白耳。专能入肾，久食最宜。

豌豆（菽豆类）：名目极多，苗叶嫩时作蔬极妙。入四圣丹，治小儿痘疔；合澡豆方，洗面光腻。煮食下乳，益气调荣。

发明：时珍曰：豌豆属土，故所主之病多属脾胃。元时饮膳，每用此豆捣去皮，同羊肉治食，云补中益气。又《千金》《外台》洗面澡豆方，盛用毕豆面，此豆是也。又名回鹘豆，又名麻累，又名戒菽。

蚕豆（菽豆类）：又名胡豆。味甘，气平，无毒。开花如蛾，结荚似茧，故名此也。煮食快胃，亦可备荒。

发明：时珍曰：蚕豆《本草》失载。万表《积善堂方》云：一女子误吞针入腹，诸医不能治。一人教煮蚕豆同韭菜食之，针自大便出。此亦可验其性之利脏腑也。

镇按：蚕豆开花如蛾，结荚类茧，故名蚕豆。煮食可以充餐度荒，炒食香脆，枚嚼而枚咽之。又可不伤脾胃，更可固齿，故汪颖言其快胃。

豇豆（一名蜂䗅。菽豆类）：**味咸，性平，无毒。补肾健脾，解鼠莽毒。**（谓其色绛，结荚必双生而垂也）

黄豆（菽豆类）：**黄大豆，味甘，气温，无毒。利大肠，敷痘毒。**（眉批：惟肿满症切忌）**油：解发腥**[1]。**秸灰：点痔。**

发明：时珍曰：生温，炒熟微毒。多食壅气，生痰动嗽，令人身重，发疮疥面黄。

白扁豆（菽豆类）：**味甘，气微温，无毒。紫花黑子，鹊豆为名；白花白子，扁豆是也。惟白入药，下气和中。霍乱吐逆能驱，河豚酒毒并解。解暑毒专功，止泻痢神效。叶：和醋捣敷，治蛇虫咬伤。花：末，米饮服，主赤白带下。**

发明：时珍曰：硬壳白扁豆，其子充实，白而微黄，其气腥香，其味温平，得乎中和之气，脾之谷也，入太阴气分。通利三焦，能化清降浊，专治中宫之病，消暑除湿并解毒也。其软壳黑子名鹊豆者，其性微凉，但可供食。

镇按：白扁豆，气味温平而有解毒之功，人多忽之。有妇人服毒药而堕胎，胎气已伤，尚未下者，或口噤手强，自汗头低，状如中风，九死一生之症也。医多不识，作风治，必死。只以白扁豆去皮为末，米饮调服方寸匕，或浓煎汁饮，亦可为丸，此良方也。今人夏月作菜、点茶俱用，盖取其解毒调中之义。

又种黎豆、稆豆、筋豆、蛾眉、虎爪、羊眼、豐豆[2]，**俱只堪供食，不堪入药者也。**

发明：镇按：稆豆，考之元朝吴瑞《日用本草》云：即黑豆中之最小者，余意即马料豆是也。其黎豆等皆扁豆之类，惟点茶、充蔬用之，别无所能，然皆宜于脾胃病及病后作食品用之。

［1］腫（zhí）：指头发积有脂膏。腫，亦黏也。

［2］登（láo）豆：野豆。《本草纲目》一名鹿豆。

● 【评析】

本节所列各种豆类大多可作食物，常用入药的有：大豆黄卷，可透邪解表，利湿通结；豆豉和胃除烦；赤小豆清热利水，散血消肿；绿豆清热解毒，消暑；白扁豆益脾除湿，何镇认为并有解毒调中之效；穭豆，即料豆的种皮，可养血平肝，除热止汗。

● 【原文】

白油麻（一名巨胜子，即脂麻。麻麦类）：味甘，生寒熟热，无毒。在处俱有，夏种秋收。滑肠胃，通便秘结；利血脉，润发枯焦。叶：捣和浆水沐头，亦能去头风润发。麻油：性冷，经宿必熬熟为佳。专入外科，煎膏贴诸疮恶毒。蜓蚰入耳，枕煎饼引出；发成瘕痛，饮满碗吐安。大肠枯燥难通，用吹谷道；小儿闭结胀疼，此法诚妙。陈者熬膏，生肌长肉；脾病齿痛，切忌煎食。

发明：甄权曰：巨胜子乃《仙经》所重，以白蜜合服，名静神丸。治肺气，润五脏，填精髓，益男子。其功甚多，亦能休粮。时珍曰：胡麻（眉批：胡麻有三种，黑白二种，即脂麻也，赤者即大胡麻，形如壁[1]虱是也，《纲目》又另出"亚麻"一条，云为壁虱胡麻），取油以白者为胜，服食以黑者为胜，胡地者尤佳，取其色黑入通于肾而能润燥也。赤者状如老茄子，壳厚油少，不堪服食，唯钱氏治痘疹变黑归肾，百祥丸用赤脂麻汤送下，盖取其解毒耳。《五符经》有巨胜丸，云即胡麻，本生大宛，五谷之长也。服之不息，可以知万物，通神明，与世常存。《参同契》亦云：巨胜可延年。又按苏东坡《与程正辅书》云：凡患痔疾，皆宜断酒肉、盐酪、酱菜厚味及粳米饭，惟宜食一味淡面及九蒸胡麻，即黑脂麻，同去皮茯苓，入少蜜为面食之，日久气力不衰而百病皆除，痔即消矣。据此数说，则胡麻为脂麻无疑矣。

镇按： 胡麻之辨驳甚夥，有以茎辨者，有以叶辨者，有以角辨者，《五符经》言巨胜即胡麻，而东坡《与程正辅书》云胡麻即是黑脂麻，二说甚明，不必再有别议也。但近地者未必有如是之能，当以胡地者为胜耳。近世以荒蔚子名小胡麻，遂竟称巨胜，以讹传讹，不可胜言。更有以黄麻子及大藜子误称胡麻者，误之又误也。陈嘉谟《蒙筌》又另出胡麻一条，又云有黑白二种，其能亦延年补髓，益气长肌，补虚休粮，岂非重出乎？盖白者名油麻，黑者名胡麻，黄者即壁虱胡麻[2]是矣。后之学者留心致辨可也。

神曲（谷部造酿类）：味甘，气平，无毒。六月六日制造方灵。助天五真气，入阳明胃经。下气调中，止泻开胃。化水谷，消宿食，破癥结，逐积痰。妇人下胎断产，小儿宽腹散坚。徽州酒曲：诸药合成，味辛，性气大温。落胎兼下鬼胎，下气兼驱冷气。酒痰尤劫，宿食竟消。麸曲：性冷。消食亦用。红曲：色赤，滑血须知。

发明：时珍曰： 倪维德《原机启微》云：神曲治目病，生用能发其生气，熟用能敛其暴气。**镇按：** 消食散癥，健脾暖胃是其本功，何人不知？至于倪维德用以治目，李时珍煅治闪腰，炒研通妇人乳汁，《千金方》治产后晕绝，殊令人不可理会。徽州酒曲，其中有麻黄、桂、蔻诸辛热之品，故温中消食下胎。

时珍曰： 曲有麦面、米麸，造者不一，皆酒酢[3]所须，俱能消导，功不甚远。红曲，《本草》未载，法出近世，亦奇术也。其法，白粳米一石五斗，水淘浸一宿，作饭，分作十五堆，入曲母（眉批：曲母即隔年红曲）三斤，搓揉令匀，并作一处，以布密覆。热即去布摊开，稍温急堆起，又密盖。次日日中又作三堆，过一时分作五堆，再一时合作一堆，又过一时分作十五堆，稍温又作一堆，如此数次。第三日，用大桶盛新汲水，以竹箩盛曲作五六分蘸湿，又作一堆，如前法作一次。第四日如前又蘸，若曲半浮半沉，再依前法作一次又蘸。若尽浮则成矣，曝干收之。其米红过心者谓之生黄，其色鲜美，未过心者不甚佳。入药陈者良，盖人水谷入胃，受中焦湿热之蒸熏，游溢精气，化而为红，散布脏腑经络，是血也，此造化自然之微妙。造红曲以白米饭，令湿热郁熏变而为红，即成真色，久亦不渝，此又人窥造化之巧也。故红曲有治脾胃营血之功，得同气相求之义。

镇按：红曲乃白米造成，亦有神圣之妙。其消食破血，治打跌伤，女人血气诸痛，皆取原受湿热，其性腐败，故能消融诸滞物，因色红赤，又能活血和痛也。治赤痢，和六一散服之，立愈，亦从湿热之化，此亦丹溪之心法耳。以之酿酒则辛热有小毒，能发肠风、痔瘘、脚气、痰哮、咳喘。

酒（谷部造酿类）：**味苦甘辛，气大温，有毒。酿非一等，名亦多般，唯糯米面曲者良，能引经行药，势最捷。因走诸经不息，称与附子同功。味苦甘辛相殊，治分上中下用：辛者能散，通行一身之表，直至极高颠顶；甘者能缓居中；苦者能下，淡则竟利小便而速下也。少饮有节，养脾扶肝，通血脉，驻颜色，厚肠胃，荣肌肤，御雾露瘴气，敌风雪寒威，诸恶立驱，百邪竟辟。若恣饮助火，则乱性损身，烂胃腐肠，蒸筋溃髓，伤神减寿，为害匪轻。姜酒：疗厥逆客忤。紫酒：即豆淋酒，理㾓疭偏风。葱豉酒：解烦热而散风寒。桑椹酒：益五脏以明耳目。狗肉汁酿酒：日饮大补元阳。葡萄肉酿酒：时尝甚消痰癖。牛膝地黄酒：滋补阴衰。枸杞仙灵脾酒：专扶阳痿。社酒：纳儿口中，语音速出；喷屋四壁，蚊蚋堪驱。糟：罯跌伤，行瘀止痛。亦驱蛇毒，又罯冻疮。**

发明：弘景曰：大寒凝海，惟酒不冰，明其性热，独冠群物。药家多用以行其势，人饮多则体弊神昏，是其有毒故也。**震亨曰：**《本草》止言酒热而有毒，不言其湿中发热，近于相火，醉后振寒战栗可见矣。又性喜升，气必随之痰郁于上，溺涩于下，必恣饮寒凉，其热内郁，肺气大伤。其始也病浅，或呕吐，或自汗，或疮疥，或鼻齇，或泄利，或心脾痛，尚可散而去之。其久也为病深，或消渴，或内疽，或肺痿，或鼓胀，或失明，或哮喘，或劳瘵，或癫痫，或痔漏，为难名之病，非具眼未易处也。**时珍曰：**酒，天之美禄也。面曲之酒，少饮则和血行气，壮神御寒，消愁遣兴；痛饮则伤神耗血，损胃亡精，生痰动火。《邵尧夫诗》云：美酒饮教微醉后。旨哉斯言可味也。

醋（一名苦酒。谷部造酿类）：味酸甘，气温，无毒。造法数种，因著诸名（米醋、麦醋、面醋、葡萄、大枣、薁蘡[4]、杂果、糠、糟等酢），入药惟米醋佳，取效得陈妙。散痈肿咽疮，并坚积癥块气疼；熏产后血晕，及伤损金创血晕（即今醋炭熏法也）。渍黄柏片含，口疮即愈；煮香附丸服，郁痛能驱。煎大黄劫痃癖如神，磨南星敷瘤肿立效。忌和蛤肉，食者须知。

发明：宗奭曰：米醋比诸醋最酽[5]，入药多用之，谷气全也，故胜糟醋。产妇房中，常以火炭沃醋气为佳，酸益血也。造皮靴者，得醋则纹敏，故知其性收敛。**时珍曰**：按孙光宪《北梦琐言》云：一婢抱儿误落炭火中烧伤，以醋和泥敷，旋愈无痕。又一少年眼中常见一镜，赵卿谓之曰：来晨治鱼鲙奉候。及期延至，从容久之，少年饥甚，见桌上有芥醋一瓯，旋旋啜之，遂觉胸中豁然，眼花已失。赵曰：君食鱼鲙大多，鱼畏芥醋，权诳饮此以愈疾也。观此数则，可见其能。大抵治诸疮肿积块，心腹痛疾，痰水血病，杀鱼肉虫菜诸毒，皆取酸收之义，而又有散瘀解毒之功。

镇按：酢味酸则收，温则散，故又能收敛，又主散毒。

酱：味咸酸，气冷利，无毒。面豆所造，陈久者良。杀诸虫蛇蝎蜂毒立效，解百药蔬菜蕈毒殊功。疥癣略涂，痒瘄如劫。

发明：**镇按**：圣人云不得其酱不食，亦为其能解毒也。陈久者良。

饴糖（造酿类）：味甘苦，气微温，无毒。系糯米或粟熬成。入脾能补虚乏，因色紫如琥珀，方中又曰胶饴。和脾润肺，止咳消痰。建中汤加，取甘能缓。中满勿服，呕吐忌尝。小儿多食损齿生虫。治喉哽鱼骨及误吞铜钱。

发明：**成无己曰**：脾欲缓，急食甘以缓之。胶饴之甘以缓中。**好古曰**：饴乃脾经气分药也。甘能补脾之不足。**时珍曰**：《集异记》云：邢曹进，河朔健将也，为流矢中目，拔矢而镞未出，钳之不动，痛困待毙，忽梦胡僧云：以米汁注之必愈。询无解者。一日有僧丐食，肖所梦者，叩之，云以寒食饴点之。如言用之，顿减酸楚，至夜疮中作痒，用力一钳而镞出矣，旬余疮敛。

镇按：糯米、粳米、枳椇子、黄精、白术俱可熬饴，惟以糯米熬者入药。

浆水（造酿类）：味甘酸，气微温，无毒。臞仙（江西宁王）所制，节候清明，熟炊粟饭，乘热缸盛，冷水浸五六朝，味酸而生白沫。酷暑当茶醒睡，除烦消食止渴。调和脏腑，滑白肌肤。

● **【校注】**

[1] 壁：原为"鳖"。疑误。

[2] 壁虱胡麻：药名。出《本草纲目》。为亚麻子之别名。

[3] 酢：指醋。

[4] 蘡薁：野葡萄。

[5] 酽（yàn）：汁液浓，味厚。引申指颜色浓。

● **【评析】**

黑脂麻，即胡麻仁有润燥滑肠、滋养肝肾作用。神曲，今多用六曲，由杏仁泥、赤小豆、辣蓼草、青蒿、面粉、苍耳草等药末经发酵而成，有消食和胃功效。酒可温通血脉，多用糯米面曲者以引经行药。醋，即苦酒，能散痈肿，解毒消积。饴糖可和脾润肺，缓急止咳，何镇认为惟以糯米熬者入药。

菜部

（分为五类：荤辛、柔滑、蓏、水、芝栮）

● 【原文】

生姜（荤辛类）：味辛，气微温，无毒，留皮则温，去皮则热。去秽恶，通神明。春初宜啖，辟疠且助生发；秋后勿食，泄气恐伤寿元。夜气敛藏，尤当切禁。干姜：汉州所造（以水淹三日，刮去皮，浸流水内六日，再刮去一层，曝干，酿瓮中三日则成矣）。气温大热，气味俱厚，半沉半浮，阳中阴也。不炮则味辛，窜而不收，堪治表散风寒湿痹、头疼鼻塞发热之邪（五积散、小青龙等汤俱当生用乃效）；炮赤则味苦，止而不移，可温中调痼冷沉寒、霍乱腹疼吐泻之疾。表证肺寒咳嗽，仗五味子以建功；里证厥冷脉绝，资黑附子以取效。疗血虚寒热，引血药入气分而生血，故产后血虚骤热，倍宜用之。炮黑止唾血血痢良，煨研塞水泻溏泻妙。阴阳易症，取汗立痊。一云泻脾，非泻正气，脾中寒湿，干姜辛热能燥之，故云泻耳。姜屑：和酒，能治偏风。姜皮：作散，堪消浮肿。

发明：成无己曰：姜枣为引，味辛甘，专行脾之津液而和营卫。药中用之，不独专于发散也。杲曰：生姜之用有四，制半夏、厚朴之毒，一也；发散风寒，二也；与枣同用，辛温益脾胃元气，温中去湿，三也；与芍药同用，温中散寒，四也。孙真人云：姜为呕家圣药，盖取辛散之义也。呕乃气逆不散，姜性行阳而散气也。或问，生姜辛温入肺，何以云入胃耶？俗以心下为胃口者，非矣。咽门之下，受有形之物，及胃之系，便是胃口，与肺系并行，故云入肺而开胃口也。时珍曰：姜辛而不荤，去邪辟恶，生啖熟食，醋、酱、糟、盐、蜜煎作蔬作果，调和五味，入药疗病，无不宜之，其利博矣。凡早行山行，宜含一块，不犯雾露清湿之邪、山岚不正之气。

镇按：生姜味辛热，开发腠理，驱六淫之邪，故方广《心法附余》云：与童便同饮能治中风、中暑、中气、中毒、中恶、干霍乱一切卒暴之疾，盖姜汁能开痰下气，驱除邪气，童便又能降火故也。

元素曰：干姜气薄味厚，半沉半浮，可升可降，阳中之阴。又曰：大辛大热，阳中之阳。其用有四：通心助阳，一也；去脏腑沉寒痼冷，二也；发诸经之寒气，三也；治感寒腹痛，四也。肾中无阳，脉气欲绝，黑附子为引，水煎服之，名姜附汤，亦治中焦寒邪，盖寒淫所胜，以辛散之之义也。又能补下焦，故四逆汤用之。干姜本辛，炮之则苦，故止而不移，所以能治里寒，非若附子行而不止也。理中汤用者，以其回阳也。**李杲曰**：干姜生辛炮苦，阳也。生则逐寒邪而发表，炮则温胃冷而守中。多用则耗散元气，是壮火食气故也。同五味子以温肺，同人参以温胃。**震亨曰**：干姜入肺中利肺气，入肾中燥下湿，入肝经引血药生血，故血虚发热、产后大热者用之。若止唾血、血痢，须炒黑用之。有血脱色白而夭不泽、脉濡者，大寒也。宜干姜之辛温以益血温经。**时珍曰**：干姜能去恶养新，有阳生阴长之意，故血虚者用之；有人吐血、衄血、下血，有阴无阳者，亦宜用之，乃热因热用，从治之法也。

镇按：干姜有宜生用、炮用，如李杲云，生用则逐寒邪而发表者，是生干姜未经炮过者；四逆汤、理中汤、增损四物汤皆用炮姜，炮至紫色者，止诸血症，及血虚发热，皆用炮黑干姜是也。生干姜较生姜稍热而发散之力稍缓，而生姜屑比之干姜则不热，比之生姜则不湿，以干生姜代干姜，以其不僭上也。姜皮辛凉无毒，治水肿腹胀，痞满虚疟，以其皮主消散也。又苏颂《图经》云：老姜皮一升，于久用油腻锅内不须刮洗，密密固济，令精细人守之，文武火熬，自旦至暮即成矣。研绝细，拨去白须，点入孔内，三日后即生黑者神效。季卿用之得效。曾见一徽人治镇江刑厅王翰如，称其神妙，想即此方也。

白芥（荤辛类）：味辛，气温，无毒。原种来从西域。白脆作茹甚佳。子：生比他芥略粗，色白，与粱米相类。研酢敷射工，煎液消痰癖。皮里膜外痰涎，必资姜汁为引，入三子养亲汤中，葡子消食，苏子定喘，此却消痰，切中老人之病。

青芥：极辣，似菘有毛，细叶者杀人。大叶者为美。生食发丹石发毒，煮食动膈气动风。食同兔肉，尤发恶疮。子：细，色青，亦能疗病。扑损瘀血冷痛，生姜研贴；麻痹风痹肿痛，酽醋和敷。酒调末服，心脾痛蠲。**紫芥、石芥、花芥：只堪采充蓥茹。**

发明：震亨曰：凡痰在胁下及皮里膜外，非白芥子莫能达。古方控涎丹用白芥子正此义也。**时珍曰：**白芥子辛能入肺，温能发散，故有利气豁痰、温中开胃、散痛消肿辟恶之功。按韩懋《医通》云：凡老人苦于痰气喘嗽，胸满懒食，不可妄投燥剂，反耗真气。懋静中三子养亲汤方，随服随验。盖白芥子主痰，宽中下气；紫苏子主气，定喘止嗽，白莱菔子主食，开痞降气。各炒研破，看所主为君，每剂不过三四钱，用生绢袋盛，煮汤饮之。勿煎太过，则味苦辣难进。若大便素实者，入蜜一匙；冬月加姜一片尤良。

镇按：芥子味辛，气温而散，故能开通经络而利九窍，活瘀血，消痈肿，止痛，利气豁痰。有一道人传余跌打损伤方，用荣华树（眉批：荣华树即夜合树）向内白皮四两，白芥子一两，炒研，每用酒服三钱，酒须尽醉，二三服痛不可动者即能转动，盖亦通经络、活瘀血之功也。又《仁存方》治妇人经闭一年不行，脐腹腰腿重痛寒热者，用芥子二两为末，每以酒服二钱，即行，亦此义也。

莱菔（即萝卜。荤辛类）：莱菔根，味辛甘，气温，属土有金与水，无毒。处处俱生，一名萝卜。啖根可生，食叶须熟。制麦面、豆腐二毒。忌首乌、地黄同餐，倘误犯之，须发易白。消食去痰，止嗽解渴，捣生汁磨墨，止失血如神。《衍义》云散气用生姜，下气用萝卜。子：劫喘嗽下气，功诚倒壁冲墙。风痰壅滞，研水吐之。

芜菁：匝地生叶，又名蔓菁，三蜀江陵呼为诸葛菜也。下气消谷，益气肥肌。子：九晒九蒸，服之辟谷长生，研末酒调，蜘蛛咬伤立愈。

发明：震亨曰：莱菔属土，有金与水。寇氏言其下气速。往往见人煮食过多，停滞成溢饮，岂非甘多而辛少乎？**时珍曰：**萝卜生食升气，熟食降气。李九华云芦菔[1]多食渗人血。则其白人须发，盖亦由此，非为下气涩营卫也。又《延寿书》载李师逃难入石窟中，贼以烟熏之垂死，摸得萝菔菜一束，咀汁咽之即苏。此法备急，不可不知。其解豆腐、麦面毒已见正文矣。兹不复载。

芜菁子可升可降，能汗能吐，能下能利小便，又能明目解毒，其功甚伟，而世罕知用，何哉？按崔元亮《海上方》治青盲眼障，但瞳神不坏者，十得九愈。其方用蔓菁子[2]六升，蒸令气透，合瓶取下，即以釜中热汤淋之，曝干还淋，如此三遍，为末，食上，清酒服方寸匕，日再服之，神效。

镇按：《别录》以莱菔、芜菁同一条，考之二物，苗、叶、花、子、根五者俱不同，惟李时珍言之甚详而明，芦菔是菘属，根圆，亦有长者，有红白二色，其味辛甘而永；叶不甚大而糙，亦有花叶者；夏初起薹，开淡紫花；结角如虫状，腹大尾尖；子似胡芦巴，不均不圆，黄赤色。芜菁是芥属，根长而白，其味辛苦而短，茎粗叶大而厚阔；夏初起苗，开黄花，四出如芥，结角亦如芥，其子均圆亦如芥而紫赤色。以二者辨之，自非一种明矣。且芦葡根辛甘，叶辛苦，气温，芜菁根叶皆苦温也。余因分出另条，仍附于后者，以便参考耳。又按：蔓菁子云能明目，榨油点灯，又能昏目，审之。

葱（荤辛类）：味辛，气温，味薄气厚，升也，阳也，无毒。四时常有，各处俱栽。馔中调和五味，与蜜同餐杀人，若服常山，亦须戒绝。根：入阳明胃并太阴肺脏。发汗疏通骨节，归日驱逐肝邪。理霍乱转筋难当，治伤寒头痛如破。杀鱼肉毒，通大小肠。散面目浮肿，止心腹急疼。脚气奔豚气，连须煎可除；蛇伤蚯蚓伤，和盐罨即解。功专发散，多食神昏。凡用拯疴，白连须用。叶：和干姜、黄柏煎汤洗疮疡风水肿痛。花：同吴茱萸可止心脾痛。子：能补不足，更温中益精。

发明：元素曰：葱茎白味辛而甘平，气厚味薄，升也，阳也。入手太阴、足阳明二经。专主发散，以通上下阳气。故《活人书》治伤寒头痛如破，用连须葱白汤主之。张仲景治少阴病下利清谷，里寒外热，厥逆脉微者，白通汤主之，内有葱白；若面色赤者，四逆汤加葱白；腹中痛者，去葱白。成无己解之曰：肾恶燥，急食辛以润之，葱白辛温以通阳气也。**时珍曰**：葱乃释家五荤之一。生则辛散，熟则甘温，外实中空，肺之象也，肺病宜食之。肺主气，外应皮毛，其合阳明[3]，故所治之病多属太阴、阳明，皆取其发散通气之功，通气故能解毒也。更理血病，气者血之帅也，气通血自流矣。王璆《百一方》治金伤磕损折伤，血出疼痛不已，用葱、砂糖等分，杵烂封之，其痛立止，更无瘢痕也。又葱管吹盐入玉茎内，治小便不通及转脬危急者，极其神妙。（眉批：《三洞要录》云：葱者菜伯也。神仙消金玉浆法：冬至日，以葫芦盛葱汁及根埋廷中。次年夏至取出，俱成水，浸金、玉、银、青石化水，晒如饴，食可休粮）

镇按： 葱主于通气利窍，故能发汗活血，然漏疮产妇俱当禁忌，若漏疮食此则难敛，产妇食此则成阴吹也。又按刘禹锡《传信方》云：治李相扑伤拇指爪甲劈裂，以金疮药裹之，强索酒饮，面色渐青，忍痛不止。用新折葱于煻火中煨热去皮，取涎署损处，仍多煨，续续易热者，三易之而面方赤，十数易，痛已失矣，笑语而别。李时珍治石城尉戴尧臣，试马伤指流血，用此再易而平。宋推官、鲍县尹俱云被杀伤而气未绝者屡效。凡人头目重闷，以葱管插入耳鼻，少顷即通。

韭（荤辛类）：**味辛、微酸，气温，性急，属金有水与土，无毒。人种作蔬，久刈不乏。春食则香，夏食则臭。温中下气，归心益阳。暖膝胻，和脏腑。除胸腹疢癖痼冷，止茎涩白浊遗精。仗扑血凝，薄敷连拍即散；糖蜜和食，杀人亦与葱同。根：绞汁出。清胃脘血凝，下胸中气结。子：隔纸焙。止梦遗精漏，比根汁尤灵。**

发明： 思邈曰：韭味酸，肝病宜食之，大益人心。**时珍曰：** 韭叶热，根温，功用相同。生则辛而散血，熟则甘而补中。入足厥阴之经，乃肝之菜也。《素问》言：心病宜食韭。又《食鉴本草》云：归肾。文虽异，理则通，盖心乃肝之子，肾乃肝之母也。一贫叟病噎，食入即吐，胸中刺痛。或令取韭汁，入醃梅卤少许，细呷，得入渐加，忽吐出稠痰数升而愈。此亦仲景治胸痹用薤白，皆取其辛温能散胃脘痰饮、恶血之义也。**震亨曰：** 心痛一症，有因食热物及怒郁，以致死血留于胃口作痛者，宜用韭汁、桔梗加入剂中，开提气血。有因肾气上攻以致心痛者，宜用韭汁和五苓散为丸，空心用茴香汤下。盖韭之性急，能破胃口滞血也。一人腊月饮点陈酒三锺，自后食物必曲屈而下，硬涩微痛，右脉甚涩，关脉沉。此由污血在胃口，因气郁而成痰，隘塞道路也，遂以韭汁半盏，细细冷呷，尽半斤乃愈。又治反胃症，常用韭汁二锺，姜汁、牛乳各一锺，细细温服。盖韭汁消血，姜汁下气消痰，牛能润枯燥补虚也。**宗奭曰：** 韭黄未出粪土者，最不益人，食之滞气，盖含抑郁之气故也。孔子曰：不时不食。正此之谓欤。

镇按： 韭生则辛苦，熟则甘咸酸，故诸家所说不同，盖未尽其味也。苦能入心，酸入肝，咸入肾，甘能补，辛可散，性急则流利，故能活血、通气、消痰、散胸中痛。韭子味涩气温，故能补命门相火而涩精，止白淫带下。

薤（荤辛类）：味辛苦，气温，无毒。赤白殊种，老圃多栽。赤者兼苦无味，白者虽辛不荤，其叶类韭，稍润而光。《千金》（书名）治肺急，亦取滑泄而然。入阳明手腑，除寒调中。

发明：弘景曰： 薤性温补，仙方及服食家皆须之，偏入诸膏用。不可生啖，为其荤辛。**时珍曰：** 薤味辛，气温。诸家皆言其温补，独苏颂《图经》言其冷补。按杜甫诗云："束比青刍色，圆齐玉箸头。衰年关膈冷，味暖更无忧。"此《薤诗》也，亦言其温补，与经文相合。则冷补之说，盖不然也。又王祯云：薤生则气辛，熟则甘美。种之不蠹，食之有益，故学道人资之，老人宜之。然道家以薤为五荤之一，而诸家言其不荤，何耶？薛用弱《齐谐》云：安陆郭坦兄天行病后，遂能日食一斛，五年，家贫行乞。一日饥甚，至一圃，食生薤一畦，葫一畦，便闷绝于地，顷吐出一物如龙，渐渐缩小，有人撮饭于上，即消成水。按此亦薤散结、蒜消癥之义也。**宗奭曰：** 薤叶光滑，露亦难伫。《千金》用治肺气喘急，亦取滑泄之义。

镇按： 薤，苏颂独言其冷，诸家皆言其温，殊不可解，但能治大餐之郭氏，自是性寒也。盖消中善食者，火也，能使减食者，必冷物也。俟高明再酌。

葫（即大蒜。荤辛类）：味辛，气大温，属火，有毒。大者名葫，圃人多种，小者曰蒜，山野自生。端午日收采，入药取独粒。辟瘟疫瘴疠，制蛇犬咬伤。中脘卒得冷疼，嚼之即解；途中忽中暑毒，用此可驱。痈毒初生，切断垫艾多灸；鼻衄不止，捣烂厚罨足心（随衄左右涂足心，两鼻齐衄，两足齐涂）。解蛊毒杀虫，化肉积消谷。生食伤肝气昏目，久啖伤脾肺发痰。蒜：亦辛热。善治鸡瘕，去溪毒恶虿[4]沙虱，却霍乱泻痢转筋。

发明：时珍曰：葫与蒜入太阴、阳明，其气熏烈能通五脏，达诸窍，去寒温，辟邪恶，消痈肿，化癥积，消肉食，此其功也。故王祯称之曰：味久不变，可以资生，可以致远，化臭腐为神奇，调鼎俎，代醯酱。携之途次，则炎风瘴雨不能加，食饐[5]馇毒不能害。夏月食之解暑气，北方食肉面尤不可暂缺，乃《食经》上品，日用多助者也。盖不知其辛能散气，热能助火，伤肺昏目，发痰昏神，荏苒受害而不知也。其拯疴之神奇，又不可暝灭。常有妇人衄血一昼夜，百方皆不能止。令以蒜捣敷足心，立刻血止，真奇方也。又叶石林《避暑录》云：一仆暑月乘马，忽仆地欲绝。同食王相教，用大蒜及道上热土各一把研烂，以新汲水和取汁，决齿灌之，少顷即甦。相传徐州市门忽有板书此方，咸以为神仙救人云而。藏器曰：昔有患痃癖者，梦中人云：每日食大蒜三颗。初服甚觉暝眩吐逆，下部如火。后有人教取数瓣，合皮截去两头吞之，名曰内灸，果获奇效。颂曰：《经》言葫散痈肿。按李绛《兵部手[6]集方》云：毒疮肿毒，号叫彻夜不眠，人不能别者，取独头蒜两枚，捣和麻油厚敷，干则更敷，屡用救人无不效者。又葛洪《肘后方》云：凡背肿，取独头蒜横截厚一分，安肿上，用豆大艾炷灸之，毋令太热，蒜焦即换，灸二三百壮即能自消。洪尝苦小腹下患一大肿，如法灸之即消。又江宁府紫极宫有石刻记其事。

镇按：蒜垫艾灸之法，只头面、顶上不可用，恐引毒上行也。其余他处，无问大毒小毒，皆可施用。不痛者灸至痛，大痛者灸至不痛，乃开门放贼之法也。又史源记蒜灸之功云：母氏背脊作痒，赤晕半寸，白粒如黍，灸二七壮，赤晕随消。信宿[7]，赤晕下流长二寸。咸归咎于灸。疡医用膏贴之，日增一晕，二十二日，横斜约六七寸，痛楚不堪。或言一尼病此，得灸而愈，往问之，尼曰：病剧时昏不知人，但闻范奉议坐守灸八百余壮方苏，约艾斤许。予亟归，以银杏大艾炷灸十数，殊不觉，乃灸四弦，赤处皆痛，每一壮烬则赤随缩入，三十余壮，赤晕尽收。至夜则火焮满背，疮阜而热，夜得安寝矣，至晓如覆杯，高三四寸，上有百数小窍，色正黑，调理而安。灸后高阜者，毒外发也；小窍多者，毒不聚也；色正黑者，肉已腐也。非艾火出其毒于坏肉之裹，则内遍五脏而危矣。所以多灸乃觉者，日久肉坏，艾气透入好肉，方知觉也。庸医敷贴凉药致死，不可胜计，噫可胜叹哉。吾母亦患此，与史源之母氏同也，初痛极，五六日方用艾灸，灸至三十余壮，愈不知痛，后红发尺余，长二尺，至二十日神昏而逝，今犹恨焉。

菰（水菜类）（眉批:《纲目》收入水草部，今僭移入菜部）：**菰根**，味甘，气大寒，无毒。多生江湖陂泽。叶如蒲苇尖长，抹马甚肥，作荐更软，江南呼为茭草。四时取根，生捣绞汁，除肠胃热，解渴除烦。久浮水面者烧灰，延片火灼疮敷效（鸡蛋清调搽）。**菰菜**，即春生茭笋：杂鲫鱼为羹，解酒毒开胃。丹石发热，频食即瘥。须防滑中，不可多食。**菰手**：系岁久中抽白薹，状同儿臂，故以手名。少食追风去热，止上膈消渴；多食发气弱阳，使下焦冷滑。食同白蜜，瘤疾复生。**薹**：生黑点，名曰茭郁。治小儿赤痢。**叶**：利五脏，惟食巴豆人忌之。**子**：曰雕胡米，和黍粟，俱堪代荒岁之粮。但性冷不可饱餐。

发明：镇按：菰，江南人呼为茭草，又名蒋草，其性寒滑，不可多食。所治之病，皆因于火热所致者，且食多必令人滑泄冷利，痿阳道。凡草生于水中者，性皆冷也，惟服饵金石之人相宜耳，纵饮之人，亦籍于此。下焦虚冷者，是当戒绝也。诜云食巴豆人不可食此，不知何意。

冬瓜（蓏[8]菜类）：味甘，气微寒，无毒。畦圃所栽，处处俱有。瓜生苗蔓之下，形长皮厚有毛，初结嫩青，经霜老白。切片日干，可藏久用。欲瘦轻健者多餐，望肥大胖者少啖。阴虚久病须全禁之，盖入肠胃之中，性走而急故也。压丹石毒，利大小便。除脐下水胀成淋，止胸前烦闷作渴。夏月生痱可摩，食鱼中毒即解。（和桐叶饲猪一冬，胜糟糠长肉三倍）。**子**：剥取仁，研霜和面脂，悦颜润色；任为丸散，益寿轻身。

发明：宗奭曰：凡患发背及一切痈毒者，削一大片置疮上，热即易之，分散热毒之气甚良。震亨曰：冬瓜性走而急，寇氏谓其分散热毒气，盖亦取其走而性急也。久病火，阴虚者忌之。

镇按： 冬瓜性寒，治食必用生姜、胡椒乃佳，否则寒胃。食宜于暑月。余得一方，用嫩冬瓜四两，加白蜜一两，用碗合定，调生面封口，重汤蒸半日，取汁慢慢呷之，噤口痢疾不终日而愈矣。真神奇之方，盖亦性冷故也。

越瓜（蓏菜类）：即梢瓜别名。色白，味甘寒，无异。头尾相似，大者尺余（俗称菜瓜者是），越人当果食之。善解酒毒，去热。烦渴易止，小便能长。性能冷中，小儿勿食。

发明： 时珍曰：越瓜南北皆有。亦有青白二色，形有长短二种。其瓜生食可充果蔬，并可酱豉、糖醋藏浸皆宜。

镇按： 此瓜性冷，生食作泻。《本经》云其解酒毒、去热等语，是其能也。按萧了真云，能昏人耳目。时珍云驴马食之眼烂，可知之矣。南人惟醃干酱醋，日充小菜，有何益哉？

黄瓜（蓏菜类）：益少（《纲目》胡瓜是也），不宜多食。发疮疖脚气，动虐生虫。忌醋和调，慎勿犯也。

发明： 镇按：黄瓜原名胡瓜，因隋大业四年避讳改为黄瓜。食之有损无益，然性甘寒，故所治皆属火热之疾。经云忌醋勿犯，今人专以醋拌食之，未见为害，何也？

丝瓜（蓏菜类）：性冷。解毒，亦疗痘疮。脚痈多取烧灰，任凭敷服。

发明： 颖曰：丝瓜本草诸书无考，惟痘疹及脚痈方中烧灰用之，亦取性冷解毒耳。时珍曰：丝瓜老者，筋脉贯通，房隔联属，故能通人脉络脏腑而去风、解毒、消肿、化痰、祛痛、杀虫，及诸血病也。

镇按： 丝瓜，《纲目》言其甘平，而治诸病皆大热、风火、血热诸疾，其性必甘寒也。

瓠（蓏菜类）：味苦者，气寒有毒；味甘者，性冷无毒。发苗叶不异，形大小殊名，长类冬瓜者名瓠，圆似西瓜者名匏。壶卢[9]：腰纤头锐。瓢子：柄直底圆。为菜取甜者为佳，治病分甜苦两用。苦能下水令吐，消面目四肢肿浮；甜能利水通淋，除心肺烦热消渴。

发明：镇按：瓠，江南生只一味甜者，形长一二尺，首尾相等，未见有苦者。陶弘景曰：忽有味苦如胆，非别生一种也。《别录》云：苦瓠生晋地。想亦地产之不同耳。时珍曰：《诗》云瓠有苦叶。《国语》云：苦瓠不材，于人共济而已。皆指苦壶而言，即苦瓠也。以余考之，壶卢有甜苦两种，瓠只甜者一种而已。所云苦瓠，必是苦壶卢。而《释名》又曰苦瓠，又曰苦壶卢，即圆矮如西瓜者是也。长者俱是甜味，不闻入药，只堪充蔬，甜壶卢亦只充蔬，瓢子即甜壶卢也。苏恭又云瓠味苦，另有此种，江南无此种，亦无人识。

● **【校注】**

［1］芦菔：即萝卜。

［2］蔓菁子：即芜菁子。苦、辛，寒。有清热利湿、明目、解毒功效。

［3］明：原无此字。据《本草纲目》改。

［4］蛓（cì）：一种毛虫，俗称洋辣子。

［5］餲（ài）：食物经久而变味。

［6］手：原无此字。疑漏。

［7］信宿：两夜。

［8］蓏（luǒ）：草本植物的果实。

［9］壶卢：即葫芦。又名匏瓜。

● **【评析】**

生姜、葱均可发散解表，葱又善通阳气；生姜还能温中止呕；干姜温中回阳，温肺化痰；炮姜则温经止血，温中止泻。白芥子、莱菔子均能下气祛痰，白芥子又可散结消肿，何镇认为其尚能通经络、散瘀血；莱菔子还可消食化积。冬瓜皮有利水消肿功效，冬瓜仁则清肺化痰排脓，何镇介绍用嫩冬瓜加白蜜蒸汤治噤口痢获效。葫，即大蒜，有杀虫、解毒、消痈之功，何镇用蒜以垫艾灸之法，治疗痈疽深有感触，可参。

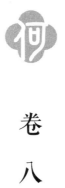

卷
八

菜部

● 【原文】

茄（蔬菜类）：味甘，气寒，无毒。有紫黄白三种，惟黄者拯疴。取自裂茄：烧灰，敷乳痈绽裂。根茎：煎汤，冬月冻疮可渍；醇酒煮饮，风湿脚膝立痊。蒂：烧存性，敷口齿疮疡。（眉批：茄蒂七枚、小何首乌一两，煎服，治对口疽如神）。别种苦茄：树生岭表，醇酢摩涂，痈毒即愈。

发明：宗奭曰：蔬圃中惟此无益。《开宝本草》并无主治，止说损人。后人虽有处治之法，终与正文相失。圃人又种于暖处，厚壅粪壤，遂于小满前贵售。复不以时，损人益多矣。震亨曰：茄属土，故甘而喜降，大肠易动者忌之。老茄治乳头裂，根煮汤渍冻疮，蒂烧灰治口疮，俱获奇效，皆甘以缓火之意也。

镇按：茄性滑而降，发气伤脾，故脾胃弱者忌之。胸痞虚肿者，尤当忌绝。而段成式《酉阳杂俎》何以云其厚肠胃耶？

蕨（柔滑类）：味甘，气寒，性滑利，有毒。深谷多生，如足之蹶。三月采收，作茹可食。寒能去暴热，甘以利小便。衰阳落发，痿膝昏眸，甚不益人，切勿过食。根：堪澄粉，可度年荒，虽免啼饥，不生肌肉。花：留年久，研末，脱肛敷上即收。薇：大于蕨。味苦，有芒。亦润大肠，消浮利水。

发明：藏器曰：多食消阳气，故令人睡，弱人脚。时珍曰：蕨之无益，因其性冷滑，利水道，泄阳气，降而不升，耗人真元也。然凶年可以疗饥，又不无济世之功也。

镇按：蕨性冷滑，重滞下降，久食令人目暗鼻塞，发落腹胀，小儿食之脚软，皆冷性无生发之气也。

时珍曰：薇生麦田中，原泽亦有，故《诗》云"山有蕨薇"，非水草也，李珣云薇生海池泽中，非也。即今名野豌豆，蜀人谓之巢菜，蔓生，茎叶气味皆似豌豆，其藑作蔬作羹皆宜。项氏云：巢菜有大小二种，大者即薇，乃野豌豆之不实者，小者即苏东坡所谓元修菜也。此说得之矣。

苋（柔滑类）：苋实，味甘，气寒，无毒。畦圃多莳，春种夏收。除邪，利大小二便；明目，去白翳青盲。茎叶：入血分通经并逐瘀血。孕妇临产煮食，滑胎易产。专能冷中破腹。食忌鳖同。

发明：时珍曰：苋实与青葙子同类而异种，故治目之功亦仿佛也。弘景曰：人苋、细苋并冷利。赤苋疗赤痢而不堪食。方用苋菜甚稀，辟谷方中时用之。震亨曰：红苋入血分而善走，故与马齿苋同服能下胎，或煮食之，令人易产。

马齿苋（柔滑类）：味酸，气寒，无毒。叶小者真（节间有水银者方真）。主治与苋相同，更洗妇人阴蚀。疗肿敷之，毒根拔出。（一方同梳垢捣敷，一方烧调醋敷）。

发明：颂曰：多年恶疮，百方不瘥，或痛焮不已，并捣烂马齿苋敷上，不过三两遍即瘥。此方相国武元衡在西川，自苦胫疮痒痛不堪，及京，有听吏上此方，用之即可。方见李绛《兵部手集》。

镇按：六苋并甘寒滑利，故治痢滑胎，而马齿苋味酸滑，节间有水银，故解毒杀虫，散血消肿，治阴蚀，利肠胃也。昔有一妇患阴痒，百法不愈，用此汤沃之而瘥。又一妇阴中生菌二块，坚硬痛极，塞满阴户，日夜啼号，庸医用针刺四十余，痛楚愈甚，脓血淋漓，服以龙胆泻肝汤，并以此汤洗之，不数日平矣。

胡荽（荤辛类）：味辛，气温，微毒。此系熏菜，常种冬时。压酒点茶，生啖亦妙。散沙疹，内消谷食；透痘疹，煎酒可喷。多食发脚气腋臭，久食损精神健忘。食同邪蒿，令人汗臭。子：用油煎，可愈秃疮。

发明：时珍曰：胡荽辛温香窜，内通心脾，外达四肢，能辟一切不正之气。故痘疹出不快者，能发之。诸疮疡属心火，营血内搏于脾，心脾之气，得芳香则运行矣。春夏之时，慎不可用，以其性温，再以酒佐之，则热也。

水芹（荤辛类）：味甘，气平，无毒。多生池泽，一名水英。叶似芎䓖甚香，花开色白无实，叶下有虫，子误食必为殃。能益气养精，令肥健嗜食。利大小二肠，亦和口齿；止赤沃带下，仍已崩中。勿调醋食，损齿须防。

发明：张仲景曰：春秋二时，蛟龙入芹中。人误食之为病，面手皆青，腹满如妊，痛不可忍，作蛟龙病。治服硬饧[1]三二升，日三度。吐出形如蜥蜴便瘥。时珍曰：芹菜生水涯，蛟龙虽云变化莫测，那得入此？大抵是蜥蜴、蛇虺之类，春夏之交，遗精于此故尔。且蛇嗜芹，尤为可凭。

镇按：苏恭云蕲菜[2]有二种，荻芹白色取根，赤芹取茎，并堪作菹[3]及生菜。而李廷飞云赤芹有毒害人，不可食，惟李时珍言之极妥，云芹有水旱二种，水芹生水涯，旱芹生平坂，俱赤白二种。二月生苗对节，叶似芎䓖，其茎有节棱而中空，气甚芬芳，五月开细白花如蛇床花，楚人采以济饥，其利不小。是知旱芹赤白二种俱可食，未尝有毒害人也。

胡萝卜（荤辛类）（眉批：胡萝葡味甘，何以入荤辛类？谓叶辛故也）：味甘，无毒。北方多种，淮楚亦栽。秋种冬采，根色黄赤。下气利胸膈，健食充饥肠。

发明：镇按：胡萝卜自元时从外国来，故名。今处处种之。周宪王著《救荒本草》云：有野胡萝卜苗叶花实皆相似，但略小耳。又金幼孜《北征录》云：交河北有沙萝卜，根长二尺余，大者径寸，其色黄白，二说皆一类也。凶年乡人煮食充饥，胜于他谷，故时珍言其补中利肠胃也。生熟皆可食，酱咸俱佳。

芸薹（荤辛类）：味甘微辛（眉批：芸薹熟者不辛，生食微辛，故治疾必用生乃佳），无毒。处处皆种，不畏冬寒，早春起薹，食薹反茂，子可榨油，又名油菜。破癥瘕血结，散丹肿风游。子：与叶同功，而催生断产。

发明：孙思邈曰：贞观七年三月，在内江县饮多，四肢骨肉疼痛，至晓头痛，额角发丹如弹丸，肿痛。及午通肿，目不能开，经日几毙。遂思《本草》云芸薹治风游丹肿，急取叶捣敷，随手即消，其验如神也。（眉批：此名暴头火，捣敷须加盐少许，更妙）

镇按： 予次女生数月，患胎火，起自足，漫延而上至胸背，乳汁不入，红肿特甚，百方不验。用青菜捣和盐敷，随手而愈，即芸薹也。

时珍曰： 芸薹菜子、叶同功。味辛，气温，能温能散，其用长于行血滞，破结气。古方用以消肿散结，治产后一切心腹气血痛，诸游风、热肿、疮痔咸用之。经水行后，加入四物汤中服之，云能断产。妇人产难，用十五粒研，酒下。

菘（荤辛类）：**味甘，辛温，无毒。一名白菜，虽有数种，其实一类。利肠胃，解酒渴。消烦下气，去热和中。敷赤游丹毒，利大小二便。子：榨油，涂头长发。**

发明：时珍曰： 按陆佃《埤雅》云：菘性凌冬晚凋，四时常见，有松之操，故以名之。**苏颂曰：** 扬州一种菘，叶圆而大若箑[4]，啖之无渣，绝胜他产，疑是牛肚菘也。**恭曰：** 菘有三种，牛肚菘叶最厚，味甘；紫菘叶薄细，味少苦；白菘似蔓菁也。

镇按： 时珍又云：白菘与蔓菁全别，大率白菘即今之白菜，更不必有他辨也。

同蒿（荤辛类）：**味甘辛，气平，无毒。处处俱莳，秋种冬采，形气类蒿，取名同蒿。开胃进食，益气利肠。**

发明：镇按： 秋月下种，冬春采食。茎肥，叶似白蒿，其味辛甘作蒿气。四月起薹高二尺，开花黄色如菊，结子近百成毬。刘禹锡云多食动风，熏人心，令人气满，不知何谓也。

菠菜（柔滑类）：**甘滑，气冷，无毒。南北俱种，冬春作蔬。利五脏，通肠；宽胸膈，润燥。止消渴纵饮，解丹石酒热。**

发明：**时珍曰**：按张从正《儒门事亲》云：凡人久病，大便秘涩不通，及痔漏之人，宜食菠薐、葵菜，滑以养窍也。

镇按：菠薐菜[5]能发疮疥诸疾，患脾弱人食必破腹，以其性滑而冷也。

荠（柔滑类）：**味甘，气温，无毒。遍地俱生。种有大小，小者名荠，大者名菥蓂。利肝和中，治赤白痢疾。子：名蒫实。主肿满腹膨，去青盲明目。**

发明：**镇按**：荠味甘温，故能和中，治痢。师旷云：岁欲甘，则甘草先生，正谓荠也。大荠名菥蓂，其子即甜葶苈也，和肝，故能治目疾，去青盲白膜。味甘则性必补，《三因方》云：治单腹胀，小便短，用甜葶苈、荠菜根为末，蜜丸，陈皮汤下，只数服，小便清长，十余服，腹消如故矣。

莴苣（柔滑类）：**味苦，气冷，微毒。正月下种，肥土壅之。有紫白二种，惟白者可食。性主通利，利小便，去口臭，通乳汁，白牙齿。蛇蟠之则目瞑，人多食则目昏。**

发明：**镇按**：按彭乘云：莴苣有毒，百虫不敢近，蛇虺蟠之则瞎，人中其毒，以姜汁解之。紫苣有毒，入烧炼用。

落葵（柔滑类）：**味酸，寒滑，无毒。三月下种，五月延蔓，叶可作蔬，果可染色。滑中散热，利大小肠。**

发明：**镇按**：落葵，即京口[6]呼藤儿菜者是也。因性冷滑如葵，故名。又名胡燕脂，谓果生青熟紫，女人可渍粉敷面，及染布物甚紫也，但初染色鲜，久则色易变耳。僧家呼为御菜。

芋（柔滑类）：**味辛平而滑，有小毒。下气调中，除烦实胃。不可多食，滞气伤胃。**

发明：**慎微曰**：沈括《笔谈》云：处士刘阳隐居王屋山，见一蜘蛛为蜂所螫，坠地，腹破欲裂，行入芋田，啮芋梗，以伤就啮处磨之，良久腹消如故。自后以治蜂螫肿痛皆愈。

镇按：《别录》言其宽肠开胃，破血补虚，于理似谬。

紫菜（水菜类）：味甘咸，气寒，无毒。生南海，附石上生者色青，干之则紫。主治热烦咽塞，并医项下瘿瘤。

石花菜（水菜类）：味甘咸，气大寒、滑，无毒。生南海沙石间，如珊瑚色红白。去上焦浮热，发下部虚寒。

发明：镇按：石花、鹿角菜、鸡脚菜、龙须菜皆生海中，味俱咸甘而寒，俱能去热、除瘿结也。

木耳（芝檽类）：气味甘平，有小毒。诸水俱生，良毒须审，产于桑、槐、柳树者良，皂杉、枫树者毒。煮食充蔬，亦能疗疾。肠风脏毒，痔疮血出者殊功；风虫牙疼，和椒煎漱即止。

发明：藏器曰：木耳，恶蛇从下过者，有毒。枫木上生者，食之令人笑不休。采归色变者、夜视有光者、欲烂不生虫者、赤色仰生者并有毒，不可食也。时珍曰：按《生生编》云：柳蛾补胃，木耳衰精。言老柳之蛾能补胃理气。木耳是乃朽木所生，得一阴之气，故有衰精冷肾之害也。

镇按：木耳自生者有毒，盖因天地湿热之气而成也。苏恭云：煮浆粥，安诸木上，以草覆之，即生蕈耳。此法造者，得湿热郁蒸之气浅，故毒微耳。《本经》云其性平；《大明》言温；诜言寒，无毒，皆因治病之能而推之也。以予揆之，能治五痔、肠风、脏毒、便血、崩带者，因其禀于湿热而生，故治病亦从木化，非寒能凉血之谓也。

香蕈（芝檽类）：味甘，气平，无毒。产深山桐柳枳椇木上，亦假蒸郁之气而生。种类多般，名列珍品。供馔绝佳，治疗鲜用。松蕈：产松树茂林。葛花：产太和山谷并诸名山，产葛处皆生，葛之精华，色赤如菌。天花蕈：生五台山。蘑菰：出淮北地。鸡堫：产云南。舵菜：生舶舵（海中大船舵也）。数种俱能开胃消痰，盖亦世之珍味。竹蓐：虽禀湿热化生，而性味咸寒，治痢。

地耳、石耳：产处不同，性俱寒湿，亦可充蔬。

● 【校注】

　　［1］饧：原为"锡"。疑误。

　　［2］蕲菜：即冬葵。吴其濬《植物名实图考·卷之三·冬葵》："冬葵……江西呼蕲菜，葵、蕲一声之转。"与芹菜、葵菜同属一物。

　　［3］菹（zū）：即泡菜。

　　［4］箑（shà）：扇子。

　　［5］菠薐菜：即菠菜。

　　［6］京口：古城名。今江苏镇江市。

● 【评析】

　　许多菜蔬可药食两用，如马齿苋可凉血治痢、清热解毒。胡荽，又名芫荽、香菜，能发表透疹，然不宜多食。芸薹，即油菜，有凉血散血、解毒消肿功效。荠菜具止血降压、清利湿热作用。

果部

（分为六类：五、山、彝、味、蓏、水）

● 【原文】

橘：青皮：味辛苦，气寒，味厚，沉也，阴也，阴中之阳，无毒。浙郡俱生，广州独胜。本与橘红同树，此未熟之称。皮紧厚，色则纯青，头裂者形如莲瓣，去瓤咀片，醋炒为宜。入手足少阳三焦胆腑，为厥阴肝脏引经。削坚癖于小腹中，温疟热甚者莫缺；破滞气在左胁下，郁怒气痛者须投。劫疝疏肝，消食宽胃。老弱虚羸，全禁勿服，为其疏泄，能令汗多。橘红：新采近冬赤熟，皮薄细纹，气味稍缓，胃虚气弱者用宜。陈皮：藏之既久，色黑赤，气味苦辛，痰壅气实者勿效。东垣曰：留白则补胃和中，去白则消痰利气。治虽分二，用不宜单。君白术则补脾，单则损脾；佐甘草则补肺，单则泻肺。同竹茹治呃逆，因热；同干姜治呃逆，因寒。止脚气冲心，除膀胱留热。核：研仁调醇酒饮，驱疝疼腰痛神丹。叶：引经，令肝气行，散乳痈肠痈圣药。囊上筋丝：微炒，治酒醉渴呕。囊肉：多食壅气生痰。别称乳柑：味甘，性寒。清肠利便，止渴除烦。山柑：似橘，咽痛可餐。沙柑、青柑：不堪食也。

发明：元素曰：青橘皮气味俱厚，沉而降，阴也。入厥阴、少阳经而治肝胆之病。杲曰：青皮乃足厥阴引经之药，能引食入太阴之仓，破滞削坚，皆治在下之病。有滞气则破滞气，无滞气则损真气。震亨曰：青皮乃肝胆二经气分药。若人多怒有滞气，胁下有积聚，或小腹疝疼，用之以疏通二经，行其气也。若二经虚者，当先补而后用之。又云：疏肝经之气用青皮，炒黑则入血分也。时珍曰：青橘皮古无用者，至宋时医家始用之。其色青气烈，味苦而辛，制之以醋，所谓肝欲散，急食辛以散之，以酸泄之，以苦降之也。陈皮浮而升，入脾肺气分；青皮沉而降，入肝胆气分。小儿消疾多用青皮，最能发汗，有汗者不可用。此说出杨仁斋《直指方》，人罕知此理。嘉谟曰：久疟热甚，必结癖块，宜多服青皮，疏利肝邪，则癖自不结也。杲曰：橘皮气薄味厚，阳中之阴也。可升可降，为脾肺胃三经气分药也。留白则补脾胃，去白则理肺气。同白术则补脾胃，同甘草则补肺，独用则泻肺损脾。其体轻浮，一能导胸中寒邪，二破滞气，三益脾胃。加青皮减半用之，去滞气，推陈致新。但多服久服，则亦能损元气也。**原曰：**橘皮能散、能泻、能温、能补、能和。化痰治嗽，顺气理中，调脾快膈，通五淋，疗酒病，其功当在诸药之上。**时珍曰：**橘皮苦能泄、能燥，辛能散，温能和，所治百病，总取其理气燥湿之功。同补药则补，同泻药则泻，同升药则升，同降药则降。脾乃元气之母，肺乃摄气之籥，故橘皮为二经气分之药，随所配而补泻升降也。予外舅莫强中令丰城时，得食后胸中满闷之疾，百方不效，偶家人合橘红汤，因取尝之，似相宜，遂连日饮。忽觉胸中有物坠下，大惊目瞪，自汗如雨，须臾腹痛，下黑如铁弹者数块，臭不可近。自此胸次廓然，其疾如失，盖脾之冷积也。其方用陈皮去白一斤，甘草、盐花各四两，水五碗，慢火煮燥为末，白汤点服，名二贤散，治一切痰气特验。珍按：此方惟气实人服之相宜，虚人不宜也。

镇按：橘皮色黄，故入脾而治病。味苦辛温，盖气分之药也。盖治痰以理气为要，故莫强中服二贤散而下黑粪者，痰积既去，胸次有不廓然者乎？橘皮随所配之药而为补泻，岂其虚人尽不宜服耶？如补中益气汤用之则补，二贤散用之则泻，越婢汤、养胃汤用之则和，参苏饮用之则散，二陈汤用之则理气化痰，分心气饮用则降气也。人参养荣汤亦用者，为其能引血药而养血，又同杏仁用，则治大肠气闷，同桃仁则治大肠血闷，盖亦无所不入矣。故云：随所配之药而施其能也。

时珍曰：橘核入足厥阴，与青皮同功，故治腰痛癀疝在下之病，不独取象于核也。《和剂局方》治诸疝痛及内癀卵肿偏坠，或硬如石，或成脓而溃者，治以橘核丸。方见本类。

镇按：橘核入肝，有治疝之能。而橘瓤甘酸，有恋膈聚痰之咎，一物也，而理气殊异如此，可不细究乎？（眉批：又按：瓤上筋膜能治醉后口渴发吐，煎饮甚效。则一橘而有四用，诚佳品也）。

时珍曰：金橘，生吴粤、江浙，生深绿，熟黄如金。藏绿豆中不坏，盖橘性热，豆性凉也。

桃（五果类）：桃仁：味苦甘，气平，苦重于甘，阴中阳也，无毒，苦以破滞血，甘以生新血。专入手足厥阴之经。未经他木接者为妙，七月采核取仁，拣去双仁者用。通月经止痛，活瘀血润肠。花：味苦，三月三日采。杀鬼疰，酒渍悦容颜。叶：味苦辛。杀尸虫，出疮中虫，并捣汁饮；虫入耳，阴蚀疮疼，按叶裹塞。枝：味苦。取东引者用。治卒心疼，须仗酒煎。桃枭：系自干桃奴着树不落者，春初采取。吐血烧研，米饮调。桃胶：乃树中流汁，凝如琥珀者，秋后刮取。下淋，破血，炼服消。树白皮：治罿生齿牙。桃寄生：疗虫生腹内。

发明：杲曰：桃仁苦重于甘，气薄味厚，沉而降，阴中之阳，手足厥阴血分药也。苦以泄滞血，甘以生新血，故破凝血则用之。其功有四：治热入血室，一也；泄腹中滞血，二也；除皮肤血热燥痒，三也；行皮肤凝聚之血，四也。故张仲景治伤寒八九日，内有畜血，发热如狂，小腹满痛，小便自利者。又有当汗不汗，热毒入深，吐血及血结胸，烦躁谵语者，俱以抵当汤治之也。其方有桃仁、虻、蛭、大黄。

镇按：桃者五木之精，其种大小美恶不一，昔人称为仙果。入药可以疗病，破血是其专能也。

时珍曰：桃花性走泄下降，利大肠甚快，用以治气实人病水饮肿满、积滞、大小便闭塞者有殊功。若久服，即耗人阴血，损元气。按张从正《儒门事亲》载，一妇滑泻数年，百方不效，或言此伤饮有积也。桃花落时，以棘针刺取数十萼，勿犯人手，面和作饼，煨熟食之，米饮送下。不一二时，泻下如倾，六七日，行至数百遍，昏困，惟饮凉水而平。观此，则桃花之峻利可征矣。又苏鹗《杜阳编》载：范纯佑女丧夫发狂，闭幽室中，夜断窗而出，登桃树上食桃花几尽。及旦，家人接下，病已愈矣。按此亦惊怒伤肝，痰夹败血，遂致发狂，偶得桃花利痰饮、散滞血之功，与张仲景治积热发狂用承气汤、蓄血发狂用桃仁承气汤同意。

镇按：《圣惠方》云桃花和面作馄饨，空心食之，可立通干粪塞肠不通者，是知桃花性峻而下泄也。

时珍曰： 梁时徐文伯治范云患时疫，求速愈。文伯以火煅地，布桃叶于地上，令云卧之，少顷汗出如雨，即于被中粉之，翌日遂愈。徐文伯云：二年后当卒，后果然。先期取汗，尚能促寿，治伤寒可不顾表里时日乎？

镇按： 桃叶发汗，盖取其气窜也。丹阳汤宅内人曾捣桃叶置便桶中，脱中衣坐桶上，受其气，其胎立下，桶亦胀裂。其妇受其恶气，呕吐数日，不食几危，一医用猛剂下之获安。

镇按：《本经》云桃枭治鬼魅邪气、五种疰病，盖取桃树有祛邪之用也。

时珍曰： 桃胶以桑灰汁渍过服之，除百病，服数月可以休粮，久服则晦夜有光如月。又《列仙传》云：高丘公服桃胶得仙。古方以桃胶为仙药，而后人竟不复用，岂其功未必如是之殊耶？

镇按： 桃树白皮、根白皮皆能杀虫去置。初虞世治黄疸方云：清明时取桃枝东引者，水煎服，三五日后其黄渐散如薄云状，百日内时饮清酒一杯，则眼中之黄易散，否则迟。忌热面、鱼肉。又肺热喘促、寒热将死，不堪进药，用桃皮、芫花各一斤，以水四升煮取一升，以故帛蘸胸口、温四肢，数刻立止。则桃枝并皮皆有殊功，人不可不知之也。又云桃符[1]、桃橛[2]、桃茢（眉批：桃茢，即桃杖作帚也）、桃枭皆辟邪逐鬼，须取东南枝乃验。

杏（五果类）：**杏仁：味苦甘，气温，可升可降，阴中阳也，有小毒。**树种山旁、园内。实结生青熟黄，五月摘收，取仁拯病。所恶三般：芪芩（黄芪、黄芩）、干葛，解锡毒。得火良，泡去皮尖，麸炒入剂。双仁毒狗，误服亦杀人。**专入肺经，又能利下。除胸中气逆喘促，止咳嗽坠痰；润大肠气闭便难，逐奔豚散结。妇人阴痒虫疮，研烂棉包塞入；赤眼翳膜涩疼，研细乳浸点之。叶：逢端午采收。煎汤洗目止痛。**

发明：元素曰： 杏仁气薄味厚，浊而沉坠，降也、阴也，入手太阴之经。其用有三：润肺，消食积，散滞气也。杲曰：杏仁散结润燥，除肺中风热咳嗽。又杏仁定喘，治气也；桃仁治狂，治血也。二仁俱治大便秘，当分气血，昼则便难，行阳气也，夜则便难[3]，行阴血也，故虚人便秘，不可过泄；脉浮属气，用杏仁、陈皮；脉沉属血，用桃仁、陈皮。手阳明与太阴为表里，贲门主往来，魄门主收闭，为气之通道，故并用陈皮佐之。**好古曰：**张仲景麻黄汤及王朝奉治伤寒上气喘逆，并用杏仁者，为其利气、泻肺、解肌也。**时珍曰：**杏仁能散能降，故解肌散风、降气润燥、消积治伤损药中用之。治疮杀虫，用其毒也。按《医余》云：凡索面、豆粉近杏仁则烂顷。一兵官食粉成积，治以积气丸、杏仁相半成丸，煎水下，数服愈。

镇按：余每以杏仁澄水则水清，尘滓悉澄水底，则降下之性可知也。乳研点眼则翳障消，亦如解肌散风之义也。因能澄清，故治痰下气，润燥通大便秘结。巴旦杏甘平而温，亦止咳下气。

梅实（五果类）：**味酸，气平，可升可降，阳也，无毒。火熏干者色乌，日曝干者色白，凡欲用时，俱当去核。乌梅：收敛肺气，解渴除烦。同建茶为丸，休息痢神验。温虐可止，虫痛能安。白梅：杵烂成膏，敷攻恶毒。风中牙关紧闭，将肉擦开。**

发明：时珍曰：乌梅、白梅所主诸病，皆取酸收之义。惟张仲景治蛔厥乌梅丸及虫䘌方中用之者，取虫得酸即伏，理稍不同耳。《医说》载：曾鲁公患血痢百余日，国医皆不能治，陈应之用白梅肉一枚，研腊茶入醋，一啜即愈。大丞梁庄肃公亦患血痢，应之用乌梅、胡黄连、灶下土等分为末，茶调服，亦速效。盖血得酸则敛，得寒则止，得苦则涩也。其能蚀恶疮胬肉，虽取酸收，却有物理之妙，说出《本经》，其法载于《刘涓子鬼遗方》，用乌梅肉烧研，敷恶肉上，一夜立平。《圣惠方》用乌梅和蜜作饼贴，其力稍缓。

枣（五果类）：**大枣：味甘，气平温，味厚，属土有火，阳也，降也，无毒。北郡俱生，青州（山东）独胜。微火烘干，多膏甘美，形大核细，不负斯名。忌生葱，杀乌毒（乌头），劈除内核，不令人烦。通九窍略亚菖蒲，和百药竟如甘草。养脾胃益气，润心肺生津。助诸经，补五脏。中满及热疾忌尝，齿痛并风疾莫食。生枣：食多，胀脐腹作痢。蒸枣：频食，益肠胃肥中。苦枣：大寒。通大小二便，去热伏脏腑。核中仁：驱腹中邪气，须陈久者良。枣种甚多，惟供食品而已。**

发明：弘景曰：道家方药，以枣为佳饵。其皮利肉补虚，所以合汤皆擘之也。杲曰：大枣气味厚，阳也。温以补不足，甘以缓阴血。成无己曰：邪在荣卫者，辛甘以解之，故用姜、枣以和荣卫，生发脾胃升腾之气。仲景治奔豚用大枣，滋脾土以平肾气也；治水饮胁痛用十枣汤，益土以胜水也。时珍曰：《素问》言，枣为脾之果，脾病宜食之。谓和药治病，能入脾经血分也。若无故频食，又生虫损齿。按王好古云：中满者勿食甘，甘令人满。故张仲景建中汤，心下痞者，减饧、枣、甘草，此得用枣之方也。又按许叔微《本事方》云：一妇人病脏燥，悲泣不止，祈祷备至。遂忆古方治此症用大枣汤，一剂病已。又陈自明治程虎卿内人，妊娠四五月，每昼则惨伤泪下，数欠，如有所凭，亦服此汤而愈。方载《妇人良方》。

镇按：《别录》云：八月采枣，曝干。盖未经蒸熏，味最良美，故宜此入药，即今人称红枣者是也。今世医家和剂用胶枣，力不如生晒者妙，谓胶枣既经蒸熏，原味已失耳。

栗（五果类）：味咸，气温，属水与土，无毒。濮阳、范阳者最奇，兖州、宣州者尤胜。生食发气生虫，熟食滞气恋膈，曝干食之，下气补益。小儿多食，令齿难生。专走肾经，堪疗肾病。健腰肾助力，厚肠胃耐肌。生嚼涂筋骨碎痛（筋断骨折者），消肿散瘀血如神。风水病切忌莫食。栗楔：系中央一粒。敷瘰疬散血，理筋骨止疼。钩栗：俗以甜槠名（一名巢钩栗）。厚肠胃肥体。槠栗：人每苦槠唤，止泄痢健步。造粉：味佳，凉心益胃。更有数种：薁栗、莘栗、旋栗，只堪食啖，不入医方。

发明：思邈曰：栗，肾之果也。肾病宜食之。时珍曰：栗于五果属水。水潦之年则栗不熟，类相应也。有人内寒，暴泄如注，令食煨栗二三十枚，顷愈。肾主二便，栗能通肾，于此可征矣。按苏子由[4]诗云："老去自添腰脚病，山翁服栗旧传方。客来为说晨兴晚，三咽徐收白玉浆。"此得食栗之诀也。

柿（山果类）（眉批：柿，音士，俗作"柿"，非）：味甘，气寒，属金有土，阴也，无毒。各处俱产，青州独佳。润心肺止嗽，开胃脘消痰。吐血易止，解渴补虚。涩肠，禁热痢频来，同蜜食反致痛泻。红柿：同醇酒尝，令人患心痛至死。黄柿：和米粉食，涩小儿肠澼便红。柿蒂：止呃逆如神。柿霜：治劳嗽甚效。干柿：气平，久食有益，能厚肠胃，止渴充饥。粗心柿、牛奶柿：其性极冷，寒中腹痛。

发明： 震亨曰：干柿属金而有土，属阴而有收意，故止血治咳亦可为助也。**时珍曰：** 柿乃脾肺血分之果，其味甘而气平，性涩而能收，故有健脾涩肠、治嗽止血之功。盖大肠者，肺之合而胃之子也。真柿霜乃其精液，入肺病及上焦药尤佳。按方勺《泊宅编》云：外兄刘掾病脏毒下血半月，自分必死，一人只以干柿烧灰饮调服二钱，寻愈。又王璆《白一方》云：曾通判子病下血十年，亦服此而愈。为散、为丸皆可。正与《本草》治肠澼、消宿血、解热毒之意相合。则柿为太阴血分之药，益可征也。又《经验方》云：有人家曾三世死于反胃，至乃孙得一方，用干柿饼同饭日日食之，绝不用汤饮，其病遂愈。又一征也。

镇按： 柿味甘微涩，而气则寒平，故入手足太阴之经，故治肠澼，消宿血，解热毒，有神功焉。

时珍曰： 古方单用柿蒂煮汁治咳，取其苦温降逆气也。咳逆者气自脐下冲脉，直上咽膈，作呃忒塞逆之声也。朱肱《南阳书》以哕为咳逆，王履《溯洄集》以咳嗽为咳逆，皆误矣，哕者干呕有声也，咳逆一病有伤寒吐下后，及久病产后、老人虚人阴气大亏，阳气暴逆，自下焦逆至上焦而不能出者，有伤寒失下及平人痰气抑遏而然也，当观其虚实阴阳，宜温宜补，当泄热、当降气、当吐、当下可也。济生柿蒂散加以丁香、生姜之辛热，以开痰散郁，盖又从治之法。而昔人又常用以收功，至易水张氏又增入人参，治病后虚咳逆，丹溪朱氏但执以寒治热之理而不及有从治之法，矫枉之过矣。若陈氏《三因》，又增良姜之类，是真以为胃寒而助其邪火之症也。

镇按： 柿蒂味涩，专治呃逆，亦必究其呃逆之源，加以他药佐之乃效。或虚人、或久病、或既经汗下者，须加人参；有挟痰者，加半夏；有失下而致者，须下去邪热乃愈，又非可以温涩也。如果系阴证，寒伏于中，复用寒凉，以致厥逆之气上冲，方可增丁香、良姜之类，以取效也。

枇杷（山果类）：枇杷叶：味苦，气平，无毒。木高丈许，四序常青，叶如驴耳，背有黄毛，取叶去毛，姜汁炙用，剉碎煎汤。专理肺脏。下气除呕哕不已；解渴治热咳无休。实：味甘酸。滋润五脏，少食止吐止渴，多食生热生痰。木白皮：亦入医方，主吐逆不能下食。

发明：**宗奭曰**：枇杷叶，气薄味厚，阳中之阴，治肺热嗽甚效。一妇人患肺热久嗽，身热如火，肌肉瘦削将成劳症。以枇杷叶、木通、款冬花、紫菀、杏仁、桑皮各等分，大黄减半，治为末，蜜丸樱桃大。食后、夜卧各含一丸，未终剂而愈。**时珍曰**：枇杷叶治肺胃之病，大都取其下气之功耳。盖气下则火降，痰顺而逆者不逆，呕者不呕，渴者不渴，咳者不咳矣。

镇按：枇杷叶若去毛不尽，反令人咳嗽无休。治胃病，姜制；治肺病，蜜炙。

● 【校注】

［1］桃符：古时挂在大门上的两块画着门神或写着门神名字用于避邪的桃木板。后在其上贴春联。

［2］桃橛：桃木桩。旧时用于辟邪。

［3］难：原为"易"。据《本草纲目》改。

［4］苏子由：即苏辙（1039—1112）。北宋散文家。字子由，号颍滨遗老，眉山（今属四川）人。与父洵、兄轼合称"三苏"，旧时都被列入"唐宋八大家"。著有《栾城集》。

● 【评析】

青皮、陈皮均可理气，然青皮性较猛，偏于疏肝破气，散结化滞；陈皮偏于健脾行气，燥湿化痰。橘核理气散结止痛，善治疝气；橘叶功似青皮，疏肝行气，消肿散结；橘络即囊上筋丝，可通络化痰，顺气活血。桃仁、杏仁均能润肠通便，然桃仁善于活血祛瘀，杏仁长于止咳平喘。桃枭即瘪桃干，有敛汗、止血功效。大枣补脾养营，方中每用以和缓药性。枇杷叶清肺止咳，和胃降逆。何镇的经验是治胃病，姜制；治肺病，蜜炙。并告诫，枇杷叶若去毛不尽，反令人咳嗽无休。柿蒂味涩，专治呃逆，然何镇认为亦必究其呃逆之源，加以他药佐之乃效。

【原文】

莲（水果类）：莲子：味甘涩，气平寒，无毒。池沼俱荷，八月采收。生食动气，蒸食养神。食不去心，恐成霍乱。利益十二经脉血气，安靖上下君相火邪。禁精泄清心，治腰疼止痢。掺煮粥，开耳目聪明；磨作饭，令肢体强健。蜡蜜丸服，耐老不饥；日服如常，退怒生喜。《本经》注云：雁食粪于田野（粪中不化莲子），猿含藏于岩穴，经年未坏者，得来（不逢阴雨处常有之）食之，延寿算无量。悦泽颜色，堪作神仙。石莲子：留秋尽蓬中老黑，入水竟沉。服更清心黑发，味苦而腥。赤浊白浊，用之有效；噤口毒痢，服之即安。（近世肆中货者非此种也。劈破无心，味甚苦腥，治症同上，不知何物[1]）。荷鼻：蒂也。味苦。逐瘀血，兼驱血痢。莲房：蓬也。烧灰。止失血，更疗崩中。（昔有仙人尹蓬头遗方）。青荷叶：破血止渴（曾载《妇人良方》），引少阳清气。（枳术丸用此裹米烧饭）。因其形类仰盂，雷头风仗此引经。花心：名佛坐须。益肾涩精固髓。藕：甘寒，散瘀血。止吐衄血溢妄行，破产后积血烦闷。解酒毒祛热，罯金疮生肌。和蜜食，肥脏腑，不生诸虫；煮熟啖，贯下焦，大开胃脘。节：同地黄捣汁，治口鼻来红，入温酒童便，取验更捷。红莲花、白莲花：俱贡来外国，如多服、能久服，可黑发驻颜。更有碧莲：只应佳兆，不入药服。

发明：时珍曰：莲之味甘，气温而性涩，禀清芳之气，得稼穑之味，乃脾之果也。脾者，黄宫，所以交媾水火、会合金木者也。土为元气之母，母气既和，津液相成，神乃自生，久视耐老，此其权舆也。昔人治心肾不交，劳伤白浊，有清心莲子饮；补心肾，益精血，有瑞莲丸，皆得斯理。藏器曰：经秋正黑，石莲子入水必沉，惟煎盐卤则浮。此物居山海间，百年不坏，人得食之，令人发黑不老。

镇按： 余考群书，多言石莲即深秋之老莲子也。按莲子虽至老而心必有，石莲子劈破无心，自是别种，以之治白浊及噤口毒痢，殊有神圣之功，又非老莲子所能者，但不识此种产于何地耳。清心莲子饮并瑞莲丸俱是肆中之石莲，劈破无心之一种，非老莲子也，高明考之。

鸡头实（一名芡实。水果类）：**味甘，气平，属土有水，无毒。池塘俱种，苞类鸡头。春壳取仁，煮熟可食，生食不宜。小儿食之形矮，老人食之寿增。主湿痹，止腰膝痛痿；益精气，令耳目聪明。菱菜：乃嫩根之名。可除小腹气疼。**

又种水菱，名曰芰实：气味相若，亦产池塘。有二角、四角之分。任生食者令随意，不能治病，反足伤脾，冷脏痿阳发膨，但饮姜酒可解。

发明： 时珍曰：按孙升《谈圃》云：芡本不益人，而俗谓水硫黄，何也？盖人之食芡，必逐枚嚼之，终日嗫嗫。而芡味甘平，腴而不腻。食之者能使华液流通，转相灌溉，其功胜于乳石也。

镇按： 食芡必枚啮而枚咽，取华池之津灌溉五脏，而气归丹田，故有水硫黄之誉。而时珍又言其功胜乳石者，此也。

山楂（山果类）：**山楂子：味甘酸**（眉批：原本做甘辛，余改甘酸），**气平，无毒。深谷沿生，秋深蒸晒。益小儿，磨宿食积；扶产妇，除儿枕疼。消滞血，行结气。脾胃可健，膨胀立袪。煮肉加之，须臾即烂。**

发明： 震亨曰：山楂大能克化饮食。若胃中无食积，但因脾虚不能运化，不思饮食者，误多服此，则反克伐脾胃生发之气也。**时珍曰：** 凡脾弱食少，食物不克化，胸胃酸刺胀闷者，每于每食后嚼二三枚，绝佳。但不可多，恐反致克伐也。按《物类相感志》云：煮老鸡、硬肉，入山楂即易烂。其消化肉积之功，不待言矣。

镇按： 山楂能消血肉之积，故能治儿枕痛有神功焉。少用亦能助脾化滞，多用则消克太甚，胃中正气反受其害矣，慎之。

安石榴（山果类）：味甘酸，无毒。原产西域，张骞出使携来，在处园林种为玩饰，花红者结实味甘，可为果食；花白者结实味酸，只堪入药。子：啖生津，大能解渴。过食损齿变黑，不可不防。壳：味苦涩，能禁漏精。久痢赤白，涩肠；须发皓白，染黑。花瓣：研，吹鼻，衄血如泉者立止；和石灰，杵匀，敷金伤未愈者立效。

发明：时珍曰：榴受少阳之气而荣于四月，盛于五月，实于盛夏，熟于深秋。丹花赤实，其味甘酸，其气温涩，具木火之象，故多食伤肺损齿，恋膈生痰。酸者又兼收敛之气，故入断下、崩中药也。

龙眼肉（彝果[2]部）：味甘，气平，无毒。树大叶小，冬月常青，实圆壳黄，外纹如鳞，肉甘而薄，名亚荔枝，亦产闽蜀，土人呼曰荔枝奴也。因甘归脾，归脾汤用为引焉。《本经》亦名益智，俾益脾之所藏（脾藏智也）。养肌肉，美容颜，除健忘，增智慧。

发明：时珍曰：食品以荔枝为贵，而资养则龙眼为良。盖荔枝性味热而龙眼性和平也。严用和《济生方》治思虑劳伤心脾，制归脾汤，取甘味入脾、能益人智之义。志曰：甘味归脾，大益人智，故名益智，非今之益智子也。

荔枝（彝果类）：荔枝肉：味甘味酸，气温，升也，无毒。木大叶稠，结实多满百斛，五月果熟，百鸟食之皆肥，因其枝弱蒂牢，必以锋刃劙[3]取，故以荔枝名焉。巴蜀岭南俱有，闽地产者独优，壳作罗纹，肉如肪玉。悦容颜，祛烦止渴；益智慧，健体通神。丹溪云此果属阳，主散无形滞气，瘿瘤赤肿多啖能消。过食虚热亦生，须饮蜜浆立解。花并根：煎，咽喉痹痛神效。核：烧酒服，治卒心痛疝痛。壳：烧，解秽，种痘宜求。木：锯作梳，赤色坚劲。

发明：时珍曰：荔枝气味纯阳，其性畏热。鲜者食多，则龈肿口痛，或衄血也。齿䘌及火病人尤忌之。按《物类相感志》云：食荔枝多则醉，以壳浸水，饮之即解。即食物不消，还以本物消之之意。

榧子（一名赤果。彝果类）：味甘，属土与金，无毒。多生永昌（属云南）。树大连抱，叶密如杉，实类橄榄，秋熟褐脆，以文火焙干。丹溪云此肺家果也，非火不可啖，经火则热，生食不宜。多引火入肺，大肠受损，滑泻难当。主五痔，能使去根；杀三虫，旋化为水。忌同鹅肉食，能生断节风。木：纹细软，器皿堪为。皮：反绿豆，能杀人。

发明：原曰：榧子能杀腹间大小虫，小儿黄瘦有虫积甚宜。苏东坡云"驱我三彭虫，已我心腹疾"是矣。

镇按：榧子治五痔，亦是杀虫，去大肠中之虫也。凡治痔疾肠红，当除厚味，是使虫不生耳。

梨（山果类）：味甘微酸，气寒，无毒。远近俱生，种类殊别。鹅梨：出京郡，皮薄浆多。乳梨：出宣城（即今雪梨），皮厚，肉实，香不及而味极长。医家相承，二者为胜。俱解酒病，除渴；咸止咳嗽，消痰。去客热心经，除烦热肺脏。消梨：萧县出（山东）。捣汁治中风失音。鹿梨：信州生。取皮疗疥癞疮癣。桑梨皮：蜜煎，润咽喉干燥。紫花梨：生啖。驱结热于胸中，勿恣意食之，令人寒中，产妇金疮，尤当忌绝。其青皮梨、香水梨、棠梨、茅梨：种类虽多，不入药用。

发明：宗奭曰：梨多食动脾，少则无害，用者当斟酌之。惟病酒烦渴人食之甚佳。时珍曰：《别录》著梨，止言其害，不著其功，陶隐居言梨不入药，盖古人论病多主风寒，用药悉多桂、附，故不知梨有治风热、润肺凉心、消痰降火、解毒之功也。今人痰病火病，十居六七，梨之利人，盖不为少，但不宜恣食耳。

甘蔗（果部蔗类）：味甘，气平，无毒。多生闽蜀，种有二般。一种似竹粗长，名为竹蔗；一种似荻细短，唤曰荻蔗。入药拯疴，捣碎绞汁。助脾气和中，解酒毒止渴。利大小肠，益气；祛天行热，定狂。沙糖：榨汁造。性味仍甘美，共笋食成血瘕，同葵食生沉癖。小儿多食，损齿生疳。（眉批：又有石蜜，即今之水晶糖是也。沙糖之上如霜者名糖霜，霜中有如石者，即石蜜）。

发明：时珍曰：蔗，脾之果也。其浆甘寒，能泻火热，《素问》所谓甘温除大热之意。煎炼成糖则甘温，助湿热，所谓积温成热也。蔗浆，消渴解酒，自古称之。

镇按：治反胃吐食，或干呕不息，用蔗浆和姜汁饮之。眼赤痛，蔗浆浸用黄连点之。

震亨曰：糖生胃火，乃湿土生热，故能损齿生虫，与食枣病龋同意，非土制水也，宗奭谬矣。时珍曰：沙糖性温，殊于蔗浆，故不宜多食。与鱼笋之类同食，皆不益人。今人每用为调和，徒取适口，而不知阴受其害也。但其性能和脾缓肝，故治脾胃及泻肝药用为先导。

葡萄（蓏类）：实：味甘酸，气平，属土，有木与水火，无毒。张骞自西域携归，由此郡邑俱植。叶似蘡薁而大，苗成藤蔓极长，实结类马乳而圆，秋熟色紫绿或白。（紫者随地俱种，白者偶亦有之，绿者上品，惟出陕右，价值甚贵，每斤价数两）。取汁酿酒，留久愈香。通利小便，起发痘疮。多食烦闷眼昏，因性专走下泄。藤：蔓中空相贯，俗亦呼为木通，灌根则水浸于中，故通利小便甚验。蘡薁：即山葡萄。酿酒尤极香美，饮之能久。亦可益人。

发明：颂曰：按魏文帝诏群臣曰：蒲桃[4]当夏末涉秋，尚有余暑，醉酒宿醒，掩露而食之，甘而不饴，酸而不酢，凉而不寒，味长汁多，除烦解渴。若用酿酒，甘于曲蘖，善醉易醒。他方之果，宁有匹者乎？（眉批：葡萄酒酿法已见酒类，不复赘及）。震亨曰：葡萄属土，有木与水火。东南人食多病热，西北人食之无恙。盖能下渗，西北人禀气厚故耳。

橄榄（彝果类）：味酸甘，气温，无毒。树生闽广，形似木樝，端直而高，秋深方实，青如诃子，绝无瓣棱。开胃消酒食甚妙，止泻解鱼毒弥佳。鱼骨哽喉，咽汁即下。但性热上壅，不可不慎者也。其木作楫，鱼触即浮。榄仁：研，敷唇口燥痛。

发明：志曰：鳆鲐鱼，即河豚也。人误食其肝及子，必迷闷至死，惟橄榄及木煮汁能解之。（眉批：橄榄治鱼毒，惟生捣其汁方妙。煎汤不验）。**时珍**

曰：按《名医录》云，吴江一富人食鳜鱼被鲠，横于胸不得上下，痛声动邻里，延及半月几死。遇渔人张九，教取橄榄与食。时无此果，用核研末，急流水调服，其骨遂下。张九云：我祖父相传，橄榄木作取鱼棹篦，鱼触着即浮出水面，所以知诸鱼鳖皆畏橄榄也。

镇按： 橄榄畏盐，树高难采，刻根上去皮一片，纳盐在内，一夕果尽落，树亦无伤。其树枝节间有脂如桃胶。南人采和皮叶煎膏如黑饧，谓之榄糖，用泥船隙，牢如胶漆，着水益干而坚也。

胡桃（山果类）：**胡桃肉：**味甘，气温，无毒。近地俱有，陕洛尤多。株大叶厚，结实有房，近冬采收，碎壳取肉。频食健身生发，兼补下元；多食动风生痰，且佐肾火。拔白须，和胡粉塞孔变黑；治伤损，和醇酒热吞已疼。经脉能通，血脉可润。食酸齿齼[5]，细嚼立除。**壳外青皮：**压油，染须涂发如漆。**树皮：**亦止水泻，又染褐色，尤奇。

发明：韩懋曰： 破故纸属火，能使心包与命门之火相通；胡桃属水，主润燥养血。血属阴，阴恶燥，故用油以润之。佐破故纸，有水火相生之义也。**时珍曰：** 三焦者，元气之别使，命门者，三焦之本原，盖一原一委也。命门指所居之腑而名，为藏精系胞之所，三焦指分治之部而名，为出纳腐熟之司，盖一以体名，一以用名。其体非脂非肉，白膜裹之，在七节之中，两肾之间。二系著脊，下通二肾，上通心肺，贯属于脑，为生命之原，相火之主，精气之腑。人与物皆有之，生人生物，悉由于此出也。（《灵枢·本脏论》已注其厚薄缓结之状，而扁鹊《难经》不知原委体用之分，以右肾为命门，谓三焦有名无状，而高阳生伪撰《脉诀》，承其差误，故后学宗之，误之又误者也）。胡桃仁颇类其状，而外皮内汁俱青黑，故能入北方，通命门，利三焦，益气血，与破故纸同为补下焦肾命之药。夫命门气与肾通，藏精血而恶燥。俾肾命不燥，精气内充，则饮食自旺，肌肤光泽，脏润而血脉通矣。按洪迈云，迈有痰疾，因晚对上，谕令以胡桃肉三颗，生姜三片，卧时嚼服，即饮汤二三呷，又如前数嚼服，即静卧，必愈。迈还玉堂，如旨服之，及旦而痰消嗽止。又溧阳洪辑幼子病痰喘，凡五日夜不乳食，医者危告。其妻夜梦观音授方，令服人参胡桃汤。

辑急取新罗人参寸许，胡桃肉一枚，煎灌之，喘即定。明日胡桃肉剥去涩皮煎服，而喘复作。又连皮用，信宿而瘳。

镇按： 命门者，端然一窍居两肾之中，其气上通心肺，直贯泥丸，为精气出入之门户。而胡桃仁实似之，故上入肺经，下补肾命。其皮青黑而涩，又为收敛之药，定当连皮用之乃效。油者有毒，伤人咽肺，食之令人音哑，而疮科取之，用其毒也。

白果（一名银杏，一名鸭脚子。山果类）：**味甘微苦，性涩，有小毒。在处俱有。树大而高，二更开花，三更结实。外有肉不食，内壳白肉青，少食点茶醲酒，多食则动风助痰。食满一千令人暴死，阴毒之果，不可不防。古采其能，仅治白浊。小儿勿食，生痰发惊。**

发明： 时珍曰：银杏，宋初始著名，而未曾采入《本草》。近日方药亦时用之。气薄味厚，性涩而收，色白属金，故入肺金。益肺气，定喘嗽，缩小便。生捣能浣油腻，则其去痰浊之功可类推。其花夜开，人不得见，盖阴毒之物，又能消毒。然食多则收令太过，令人气壅胪胀[6]。按《三元延寿书》言：白果食满千个者死。

镇按： 白果，时珍言能降痰消毒，而陈嘉谟又言其动风助痰。以予言之，阴毒之果大能闭气，若多食则气闭绝而死矣。炒熟则黏腻，故壅滞难化，小儿犹不可食。嘉谟言其动风则未必，其助痰则是矣。时珍言生食降痰，自无此理。其能治白浊，为其入肺而性重滞，能使浊淋下行，小便自清，如杏仁澄水，则尘滓随之而降之义也。又能杀虫治疥癣及阴虱者，诸虫禀湿热而生，此果禀纯阴而结，故杀之也。又治皶疱黚黯[7]，症属肺经，此果专入肺经，故治也。

凫茨（一名荸荠，原名乌芋，又名黑三棱，又名地栗。水果类）：**味甘，气平微寒，无毒。苗似龙须，叶如芋状，根黑指大，皮厚有毛，凫鸟喜食，故此金名。水田莳之，在处俱有。压丹石毒，除胸中痞气。下石淋，退面瘅黄。性善毁铜，着之即碎，故为消坚削积之要品也。孕妇食之堕胎，小儿食之**

脐痛。

发明：时珍曰：按王氏《博济方》，治五积、冷气攻心，变为五膈诸病，金锁丸中黑三棱即系凫茨干者。又董炳《集验方》云：地栗晒干末之，每白汤服二钱，能辟蛊毒。传闻下蛊之家，知有此物，便不敢下，此前人所言者。

甜瓜（蓏类）：**味甘，气寒，有小毒。**村落畦圃处处俱种（两蒂、双鼻及沉水者杀人）。**过食作澎，入水浸便解**（饮酒及盐花并水调麝香即解，性相畏也）。**少食止渴，利小便，通三焦壅塞之气；多啖生痰，发湿痒，致脚气泻痢之忧。叶：**捣汁涂，秃发重长捷方。**子：**去油，为肠胃内痈要药。**蒂：**落在蔓上者为佳。槟榔叶包，悬风际吹干，俗称苦丁香（味甚苦，形似丁香）。**堪为涌吐剂，消身面浮肿水气，逐咽喉紧塞风痰。驱胸中寒，除头偏痛。但性急损胃，胃虚人忌煎。**

发明：张机曰：病如桂枝证，头不痛，项不强，寸脉微浮，胸中痞硬，气上冲咽喉，不得息者，此为胸中有寒，当吐之。太阳中暍，身热痛重而脉微弱，此夏月伤冷水，水行皮中也，宜吐之。少阳病，头痛寒热，脉紧不大，膈上有痰也，宜吐之。病胸上诸实郁，郁而痛，不能食，欲人按之，而反有浊唾，下利，日十余行，寸口脉微弦者，当吐之。懊憹烦躁不得眠，未经汗下者，谓之实烦，当吐之。宿食在上脘者，当吐之。以上六症，并宜瓜蒂散吐。惟诸亡血、虚家不可用此吐法。

镇按：甜瓜虽能解暑，食之秋来必致疟痢，亦伤脾胃所致，可不慎软？

西瓜（蓏类）：**味甘淡，性寒，无毒。熟者性平不寒。解夏月中暑热毒最灵，有天生白虎汤之号，仍除喉痹及止消渴。**

发明：时珍曰：西瓜、甜瓜皆属生冷。世俗以为醍醐灌顶，甘露沁心，取一时之快，不知其伤脾助湿之害也。《真西山卫生歌》云："瓜桃生冷宜少食，免致秋来成疟痢。"又按李廷飞《延寿书》云：防州太守陈逢原避暑食瓜太多，至秋忽患腰痛，腿不能举。商教授曰：此食瓜之患也，治之而愈。

镇按：《纲目》收甜瓜、西瓜于果部，以其不可作菜也。西瓜有解热祛暑之能，患暑毒疟痢，有药服不应，食此而愈者。又治目疾、喉痹，皆寒能制热之意。但不可多食耳。其甜瓜即越瓜之类，香瓜亦其类也。金瓜形小而圆，色黄如金，味亦甘美，香亦可爱。

● 【校注】

［1］劈破无心……不知何物：当为苦石莲，为豆科植物喙荚云实（南蛇勒）的种子，味极苦辛。

［2］彝果：《本草纲目》作"夷果"。

［3］劙（lí）：割。

［4］蒲桃：指葡萄。

［5］齼（chǔ）：牙齿接触酸味时的感觉。

［6］胪（lú）胀：胪，腹前的肉。当指腹胀。

［7］黡（wèi）：浅黑色。

● 【评析】

莲子、芡实、石榴皮均性涩而能止泻，然莲子、芡实尚有益肾固精、健脾作用；芡实还能祛湿止带；石榴皮还能杀虫。莲子并有养心安神功效，龙眼肉亦有同功，但龙眼肉性温，且有养血益脾作用。榧子亦能杀虫，并消积，故何镇说可治五痔。胡桃、白果均能敛肺定喘，胡桃还有补肾强腰膝、润肠通便作用；白果可止带浊，然有毒，不宜多食。凫茨，即荸荠、橄榄均能清热化痰，荸荠还可消积、生津、明目；橄榄利咽甚佳，但需用新鲜者。同样，荷叶亦常用新鲜之品，以解暑清热，此亦是何氏医家所喜用。山楂有消食化积、散瘀行滞作用，何镇用治儿枕痛神效，并认为少用能助脾化滞，多用则消克太甚，胃中正气反受其害，宜慎之。

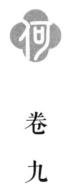

卷
九

人部

（人之一身无可分类，只采剩余数种窠为一部）

● 【原文】

发髲：味苦，气温，小寒，无毒。乃少壮人顶心发也。旋剪煅灰，补阴甚捷。治吐血衄血，血闷血晕、血痢血淋，关隔五癃。仍自还神化，催生甚验，合龟板、芎、归功效益奇。

发明：韩保升曰:《本经》云：自还神化。李当之云：神化之事，未见别方。按《异苑》云：人发变为鳝[1]鱼，此神化也。陈藏器曰：生人发挂果树上，乌鸟不敢来食其实。又人逃去外方，但取其本人发于纬车上却转之（眉批：却转之，即逆手反转也），则迷乱不知所往，亦神化也。时珍曰：发者血之余，埋之土中，千年不化，煎之至枯，复有液出。误食入腹，化为瘕虫。煅治饵服，令发不白。此正神化之验也。

镇按：自还神化者，正是时珍"煅治饵服，令发不白"之谓。自还二字，可味而知也。且生人发粘人衣上，任其长短，皆依丝缕钻过如织，此又非神化乎？

胎发：初剃，血之嫩苗。老景得之，甚补衰涸。

发明：镇按：胎发乃初生之嫩苗。未经剪剃，真元未耗，用之滋补元阳，俾阴阳交媾之义也。

乱发：常人梳落者。色黑润泽为良。煅炼服之，血症甚验；生和药熬膏，可贴痈疽消肿。

发明：时珍曰：头上曰发，属足少阴、阳明；耳前曰鬓，属手足少阳；目上曰眉，属手足阳明；唇上曰髭，属手阳明；颔下曰须，属足少阴、阳明；两颊曰髯，属足少阳。其经气血盛则美而长；气多血少，则美而短；气少血多，则少而恶；气血俱少，则此处不生。气血俱热，则黄赤；气血俱衰，则白而落矣。《素问》曰：肾之华在发。王冰注曰：肾主髓，脑者髓之海，发者脑之华，脑减则发素（眉批：发素者，白也）。滑寿注云：水出高原，故肾华在发。发者血之余，血者水之类也。今方书呼发为血余，盖本此义。叶世杰[2]《草木子》云：精之荣以须，气之荣以眉，血之荣以发。《类苑》云：发属心，禀火气而上生；须属肾，禀水气而下生；眉属肝，禀木气而侧生。故男子肾气外行而有须，女子、宦人则无须而眉发不异也。

镇按：发与须皆禀阴血，必借阳气始发生，故曰血余，而治诸病，血症俱多。其治五癃，通关格，盖肾开窍于二阴，发属肾，故入本脏润燥通结也，其催生而开交骨，亦此义也。又老唐方，取自己发洗洁，每一两入川椒五十粒，入瓶中固济，煅黑研细，每空心酒服一钱，令发长黑，此补之验，用椒取其下达尔。

人牙：味甘咸，气热，有毒。须觅小儿初落者。烧研酒服，能托痘疮倒陷。

发明：时珍曰：近世人用人牙治痘疮陷伏，称为神品。然一概用之，贻害不浅。夫齿者，肾之标，骨之余也。痘疮则毒自肾出，方长之际，外为风寒秽气所冒，腠理闭塞，血涩不行，毒不能出，或变黑倒黶，宜用此物，以酒麝达之，窜入肾经，发出毒气，使热令复行，而疮自红活，盖劫剂也。若伏毒在心，人事昏冒及气虚色白、痒塌不能作脓、热痱紫泡等症，只宜解毒补虚，苟误用此，则郁冒声哑，反成不救，可不慎哉？高武《痘疹管见》云：左仲恕云变黑归肾，宜用人牙散。夫既入肾矣，人牙岂能复治之乎？审之可也。

镇按：用人牙必用小儿初落奶牙第一番者，真气未泄，且无饮食之毒，乃佳，否则勿用为妙。

人津唾：甘平，无毒。取平明未语时者。涂毒疖恶疮，消㿔肿亦验。

发明：时珍曰：唾津乃人之精气所化。人能每旦漱口擦齿，以津洗目，及常时以舌舐拇指甲揩目，久久令人光明。又能退翳，凡人有云翳，但每日令人以舌舐数次，久则真气熏及，自然毒散而翳退也。《范东阳方》云：凡人魇死，不可呼唤，但痛咬脚跟及拇指甲际，多唾其面，徐徐唤之，自省也。按《黄震日抄》[3]云：晋时南阳宗定伯夜遇鬼，问之，答曰：我新死鬼也。问其所恶，曰：不喜唾耳。急持之，化为羊，恐其变化，因大唾之，卖得千钱。鬼真畏唾也。

人乳：味甘，气平寒，无毒。择肥壮妇人并初产者汁浓，取置饭上蒸，结成块者力优。欲使流行经络，务加醇酒。和吞补精血，益元阳。肌瘦皮黄、毛发焦枯者速觅；筋挛骨痿、肠胃秘涩者须求。健四肢，荣五脏，明眼目，悦容颜。安养神魂，滑利关节。

发明：弘景曰：汉时张苍年老无齿，妻妾百数，常服人乳，故苍年百岁余而身肥如瓠。宗奭曰：人乳汁治目之功居多，何也？上则为乳，下为月经，故知乳汁即血也。用以点眼，岂不相宜耶？血为阴，其性冷，脏寒不可多食。老人患口疮，难进饮食，但饮人乳甚佳。时珍曰：人乳无定性。其人和平，饮食冲淡，其乳必平；其人暴躁，饮酒食辛，或有火病，其乳必热。凡饮乳须热饮，若晒干成粉，入药尤佳。《南史》载：何尚之积年劳病，单饮妇人乳而瘥。又穰城老人年二百四十岁，惟饮曾孙妇乳也。按白飞霞《医通》云：服人乳，大能益心气，补脑髓，止消渴，治风火症，养老尤宜。每吸一口，即以纸塞鼻窍，按唇贴齿，漱乳与口津相和，然后以鼻引气，由明堂入脑，方可徐徐咽下。服乳有赞云："仙家酒，仙家酒，两个壶卢盛一斗。五行酿出真醍醐，不离人间处处有。丹田若是干涸时，咽下重楼润枯朽。清晨能饮一升余，返老还童天地久。"

镇按：人乳即血也，能润枯涸，生津液，但年少及虚寒人不宜多服。老人多火血衰，常服自然有益，故所主之病，皆属血涸精衰者也。更有一事，妇人易犯。凡交媾时儿啼，切不可以乳喂儿，儿饮此乳，必致口疮、肚泻、发热、惊搐之病，慎之。

紫河车：味甘，气平，无毒。蒸熟不热，火炙则温。初产者良，勿嫌妇瘦；产多者劣，必择妇肥。洗去筋中紫血，任凭蒸炙熬膏。疗诸虚百损、劳瘵传尸；治五劳七伤、骨蒸潮热。咳嗽音哑，体瘦发枯，吐衄来红，并堪制服。

得多煮啖，滋补尤佳。又益妇人，俾能结孕。河车水：系瓶贮埋藏，年深自化，竟似清泉。驱天行时疫狂言，消小儿丹疹热毒。

发明：震亨曰：紫河车治虚劳，当以骨蒸药佐之。气虚加补气药，血虚加补血药。时珍曰：人胞乃天地之先，阴阳之祖，乾坤之橐籥[4]，铅汞之匡廓。胚胎将兆，九九数足，儿则乘而载之，故曰河车。此物虽载之于陈氏《本草》，昔人用者甚稀，近因丹溪朱氏言其功，遂为时用。而括苍吴球[5]始创大造丸方，盛行于世，其方平补，虽无河车，亦可服饵。

镇按：男女构精，先天清气，结而成胎。父精母血，后天之浊气也，聚为胞胎，以裹其儿，故为胞衣。九九数足，儿载之而出，故命名曰紫河车，产必有血，故为紫河，以色以处言也，车则以形言之矣。此物既为精血所聚而成，以之补人诸虚劳弱，是以类相从，岂有不验者乎？时珍言其既产之后，依崔行功法，当藏于天德吉方，深埋紧筑，令男长寿，否则，儿病且死。近见姑苏通郡皆不知藏法，悉弃之于水滨，然而苏郡未见无人，多有享福贵寿考者。时珍盖仁人也，以不忍人之心，行不忍人之事，理合遵守，但以人剩物治人危疾，是亦普济活人之心，天地鬼神或可鉴，原非天灵盖、人骨、人肉、人胆、木乃伊之类也。

人溺：味咸，气凉，无毒。童男者妙，清彻者良，头尾剪除。降火甚速，劳热咳嗽能止，鼻洪吐血即除。扑损瘀血作疼，和酒服之立效；产后败血攻心，带温饮之可驱。难产胎衣不出，姜葱同煎；毒蛇獭[6]犬咬伤，热淋患处。**轮回酒：**是自己之尿，若蠲诸积倒仓，全仗荡涤肠胃。暴患赤眼，洗之可除。余则治病如上。

发明：宗奭曰：人溺须童子者佳。产后温饮一杯，压下败血恶物过多，恐久远血脏寒，令人发带病。若无热者，尤不宜多服。震亨曰：小便降火甚速。尝见一老妇，年逾八十，貌似四旬。询其故，常有恶疾，人教服人尿，四十余年矣，且老健无病。何谓之性寒不宜多服耶？凡阴虚火动，热蒸如燎，服药无益者，非服人尿不瘥。时珍曰：小便性温不寒，饮之入胃，随脾之气上归于肺，下通水道而入膀胱，乃其故道也，故能治肺病，引火下行。凡人精气，清者为血，浊者为气。浊中清者为津液，清中浊者为小便，小便与血同类也，故其味咸而走血，治诸血病也。又按《褚澄遗书》云：人喉有窍，则咳血杀人。喉不停物，毫发必咳。血既渗入，愈渗愈咳，愈咳愈渗。惟饮溲溺，则百不一死；若服寒凉，百无一生。又吴球《诸证辨疑》云：诸虚吐衄咯血，须用童子小便，其功甚速。盖溲溺滋阴降火，消瘀血，止吐衄等血症也。每一盏，入姜汁或韭汁二三点，徐徐服之，日进二三次，寒天以汤中炖热服之。又成无己云：少阴证，下利不止，厥逆无脉，干呕欲饮水者，加人尿、猪胆汁咸苦寒物于白通汤、姜附药中，其气相从，可无格拒之患也。

镇按： 人尿治疾甚多，如中暍昏闷，在途中无药处所，急将病人移就阴处，掬道上热土拥脐上作窝，令人以尿溺之，气透脐间即甦。脐乃命蒂，暑暍伤气，温脐所以接元气也。又按《圣惠方》云：苦参二斤，小童子尿一斗二升，煎取六升，和糯米及曲，如常法造酒，可治三十年老癞、一切气块宿冷恶病、腹中一切诸疾皆神效。折伤闪跌、发热烦躁闷绝者，童便一碗，入酒少许和饮，日数次，甚佳。

人中白： 乃尿垽[7]积于溺器，必置风露下二三年久，白色坚硬，煅过方灵。去传尸劳瘵殊功，止肺痈唾血立效。

发明：震亨曰： 人中白能泻肝与三焦、膀胱诸火从小便中出，盖膀胱乃此物之故道也。**时珍曰：** 人中白降相火，消瘀血，盖咸能润下走血分故也。今人治口舌诸疮用之有效，降火之验也。张杲《医说》云：李士常苦鼻衄，仅存喘息，张思顺用人中白散，即时血止。又延陵镇官鲁棠鼻血如倾，头空空然，张润之用人中白治之立止，且不再作。此皆散血之效也。

镇按： 人中白味咸性凉，必经火煅方妙。若治虚劳烦热，羸瘦渴疾，用多年瓦溺器，入红枣二三十枚，注酒令八分满，盐泥固济，金粟火熬一夜，取出去枣，任合丸、散、汤液，皆效。

秋石： 炼须秋时。聚童便多缸，盛贮石膏、秋露、桑枝，四者如法修制。滋肾水，返本还元；养丹田，归根复命。安和五脏，润泽三焦。化咳逆稠痰，退骨蒸虚热。癥瘕坚痛可软，皶胀忌盐可尝。明目清心，延年益寿。

发明：时珍曰：古人惟取人中白、人尿治病，取其散血、滋阴降火、杀虫解毒之功也。王公贵人恶其不洁，方士遂以人中白设法炼为秋石。叶梦得《水云录》极称阴阳二炼之妙，而《琐碎录》乃云秋石味咸走血分，使水不制火，久服令人病渴。盖此物无经煅炼，其气近温，服此者多是淫欲之人，籍此以资放肆，虚阳妄作，真水愈涸，安得不渴耶？况甚则加以阳药，助其邪火者乎？惟丹田虚冷者，服之可耳。观病淋之人，水衰火极，则煎炼成沙成石，小便之炼成秋石，与此一理也。

镇按：人皆言秋石滋阴，而《琐碎》独言其助热成消渴。若阴炼者，取太阳曝燥，竟不经火炼，此法甚良，不燥不热，妙不可言。若和乳粉久服不歇，固元阳，壮筋骨，真可延年也。

人粪：苦寒，无毒。烧焦浸水，可疗伤寒热毒。以瓮埋入地，年深化作清泉，即世俗所谓金汁，用之治天行狂热时毒极妙，疗阴虚燥热狂癫极灵。百疮皆治，诸毒咸医。**人中黄**：性冷。丹溪方每加。截竹去青，两头留节，上开窍，入甘草填满，复塞窍，以油灰固封，立冬日投入厕中，立春前即须取起，竖有风无日处阴干，劈开去甘草任用。瘟疫热毒神效，失心疯病能祛。**新生小儿胎粪**：疮蚀息肉能除，更除面上印字。

发明：**镇按**：人屎性寒而沉，故能清降诸经火邪，并解诸种热毒，此正臭腐生神奇也。

浣裈[8]**汁**：亦为妙药。解毒箭并治伤寒。女劳复当求，阴阳易奇效。**妇女裈裆**：剪下正对阴处才灵。烧灰存性，为末汤调。女患阴易求男，男患阴易求女。童男童女者更效。其候小便赤涩，服之便得利通。**月经布**：即妇女血衲，烧灰。解毒药箭奇灵，中伤几死，服即回生。

发明：**镇按**：月经腥秽之物，故女人入月，君子远之，为其不洁也，且能损阳生病。然治女劳复病、阴阳易[9]病，取洗妇女裈汁，裈裆烧末，盖亦取意耳，谓病从此处得来，还当以此治之也，亦非正治之药。

　　　　　　　　　　　　　　　何氏本草类纂与药性赋校评

【校注】

［1］鱓（shàn）：水生的大力动物。特指鳄鱼，也指鳝鱼。

［2］叶世杰：原为"华世杰"，疑误。名叶子奇，字世杰，号静斋。龙泉（今属浙江）人。明代医家，洪武十一年（1378）因事株连下狱，以瓦磨墨，著成《草木子》，内容广泛，亦有医药及动植物资料。

［3］《黄震日抄》：即宋·黄震《黄氏日抄》。

［4］橐籥（tuóyuè）：古代冶炼鼓风用的器具。此处盖指天地造化之本源。

［5］吴球：明代医家。字茭山。括苍（今浙江丽水县）人。著有《诸证辨疑》四卷。此外有《用药玄机》《食疗便民》等著，但佚，李时珍《本草纲目》间引其论。

［6］猘（zhì）：狂犬，疯狗。

［7］垽（yìn）：沉淀物，渣滓。

［8］裈（kūn）：即今之裤子。

［9］阴阳易：病证名。出自《伤寒论》。指伤寒或温疫等病后余热未尽，由房事而传之对方者。亦有释为与伤寒或温疫等病初愈的病人同房之后所得的一种疾病。

【评析】

人发经加工煅成的块状物名血余炭，有止血功效，何镇认为还有润燥通结作用。紫河车益气，补精血。人中白、人中黄均有清热解毒作用，人中白还有祛瘀止血之效。秋石，即淡秋石，有滋阴退热功能，古今制法不同，现时用人中白浸去咸臭，晒干研粉，再加白及浆水拌和制成。人尿在《伤寒论》白通加猪胆汁汤中有应用，何镇亦介绍以人尿外治中暑者，皆取其通阳气作用。《伤寒论》有烧裈散，以治阴阳易，当有安慰疗法之意。

兽部

（分为四类：畜、兽、鼠、寓）

● 【原文】

虎（兽类）：**虎骨：味辛，气微热，无毒。各处山林俱有。色黄，雄者为佳，酥涂炙脆，任作丸散。所畏三药须知，蜀椒、蜀漆、磁石。用治风痹，乃因虎啸风生；用补膝酸，只缘虎走力健。头骨：杀邪疰，止上焦惊悸。胫骨：坚筋骨，甦下体痛痿。睛：收定魂。须：去齿风。爪：辟恶邪。膏：涂犬啮。威骨：在胁两旁，取带之，日添威势。眼光：形如白石，得佩之，夜可独行。皮毛：卧之截疟。肌肉：食使力增。鼻：悬户上生男。仍治癫痫之疾。屎：封疮口，杀毒。更驱鬼魅来侵。**（眉批：风从虎，故所治皆肝经之病，如风痹、筋疼、惊悸、疟疾、齿疼。能壮骨者，肾与肝，子母之脏也）。

豹（兽类）：**肉：酸平。食亦有益。种类甚繁，形小猛捷。安五脏，补绝伤，强精力，壮胆志。脂：涂发即生。鼻：辟邪立逐。头骨：烧灰淋汁沐头，白发纯乌。**

发明：颂曰：李绛《兵部手集》有虎骨酒，治臂胫痛。崔元亮《海上方》有虎骨酒方，治腰脚不随。宗奭曰：风从虎者，风，木也；虎，金也，木受金制，焉得不从？故虎啸而生风，自然之理也。所以能治风病挛急、屈伸不便、走注骨节风毒、癫疾惊痫诸病，皆此义也。时珍曰：虎骨通可用，各依所患之处而取用焉。然而虎之一身筋节气力皆出前足，故以胫骨为胜。

镇按：豹性猛过于虎，形小而斑美。其纹如钱者，名金钱豹，为上品。次则如艾叶，名艾叶豹。又云西域有金线豹，海中有水豹，上应箕宿。其皮不可籍卧，必人神惊，大抵虎豹之皮不可贴肉卧，若毛入疮中，有大毒。虎肉豹肉则皆不堪食，然豹胎则为八珍之一也。

象（兽类）：**牙：气平，无毒。出诸番国土。孕五岁始生，楚粤者色青，**

西竺者色白，牙生在口两边，下垂夹鼻。初解难竟取用，须假易真。凡入剂中，旧者尤胜。刮屑和水，出刺如神，刺入喉中，调饮；刺入肉中，调敷。生煎服之，可通小便闭涩；烧灰饮下，又止小便过多。胆：不附于肝，随时而藏于四腿（春左前、夏右前、秋左后，冬右后）。**掺乳点目眦住疼，掺水箍疮毒消肿。肉**：配十二属辰，《易》象名由此立。（象身具百兽之肉，惟鼻是其本肉）。**煮食过多，令人体重。胸前横骨：烧灰**。久服能浮水出没。**鼻端小爪**：锐可拈针。**蹄底**：类犀纹，堪作带。耳后有穴，薄如鼓皮，一刺即毙，不可不识。

发明：时珍曰：世人知然犀可见水怪，而不知沉象可驱水怪。按《周礼》，壶涿氏掌水虫，欲杀其神者，以橝木贯象齿而沉之，则其神死而渊为陵（注云：橝木即山榆也。以象牙作十字贯于木而沉之，则龙同象之类死矣）。又按陶贞白云：凡夏月和药，宜置象于旁。合丹灶，以象牙夹灶，得雷声乃能发光。观此则象之辟邪，又不止于驱怪而已。宜乎治风痫邪魅也。象胆能明目，以其能去尘膜也。与熊胆同。（眉批：芦荟俗名象胆，以其味苦故也）。

镇按：诸胆味苦，故能降下，入水必一涤委曲而坠者，以其味苦，而雷敩言其味带甘，何也？象肉壅肿，人以刀斧割刺之，半日即合。故近时治金疮不合者，用其皮灰。象皮伤之即合，为其肉厚故也，最能生肌敛口，疡科多用之。

马（畜类）：白马阴茎：味甘咸，气平，无毒（眉批：马肉有毒，何云无毒）。各处俱有，云中者良。嫩驹力盛，纯白方好。采得阴干，务周百日，用铜刀切七片，拌羊血蒸三时，晒燥以粗布揩净，研细合苁蓉捣烂，蜜丸酒服。房术偏能，增益阴气（眉批：增益阴气，盖长阳物也），坚举阳茎，续绝补中，长骨健体。肉：味辛苦，小毒。堪长腰膝长筋。所忌三味：生姜、仓米、菜耳。病忌三般：怀孕、患痢、生疮（自死者、毛杂者、无夜眼者、蹄漏者，并鞍下肉，俱能杀人）。鬐[1]：烧灰敷疮止血，更住崩除带尤灵。头骨：作枕，醒男子嗜眠。蹄甲：烧灰，治妇人下白。心：治健忘。肺：除寒热。肝：有毒，须弃。乳：解渴须求。脂：柔五金。膏：长秃发。毛：治惊痫有验。牙：

煅，敷疗出根。尿：名马通，能禁诸血。尿：治积聚，解毒消虫。

发明：时珍曰：按《灵枢》经云，卒口僻急者，颊筋有寒，则急引颊移口；筋有热，则纵缓不收，以桑钩钩之，以生桑灰置坎中坐之，以马膏熨其急颊，以白酒和桂末涂其缓颊，且饮美酒，啖炙肉，为之三拊而已[2]。《灵枢》无注本，世多不知此方之妙。窃谓口颊㖞僻，乃风中血脉也。手足阳明之筋络于口，会太阳络于目。寒则筋急而僻，热则缓而纵。故左中寒则逼热于右，右中寒则逼热于左，寒者急而热者缓也。急者皮肤顽痹，荣卫凝滞。治法急者缓之，缓者急之。故用马膏之甘平柔缓以摩其急，而润其痹，通其血脉。用桂酒之辛热急束以涂其缓，和其荣卫，通其经络。桑能治风痹、通节窍也。病在上者，酒以行之，甘以助之，故饮酒，啖炙肉。云尿治癥瘕有效，按祖台之《志怪》云：昔有人与其仆皆患心腹痛疾，仆死剖其胸，得一白鳖，赤眼，以诸药纳口中，鳖终不死。有人乘白马来观，马溺堕鳖，鳖即绉缩，遂以溺灌之，而化作水矣。其人乃服白马尿而疾亦愈。白马屎名马通，讳其名也。

镇按：马鬐名鬐，《本经》并是一物，观其治病亦同，可见矣。

牛（畜类）：**牛黄：**味苦，气平，有小毒。各处俱赖耕耘，黄色牯者为美。有黄凝结，双眼纯红，内热熏蒸，鸣吼饮水，以盆盛水栈外，窥之欲饮不能，渴甚必发呕呛，伺者喝迫急取，此称生黄，价与金等，清虚透甲，嗅气微馨。（更有角黄、心黄、肝黄、胆黄，各从所得为名，功力虽次，亦可代充）。恶龙骨、龙胆、地黄，畏蜚廉、牛膝、干漆，忌常山，使人参。惟入肝经，专除筋病。治小儿诸痫、惊吊（眉批：吊有天吊、内吊之异），客忤，口噤不开；驱大人癫狂、发痉、中风，痰壅不语。除邪逐鬼，定魄安神。若和牡丹、菖蒲，又能聪明耳目。孕妇勿服，能堕胎元。**牛角䚡：**系角尖抄，烧存性，更须研细。治血闭血瘀作痛，血崩亦除；疗白带赤带下漏，冷痢能愈。**肾：**补肾气，益精。**肝：**助肝血明目。**肺：**主咳嗽。**心：**治虚忘。**胆：**益睛眸，兼滋口唇干燥。**肉：**养肌肉，能使中气发生。**大小广肠：**并厚各脏，除痔漏肠风。**血脾、草肚**（又名百叶）：免饮积食伤。**牛茎：**止带漏结胎。**牛脑：**治风痫脑漏。**髓：**益气以禁泄精，又和地黄、白蜜平三焦、安五脏、治瘦怯，补中。**乳：**养血而通经络，可造酥酪、醍醐，除肺痿，止吐衄，润便难、住嗽。败鼓皮：勿惮收藏，诛蛊毒，治蛊胀，其功莫测。

发明： 杲曰：牛黄入肝治筋病，凡中风入脏者，必用牛、雄、脑、麝诸品，入骨髓、透肌肤以引风出，若中腑及中血脉者用之，反致引邪入骨，如油入面，莫之能出也。**时珍曰：** 牛之黄，牛之病也，故牛之有黄，必多病而易死。诸兽皆有黄，人之病黄者亦然。因其病在心及肝胆之间，凝结成黄，故还治心及肝胆之病，正如人之淋石复能治淋也。按《宋史》，宗泽知莱州，使者取牛黄，泽云：春行疫疠，牛饮其毒则结为黄。今和气流行，牛无黄矣。观此，则黄为牛病，更可征矣。

镇按： 牛黄生于心肝胆三处，则当入此三经而治疾矣。杲止云入肝治筋病，何也？

震亨曰： 牛乳治反胃膈气，大便结，甚效，或羊乳，时时咽之，并四物汤为上策。不可用人乳，人乳有饮食之毒，七情之火也。**时珍曰：** 牛乳煎荜茇，治痢有效。盖一寒一热，能令阴阳和也。按《独异志》云：唐太宗苦气痢，众医不效，下诏访问。金吾长张宝藏曾困此疾，即具疏进呈此方，上服立愈，授以鸿胪卿。其方用牛乳半斤、荜茇三钱煎服。牛喉咙治呷气反胃，皆以类相从也。按《普济方》云：反胃吐食，药物不下，结肠三五日或至七八日，大便不通，如此必死。昔全州周禅师得正胃散方于异人，十瘥八九，君子收之，可救人命。用白水牛喉管一条，去两头节并筋膜脂肉，及如阿胶黑片收之。临时旋炙，用米醋一盏浸之，微火炙干，醋淬，以醋尽为度，研末，瓷瓶装收，或遇阴湿时，烘之。每服一钱，食前陈米汤下，轻者一服即效，至重者只二三服立愈。牛角䚡，筋之粹、骨之余，乃入厥阴、少阴血分之药，烧之则性涩，故止血痢崩中之疾。

镇按： 牛有稼穑之功，若宰而食之，大为不仁，只牛黄、牛乳取用不害生理，其余虽有所长，亦可不用，或以他物代之可也。

驴（畜类。内附阿胶）：处处有，河南多。似马耳长，五更嘶叫，庞不骏，故称曰蹇，色不一，只取纯乌。尿：浸蜘蛛咬毒，噎膈宜求。骨：煮汤频浴，历节痛除。脂：疗多般，只宜生用，和生椒末塞耳，俾积年聋转聪。肉：性微寒，啖食宜少，虽解心烦，动风甚捷（眉批：驴之一身，惟肉无益）。皮：取阿井水熬胶。味甘辛，气平，微温，无毒。质脆易断，明澈如冰者真。蛤粉拌炒，入药研化为妙。使山药，畏大黄。入太阴经及肺肾二脏。风淫水旺，遍疼延肢体能驱；火盛金衰，久嗽唾脓血即补。养血，止吐衄崩带；益气，扶羸瘦劳伤。利便闭，煎猪苓汤吞；禁胎漏，加四物汤服。定喘促，同款冬、紫菀；止泻痢，和蜜蜡、黄连（眉批：蜜蜡即是黄蜡）。安胎养肝，坚骨滋肾。

发明： 藏器曰：诸胶皆主风、止泄、补虚，而驴皮胶主风为最。**时珍曰：** 阿胶大要只是补血与液，故能清肺益阴。**成无己曰：** 阴不足者补之以味，阿胶之甘以补阴血。杨士瀛曰阿胶其性和平，为肺经要药。大能润肺，治喘嗽须用之。小儿惊风，瞳仁不正，以阿胶倍人参煎服最良。又痢疾多因伤暑伏热而成，阿胶乃大肠之要药，有热毒留滞者，则能疏导；无热毒留滞者，则能安平。

镇按： 熬阿胶必取阿井之水，此井济水所注，其性清而重，以之搅浊水则清，煎胶服之，下膈痰，止吐逆，大有搅浊澄清之能。用黑驴皮者，驴嘶逆风，故能治风，黑色属水入肾也，盖阿胶属金水而有木，故能治三经之症。补虚下顽痰，止失血而生新血，宁嗽定喘，润燥清肺，利小便，调大便也。驴脂滴衣笥[3]盖上，一点直透至底，故能治耳聋，其骨中髓亦同。血乘热时，以麻油一锺和搅去沫，煮熟即成白色，此亦可异。昔人未言及也。驴尿能杀蜘蛛毒，为其能杀虫也。反胃病亦有有虫之症，故亦治之。震亨云：一妇病噎，用四物汤加驴尿与服，十数服愈。李时珍云：数人病膈噎，皆服此而愈也。

猪（畜类）：猪肤：味甘，气微寒，无毒。遍身纯黑者妙，附皮薄黑者真。先哲尝言浅肤之义：猪为水畜，气先入肾，少阴客热惟此解之。加白蜜润燥除烦，和白粉益气断痢。劫出猪卵：即双睾丸（又名猪石子），疗五癃挛缩，治寒热奔豚。四蹄：主伤挞溃疡，更下乳汁。悬蹄：去悬痈内蚀，仍理痔疮。心中血：制药，养心，禁邪梦惊狂。胆中汁：纳谷道通便，解伤寒热渴。肺：食之补肺，止久嗽连声。肝：炙熟，纳阴，除虫蚀作痒。肾：主腰疼，须合煨肾散。肚：扶胃弱，当为莲肚丸。肉：多殆令人虚肥，动风痰，仍闭血脉，损筋骨，勿谓无伤。（眉批：猪肉人贪食以疗馋，不知发风动痰、损筋闭血之多害也，肥人慎勿恣食）。乳：频进使人润泽。生精血，更禁猪痫；除天吊，诚为要剂。脂肪：利血脉，解风热，润肺。膏油：悦皮肤，敷癣疥杀虫。大肠：捣连壳丸内，能消内痔，益肠。脊髓：入补阴丸中，可助真阴，生髓。猪窠草：止小儿客忤夜啼，安席下勿令母见。焊[4]猪汤：理产妇血刺心疼，洗秃疮自愈发长。

发明：成无己曰：仲景以猪胆汁和醋少许，灌谷道，通大便神效。盖酸苦益阴润燥而泻大便也。又治少阴下利不止，厥逆无脉，干呕烦者，以白通汤加猪胆汁主之。若调寒热之逆者，必冷热兼行，则热物冷服，下咽之后，冷体既消，热性便发，使病气自愈。此所以和人尿、猪胆咸苦之物于白通热剂之中，使气相从而无拒格之患也。又云：霍乱病吐下已断，汗出而厥，四肢厥急，脉微欲绝者，通脉四逆汤和猪胆汁主之。盖阳气太虚，阴气独胜，纯与阳药，恐阴气格拒不得入，故加猪胆汁，苦入心而通脉，寒补肝而和阴，不致拒格之弊也。汪机曰：朱奉议治伤寒五六日出痘，有猪胆鸡子汤。时珍曰：方家用猪胆，取其寒能胜热，滑能润燥，苦能入心，又去肝胆之火也。仲景曰：少阴下利，咽痛，胸满心烦者，猪肤汤主之。用猪肤一斤，水一斗，煮五升取汁，入白蜜一升、白粉五合，熬香，分六服。成无己曰：猪，水畜也。气先入肾，解少阴客热，加白蜜以润燥除烦，白粉益气断利也。时珍曰：猪肝苦温，主藏血，诸血用为向道入肝。《千金翼》治痢有猪肝丸，治脱肛有猪肝散，治目疾多有猪肝散，皆用以引经也。又曰：猪肾，《别录》谓其理肾气，通膀胱。盖猪肾性寒，不能补命门精气，方药所用，借其作引导而已。若《千金方·消渴门》有猪肾荠苨汤，肾虚劳损症有肾沥汤，皆用猪、羊等肾煮汤煎药是也。

镇按：猪肾用童子小便煮食，治阴虚骨蒸，如畏寒脾虚，加酒和煮更妙。予姊一使女，服此月余而蒸热退矣。后以治人，多效。其味咸而冷也。

时珍曰：猪，水畜也，胃属土，故药方用之补虚。

镇按：胃甘湿属土，猪之全体，惟此补人。

张焕云：小儿初生无乳，以猪乳代之，出月可免惊痫、痘疹之患。杨士瀛云：小儿口噤，以猪乳频滴佳。月内胎惊，同朱砂、牛乳少许，抹口甚妙。此法诸家不知，予传之。东宫吴观察子病，用之效。

镇按： 猪奶甘咸寒，小儿体禀纯阳，故有胎惊、痘疹等症，用此自然获效。

时珍曰： 猪油凝者为肪为脂，释者为膏为油。又曰：按丹溪治虚损补阴丸，多用猪脊髓和剂，取其通肾命，以骨补骨、髓补髓也。

熊（兽类）：味甘，气微寒，无毒。出雍洛河东及怀卫山谷。形肥若豕，轻捷甚猿，暖日向高木攀援，见人反颠倒堕下，冬入穴深藏，饥舐掌自食，其性恶盐，食之则死。脂：如玉，生在当心，名熊白，加椒熬炼（每脂一斤，加椒十四粒，炼净去滓及椒用）。去头疡白秃面疮，驱风痹不仁拘挛。堪除积聚，能壮瘦人。胆：味极苦，不附于肝，春头上，夏入腹中，秋左足，冬迁右足。所忌须知，地黄、防己。任为丸散，勿用煎汤。驱五疳杀虫，敷恶疮散毒。痔病久发，涂之即瘥。肉：无毒，味甘。作醃腊可食。掌：古称珍馐，法制之乃烂（酒醋水和煮，大如皮球）。血：主小儿客忤。膏：理历节风疼。脑髓：作油搽头，能去白秃风屑，止头旋发落，除耳聋耳鸣。

发明：时珍曰： 熊胆苦入心，寒胜热，手少阴、厥阴、足阳明经药也。故能凉心、平肝、杀虫，为惊痫、痓忤、翳障、疳痔、虫牙、蛔痛之剂。

镇按： 真熊胆，予一友作宦于川中，猎人捕得一熊，面令取其胆归，甚小，如中指许，而汁久燥甚，色如琥珀，研细涂痔，应指而效。凡肆中搆来者，大如茄，汁如饴，恐未必真也。

时珍曰： 按刘河间云，熊肉振羸，兔目明视，因其气有余以补不足也。

镇按： 弘景曰有痼疾，食熊肉终身不除，孙思邈又云能主风痹筋骨不仁，而《食医心鉴》亦云可治缓风痹疾。

● **【校注】**

［1］鬐（qí）：鬃毛。项上长毛。

［2］卒口僻急者……为之三拊而已：语出《灵枢·经筋》："卒口僻，急者

目不合，热则筋纵，目不开。颊筋有寒，则急引颊移口；有热则筋弛纵缓，不胜收故僻。治之以马膏，膏其急者，以白酒和桂，以涂其缓者，以桑钩钩之，即以生桑灰置之坎中，高下以坐等，以膏熨急颊，且饮美酒，啖美炙肉，不饮酒者，自强也，为之三拊而已。治在燔针劫刺，以知为数，以痛为输，名曰季春痹也。"

[3] 衣笥（sì）：盛衣物的方形竹器。

[4] 燖（xún）：用火烧熟。

● 【评析】

象皮有敛疮生肌作用，故何镇云治金疮不合者，用其皮灰。牛黄为黄牛或水牛的胆囊结石，有清心开窍、豁痰定惊、清热解毒的作用。现有人工牛黄，由牛胆汁或猪胆汁提取加工而成，功效亦同。阿胶补血止血，滋阴润肺。猪胆汁、熊胆汁均有清热解毒作用，熊胆汁还能清肝止痉。猪肤润燥除热，《伤寒论》有猪肤汤，治阴虚咽痛。猪脊髓益精髓，《丹溪心法》大补阴丸中有应用。

● 【原文】

鹿（兽类）：茸：味甘咸，气温，无毒。远近山麓俱生，捕获，亦堪驯养。小者曰鹿，大者曰麛。茸乃角之初出，色红润，形似马鞍（初采须用火烘干，迟则腐败，内有小白虫，不可鼻嗅，虫入人脑，不可不防），用则刮毛酥炙。益气血，强志坚齿。扶肌体羸瘦，止腰膝腨[1]疼。治妇人崩中漏下，疗男子溺血泄精。疳痒能驱，骨蒸可退。角：味咸，气温。采必按月令（夏至一阴生而鹿角鲜，冬至一阳生而麛角鲜）。鹿补阴多因得阴气。强筋骨，消痈肿，治妇人梦与鬼交（此指鹿角未经熬炼者言也）。其角截断，堪煎成白胶：止痛，立安胎孕；益气，大补虚羸。疗跌扑损伤，治吐衄崩带。鹿角霜：即角之滓也。主治虽同，功力缓焉。髓：壮阳而填骨髓，同地黄、白蜜熬膏。肾：补中以滋肾元，任造酒煮粥两用。肉：强五脏，益力，贴口喎僻如神。头肉：解消渴上焦。蹄肉：止风痛下踝。筋：续绝伤劳损。血：补虚损益精（乘热酒和生服）。鹿尾：因其动之不停，故能壮阳补血。

麋茸：系大鹿所生，功力尤胜。但性具热，专补阳虚，骨软可健，茎痿能扶。脂：性热。主风寒湿痹拘挛，理痈肿恶疮肌死。通腠理，滑肌肤。角熬胶：更胜白胶，因气血较鹿更壮。填精髓，暖腰膝，益气血，悦容颜。骨：煎汁可治虚劳。肉：作脯，大益中气。

发明：宗奭曰：茸最难得不破及不出却血者。盖其力尽在血中也。此以如紫茄者为上，名茄子茸，取其难得耳。然此太嫩，血气未具，其实少力。坚者又太老，惟长四五寸，形如分歧马鞍，茸顶如红玉，破之肌如朽木者最善。人亦将麋角伪为之，不可不察。按沈存中《笔谈》云：月令冬至，麋角解，夏至鹿角解，阴阳相反如此。今人以麋茸、鹿茸作一种者，昧矣；或刺麋鹿血以代茸，云茸亦血，亦大误矣（眉批：茸虽是血，必假气旺而生，故气血双补，如紫河车乃精气结成，亦是血气兼补之药。若刺出之血，血中无气，何能代茸用耶）。麋茸补阳，鹿茸补阴，须以他药佐之则有功。凡含血之物，肉差易长，筋次之，骨最难长，故人自胚胎至成人二十年，骨髓方足。惟麋角、鹿角自生至坚，无两月之久，大者至二十余斤，计一日夜须生数两，凡骨之生无有速于此者，虽草木易生，亦不及此。此骨之至强者，所以能补骨血，坚阳道，益精髓也。头者诸阳之会，上钟于茸角，岂可以凡血为伍哉？时珍曰：按熊氏《礼记疏》云：鹿是山兽，属阳，情淫而游山，夏至得阴气而解角，从阳退之象；麋是泽兽，属阴，情淫而游泽，冬至得阳气而解角，从阴退之象也。又曰：鹿角生用则散热行血，消肿辟邪；熟用则益肾补虚，强精活血；炼霜蒸胶，则专于滋补矣。苏东坡《良方》云：鹿，阳兽，见阴而角解；麋，阴兽，见阳而角解，故补阳以鹿为胜，补阴以麋为胜，其不同如此。按此说与沈氏之论相反，以理与功推之，苏说为是。

镇按：鹿角遇夏至一阴始生之时而解，其性为纯阳也无疑矣。且自初生为茸，至坚老成角，不过两月之久，其发生之性，虽草木易生者未有速于此者，其补益于人，又岂有过于此物者乎？麋角遇冬至一阳[2]始生之时而解，性属纯阴无疑，而发生之性与鹿角无异，其故何也？鹿与麋，其卧时则以口鼻紧对肛门，呼吸之气，从督脉流转，毫不漏泄，故发生之气盛而多寿也。鹿补阳，麇补阴之论为是，兽之补人，无越于此。

犀（兽类）：犀角：味苦酸咸，气寒，无毒。黔蜀虽生，南海为上。首似猪，顶仅一角，腹若牛，足每三蹄，其皮一窍三毛，色黑，好食棘叶。有水陆二种，通天犀独优，日饮浊水，畏见己形。角置米中鸡骇，挂檐际鸟惊。饮馔毒能试，屋舍尘可除。造器皿煮熟，入药剂用生。使松脂，经入阳明；恶雷丸，尤忌盐酱。杀钩吻鸩羽蛇毒，山瘴溪毒，百毒咸消；治伤寒温疫热烦，镇肝明目，安心定神。孕妇忌之，因消胎气。牸犀角：有小毒，多作撒豆斑纹。退时热烦闷，安心神定狂。鼻犀：治病为上，气味无毒，大寒。除心下锢[3]燥热烦，治肠中赤白泄痢。

发明： 时珍曰：犀角，犀之精灵所聚，足阳明药也。胃为水谷之海，饮食药物必先入之，故犀角能解一切诸毒。五脏六腑，皆禀气于胃，风邪热毒，必先干之，故犀角能疗诸血及惊狂、癍痘之证。《**抱朴子**》云：犀食百草之毒，及众木之棘，所以能解毒。凡入蛊毒之乡，遇饮食以犀搅之，有毒即生白沫，无毒则否。以之煮毒药，则毒无复有也。昔温峤过武昌牛渚矶下，多怪物，峤燃犀照之，而水族见形。《**淮南子**》云：犀角置穴，狐不敢入，又能辟邪也。

羚羊（兽类）：羚羊角：味咸苦，气寒，无毒。形类羊色青，角多节长锐，种生川郡山林，夜宿角挂树上，认弯蹙处有挂痕者真，听耳边似有微声出者妙。专入肝经，因性属木，尝加紫雪，味苦性寒。解伤寒热在肌肤，驱风热上攻头目。

发明： 时珍曰：羊，火畜，而羚羊则属木，故其角入厥阴肝经甚捷，同气相求也。肝主木，开窍于目，其发病也，目暗障翳，而羚羊角能平之。肝主风，在合为筋，其发病也，小儿惊痫，妇人子痫，大人中风搐搦，筋脉挛急，历节掣痛，而羚羊角能舒之。魂者，肝之神也，发病则惊骇不宁，狂越僻谬，魇寐卒死，而羚角能安之。血者，肝所藏也，发病则瘀滞下注，疝痛毒痢，疮肿瘘疬，产后血气，而羚羊角能散之。相火寄于肝胆，在气为怒，发病则烦懑气逆，噎塞不通，寒热及伤寒伏热，而羚角能降之。羚之性灵，而筋骨之精在角，故又能辟邪恶而解诸毒，又能碎佛牙而烧烟逐蛇虺也。羚羊与山羊、山驴皆相似，俱有角，惟山羊角无挂痕；山驴角亦有痕，当细辨之。

羖羊[4]（兽类）：羖羊角：味咸苦，气温，微寒，无毒。陕西河东独胜，色白可充庖厨，药用青牸乃获奇效（其或独角，或白身黑头，有毒中藏，不可食也）。角采不可近湿，湿则有毒损人。橘核和煅，酒服，治疝效验如神。肉：甘，大温，专补形骸。主劳伤脏气虚寒，理风疢肌肉黄瘦。肝：疗肝风虚热出泪。肺：主肺虚痰嗽溺频。肾：补精枯阳败，同乳粉极灵（即羊腰子）。肚：敛虚汗健脾，补虚劫甚速。胫骨：煅加青盐，牙齿疏豁可固。生血：旋取即饮，砒毒硫毒立消。乳汁：润心肺，解消渴，补气血虚羸。酪酥：益五脏，利肠胃，疗疮生口舌。

发明：镇按：羖羊角气味咸温，无毒。以橘核填满，盐泥封煅，研细酒服，治诸疝即愈。盖羊角性温入肝，橘核消疝，二者相兼，诸疝自愈。乃《本经》不收，何也？予用此屡见奇效。

颂曰：肉每多入汤液。《胡洽方》有大羊肉汤，治妇人产后大虚，心腹绞痛厥逆。宗奭曰：仲景治寒疝，羊肉汤甚验。一妇冬月分娩，寒入子宫，腹下痛不可按，此寒疝也。医欲以抵当汤下之，予曰：非其治也，以仲景羊肉汤，少水煎服即愈。李杲曰：羊肉，有形之物，能补有形肌肉之气，故曰补可去弱，人参、羊肉之属是也。时珍曰：按《开河记》云，隋大总管麻叔谋病风逆，起坐不得，炀帝命太医令巢元方视之，曰：风入腠理，病在胸臆，须用嫩肥羊蒸熟，掺药食之，则瘥。如其言，不终剂而瘥。自后始蒸羊羔，同杏仁酪、五味日食数枚。又按：倪维德《原机启微》集云：羊肝补肝，与肝合引入肝经，故专治肝经受邪之病。今羊肝丸治目有效可征矣。

镇按：肝开窍于目，而胆附之，故胆汁减则目暗矣。目者，肝之外候，胆汁精华也，故诸胆皆能治目病。

时珍曰：《夷坚志》载二百味草花膏，治烂弦风赤眼流泪不可近视，及一切暴赤目疾，用羯羊胆一枚，入蜂蜜在内蒸之，候干研为膏，每含少许，并点之。一日泪止，二日肿消，三日痛除。盖羊食百草，蜂采百花，故有二百味花草之名。又张三丰真人碧云膏，腊月取羖羊胆数十枚，俱以蜜装满，纸套笼之，悬檐下，待霜出扫下，点眼如神。又羊肾，《千金》《外台》、深师，治肾虚劳损，消渴脚气，有肾沥汤，皆用羊肾煮汤煎药。

镇按：羊通身皆补，肾自能补，然必和以补益之药为妙。予有家传种子丸方，乃予族祖五旬外尚无子，服此方连生三子，其方所用羊肾即羊外肾，非腰子也。外肾名石子是也，今人不言其妙。

时珍曰：羊胫骨灰可以磨镜，性能制铜也。又《名医录》云：汉上张成忠女七八岁，误吞金馈子一双，胸膈痛不可忍，一银匠炒末药一服，重三钱，米饮下，次早从大便下出。叩其方，乃羊胫骨灰一物耳。**杲曰：**齿者骨之余，肾之标也，故牙疼用羊胫骨以补之。羊头骨能消铁，凡误吞铜铁者，用之效。取其性相制也。**时珍曰：**羊血解丹砂、水银、轻粉、生银、砒砒、硫黄、乳石、空青、曾青、云母、阳起石、孔公蘗等毒，凡觉毒发，刺羊血一升，饮之即解。《外台》云：凡服丹石人忌食羊血十年，一饮前功尽亡，此之谓也。又服地黄、何首乌等药者，亦忌之。又《岭表录异》言羊血能解胡蔓草毒，而《本草》并不言及，诚缺文也。又按丹溪言羊乳能治反胃，反胃病者，宜时时饮之，取其开胃脘、大肠之燥也。

镇按：酪酥取羊乳造者为胜，其性温也。若牛乳则性凉矣。

狗（兽类）：**牡狗阴茎：味咸，气平，无毒。六月上伏，取阴茎烘干，专助房术，又名狗精。坚举阳茎，二三时不痿；禁涩带漏，十二疾咸瘳。狗宝：味甘咸，小毒。膈噎及痈肿须求。**

发明：时珍曰：脾胃属土，喜暖畏寒，犬性温暖，能治脾胃虚寒之疾。脾胃温和，而腰肾受荫矣。若素常气壮火多之人，则宜忌之。《济生方》治真阳虚惫，有黄犬肉丸药，多不及载。

镇按：狗虽温暖，食之难化，每致伤脾，戒之戒之。惟狗宝乃犬之病，可治人之膈噎反胃及痈疽肿毒，以其能开通郁结之气耳。此物色白多层，亦日积月累而成，如陈橘皮之能除陈腐也。

麝（兽类）：**麝香：味辛，气温，无毒。陕西各山谷俱生，文州诸峦洞尤**

胜。形类獐略小，香结脐近阴（凡脐内香满，自以爪尖剔破，所落之处，草木皆焦，名为遗香，人若检得，价贵比珠）。**蛇蜕包收，香久不散**（忌见火并日色）。**辟蛇毒，诛蛔虫，蛊疰痫痓总祛；杀鬼精，驱瘴疫，胀急痞满咸治。催生堕胎，通关利窍。除惊悸，镇心安神；疗痈疽，蚀脓逐血。堪吐风痰，点去障翳。肉：似獐肉微腥，食之不畏蛇毒**（惟忌胡蒜，亦宜知之）。

发明：李杲曰：麝香入脾治内病。凡风病在骨髓者宜用，使风邪得出。若在肌肉者用之，反引风入骨，如油入面，莫之能出也。**严用和曰：**中风不省者，以麝香、清油灌之，先通其关，则后免语涩瘫痪之症，而他药亦有效。**朱震亨曰：**五脏之风，不可用麝香以泻卫气。**时珍曰：**严氏言风症必先用麝香，而丹溪谓风病、血病必不可用，皆非通论。盖麝香走窜，能通诸窍之不利，开经络之壅遏。若诸风、诸气、诸血、诸痛、惊痫、癥瘕诸病，经络壅闭，孔窍不利者，安得不用之为引导以开通之耶？非不可用也，但不可过耳。《济生方》治食瓜果成积作胀者、治饮酒成消渴者皆用之，云果得麝则坏，酒得麝则败，若此得用麝之理者也。

镇按：中风初得，如无手撒汗出、眼闭口开、遗尿遗屎等五脏虚脱之症，则当用麝脑以开导之，五脏虚脱症见，则不宜用也，非尽宜用耳。若诸气、诸痛、惊痫、癥瘕经络壅闭之症，亦当少用。开通壅闭，则后治病之药方能应手。其万不可用者，惟血症一门而已。

獭（兽类）：**獭肝：味甘，有毒**（一云咸平，无毒）。**常居深水食鱼，亦登大木憩息，性偏嗜猫，画板诱引。肝：与诸兽大异，每月生出一叶，十二数满，渐落复生。凡欲得真，必须见剖。或炙熟旋啖，或烧末酒调。痨病传尸、蓐劳潮热并驱；上气咳嗽、鬼毒温疠能遣。却鱼鲠喉中，消水胀腹内。骨：止呕吐不止，立效；驱鱼骨烧灰，酒吞。肾：煨食，甚益男子。髓：为膏，敷灭瘢痕。胆：可点眼，除翳定痛，用涂杯口，酒满不溜。毛皮：饰领袖，灰尘不沾。足爪：爬喉外，鱼鲠即脱。**

发明：宗奭曰：獭肝治劳，用之有验。**颂曰：**张仲景治冷劳有獭肝丸，崔氏治丸疗蛊疰、传尸、骨蒸、伏连[5]、痷瘵诸鬼毒疠疫有獭肝丸，俱妙。**诜曰：**痨病一门悉患者，以獭肝一具，火烧为末，水服方寸匕，日再服之。**葛洪**

云：尸疰鬼疰乃五尸之一，又挟鬼邪为害。其病转动，乃有三十六种、九十九种。大约使人寒热，沉沉默默，不知病之所苦，而却无处不恶。积月累年，淹淹至死。死后传人，乃至灭门。觉有此候，惟以獭肝一具为末，如前服之，日三，以瘥为度。**时珍曰：**按《朝野佥载》云：五月五日午时，急砍一竹，竹节中必有神水，沥和獭肝为丸，治心腹癥积，甚有效也。又曰：獭髓灭痕。按《集异记》云：吴主邓夫人为如意伤颊，血流成创。太医云：得白獭髓、杂玉与琥珀敷之，当愈而无痕。遂以百金得白獭合膏而痊。但琥珀多，瘢微赤。

腽肭脐（即海狗肾）：**味咸，气大热，无毒。惟生东海旁，俗名海狗肾。状类肾囊干缩，仍两睾丸沾联，毛色深黄者为佳，有黑斑即为海豹**（海豹皮有黑斑点，有毒，杀人）。**酒浸透炙干，气馨香勿臭。疗痃癖尪羸，治脾胃劳极。破宿血积聚，及腰膝寒酸。除积冷，益元阳。坚举阳事不衰，为助房术妙药。**

发明：时珍曰：《和剂局方》治诸虚百损，有腽肭脐丸，今之滋补丸中多用之，精不足者补之以味是也。大抵与苁蓉、锁阳之功相近。亦可同糯米、法曲酿酒服。

镇按：人言服腽肭脐大壮阳事，为房术妙药，未免纵欲伤精，耗竭真阴而死。昔日丁亥状元吕宫，每年服一剂，计丸药八九斤，而内有腽肭脐一具，约一两一二钱重，每日服丸三钱，此脐不过三厘，故可久服无伤也。服之而受其害者，必群药太热或服太多，恣情要乐故也。抑或辨认不真，误服海豹肾耳。如陈藏器云：其状似狐长尾；李珣云：状似鹿，头似狗长尾；苏颂云：豕首两足鱼尾；雷敩云：真者有肾一对，则两重薄皮裹之，其身皮一孔三毛；寇宗奭又云：前二足是兽而尾即鱼，身毛淡青白，毛有深青点，胁下全是白色；时珍辨之曰：似狐似鹿，其毛色也；似狗者，足形也；似鱼者，尾形也。予见此甚多，俱如时珍之言。但有豹纹者是海豹，有毒，大热，服之必亢热，伤人无疑矣。寇宗奭所云有斑点者是也。

刺猬（鼠类）：**刺猬皮：味苦，气平，无毒。赋形与猯狷相类，足短行迟，见人则头足缩团，俨若栗苞**（捕者欲得，溺之即开）。**皮取烧灰，热酒调服。所畏二药，桔梗、门冬。主五痔流血，理诸疝引疼；治胃气逆痛，消鼻衄流**

红。腹胀疼可止，阴肿痛能除。

发明：弘景曰：猬能跳入虎耳，而见鹊即自仰腹受啄。其脂烊入铁中，加少水银即柔如铅锡，物之相制如此。

镇按：猬能制虎而能柔铁，皮能杀虫，亦自有毒。《本经》谓其无毒，何也？若误食能令人瘦而骨节缩小，岂非毒耶？又按：蜈蚣制龙蛇，蜒蚰、蛞蝓制蜈蚣，自是有毒方能以小制大，不可妄用。

兔（兽类）：味甘，气平，无毒。深山空谷，处处有之。寿历千年，毛色变白，此得金气全俱，用入汤剂最灵。头骨：催生下胎。肉：补中益气，止渴健脾。孕妇食之，生子唇缺（藏器曰，兔尻[6]有孔，子从口出，故孕妇忌之，非为生子缺唇也）。肝：除目暗。膏：通耳聋。脑：主催生并涂冻疮皲裂。屎：名玩月砂，主痘生眼内成疮，痔发肠头出血。皮：晒连毛烧灰，擂细，调和热酒，治胎衣不下，余血抢心者立安。

发明：宗奭曰：兔者，明月之精。有白毛者，得金之气全，入药尤效。凡兔，至秋深时可食，亦得金气厚也，至春夏则味变矣。时珍曰：兔至冬吃，木皮已得金气而气内实，故味美；至春食草麦，金气衰，故不美也。今俗以饲小儿，云令出痘稀，盖亦因其性寒而解热耳。故又能止消渴，压丹石毒。若痘已出，及虚寒者，戒之。刘纯《治例》云：反胃结肠甚者难治，常食兔肉，大便自行，又可征其性之寒利矣。又曰：兔屎能解毒杀虫，故治目疾、疳劳、疮痔方中往往用。诸家《本草》并未言及，亦缺漏也。按沈存中《良方》云：江阴万融病劳，四体如焚，寒热烦躁，夜梦一人腹拥一月，光明照耀，令人心骨皆寒。及明而孙元规使人遗药，服之遂和。扣之，则明月丹也，其方治劳瘵追虫，用兔屎四十九粒、硇砂如兔屎大亦四十九粒，为末，生蜜丸梧子大，月望前以水浸甘草一夜，五更取汁，送下七丸，有虫下，急钳入油锅煎杀，三日不下再服。

鼠：雄鼠：气微温，无毒。种类甚多，昼匿夜出，凡资入药，惟取其雄。生捣罯金石伤，能续筋骨；煎膏敷汤火烂，善灭瘢痕。胆：汁点目生光，耳聋可滴（鼠胆一死即消，故甚难收）。肾：催生堕孕，难产须求。粪：主小儿痫疾，并伤寒劳复、阴阳易症，悉有奇功。

发明：时珍曰：癸水之位在子，气通于肾，开窍于耳，注精于目，其标为齿。鼠亦属子宫癸水，其目夜明，在卦属艮，其精在胆。故胆能治耳聋青盲，晴能明目，而骨能生齿，皆主肾经也。诸家《本草》不言鼠胆治聋，而葛洪《肘后方》甚称其妙，云能开三十年老聋，若卒聋者不过三度也。有人侧卧沥胆入耳，尽一胆汁，须臾汁从下耳出。初时更聋，越十日乃瘥。后世多用之。鼠粪入足厥阴肝经，故所治皆厥阴血病。若误食之，令人目黄成疸。

镇按：鼠外肾名为鼠印，因上有文似印，两肾相对，有符篆朱文九遍者佳。五月五日或七月七日、正月旦日，面北向子位剖取阴干，如篆一块，以青囊男左女右系于臂上，人见之无不欢悦，盖亦神物也。按南宫从《岣嵝神书》云：鼠印合欢即此意也。鼠可妄杀之耶？

● 【校注】

［1］脧（zuī）：男子生殖器。《说文解字》：赤子阴也。

［2］阳：原为"阴"。疑误。

［3］锏（xuān）：敲玉声。

［4］羖（gǔ）羊：黑色的公羊。亦指山羊。

［5］伏连：古病名。指传尸内传至脏者。以病邪内传五脏而名。

［6］尻（kāo）：脊骨的末端。屁股。

● 【评析】

鹿茸、鹿角均能温补肾阳、强筋骨，然鹿茸善补督脉，生精髓；鹿角长于活血消肿。犀角有清热定惊、凉血解毒功效，然因货源稀少，现多用水牛角，疗效相近。羚羊角平肝息风，清热明目；羖羊角（即山羊角）功同，但作用较弱。狗宝即狗的胃中所患之结石，功能降逆止痛、解毒，何镇认为其能开通郁结之气。麝香有开窍回苏、活血散结、催产下胎功效，其性较猛，故何镇认为用于开窍，实证可用，虚证则不宜；壅闭之证亦当少用，一旦开通，则后治病之药当跟上才效；又，出血症慎用。

禽部

（分为四类：水、原、山、林）

● 【原文】

鸡（一名烛夜。原禽类）（眉批：鸡名烛夜，为其遇丑时则鸣，能知夜时，故名之）：

丹雄鸡：味甘，气微温，无毒。各处俱多，为馔堪用，朝鲜者妙，入药宜求。性动风，筋挛切忌；味助火，蒸热须防。补虚温中，除崩止血。白雄鸡：味略辛酸。止渴调中，更压丹毒。乌雄鸡：温中止痛。乌骨鸡：气味甘平，无毒。主补劳弱，妇女调经，止带除崩，专益产妇（此鸡翠耳，丝毛反生，其冠疙瘩如荔枝，舌黑，则骨肉俱黑者方效）。泰和老鸡：专托小儿痘疹。黄雌鸡：益气壮阳，并治劳劣遗尿，续绝伤，健脾胃。黑雌鸡：主风寒湿痹，补产后虚劳。

膍胵皮：名鸡内金，性寒。亦去寒热，主治口疮牙疳、乳鹅喉痹如神。卵黄：和乱发煎油，敷小儿火热疮疡、头癞漆疮立扫。鸡窠草：禁小儿无故夜啼，母不知潜安蓐下。鸡矢白：炒烹酒吞（名鸡矢醴，方载《宣明论》中）。治鼓胀，一知二已（眉批：一知二已谓服一剂病减，二剂即除也）。

发明：宗奭曰：巽为风为鸡，鸡鸣于五更者，日至巽位，感动其气而然。凡有风病人食之必甚，可验也。时珍曰：鸡虽属木，分而配之有五行焉，则丹鸡得离火阳明之象，白雄鸡得太白庚金之象，故辟邪恶者宜之；乌雄鸡属木，乌雌鸡属水，故胎产宜之；黄雌鸡属土，故脾胃宜之；而乌骨鸡又得水木之精气，故虚热者宜之，各从其类也。吴球云：三年老骟[1]鸡，常食治虚损，养血补气。又云：江西泰和、吉水诸县，俗传老鸡能发痘疮，家家畜之，近则五六年，远则一二三十年。待痘疮发时，以五味煮烂，与儿食之，甚则加椒、桂之属。亦陈文中治痘用木香异功散之意，取其能助湿热发脓也。风土有相宜、不相宜者，不可以为法。

雉鸡[2]（原禽类）：味酸，气微寒，无毒。南北山野俱有，雄雌毛色不同。堪助庖厨，损多益少（九月十月宜食，余月不可食，丙午日不可沾唇）。忌同胡桃、荞面、菌蕈、木耳食之（胡桃同食发头风心痛，荞面同食生蛔虫，菌蕈、木耳同食发痔下血，及自死爪不申者，食之杀人）。亦有小益，定气逆喘息不止，下痢大孔痛殊功（又名野鸡。雄者首有朱冠，身多文彩，尾长尺余，雌者文暗而尾短）。英鸡：体热无毛，吃碎石英所致，人食肥健润泽，阳衰食则能兴（鸡身雉尾）。竹鸡：味甘，有小毒，因食半夏苗也（偶中其毒，姜汁解之）。人家蓄之白蚁悉死，人若食之，亦能杀虫（形如鹧鸪，斑如雉鸡，名为泥滑滑）。山鸡：形小尾长，味甘，小毒。补五脏气，可以作羹。又名鹖雉。锦鸡：尾长，毛多文彩，嗉[3]藏肉绶，睛则外舒，见者不明，咸谓吐锦。啖之聪耳，并让火灾。鹖雉：黄黑，上党多生。因性健斗，称为毅鸟，武士头盔常着其尾。甘平，无毒，食可健人（鹖如雉形而大，色黄黑，首有毛角如冠，性爱其党，猛而好斗）。

发明：镇按：凡此数种，形如雉，故附雉后，非同类也。益处颇少，不可常食。

鸭（水禽类）：白鸭：肉，补虚最胜，堪治劳伤（葛可久《十方》[4]名白凤膏）。利小便，消水肿胀满；和脏腑，退卒热惊痫。血：调酒频吞，解诸毒极效。屎：性寒，无毒。解五金燥毒，绞浓汁饮之；治肿痒恶疮，调鸡清敷上。蚯蚓咬伤，敷之亦良。鹜：即家鸭，甘冷，毒微。补虚除客热，治水利小便。胆：味苦寒，点目赤痔疼。

发明：刘完素曰：鸭之治水，因其气相感而为使也。时珍曰：鹜，水禽也。治水利小便，宜用绿头雄鸭，取水木生发之象；治虚劳热毒，宜用乌骨凤头白鸭，取金水寒肃之象也。

野鸭（水禽类）：味甘，气凉，无毒。形类家鸭，翅能远飞，江北多生，冬月可食。虽冷而不动气，去热而能愈疮。驱热毒风疮恶疖，退水肿益力补虚。同食切忌三般：胡桃、豆豉、木耳。又种极小，名刀鸭：味甘凉，食亦补人。

发明：镇按：凫，水鸟也，俗称野鸭；又种极小者，名为刀鸭，《拾遗》名为䴇䴔，二种多食鱼虾，肥而多膏，食之补益胜于家鸭。因生于水，故性寒而能驱热治疮疖也。其能治水利小便，亦如家鸭能浮水而治水肿同义也。

鹅（水禽类）：白鹅：味甘，气微寒，无毒。近水乡村蓄养，因其能辟溪毒，依山屋舍，又禁蛇虫。解五脏热，止消渴极效。膏：灌耳除聋。脂：令身润泽。肉和卵：并补脏腑，食多发痼疾须防。涎：治稻芒鲠喉。血：涂溪毒着体。苍鹅：多食虫有毒。发疮疖，亦治射工。

发明：陶弘景曰：东川多溪毒，养鹅以辟之。毛羽亦佳，并饮其血。鹅未必食射工，盖以威相制耳。时珍曰：《禽经》云：鹅飞则蜮[5]沉。蜮即射工也。又《岭南异物志》云：邕州[6]蛮人选鹅腹毳毛为衣、被絮，柔暖而性凉，婴儿尤宜之，能辟惊痫。鹅肉止渴，或云性凉。若夫止渴者，凡发生胃气，皆能生津，岂独止渴者，便云性凉乎？

白鸽（原禽类）：肉，味咸，气平，无毒。解诸般药毒，除久患疥疮。屎：可炒研，敷久患足疮。驴马患疮，拌草日饲。

发明：镇按：鸽味咸气温。凡性淫者必气温而能补人，李时珍言气平，非也。屎名左盘龙（眉批：小儿或乳少或病后，肌肉黄瘦将成疳疾者，用米泔水浸白鸽屎，将水搅匀，飞去渣取水，每日用竹刀取猪肝二两剖开，入鸽粪水内，砂罐炭火上煮千百滚，肝成细粒，小儿食半月便觉不同，两月便可肥胖。此本堂屡验奇方，特为标出）。

雀（原禽类）：卵：味咸，气温，无毒。和蛇床子为丸，专起丈夫阴痿；合乌贼骨等为剂，大治妇女血枯。脑：塞耳除聋，涂冻疮亦效。头血：点目，治雀盲，俾夜中见物。肉：大温热。益气壮阳，暖腰膝有功，损孕忌食。雄雀屎：名白丁香（两头尖者是，端午日采，甘草汤浸一宿，晒干用）。决肌表软疔成痈，点目去弩肉血膜。

发明：弘景曰：雀利阴阳，故卵亦然。术云和天雄服之，令茎不衰。颂曰：按《素问》云：胸胁支满者，妨于食，病至则先闻臊臭，出清液，先唾血，四肢清，目眩，时时前后血，病名血枯（眉批：四肢清，谓手足冷也；时时前后血，二便俱下血也），得之少年时有所大脱血，若醉入房，中气竭，肝伤，故月事衰少不来。治之以乌鲗鱼骨、蘆茹并合之，和之以雀卵，大如小豆，以五丸为后饭，饮鲗鱼骨汁，以利肠中及肠外也[7]。本草三味并不治血枯，而经法用之，是攻其所生所起耳。时珍曰：今人知雀卵能益男子阳虚，不知能治女子血枯，盖雀卵能益精血耳。宗奭曰：雀肉，正月前、十月以后宜食之，取其阴阳静定未泄也。故卵亦取第一番者。颂曰：今人取雀肉和蛇床子熬膏，调药丸服，补下有效，谓之驿马丸。此丸唐明皇服之有验。

镇按：雀性热，故多淫，其肉、卵咸能兴阳，种子止带。

五灵脂（原禽类）：味甘，气平，无毒。即寒号虫粪也。其鸟产于河东，形小四足，夏生彩毛，冬月尽落，忍寒而嗬，故名寒号虫。粪集一处，名五灵脂，酒淘去砂，女科专用。行血宜生，止血用炒。通血闭及经行不止，去心疼并血气刺疼。消产后儿枕血晕，除小儿疳疾蛔虫。

发明：宗奭曰：五灵脂引经有功，不能生血，此物入肝最速。尝有人患目，其翳往来无定，此乃血作病也。盖肝受血则能视，治目不治血为背理也。后用五灵脂药而愈。又有人被毒蛇所伤，良久昏愦。一老僧以酒调末二钱，灌之遂苏。仍以滓敷伤处，少顷再进二钱，诸苦尽蠲。叩其方，则五灵脂一两、雄黄五钱合研耳。凡中蛇毒者，服之皆效。时珍曰：五灵脂，足厥阴肝经药也，气味俱厚，阴中之阴，故入血分。肝主血，诸痛皆属于木，诸虫皆生于风。此药能治血病，和血散血而止诸痛，治惊痫，除疟痢，消积化痰，疗疳杀虫，治血痹、血眼诸症，皆属肝经也。失笑散不独治妇人心痛血痛，凡男女老幼，一切心腹胁肋、少腹疝气诸痛，并胎前产后血气诸痛，及血崩经溢，百药不效者，屡用屡效，真神方也。又案，李仲南云五灵脂治崩中，非只治血之药，乃去风之剂。风，动物也，冲任经虚，被风伤袭荣血，以致崩中暴下，与荆芥、防风治崩同义。方悟古人识见深奥如此。

燕（原禽类）：味酸，气平，有毒。种有两般，胸紫赤身轻小者名越燕，胸斑黑而声大者名胡燕，肉不可食，食之入水即为蛟龙所吞。自死者，捣敷痔漏，虫悉出。燕窠正中草：煎汤浴儿，悉逐惊痫，尽除疮疥。

发明：镇按：燕，鹰鹞食之即死，故云有毒。能制海东青（故称鸷鸟），能兴波，故号游波，海竭江枯，投游波而立汛是也。乙鸟、玄鸟，其声乙，其色玄也。龙性畏燕，人食燕肉，渡海为蛟龙所食。狐貉皮衣，见燕则毛落。

鸬鹚（水禽类）：味酸咸冷，微毒。治蛊胀，利水道。

发明：镇按：鸬鹚不载功用，惟雷氏序[8]云：体寒腹大，全赖鸬鹚，烧存性为末，米饮服之立愈。

时珍曰：诸腹胀大，皆属于热，卫气并存于血脉则体寒。此鸟气寒利水，寒能胜热，利水能去湿故也。

鹈鹕（水禽类）：鹈鹕油：味咸，湿滑。涂痈肿，治风痹，透经络，通耳聋。

发明：镇按：鹈鹕油性走，能引诸药入透病所拔毒，故能治聋痹、肿毒诸病。

斑鸠（林禽类）：味甘平。明眼目，助阴阳，益精气，补虚损。

发明：镇按：斑鸠，即鹁鸠也。最能补肾助气，故古方治目有斑鸠丸、锦鸠丸，皆取其明目而不独补肾已也。

啄木鸟（林禽类）：味甘酸平。追痨蛊，治风痫。

发明：镇按：啄木鸟能断裂树蠹取虫而食，故以是称。善追痨治痫及痔漏牙虫，《淮南子》曰：啄木愈龋，以类相摄也。盐泥固煅，五更连泥埋土中三尺，次日取出入药用。服此药须安排净器，待虫出，速钳入油锅煎之。

鹰：鹰睛：明眼目，退翳障。

发明：镇按：鹰以膺击，故谓之鹰。资金方之猛气，擅火德之炎精，盖枭鸷之鸟也。取其睛，和乳汁研之，日三注眼中，三日见碧霄中物，忌烟熏。

附：诸鸟有毒。凡鸟自死，目不闭白，死足不伸，白鸟玄首，玄鸟白首，三足四距，六指四翼，异性异色，并不可食，食之杀人。

● 【校注】

[1] 骟（shàn）：割去牲畜的睾丸或卵巢。

[2] 雉鸡：野鸡，山鸡。

[3] 嗉（sù）：鸡嗉是鸡消化系统中的一个器官，连接食管和胃。亦为许多鸟类的食管的扩大部分，形成一个小囊，用来贮存食物，并对食物进行初步浸解。

[4]《十方》：指《十药神书》。元·葛可久撰。1卷，刊于1348年。收载了十个治疗虚劳吐血的经验方，大多实用有效，刊本及增补评注本颇多。

[5] 蜮（yù）：传说中一种在水里暗中害人的怪物。又说是一种能含沙射人的动物。又名短狐、水狐、水弩、射工。

[6] 邕（yōng）州：即今南宁市。

[7] 饮鲗鱼骨汁，以利肠中及肠外也：据《素问·腹中论》，此句当为"饮以鲍鱼汁，利肠中及伤肝也"。

[8] 雷氏序：指《雷公炮炙论·序》。

● 【评析】

鸡为补虚温中之食品，入药常用的有：脆胫皮，即鸡内金，可消食积，止遗尿，排结石；鸡子黄，即卵黄，有养阴宁心、补脾胃作用，《伤寒论》黄连阿胶汤中有应用；鸡蛋膜，有润肺止咳之效；鸡胆汁，可治百日咳。鸭肉，性凉而补虚除热，故白凤膏用之治劳伤。

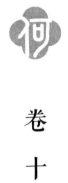

卷
十

虫部

（分为三类：卵生、化生、湿生）

● 【原文】

蜜（卵虫类）：味甘，气平，微温，无毒。蜂大小成群，采花酿汁，久久和熟，是谓蜜糖，石蜜为佳，家蜜次之，入药炼熟。益气补中，润燥解毒。止肠澼，除口疮。滋补丸用，取甘缓难化，可达下焦；点眼药掺，因百花酿就，能生神气。熬蜜导，通大便久闭；烹蜜浆，解虚热骤生。黄蜡：即蜜房，煎蜜浮出，味甚淡，色浅黄。为外科要药，能托里生肌。益气止泻痢，补中续绝伤。封香窨诸丸，令气不泄；裹大黄行药，脾胃不伤。

发明：时珍曰：蜂采无毒之花，酿以大便而成蜜，所谓臭腐生神奇也。入药之功有五：清热，补中，解毒，润燥，止痛也。生则性凉，故能清热；熟则性温，故能补中；甘而和平，故能解毒；柔而濡泽，故能润燥；缓可去急，故能止心腹、肌肉、疮疡之痛。和可以致中，故调和百药，而与甘草同功也。张仲景治阳明结燥，大便不通，蜜煎导法，诚千古之神方。**孟诜曰**：凡觉有热，四肢不和，即饮蜜浆一碗，甚良。又点目中热膜，以家蜜为上，木蜜次之，崖蜜又次之。与姜汁炼，治癫甚效（眉批：用蜜点眼，以其采百花之英酿之，故名百花膏）。**时珍又曰**：蜜成于蜡，而物之至味，莫甘于蜜，莫淡于蜡。蜜之气味俱厚，属乎阴也，故养脾；蜡之气味俱薄，属乎阳也，故养胃。厚者味甘而性缓质柔，故润脏腑；薄者味淡而性涩质坚，故止泄痢。张仲景治痢有调气饮，《千金方》治痢有胶蜡汤，其效甚捷。又华佗治老少下痢，食入即吐，用白蜡方寸匕，鸡子黄一个，石蜜、苦酒、发灰、黄连末各半鸡子壳，先煎蜡、蜜、苦酒、鸡子黄四物令匀，乃纳连末、发灰，再熬至可丸乃丸之，日尽二服，神效无比也。乃知此方治下痢脓血，《本经》言之不谬。

露蜂房（卵虫类）：**味苦咸，气平，有毒**（眉批：陈嘉谟言其无毒，予改之，而《本经》亦言有毒也）。各处山中多结树上。七月七日收采阴干，去外粗皮，内房炙用。恶芩、芍、牡蛎及干姜、丹参。水煎汁漱牙疼，酒调灰敷阴痿。瘰疬作孔，研猪脂涂差；痈疽不消，磨酽醋敷痊。

发明：时珍曰：露蜂房，阳明药也。外科、齿科及他病用之者，皆以毒治毒之义，且兼有杀虫之能耳。

虫白蜡：味甘，气温，无毒。浙广滇闽处处有之，而以川滇衡永出产者为上。蜡树状如冬青，蜡虫大如虮虱（眉批：虫白蜡有生于女贞树者，细；有生于赤豆地土中者，大如指）。芒种后延食树汁，吐涎凝结嫩枝，化为白脂，处暑刮炼，滤汁成蜡。生肌止血，定痛补虚。续筋接骨，诚为妙品。

发明：震亨曰：白蜡属金，禀受收敛坚强之气，为外科要药。

虻：蜚虻：味苦，气平微寒，有毒。见噆牛马，腹中有血者为良（眉批：入药大者佳，腹中有血者更妙）。掩取阴干，去翅足，炒用。通血脉利窍，破积血癥瘕。寒热亦驱，瘀血更逐。木虻：小于蜚虻，逐瘀血血闭，治寒热酸懒[1]。

发明：时珍曰：按刘河间云：虻食血而治血，因其性而为用也。成无己云：苦走血，血结不行者，以苦攻之。故治蓄血用虻虫，乃肝经血分药也。古方多用之，今人稀使。

镇按：虻虫破瘀血而不伤元气，余尝治一妇产子而瘀血点滴未下，人事困顿，饮食不入者三四日矣，其夫延余治之。产后大虚，不可施以猛剂，即以增损四物汤加官桂一钱、虻虫一枚，顷下瘀血一瓯许，立刻思食，人事即爽而愈。又一老人年七十四，暑中奔走，以致蓄血于中焦，其人有少安，复食寒瓜，烦热燥渴，六脉虚洪。有医谓其受暑，服以益元散，并芩连杂投，前症转甚。余以酒煮大黄加虻虫为丸，人参汤进七钱许，大下黑血如污泥而平。

蚕：白僵蚕：味咸辛，气平，升也，阴中之阳，属火有土与木，得金气僵而不化，无毒。勿令中湿，犯则弃之。恶茯苓、草薢及桔梗、桑螵。散风痰并结滞痰块，喉痹肿胀即开；治惊痫暨妇人崩带，口噤失音必用。原蚕蛾：系在茧内变化者。气温味咸，小毒（"原"字释"在"字，乃重养晚蚕）。入药取雄，折去翅足，微火炙黄，随宜使用。强阴道，交接不倦；益精气，禁固难来。敷诸疮灭瘢，止尿血暖肾。蚕砂：即粪。其性亦温。治湿痹瘾疹瘫风，主肠鸣热中消渴。蚕退：用宜烧灰。多治血风之疾，除肠风下血，止妇女崩中。牙宣擦龈上，牙疳加麝敷。蚕茧：烧研酒服，痈疽立刻出头，一茧一孔，不可多服。若用汤煎，杀虫止泻。缲丝汤：瓮埋土内年深。消渴急宜取饮，能因清气上朝口鼻，降相火下泄膀胱，因其属火，有金之用故也。

发明：元素曰：僵蚕性微温，味微辛，气味俱薄，轻浮而升，阳中之阳，故能去皮肤诸风如虫行。震亨曰：僵蚕属火，兼土与金木，老得金气，僵而不化。治喉痹者，取其清化之气，从治相火，散浊逆结滞之痰也。王贶[2]曰：凡咽喉肿痛及喉痹用此，下咽立消，大能救人。吴开《内翰》[3]亦云屡用神应者。时珍曰：僵蚕，蚕之病风者也。治风化痰，行经散结，所谓因其气相感而以意使之者也。又人指甲软薄，用此烧烟熏之则厚，亦是此意。盖厥阴、阳明[4]之药，故又治诸血病、疟病、疳病也。宗奭曰：蚕蛾用第二番者，取其敏于生育也。时珍曰：蚕蛾性淫，出茧即媾，至于枯槁乃已，故强阴益精用之。蚕砂治风湿之病，因蚕属火，其性燥，燥能胜风去湿故也。不但能熨风痹，按陈氏一抹膏治烂弦风眼。以真麻油浸蚕砂二三宿，研细，以篦子涂患处，不问新旧，隔一宿即愈。表兄卢少樊患此，用之而痊。亲书于册也。又一婢病此十年，用二三次即愈。其功亦在去风收湿而已。马明退是老蚕眠起所蜕皮也，蚕连是蚕子壳退在纸上者，功用相同，蚕连因其易得，今人多用此也，刘禹锡、寇宗奭亦如此说。

桑螵蛸（卵虫类）：味咸甘，气平，无毒。系螳螂所生，逢荆棘俱有，独取桑树上者为佳。二三月中采方可得。浆浸蒸曝，免泄大肠。畏旋覆花，宜白龙骨。主女人血闭腰痛，治男子虚损肾衰。益精强阴，补中除疝。止精泄而治白浊，通淋闭以利小便。又禁小便白遗，治梦遗不可缺也。

发明：时珍曰：桑螵蛸，肝肾命门药也，古方盛用之。权曰：男子身衰精自出，及虚而小便利者，加用之。**颂曰**：古方治漏精及风药中多用之。**宗奭曰**：男女虚损、肾衰阴痿、梦中失精、遗溺白浊、疝瘕等病不可缺也。邻家一男子，小便日数十次，如稠米泔，心神恍惚，瘦悴减食，得之女劳。令服桑螵蛸散，不终剂而愈。并可治健忘，安神魂，定心志，补心气，止小便数。用桑螵蛸、远志、龙骨、菖蒲、人参、茯神、当归、龟甲（醋炙）各一两，为末。卧时人参汤调进二钱。如无真桑蛸，即他树者亦可，以炙桑白皮佐之，桑白皮行水，以接螵蛸就肾经也。

镇按：桑螵蛸，乡人云炙与小儿食之，能止夜尿，名缩尿果，其名可征矣。自应能治以上诸病也。

五倍子（一名百虫仓。卵虫类）：味酸，气平，属金与水，无毒。处处生，季秋采，形如拳大，色煎青黄，内有小虫，俗名百虫仓。可治小儿面鼻疳疮，并大人五痔下血。疗风癣瘙痒，染须鬓成乌。专为收敛之剂，又禁泻痢肠虚。解消渴生津，却顽痰去热。百药煎：即此物造成。肺胀喘咳不休，嚼化数饼即止。

发明：**震亨曰**：五倍子属金与水，嚼之善收顽痰，解热毒，佐他药尤良。黄昏咳嗽，乃火浮于肺也，不宜用凉药，宜五倍子、五味子敛而降之也。

镇按：五倍子，虫食盐卢子及木叶而结者。其本酸咸而凉，能除痰饮咳嗽，生津止渴，解热毒酒毒，治喉痹、下血、血痢诸病，更能敛汗，收湿烂也，予常用见效。百药煎亦妙。曾有内侄孙殷兆瀛，知觉太早，消渴之极，每夜必饮冷茶冷水甚多，予以六味地黄丸加五味子三两、百药煎六两，一剂而愈。

蚱蝉（化生类）：味咸甘，气寒，无毒。夏秋林内处处飞鸣。蝉退：系脱换薄壳，翅足须除。去翳膜侵睛，眦生弩肉，眼科称其奇效。蝉花：状类花冠，生壳顶上。止天钩瘛疭、心悸怔忡，幼科云为最灵。

发明：**好古曰**：蝉蜕去翳膜，取其蜕义也。蝉性蜕而退翳，蛇性窜而祛风，因其性而为用也。**时珍曰**：蝉乃土木余气所化，饮风吸露，其气清虚，故其主治皆一切风热之症。古人用身，今人用蜕。治皮肤风热疮疡，又主哑病、夜啼者，取其昼鸣而夜息也。《普济》蝉花散，治小儿夜啼，用蝉蜕下半截为末一字，薄荷汤调，入酒少许，服之立止。如不信，服上半截即复啼也。

镇按：蚱蝉，鸣蝉也。蚱，音窄，蝉鸣之声也。大而色黑，夏初即鸣，《豳诗》[5]云五月鸣蜩是也。其头方，其蜕则裂背而出，其不蜕者，至秋则花长寸许。今人用蜕用花而不用蝉身者，好生之义也。

蝼蛄（又名蝼蝈，一名土狗。化生类）：味咸，气寒，有毒。穴土居，立夏出，翅短不能远飞，叫声多发昏夜。《月令》蝼蝈鸣，即此是也。炙黄研细入药，治十种水肿立痊。分上下左右，万不可和研，上消上肿，下退下焦，左令左消，右使右退。虚人戒服，因其性急故也。

蜣螂（化生类）：味咸，气寒，有毒。在处有之，推粪成丸，故名推丸，喜赴灯光，昼伏夜出。塞下部引痔虫外出，拔箭镞捣敷甚灵（《杨氏家藏方》用治箭镞入骨，牢不可出者，巴豆微炒，同蜣螂捣敷，斯须痛定，必微痒，忍之，待极痒不可忍乃撼动，拔之即出。不但出箭镞，大小诸疮皆可疗也）。治膈气吐食，并二便闭结。心：在腹下肉色稍白处。治疔疮血尽出根，专忌羊肉，食之即犯。

● 【校注】

[1] 慸（xī）：心怯。

[2] 王贶（kuàng）：宋代医学家。字子亨，考城（今河南兰考）人。著有《济生全生指迷方》3卷。今本系从《永乐大典》录出，分为4卷，多简称《全生指迷方》。

[3]《内翰》：即《吴内翰备急方》。

[4] 明：原无此字，据《本草纲目》补。

[5]《豳（bīn）诗》：指《诗·豳风·七月》，出自《周礼·春官·籥章》。

●【评析】

露蜂房、白僵蚕、蚕砂、蝉退均有祛风作用。露蜂房长于祛风毒，并散肿止痛；白僵蚕祛风痰，并解痉散结；蚕砂祛风湿，并和胃化浊；蝉退祛风热，并透疹利咽，定惊解痉。桑螵蛸、五倍子、蚕茧均有收缩小便功效，然桑螵蛸有补肾固精作用；五倍子有敛肺涩肠、止血之能；蚕茧可止渴。虻虫破血祛瘀，散结消癥之力甚强，何镇所载二验案，均取其通下瘀血之功。

●【原文】

斑猫（一名斑蝥。卵生类）：味辛咸，气热，有毒。远近处处俱有，七八月方生，夥集交飞，常在豌豆花上。乌腹尖喙，甲多黄黑斑纹。纲张收取，须去翅足，粳米同炒，生服吐泻。恶曾青、豆花，畏丹参、巴豆。涂鼠瘘疥癣恶疮，溃死肌伤胎堕孕。

发明：宗奭曰：孕妇不可服斑猫，为能溃化人肉。而治淋方多用，极苦人，须斟酌之。

镇按：斑猫坏人脏腑，不可轻服。涂之尚立能起泡，可验其毒。老人曾以斑猫和米炒三次，去斑猫，取米擂粉，清水和油调服，治猘犬伤者，二便出血。岂非大毒能致此乎？又服斑猫令人吐利，涂抹即能发泡，自是热毒，何以言其寒耶？

蜗牛（湿生类）：味咸，气寒，有小毒。春末雨余，多生草泽之间；盛夏日炎，自悬木叶之下。头四角，故以牛称，负壳行，行则头角并起，遇物便缩，缩则首尾俱藏。性因有毒，炒过方宜。主贼风口眼僻㖞，治惊痫筋脉挛急。壳：治下疳灵。涎：止消渴效。蛞蝓：亦系蜗类。无壳，头止二角，气味主治同前。蚰蜒[1]：如钗股大，色近正黄，足生类蜈蚣多，皆无负壳。性有大毒，不堪治疗。偏嗜油脂，喜入人耳。

发明：镇按：蜗牛负壳，故名蚹蠃，又名蜗蠃、蜒蚰螺矣，因其有角，故以牛称。蛞蝓无壳多涎，名为鼻涕虫，所过处诸毒虫皆不得入，其涎可制蜈蚣。蚰蜓形如蜈蚣，色黄多足，其毒更甚，能入人耳中。

蝎（卵生类）：**味甘辛，有毒。陕西江北俱多，青州出者独胜。蝎前谓螫**[2]**，蝎后谓虿**[3]**，雄蝎螫人，痛在一处，雌蝎螫人，各处牵疼，但涂蜗牛，其毒即解**（蜗常食蝎，故能制之）**。手浸冷水，痛即消除。收采无时，烈日逼渴，饱饲青盐，猛火炙干，用全用尾**（名蝎梢），**仍须再炒。疗小儿风痫，手足搐搦；治大人风中，口眼㖞斜。却风痰耳聋，解风毒瘾疹。**

发明：宗奭曰：大人小儿通用，惊风尤不可阙。颂曰：古今治中风抽搐、小儿惊搐方多用之。时珍曰：蝎生于东，色青属木，足厥阴药也，故治厥阴诸病。诸风掉眩搐掣，疟疾寒热，耳聋无闻，皆风木为病也，故悉治之。

镇按：古语云蜂虿垂芒，其毒在尾，故治病有单用尾者，其力尤紧。凡被螫者，冷水浸之即解。若螫身上，冷水浸布揾之。又《古今录验》云：被螫者以木碗合之即好，此神效不传之方也。

蜘蛛（卵生类）：**气寒，有毒。品类极多，在处俱有。网布檐际者佳，腹大色黑者妙。蛇虺咬，取杵汁涂；蜈蚣伤，用活者吸。丝网：系瘰疬烂消，缠痔瘘脱落。**

发明：苏恭曰：蜘蛛能制蛇，故治蛇毒，而本条无此。时珍曰：《鹤林玉露》载：蜘蛛能制蜈蚣，以溺射之，节节断烂。则陶氏言蜘蛛治蜈蚣伤，亦相伏耳。沈括《笔谈》载：蜘蛛为蜂螫，能啮芋梗磨创而愈。今以蜘蛛治蜂蝎螫，何哉？又刘义庆《幽明录》云：张甲与司徒蔡谟有亲，谟一日昼寝，梦甲曰：忽暴患心腹痛胀满，不得吐下，名干霍乱，惟以蜘蛛生断脚吞之即愈。但人不知，甲已于某时死矣。谟觉，使人往询之，果甲于某时死矣。后用此治人干霍乱辄愈。此说虽怪，正合《唐注》治呕逆霍乱之文，当亦不谬。盖蜘蛛服之，能令人下利也。

蜈蚣（湿生类）：**味辛，气温，有毒。墙壁多藏，端午收效。赤头足者良，炙去头足用。触蛞蝓、蜒蚰即死。破淤血积聚，堕胎。**

发明：时珍曰：夫行而疾者，惟风与蛇也。蜈蚣能制蛇，故亦能截风，盖厥阴经药也。故所主诸病多属厥阴。按杨士瀛《直指方》云：蜈蚣有毒，惟风气暴烈者可以当之。但贵药病相当，设或过剂，以蚯蚓、桑皮解之。又云：瘰疬，一名蛇瘴，蛮烟瘴雨之乡多产毒蛇之气，人有不伏水土风气而感触之者，数月以还，必发蛇瘴，惟赤足蜈蚣最伏蛇瘴，其次则白芷。又《圣济总录》云：岭南多朴蛇瘴，一名锁喉封，项大肿痛连喉，用赤足蜈蚣一二节研细，水服即愈。据此则蜈蚣之治蛇蛊、蛇毒、蛇瘕、蛇伤，皆此意也。然蜈蚣又治痔漏、便毒、丹毒等病，并陆羽《茶经》载枕中方，治瘰疬一法用蜈蚣。则蜈蚣自能祛风攻毒，不独治蛇毒而已也。

白颈蚯蚓（湿生类）：味咸，气寒，属土与水，无毒。颈白系老者，应候常鸣，穴居在泉壤，随地皆有。盐水洗净，生炙随宜。治温病大热狂言，疗伤寒伏热谵语。并用捣汁，井水调下立痊。又疗黄疸，行湿如神。人被咬伤，盐水浸之即解。

发明：镇按：蚯蚓有毒，《本经》言其无毒，何哉？苏颂云：有人因脚病，药中用此，初获奇效，后多服至二十余日，觉烦躁而愦，但欲饮水不已，遂致委顿，岂非有毒所致欤？《经验方》云：蚯蚓咬人，形如大风，眉发尽落，惟以石灰水浸之良。昔浙江将军张韶病此，每夕蚯蚓鸣于体中，有僧教以盐水浸之，数次即瘥。

宗奭曰：此物有毒。崇宁末年，陇州兵士暑月跣[4]足，为蚯蚓所中，遂致不救。后数日，又有人被其毒。或教以盐浸之，并饮一杯，乃愈也。

䗪虫（化生类）：味咸，气寒，有毒。人家灰土中生，形扁背硬如鳖（形类鼠妇略大，背硬有横纹如甲）。**续折伤，破癥瘕瘀血；涂口疮，并木舌肿疼。**

苍耳蠹[5]**虫**（化生类）：生梗中，如小蚕，悬风处，经年尚活。有一专能：**捣敷疗疮，拔根去毒。**

青蒿蠹虫（化生类）：生在节，状亦如蚕，久化蝶（不似苍耳蠹虫经年不死不变）。取虫研烂，和细丸。一半朱[6]，一半雪（即汞粉也），任教死去也还魂。服时须用生人血（以人乳送此丸）。每岁无多只一丸，急慢惊风俱妥帖。

九香虫（卵生类）：味咸，气温，无毒。产在永宁卫（属贵州），生于赤水河。大如小指，状似水蝇（色青黑），冬至伏于石下，惊蛰飞出无能。补脾，能消膈滞；益肾，大壮真元。

发明：时珍曰：《摄生方》乌龙丸，四川何总兵常服有效。其方用九香虫一两（半生半焙），车前子（略焙）、陈橘皮各四钱，白术（焙）五钱，杜仲（酥炙）八钱，炼蜜丸，每日三钱，分二次，早晚用盐汤、盐酒送下。

蟾蜍（卵生类）（眉批：《纲目》收入湿生类，今改此）：味辛，气凉，属土与水，微毒。状同蛤蟆，形独胖大，背多痱磊黑癞，腹有八字丹书，不鸣不跳，行步迟迟。五月五日采向东行者良，取来阴干，炮过用。治小儿洞泄下痢（炙，研末水调），疗疳蚀成癖面黄。鼠瘘恶疮、痈疽发背、风犬咬伤、广疮癞疾，如法敷服，大建奇功。肪：涂玉，软腻易截。脑：点眼，明澈如童。粪：取状（名土）槟榔，敷诸疮毒立验。蟾酥：乃眉间白汁，刺出，拌豆粉晒干，掺膏和散，去毒如神。蝌蚪子：系蛤蟆种，初泄在水边草上，春水融合，鸣以眊之（书云：鳖以影抱，蛤蟆以声抱则出矣），始出色黑头圆，有尾无足（稍大则尾脱而足出矣），合桑椹瓶盛，埋土中酿化。用染须发，皓白成乌。

发明：颂曰：蛤蟆，一名蟾蜍，自以为一物也。郭璞云：似蛤蟆，居陆地。则非一物也，明矣。蟾蜍多长人家湿地，形大，背多痱磊，行步极迟，不能跳跃，亦不解鸣；若蛤蟆则多生在陂泽间，形小，皮上多黑斑点，能跳接百虫而食，举动甚急。二物形虽颇似，而功用小别也。**时珍曰**：按《永类钤方》云：蟾目赤，腹无八字者不可用。**萧炳曰**：腹下有丹书八字，以足画地者，真蟾蜍也。**时珍又曰**：蟾蜍，土之精也，上应月魄而性灵异，穴土食虫，又伏山精，制蜈蚣。故能入阳明经，退虚热，行湿气，杀虫蟨而治疳，痈疽诸疮要药也。《别录》云：治狂犬伤，《肘后方》亦有治法。按沈约《宋书》云：张收为猘犬所伤，人云宜食蛤蟆脍，食之果愈。此物能攻毒耳。

● 【校注】

[1] 蚰蜒：原为蜒蚰。疑误。

[2] 螫（shì）：有毒腺的虫子刺人或动物。

[3] 虿（chài）：是蛇、蝎类毒虫的古称。

[4] 跣（xiǎn）：光脚，不穿鞋袜。赤脚走路。

[5] 蠹（dù）：蛀蚀。

[6] 朱：指朱砂。

● 【评析】

全蝎、蟾酥均有解毒、止痛作用。全蝎善祛风解痉、散结；蟾酥还能消肿、辟秽。蜈蚣亦能祛风镇痉、解毒。上述虫类药均有毒，宜慎用。蚯蚓，又名地龙，有清热息风、通络、平喘、利尿等功效。九香虫善于理气止痛。

鳞部

（分为四类：龙、蛇、鱼、无鳞鱼）

● 【原文】

龙：龙骨：味甘，气微寒，阳也，无毒。河东多产，崖穴有。《经》云：死龙处采无时。雄骨狭而纹粗，雌骨广而纹细，五色全具上品，白中黄者次之，黑者极低，拣除勿用。生舐黏舌方真，煅研水飞始妙（不飞则黏人肠胃）。畏椒漆（蜀椒、干漆）、理石，宜牛黄、人参。闭固大肠滑泄，收敛正气越浮。止肠风下血及妇人带下崩中，塞梦寐遗精并小儿惊痫风热。敛虚汗，缩小便，散坚结，消癥瘕。龙齿：定心安魄，男妇邪梦纷纭者急服。龙角：却惊退热，小儿痰盛发搐者宜求。涎：可制香。脑：能断痢。紫梢花[1]：即龙之遗沥，黏近水木枝，类蒲槌而灰色，为阴冷无孕仙丹。龙胞胎：出蜀中山涧，如干鱼鳞而甚腥。景天、瓦菘同煎，系经闭不通要药。

发明：敩曰：气入丈夫肾脏中，故益肾药宜用之。时珍曰：涩可去脱，故成氏云龙骨能收敛浮越之正气，固大肠而镇惊。又主带脉为病。又，龙者东方之神，故其骨与角、齿皆主肝病。许叔微云：肝藏魂，能变化，故魂游不定者，治以龙齿也。颂曰：龙骨、龙齿，医家常用，龙角则稀用，惟深师五邪丸云无角用齿，而《千金》治心病有齿、角同用者。

镇按：齿属肾，角属肝，原无相代之理，但角难觅，故迁就耳。

蛤蚧（龙类）：味咸，气平，有小毒。出岭南山中及城头树底。首类蛤蟆，背如蚕子，尾长身短，颜色土黄，一雄一雌，自以名唤。行步无异蝘蜓（即俗名壁虎之状同），时常护惜其尾（见人欲取，则自啮断）。用须全者入药方灵，制宗《雷公》，去头足鳞鬣[2]，雌雄并用，以酥炙研成（试法，须以口含少许，奔走不喘者方真）。治虚嗽无休，肺痿咯血不已；疗传尸劳瘵，仍通妇女月经。

发明：宗奭曰：补肺虚劳嗽有功。时珍曰：昔人言补可去弱，人参、羊肉之属是也。蛤蚧补肺气，定喘止渴，功同人参；益阴血，助精扶羸，功同羊肉。近世治劳损痿弱、许叔微治消渴皆用之，俱取其滋补也。

镇按：雷公云：其毒在眼。须去眼，并鳞腹尾上肉毛。酒浸，隔纸二重焙干，瓷器盛之，悬屋东角上一夜，功力十倍。

鲮鲤甲（俗名穿山甲。龙类）：**气微寒，有毒。深山大谷俱产。身短尾长类鼍[3]，从鲮，为穴陵而居；从鲤，因形肖于鲤。俗因有甲，竟号穿山**（开甲吐舌如死，诱蚁入，即投水开甲，浮蚁出而食之）。**疗蚁瘘恶疮，并疗癣痔漏；治吹奶肿痛，止气痔流脓。又能破暑结之疟邪。总因穿经络于血分。**

发明：弘景曰：此物食蚁，故治蚁瘘。时珍曰：穿山甲入厥阴、阳明经。古方罕用，近世风疟、疡科、通经、下乳，用为要药。盖此物穴山而居，寓水而食，出阴入阳，能窜经络，达于病所故也。按刘伯温《多能鄙事》云：凡油笼渗漏，剥取穿山甲里面肉靥，投入自能沉至漏处补住。又《永州记》云：此物不可于堤岸上宰杀，恐血入土则此岸渗漏。观此二说，是山可使穿，堤可使漏，而又能至渗处补塞，其性之走窜可知。谚云：穿山甲，王不留，妇人服之乳长流。又言其迅速也。李南仲言其性专行散，中病即止，不可过剂。

镇按：此物能穿山谷，故凡经络壅闭不通者，用此和药立使开通。用医痔漏，亦补塞油笼之义也。杀虫，以其嗜食虫蚁也。如过用，大能走泄元气，慎之慎之。

白花蛇：味甘咸，气温，有毒。虽生黔地，惟贵蕲州。头长小角峰，尾生佛指甲，项绕珍珠白点，背缠方胜花纹。诸蛇鼻生向下，此蛇鼻向上生；诸蛇死则目闭，此蛇开眼如生，舒蕲连界杀取，双眼一闭一睁。性喜伤人足踝，中此引刀断之（不尔毒气伤人性命。此蛇常入人家，作烂灰腥臭气也）。**凡资主治，去头尾骨皮，浸酒饮之。治风甚捷。癫麻风、白癜风，须眉脱落、鼻柱塌坏者急求；鹤膝风、鸡爪风，筋爪拘挛、肌肉消蚀者速觅。**

发明：时珍曰：风善行数变，蛇亦善行数脱，而花蛇又食石南，所以能透骨搜风，截惊定搐，为风痹惊搐、癫癣恶疮要药。取其内走脏腑，外彻皮肤，无处不到也。凡服蛇酒，须当忌风。

乌蛇（蛇类）：味甘，气平。性善不啮物，色黑如漆，背有三棱，尾细尖长，眼死不陷。主治功力略缓，制法与前无差。治诸风，皮肤不仁；散瘾疹，身体瘙痒。

金蛇：身体金色，照日有光，多产宾澄。仅长尺许，炙黄煮汁可服。中金药毒能驱。又种银蛇：能解银毒。蛇蜕：即蛇退之皮。甘咸而平，有毒。色白如银者良，青黄苍色者毒。先掘地深尺二，过夜醋炙为奇。因有脱化之义，用亦从其所能。辟恶去风，杀虫，治翳膜，催生，辟邪魅蛊疟、惊痫瘢驳、痔漏恶疮。

● 【校注】

［1］紫梢花：为淡水海绵科动物脆针海绵的干燥群体。甘、温。有益阳、涩精功效。

［2］鬣（liè）：马、狮子等颈上的长毛。或鱼颌旁小鳍。

［3］鼍（tuó）：即扬子鳄、中华鳄。

● 【评析】

龙骨为古代多种哺乳动物骨骼的化石，具有重镇安神、平降肝阳、收敛固涩等作用，龙齿功同，但长于镇惊安神，而龙骨善于固下涩精。蛤蚧补肺肾，定喘嗽，有小毒，何镇引雷公云，其毒在眼，须去眼，并鳞腹尾上肉毛。穿山甲能活血通经、下乳、消肿排脓，但性较猛，故何镇告诫不宜过用，以免走泄元气。白花蛇、乌蛇、蛇蜕均能祛风定惊，然白花蛇、乌蛇善通络而治风湿痹证。

● 【原文】

鲤鱼（鱼类）：味甘，气平，无毒。物系至阴，生在深泽。种色有三，黄、白及赤，形质虽大小不等，首尾恰三十六鳞，阴极阳复之征，故能神变飞跃。修治须去黑血及除脊上两筋。消水肿脚满下气，大腹肿满亦消；治怀孕身肿安胎，黄疸消渴尤效。天行病后切忌（食此再发必死），腹有宿积禁尝。性反天冬，忌绝勿服。子：食忌同猪肝。鲊[1]：食忌同豆藿（成消渴）。胆：性苦寒。眼科绝妙。去目赤，令风热不侵；退青盲，使神水渐复。耳聋可滴，疮嫩可涂。

发明：时珍曰：鲤乃阴中之阳，其功长于利小便，故能消肿胀、黄疸、脚气、喘咳、湿热之病。作鲙则性温，故能去痃结冷气之病。烧之则从火化，故能发散风寒，平肺通奶，解肿毒及肠胃之邪。按刘河间云：鲤之治水，鹜之利水，所谓因其气相感也。

镇按：胆治咽肿目赤，因性苦寒，理也。一方，鲤胆、雄鸡肝各一，为末，雀脑丸小豆许，每吞一粒，能治大人阴痿，此又属理之不可解者。系《千金方》，书此备考。

青鱼（鱼类）：似鲤鲩[2]，但背正青，此种多出南方，可取作鲊。忌葵、藿、胡荽、二术，切戒不可沾唇。胆：取滴汁眼中，眼痛即已；阴干（腊月收者佳），咽津喉内，喉痹立瘥。头中枕骨：蒸令气通，日曝干，可充琥珀，堪为器皿，更疗心疼。

白鱼（鱼类）：气味甘平，无毒。助脾气开胃，能腻膈生痰。

鳜鱼（一名鯯鱼。鱼类）：味甘，气平，无毒。扁斑阔腹，巨口细鳞，神仙所嗜，味美何疑。消腹中恶血，去腹内小虫。补虚劳，益脾胃。

发明：时珍曰：按张杲《医说》云：越州邵氏女年十八，病劳瘵累年，食鯯鱼羹而愈。按此正与补虚、杀虫之语相符，则仙人刘凭、隐士张志和俱嗜此鱼，盖亦有所谓也。胆：治骨鲠，不拘近久皆愈。

鲫鱼（鱼类）：味甘，气温，无毒。池泽多生，黑色体促，肚大背隆，原田稷米化生，故肚尚有米色。所忌五种，天冬、芥菜、砂糖、雉肉、猪肝。至春天三月，切忌食头（眉批：鲫鱼头，春月脑中有虫）。和蓴菜为羹，理胃弱食饮不下，且和中补虚；拌曲蘖作鲙，主肠胃水谷不调，更禁痢止泻。纳食盐烧末，塞牙齿蛀疼，酿白矾烧灰，涩肠风血利。

发明：震亨曰：诸鱼属火，惟鲫鱼属土，有调胃实肠之功。若多食，亦能动火。

镇按：鲫鱼春肉和山药捣，敷一切肿毒；炙油涂妇人阴疮。又有身狭小者，名枯鱼，食亦有味。

鳗鲡鱼（即鳗鱼。无鳞鱼类）：味甘，气寒，有毒。清水河生者美（眉批：鳗鱼当以小者为美，治病亦当用小），五色纹具为佳（三斤重以上及水中昂头而游者皆有毒，能杀人，不可食也）。杀诸虫，压草木石药毒；调五脏，除五痔瘘疮疡。去皮肤风疹瘙痒如虫行，遂腰背风湿浸淫若水洗。男子骨蒸劳瘵及脚气久患者，常食有功；妇人产户虫疮并崩漏不断者，多食有效。骨：收箱笼可辟衣鱼，房中烧可化蚊蠓成水，床下烧蚤虱无踪。熏毡毯灭虫，熏竹木虫绝。

发明：颂曰：鳗虽有毒，以五味煮羹，能补虚损及久患劳瘵。时珍曰：鳗鲡所主诸病，其功专在杀虫去风，与蛇同类，故主治近之。《稽神录》云：有人家病瘵死者数人，后一女复病，即生置棺中弃之江流，以绝此害。浮至金山，渔人引起开视，其女尚活，舁至渔舍，日以细鳗煮食，久之疾愈，遂成夫妻。

鳝鱼[3]（无鳞鱼类）：味大温，有毒。五月端午取。功专补益居多。倘中其毒（此鱼有蛇变者，头昂水上，项有白点，食之杀人），食蟹解之。血：涂口眼㖞斜，立能牵正（如向左歪，血涂右颊，顶发牵之）。

乌贼鱼（无鳞鱼类）：味酸，气平，无毒。出在近海郡州。惟恶及莶附子（白及、白莶、黑附子）。昔秦王东游，弃筭囊[4]所化。口生腹下似囊，须长口旁如带，腹中血并胆汁又如墨黑甚多，每见大鱼及人，吐出黑水自卫。肉：啖亦佳。益气强志，且通经闭兼疗血枯。海螵蛸：即系脊骨，轻脆而白，纹理直顺者乃真（上有横纹者，沙鱼骨也）。煮卤水三伏时，烧坎闭一昼夜，研。主漏下赤白，经水不行，阴蚀肿疼，目睛浮翳，收敛疮口，新生腐退。腹中墨：酽醋磨浓，虫心痛，顿服即去。

发明：时珍曰：乌贼骨，厥阴血分药也，其味咸而走血也。故血枯、血瘕、经闭、崩带、下痢、疳疾，厥阴本病也。寒热疟疾、聋、瘿、少腹痛、阴痛，厥阴经病也。目翳流泪，厥阴窍病也。厥阴属肝，肝主血，故诸血分病皆治之。

石首鱼（即黄鱼。鱼类）：气味甘平，无毒。出东南海中。四月采食，开胃益气。鲞[5]：即干者之名，能消爪成水，治下痢腹膨。

勒鱼（鱼类）：甘平，无毒。出东南海中。状如鲥鱼而小，腹勒人，故名。开胃暖中，作鲞尤妙。

鲥鱼（鱼类）：甘平，无毒。初夏即出，故名鲥鱼。因其肥腻多油，故能补虚益损。

鲚鱼（鱼类）：甘温，无毒。江中出，味美而肥。助火生痰，不可多食。

鲳鱼（鱼类）：甘平，无毒。形若鳊鱼，肉白而嫩，令人肥，益气力。子：不可食，令人下痢不休。

鲂鱼（即鳊鱼。鱼类）：甘温，无毒。处处河中俱出。扁身细鳞，小头缩项。调胃助脾，进食益肺。

鲈鱼（鱼类）：甘平，小毒。出自松江，他处亦有。巨口细鳞，四鳃，炀帝称为玉脍。补五脏，益筋壮骨；治水气，安胎补中。

鲚[6]鱼（鱼类）：甘温，无毒。处处塘池蓄养。温中益气，性能发疮。

鳤鱼（鱼类）：甘温，无毒。江河出产，池中亦有。暖胃和中，因其肉厚。胆：取阴干，苦寒。能治飞尸，喉痹。

鲦鱼（即餐鱼，又名白鲦。鱼类）：甘温，无毒。处处俱生。暖胃而已。

鲙残鱼[7]（无鳞鱼类）：甘平，无毒。出苏松浙江。长四五寸，色青（眉批：离水色变则白矣），无鳞，两目黑如点漆。作羹，健胃宽中。

鳢鱼（一名蠡鱼，又名乌鳢、七星鱼、黑鱼。无鳞鱼类）：甘寒，无毒。处处俱生。首具七星，夜朝北斗，与蛇通气，形状可憎，因禀气北方，其色乌黑。和葱白、冬瓜煮羹，可治十种水气；苍耳叶外包内塞煨食，治年久风疮。除夕煮汤浴儿，可免出痘，若空一处不洗，痘疮此处偏多。胆：味甘平（凡胆皆苦，惟此独甘，为异）。立愈喉痹。

鳣鱼（即鲟鳇鱼。无鳞鱼类）：气味甘平，小毒。生江淮、黄河、辽海深水处。长二三丈，重千余斤，逆水而游。性能发风，食之利五脏而令人肥健，但多食之，助痰生热。

鲟鱼（无鳞鱼类）：甘平，无毒。出江淮、辽海、黄河。长大与鳣无异，皮外无甲而青。发风而助药毒，补虚益气肥人。鼻：肉作脯，名曰鹿头。补虚下气。子：状如小豆，美口且杀小虫。

发明：镇按： 鳣皮灰色，肉白脂黄，皮外有骨甲三行，鼻长有须，口在颔下，其尾歧。鳃脆可食，鳔可作胶，肉作鲊妙。鲟皮青腹白，鼻与身齐长，目小如豆，颊下有纹作梅花状，鳔亦作胶，鼻旁肉作直丝，名为鹿头肉，二鱼皆能化龙。

鮠鱼（即鮰鱼。无鳞鱼类）：甘平，无毒。亦生江海之中。似鲟而小，鼻短色青。食虽开胃，发病须防。

鮧鱼（即鲇鱼。无鳞鱼类）：甘温，有毒。赤须赤目、无鳃者杀人。专能利水，亦贴口喎。

河豚（一名鯸鲐。无鳞鱼类）：**大毒**（眉批：河豚味虽美而大毒，亦如牛肉毒，结在一处，人不能识，二物并宜禁之可也）。**厚生者宜戒之，书亦未尝言其能也，只言杀虫去湿。**

海蛇[8]（一名水母。无鳞鱼类）：**咸温，无毒。生于东海，以虾为目，能贴丹毒火伤。**

虾（无鳞鱼类）：甘温，小毒。江海河中所生形同，大小迥别，无须及腹下通黑、煮熟其色不红，皆有毒，杀人不可不细辨也。亦有奇能，煮羹治鳖瘕，法制兴阳道。大发疮毒，慎勿食焉。

海马：甘温平，无毒。出南海。头如马形，身如虾，通身有节。难产妇人，手握即落。散血气刺痛，拔肿毒疔疮。能兴阳事，亦散癥瘕。

鳔鳈[9]（鳔可作胶）：甘平，无毒。诸鱼之鳔也。止折伤血出不已。鳔胶：甘咸，无毒。堪已吐血不休。

发明：镇按：鳔鳈，可作鳔胶，则鳔胶不尽属石首鱼之白矣。

● **【校注】**

[1] 鲊（zhǎ）：用盐和红曲腌的鱼。

［2］鲩（huàn）：即草鱼。亦称浑子鱼。

［3］鳝（shàn）：此处当指鳝鱼。又，鳝（tuó）：指鳄鱼，古称鼍。

［4］算囊：即算囊。盛放算筹的袋子。

［5］鲞（xiǎng）：剖开晾干的鱼。泛指成片的腌腊食品。

［6］鲂（xù）：古指鲢鱼。

［7］鲙残鱼：即银鱼。

［8］蚝（dù）：水母。形如羊胃，无目，以虾为目。

［9］鱁鮧（zhúyí）：即鱼肠酱。一种用鱼鳔、鱼肠经盐或蜜渍成的酱。

● 【评析】

诸多鱼类以作食品为主，兼以疗疾，然河豚、鲕鱼、鳢鱼等有毒，当慎用。海马入肝肾经，有温肾壮阳、纳气平喘、散结消癥等效应，多作药用。

介部

（分为二类：龟鳖、蚌蛤）

● 【原文】

龟甲：味咸甘，气平，属金有水，阴中阴也，有毒。深泽阴山，处处俱有。杀死煮脱者不灵，自死肉败者方效。只取底板酥炙，悉去两胁、盖弦。月逢丑建，食者命蠲。畏狗胆，恶沙参。专补阴衰，借性气引达诸药；善滋肾损，仗功力复足真元。临产催生，能开交骨；破癥散瘕，痎疟能驱。疗肌体寒热，并腰背酸疼。更有数种，亦当备考，千岁龟：五色俱备。秦龟：产秦地山中。鸯龟：腥臭，食蛇。蟕蠵[1]：系山龟极大。疟龟：生高山石下。绿毛龟：出产蕲州。

发明：震亨曰：败龟板属金水，大有补阴之功，而《本草》不言，惜哉！盖龟乃阴中之至阴，禀北方之气而生，故能补阴，治劳治诸血病也。时珍曰：鹿与龟皆灵而有寿。龟首常藏向腹，能通任脉，故取其甲以补心、补肾、补血，皆以之养阴也；鹿鼻常反向尾闾，能通督脉，故取其角以补命、补精、补气，皆以之养阳也，乃物理之玄微，神工之能事。观龟甲所主之病，皆属阴虚血弱，自可心解矣。

镇按：败龟板当依《日华子》用灼过者为是。其自死在山者，即系旱龟，不如水中效耳。凡卜过之板，原系生锯，灵气犹在，良可用也。龟尿走窍透骨，故能开瘖除聋，及小儿龟背、鸡胸。《峋嵝神书》云：龟尿摩瓷器令软，磨墨书石深入，即此可推矣。

玳瑁（龟鳖类）：生于岭南。功专解毒，色赤入心，心风惊热、伤寒狂乱、痘毒痈肿，煮汁服之，皆可疗治。

发明：时珍曰：玳瑁色赤入心，故所主病心风、惊热、伤寒狂乱、痘毒痈肿，皆少阴血分病也。秦龟色黄入脾，故所主病，顽风湿痹、身重蛊毒，皆太阴血分之病也。水龟色黑入肾，故所主病，阴虚精弱、腰脚痠痿、阴疟泄痢，皆少阴血分之病也。介虫阴类，故并主阴经血分之病，皆各从其类也。

鳖甲：味咸，气平，无毒。深潭处处俱生，湖广岳州独胜。池塘蓄养，守鱼不飞。色绿七两者佳，裙多九肋更妙。制遵《雷公》，去裙并肋。治劳热，渍以童便；治癥积，浸以酽醋。须一昼夜，以火炙焦。所恶须知：理石、矾石。散痃癖，除骨蒸，治温疟，退寒热（眉批：鳖虽补阴而有治病之能，不过用其甲耳，盖此物蛇变者多，厚生之人当戒）。肉：味颇甘，其性极冷。项下软骨如鳖，须用拣除（《礼记》云：食鳖去丑，是此物也）。食虽凉血补阴，然亦不堪过度。患癥瘕，食肉反增（肉主聚，甲主散，故也）。孕妇食，生子项短。合鸡食成瘕，和蛋食杀人，和苋菜食鳖瘕生，合芥子食恶疾发，形异者尤毒（三足者、赤足者、腹下有十字五字王字者、头足不缩者、独目者、目凹者、腹下红有蛇纹者，深井埋之，免害他人）。头：烧灰存性，收肛脱如神。卵：盐卤煮吞，补阴虚亦验。膏：涂白发绝根，眼睫毛倒刺亦出。鼋甲：形体极大，长在江中。主治诸症与鳖甲同等。膏：涂铁烧则明，摩风疮恶疮甚验。肉：具十二属辰，煮熟食之亦补，更除蛊毒杀虫。卵：如鸡蛋，一产二三百枚，盐醃可食，任煮不凝。

发明：宗奭曰:《经》[2]中不言鳖能治劳，惟《药性论》言治劳瘦骨蒸，故虚劳多用之，但不可过剂耳。时珍曰：鳖甲乃厥阴肝经血分药，肝主血也。余常思之，龟鳖之属，功各有所主。鳖色青入肝，故所主之病，疟劳寒热、痃瘕惊痫、经水阴疮、痈肿，皆厥阴血分病也。

螃蟹（龟鳖类）：味咸，气寒，有毒。生陂[3]泽中，穴于沮洳[4]。行邪横，有八跪二螯八足，壳黄褐，现十二星点微红，腹虚实应月盈亏，种雌雄在脐大小。散血解结，益气养筋。除胸热闷烦，去面肿㖞僻。愈漆疮，化漆成水；续筋骨，酒吞即连。风疾人食，其病复发；怀孕人食，令子横生。炉内烧之，群鼠齐至。形色异者，有毒杀人（其足斑目赤、独螯独目、两目相对、腹下有毛、腹中有骨、六足四足，并有大毒，食之杀人）。豉蒜、冬瓜、黑豆煎汁，并可解除。爪：主破胞堕胎，亦通产后血闭。蟛[5]蟹：壳润多黄，两螯最锐。蟛蜞[6]：形扁极大，两螯无毛。蟛蜞：形小。蟛蜞：至微。拥剑蟹：大小二螯，大螯待斗常伸，小螯供食每缩。俱不可食，书此备考。

发明：**慎微曰**：蟹非蛇鳝之穴无所寄，故食鳝中毒，食蟹即解，性相畏也。沈括《笔谈》云：关中无蟹，土人畏其形，取干者悬门上辟疟。不但人畏，鬼亦畏之。**时珍曰**：诸蟹性皆冷，亦无甚毒，鲜蟹和以姜、醋，侑以醇酒，咀黄擘螯，略赏风味，何毒之有？饕嗜者乃顿食之，杂以腥膻，饮食自倍，肠胃乃伤，腹痛吐利，亦所必致，而归咎于蟹，蟹亦何咎哉？洪迈《夷坚志》云：襄阳一盗，生漆涂目发遣，一村老令寻石蟹杵汁点之，则漆随汁出而目明矣。

镇按：蟹与蛇同穴，信哉。吾里有一人买得大蟹请客，客食而死，后断大辟。非与蛇同穴，何毒至此耶？

牡蛎（蚌蛤类）：味咸，气平微寒，无毒。系咸水结成，居海岩不动，大小不等。口向上如房，肉中藏随房渐长，每潮至，房口悉开，涌入小虫，合以充腹。海人取肉，火逼得之，入药采甲，口须左顾者良。复用火煅，罗细方宜。宜蛇床、牛膝、甘远（甘草、远志），恶吴萸、麻黄、辛夷，入少阴肾经，以贝母为使。能软坚癖，总因味咸。茶引消项上结核；柴胡引治胁下硬癥。同大黄泻热，焮肿即平；同熟地益精，遗尿可禁。麻黄同服，敛阴汗如神；杜仲共煎，固盗汗立效。髓疸日深嗜睡，泽泻和剂频吞。又单末蜜丸水服，令面光时气不侵。摩宿血，消老痰。闭塞鬼交梦遗，收涩气虚白带。肉：炙食甚佳，海族称为上品。美颜色，细肌肤，益虚劳，调气血。若合姜醋生啖，酒后消渴亦驱。

发明：**权曰**：病虚而多热，宜同地黄、小草用之。**成无己曰**：牡蛎之咸，以消胸膈之满，以泄水气，使痞者消而硬者软也。

镇按：牡蛎咸以软坚、化顽痰，涩以止梦遗、治白带、敛盗汗，寒以消焮肿，又能收敛发越之神魂、无根之相火也。专入肾经，同补肾药用之最效。肉名蛎黄，炙煮、糟食俱佳。

瓦垄子（即蚶壳，一名魁蛤。蚌蛤类）：味咸，气温，无毒。生海水中，即蚶子壳，状类瓦屋，故名瓦垄。大如拳者力优，小似栗者力少。火煅醋淬三度，研细罗过如霜。消妇人血块，诸癥瘕立消；逐男子痰癖，凡积聚悉逐。肉：糟炙食，醒酒是能。主心腹冷，驱腰脊冷风。益血驻颜，健胃消食。凡啖须以饭压，不则令人口干。

发明：镇按：蚶壳咸而肉甘，咸者走血而软坚，故瓦垄子消癥散结；甘者和中健胃，故进食止渴也。

田赢（俗作田螺。蚌蛤类）：性冷，无毒。生水田中及河岸侧。秋夏采，酒煮良。利大小便，消浮肿甚捷；去脏腑热，压丹石毒佳。治脚气上冲，小腹急硬；驱脾热上拥，两目赤疼。醒酒殊功，止渴立效。烂壳：烧末，酒调。主反胃、遗精、心痛。

发明：镇按：田螺生水田中，故性寒，而主治诸病皆属湿热，如翻胃、呕噎、痔漏等症也。

真珠（俗名珍珠。蚌蛤类）：气寒，无毒。老蚌多生，出廉州海岛大池。圆大，寸围为上，光莹不暗为优，得此售人，价值难估。凡资入药，新者方良，瓷钵细研，薄纸筛过为丸（筛珍珠粉，用绞漆薄极绵纸者，欲其细如飞尘也）。镇心神，敷面润颜色。作散点目，去膜；裹绵塞耳，除聋。小儿惊热风痫，共药作锭摩服。尤堪止渴，大能坠痰。蚌肉：味甘，作脯可食，功惟醒酒，驱热除烦。

发明：时珍曰：真珠入厥阴肝经，故能安魂定魄，明目治聋。

石决明（名九孔螺，壳名千里光。蚌蛤类）：味咸寒，无毒。出南海，单片无双。裹面煨，黑皮去净，光耀竟似珍珠，七孔九孔为上，捣绝细，务如粉霜。开青盲，兼除翳障（盖肝经药也，故所主皆本脏之病，治小儿疳疾如神）。肉：惟供馔，干可久藏，远行馈人，称为珍味。

蛤蜊（蚌蛤类）：性冷，无毒。川泽俱多。似蚌而小，壳圆而薄，白腹紫唇，《月令》云"雀入大水为蛤"是也。壳：煅粉，主老癖，化顽痰，消血块，去热殊功。肉：煮食。润五脏，止消渴，解酒毒，开胃极验。并反丹石，切戒犯之。

发明：震亨曰：蛤粉能降能消，能软能燥。时珍曰：寒制火而咸润下，故能降焉；寒散热而咸走血，故能消矣。坚者以咸软之，取其属水而性润也；湿者渗以燥之，取其经火化而利小便也。好古曰：蛤乃肾经血分之药，故湿嗽肾滑之病用。

车螯（蚌蛤类）：性味同蛤。《月令》云"雉入大水为蜃"是也。肉：可为馔，内亦藏珠。壳：火煅醋淬。对甘草酒服，治疮疖肿毒弥佳，消积块癥瘕硬痛。

发明：时珍曰：车螯味咸，气寒而降，阴中之阴也。入血分，故宋人用治痈疽，取恶物得下，云有奇功。亦看其人气血虚实何如耳。

镇按：蛤蜊、车螯、蚬蚌之类，性味俱咸，故所主之病，皆湿热、热毒、坚结、逆上之症也。

蚬（蚌蛤类）：味咸冷，无毒。形小，色黑如蚌，长在泥沙，能候风雨，以壳作翅而飞。肉：洗净，糟煮可食。解酒毒温毒面黄，去热气时气目赤。除胃热，压丹石。

蛏（蚌蛤类）：味甘咸，气温，无毒。生海中，大如指，形类蚬，两头开。补虚除膈热，蠲闷利产妇。

淡菜（一名东海夫人。蚌蛤类）：味甘咸，无毒。生东南海中，形状不典，故名夫人。食亦益人，并可疗疾。补虚劳吐血，消瘿气除崩；治腰痛疝瘕，散产后血结。

[1] 蠵蟕（zuīxī）：古书上说的一种大龟。

[2]《经》：指《神农本草经》。

[3] 陂（bēi）：池塘。水边，水岸。

[4] 沮洳（jùrù）：低湿的地带。

[5] 蠘（jié）：梭子蟹。生活在海里的一种螃蟹。

[6] 蝤蛑（yóumóu）：为梭子蟹科动物日本蟳或其近缘动物的全体。

● 【评析】

　　龟甲即龟板，为龟科动物龟的腹甲，鳖甲为鳖科动物鳖的背甲，两者皆能滋阴潜阳，但龟甲以补血止血、益肾健骨为长，鳖甲清热较强，且通血脉，破瘀散结消痞。牡蛎功效诸多，其重镇安神，功同珍珠；平肝潜阳，功同石决明；软坚散结、制酸止痛，功同瓦垄子；还能收敛固涩。珍珠、石决明还有良好的清肝明目作用；珍珠还能清热解毒，收敛生肌，且善镇心定惊；玳瑁亦能清热解毒，平肝定惊。

卷十一

金玉石部

（分为四类：金、玉、石、卤）

● 【原文】

丹砂（石类）：味甘，气微寒，生饵无毒，炼服杀人。出辰州（属湖广）蛮洞井中，在井围青石壁内（多在本境狉獠[1]洞老鸦井中）。土人欲觅，多聚干柴，纵火焚之，壁裂始见，有石状如玉，生砂块血红，大者类芙蓉，小者如箭镞，火井者劣，水井者优。瓷钵细研，清水飞过。恶磁石，畏咸水。镇养心神，通调血脉。止渴除烦，安魂定魄（眉批：丹砂，仙经多炼服之，其人具有仙骨，炼服以养真火，方能升举，合以真汞，可以度世。今之方士徒效之而致死，甚至因此破家者，飞升与致富，岂能皆得哉？戒之）。

发明：保升曰：朱砂法火，色赤而主心。杲曰：丹砂纯阴，纳浮溜之火而安神明，凡心热者非此不除。好古曰：丹砂乃心经血分主药，主命门有余。时珍曰：丹砂生于炎方，秉离火之气而成，体阳而性阴，故外显丹色、内含真汞。其气不热而寒，离中有阴也；其味不苦而甘，火中有土也。是以同远志、龙骨之类，则养心气；同当归、丹参之类，则养心血；同枸杞、地黄之类，则养肾；同厚朴、川椒之类，则养脾；同南星、川乌之类，则祛风。可以明目，可以安胎，可以解毒，可以发汗，随佐使而见功，无所往而不可。按夏子益《奇疾方》云：凡人自觉本形作两人，并行并卧，不辨真假者，离魂病也，用辰砂、茯苓、人参，浓煎日饮，真者气爽，假者化矣。《类编》云：钱丕少卿夜多恶梦，通宵不寐，自虑非吉。遇邓州推官胡用之曰，昔常如此，有道士教戴辰砂如箭镞者，涉旬即验，四五年不复有梦，因解发中绛囊遗之，即夕无梦，神魂安静。

镇按：初生小儿，世俗用蜜调丹砂末服之，云去胎毒。而陈文仲云不可服朱砂、轻粉。轻粉之不可服，以其损心也。朱砂，余家世用之，且孟津王六符云，彼处治痘未出或已见时，用蜜调朱砂数钱服，多者可少，少者竟可无矣，丹溪方可验也。又《外台秘要》云：陈朝张贵妃面有皯[2]黯，用鸡子一枚（去黄）、朱砂末一两，填入封固，与白雌鸡抱至鸡出，取以涂面，不过五度，面色如玉。

水银（石类）：系丹砂法炼取者。味辛，气冷，有毒。杀五金大毒。恶磁石一种，得铅则凝，得硫则结，得紫河车（草类者）则伏，置五金于上则浮。和大枫子研则杀虫疮，佐黄芩为丸则绝胎孕。皮、壳：名曰天硫（即朱砂已去汞之名也），仙方谓之己土。烧炼有法，点铜成银。

发明：时珍曰：水银属至阴之精，禀沉着之性。得凡火煅炼，则飞腾灵变；得人气熏蒸，则入骨钻筋，绝阳蚀脑。阴毒之物，无相似者，而《大明》言其无毒，《本经》言其久服升仙，甄权言其还丹元母，《抱朴子》以为服可长生。六朝以下，贪生者服食，致成废笃而丧厥躯，不知几何人矣！方士固不足道，《本草》岂可妄言哉？水银但不可服食耳，而其治病之功不可掩也，同黑铅结砂，则镇坠痰涎；同硫黄结砂，则拯危病。此乃应变之兵，在用者能得其肯綮而执其枢机焉。

镇按：水银性重而滑，遇窍则入，凡豆脑诸疮，万不可涂，恐渗入脑中，必缓筋骨而令百节挛缩，水银入耳，能蚀人脑至尽，百药莫疗，可不慎欤？养正丹中用者，共黑铅、硫黄制死，只用其镇坠之性耳。

轻粉（石类）：辛冷，有毒。亦系水银升炼而成。色白而轻，故得此誉。杀风疮瘙痒及酒皶赤鼻，敷面如玉，恶癣立蠲。

发明：时珍曰：水银，至阴毒物，因火煅丹砂而出，加盐、矾升炼而为轻粉，加以硫黄升而成银朱，轻飞灵变，化纯阴而为燥烈。其性走而不守，善劫痰涎，消积滞，故水肿风痰、湿热毒疮被劫，涎从齿龈而出，邪郁为之暂开，其疾因之亦愈。服之过剂，或不得法，则毒气被蒸，窜入经络筋骨，莫之能出，痰涎既去，血液耗亡，筋失所养，营卫不从，变为筋挛骨痛，发为痈肿疳漏，或手足皲裂，虫癣顽痹，经年累月，遂成废痼，其害无穷。但观丹客升炼水银轻粉鼎器，稍失固济，铁石撼透，况人之筋骨皮肉乎？

镇按：凡人服升炼之药，必有水银，毒涎定从齿龈间出者，盖齿龈属阳明，毒药入于肠胃，而精神、水谷、气血不能胜其毒，则毒即循经上行，必至齿龈嫩薄之处而出也。若夫初生小儿，嫩薄肠胃，安可服乎？至于敷贴之药，如颠顶、耳中，万万不可轻用，尚可服耶？

银朱（石类）：辛温，有毒。亦系水银烧成（《抱朴子》云：水银出于丹砂，炼之复成丹砂，非也，即是炼成银朱也）。世人唤作猩红。敷贴熬膏，杀虫散毒。

发明：时珍曰：银朱乃水银、硫黄升炼而成，其性燥烈，亦能烂龈挛筋，其功与过与轻粉同也。今世厨人往往以之染色供馔，宜去之。

镇按：银朱能杀虫散毒，亦只敷贴为稳，如肿毒，和蜗牛捣敷；血气疮，同黄蜡熬贴；头上生虱，包银朱纸以碗覆烧，茶清洗下烟子和揉发上，包头一夜，虱尽死矣；治鱼脐疔疮，四面赤、中央黑，如鱼之脐，急切之患也，用银朱水和，每服一丸，温酒进，名走马丹，万不可以之常服也。

灵砂（一名二气砂。石类）：味甘，气温，无毒。系水银、硫黄二物水火抽炼而成。其法，用水银二两，硫黄六铢（眉批：一千二百黍为铢[3]，二十四铢为两，十六两为斤，此六铢即二钱五分也），先炒作青砂头，再入水火鼎内，抽如束针状，则成二气砂矣。畏咸水，勿加；恶磁石，须避。通血脉，止烦满，安魂魄，养元阳。能降逆上、不下之气，久患吐呃难停。苏东坡云：只二物可治反胃吐逆如神。谷伯阳制养正丹，更疗虚阳上犯诸疾（养正丹，用朱砂、硫黄、水银、黑铅如法锻炼而成）。

发明：时珍曰：硫黄，阳精也；水银，阴精也。以之配合夫妇之道，纯阳纯阴二体合璧，故能夺造化之妙，而升降阴阳既济水火，为扶危济急之神丹，以阴阳水吞极妙。但不可久服尔。

玉屑：味甘，气平，无毒。产蓝田，又生阗国。其质洁白如猪肪者妙，玉具五色，白者入药。滋养五脏，去热消烦。润心肺，助声音，滋毛发，止消渴。玉浆：柔筋强骨，定魄安魂。长肌肉，明耳目，耐寒暑，不饥渴。久服轻身，延年长寿。

发明：慎微曰：《天宝遗事》，杨贵妃含玉咽津以解肺渴。又王莽遗孔休玉曰：君面有疵，美玉可以灭瘢。时珍曰：汉武帝取金茎露和玉屑服，云可长生，即此物也。但玉亦未必能使生者不死，惟令死者不朽耳。养尸招盗，反致暴弃，曷若速朽归虚之为见理也哉。

镇按：能餐金食玉者，自能不死，盖此君具有仙骨，非金玉能令人长生。后世呆汉效而服之，是速其死也。然系金玉石部，不得不选之入帙，学者当深思则得之矣。

珊瑚（玉类）：味甘，气平，无毒。生海底，又产波斯（国名）。沉铁网取得，色油红，一本多歧，枝尖有孔。消宿血，去目中翳；止鼻衄，止诸惊痫。

发明：珣曰：珊瑚主治与金相似。宗奭曰：今人用为点眼著，云能去翳。

玛瑙（玉类）（眉批：佛书名为摩罗迦隶）：味辛，气寒，无毒。产西南诸国，种色甚多，非石非玉，可饰可玩。熨目，赤烂可消；点末，障翳悉去。

发明：藏器曰：玛瑙生西国玉石间，亦美石之类，重宝也。来中国者皆以为器，又入日本国。用砑木不热者方真，热者伪。宗奭曰：玛瑙非玉非石，自是一类。有红、白、黑三种，亦有如缠丝者。时珍曰：玛瑙出西南诸国，云得自然灰，即软可刻也。曹昭《格古论》云：多出北地、南番、西番，非石非玉，坚而脆，刀刮不动，中见人物、鸟兽形者最贵。顾荐《负暄录》云：出产有南北之别，大者如斗，其质坚硬，难碾费工。南玛瑙产大食等国，色正红无瑕，可作杯斝[4]。西北者色青黑，宁夏、瓜、沙、羌地砂碛中得者尤奇，有柏枝花者；有夹胎玛瑙，正视莹白，侧视若凝血者；截子玛瑙，黑子相间；合子玛瑙，漆黑中有一白线界之；锦江玛瑙，其色如锦；缠丝玛瑙，红白如丝，此皆贵品也。其次则浆水玛瑙，有淡水花；酱斑玛瑙，有紫红花；曲蟮玛瑙，粉红花。又中国和州有紫云玛瑙，山东有土玛瑙，沂州有红云头者、缠丝者、蒲桃花者，淮右有竹叶玛瑙，并可作桌面、屏风。金陵雨花台有小玛瑙，只可充玩，不能做器。

宝石（玉类）：出西番回鹘坑井，云南、辽东亦生，色有红、绿、碧、紫、青、黄。去翳明目，拭目去尘。

发明：时珍曰：宝石，红者名刺子，碧者名靛子，翠者名马价珠，黄者名木难珠，紫者名蜡子，又有鸦鹘石、猫睛石、石榴子、红扁豆等名，大者如指，小者如豆。按《山海经》云：騩山多玉，凄水出焉，西注于海，多采石。采石，即宝石。

玻璃[5]（玉类）：辛寒，无毒。西国之宝也，色类水精明彻，中有雨点花纹，色有数种，红、紫、白、黄。驱惊悸心热，慰热肿翳朦。

水精[6]（玉类）：辛寒，无毒。亦玻璃之类。产于倭国，南番色白，北番色黑。刀刮不伤，与水同彻，他无所能，熨目除热。

发明：时珍曰：玻璃当作颇璃，外国国名也，其莹如水，其坚如玉，碾开有雨点花者为真。《梁四公子记》云：扶南人来卖碧颇璃镜，广一尺之半，重四十斤，内外皎洁，向明视之，不见其质。蔡绦云：御库有玻璃母，乃大食国所贡，状如铁滓，煅之但作珂子状，青、红、黄、白数色。又水精，亦玻璃之属，有黑白二种，刀刮不动，色彻如泉，置水中不见者佳。药烧成者有气眼，谓之硝子。交广有假水晶碗。

火珠：时珍曰：《说文》谓之火齐珠，《汉书》谓之玫瑰。《唐书》云：东南海中有罗刹国，出火齐珠，大者如拳，状类水精圆白，光照数尺，向日以艾承之则得火，用灸艾炷不伤人。今占城国亦有，名朝霞大火珠。又《续汉书》云：哀牢夷[7]出火精琉璃。则火齐乃火精之讹也，火精与水精，盖对偶而言。

石钟乳（玉类）：味甘，气温，有毒。产少室山谷及始兴江陵，凡名山石洞，尽皆有之。薄如蝉翼者佳，爪甲鹅管者次。安五脏，通百节。主下焦伤竭，强阴。不炼服，成淋疾。

发明：**镇按**：古人尽言大毒，为其性热壮阳，暂服倍增精力，假此纵欲，自发病死。《内经》云"石药之气悍"，戒之。

云母：味甘，气平，无毒。琅琊虽胜（彭城之东北），庐山亦多（江西南康府）。色有五般，白泽为贵（白泽名磷石），沙土壅养，月月渐生。畏鮀[8]甲及东流水，忌羊血，恶徐长卿，泽泻为使。制法《雷公》。主身表死肌，治妇人崩带。安五脏，益子精，除邪气，耐寒暑。遍身瘙痒，煅粉可服；恶疮作痛，研末油敷。

发明：宗奭曰：古方虽有服炼之法，今人服者至少。惟合云母膏，治一切痈毒等疮，见《和剂局方》中。

镇按：云母，云有五种，今时只有白者，余未之见。按陶弘景云：炼服宜精细，不尔入腹大害人，又似不可服者。按《积德堂》云：妇人产难，经日不生，用温酒调云母粉五钱，入腹即娩，逆者即顺，万不失一。似此一服五钱，则属平等之药矣。风疹遍身，百法不愈，清米饮调煅研云母二钱作一服，载《千金方》中。治火疮败烂，金伤出血，皆以此敷之神效。大约石药有毒者多不妨敷贴，至于服饵，中其毒必死，何可以性命试药耶？

阳起石（石类）：味酸，气微温，无毒。即云母之根。畏菟丝，忌羊血，恶泽泻、菌桂并蛇蜕、雷丸，使桑螵蛸。形若狼牙者胜（有云头两脚鹭鸶毛者佳）。治肾气乏，阴痿不举者殊功；破血瘕积，腹痛难忍者神妙。去阴囊湿痒，逐子脏寒邪。

发明：宗奭曰：男子妇人下部虚冷，肾气乏绝，子脏久寒者，须水飞用之。凡石药冷热皆有毒，亦宜斟酌。**时珍曰**：阳起石，命门气分药也，下部虚寒者宜之，然亦非久服之药。张子和《儒门事亲》云：喉痹，相火急速之病也。相火，龙火也，宜以火逐之。一男子病缠喉风，表里皆肿，药不能下，以凉药灌入鼻中，下十余行，外以阳起石（煅赤）和伏龙肝研细，日以新汲水调扫百遍。三日热始退，肿始消。此亦从治之法也。

镇按：凡妇人不孕，非子脏寒即子脏有恶痰死血在其中也，此石能除子宫诸秽而使受孕。男子不能令妇人成孕，皆由命门真火不足、阳事不强，或中道而痿，气不能冲入子宫而精自不能射，何能结孕？此石温而不燥，能补相火，相火足则气自冲而精自射矣。《别录》所云能治茎头寒、阴下湿痒臭汗者，亦补相火之意，非关石性之燥也。

青礞石（石类）：**味咸寒，无毒。颜色微绿，出自山东。欲辨假真，须依制法**（敲碎，每石一两，掺硝石五钱，和入销银罐中固济，武火煅一炷香取出，色若雌黄、软脆易研方真。如煅之仍坚顽者，非也。水飞细者用）。**力能坠痰，滚痰丸必用；功亦消食，食积方常加。妊妇勿服，性重坠胎。**

发明：时珍曰：青礞石气平味咸，其性下坠，阴也，沉也，乃厥阴之药。肝经风木太过，克制脾土，气不运化，积滞生痰，壅塞上中二焦，变生风热诸病，故宜此药重坠。制以硝石，其性疏快，使木平气下，痰积通行，诸症自除。汤衡《婴孩宝鉴》言礞石乃治惊利痰圣药。吐痰在水上，试以此石末掺之，痰即随水而下，则其性气可知也。然止可救急，气弱胃虚者不宜，并不堪久服也。杨士瀛谓其功能利痰，性非胃家所好。

镇按：礞石只可暂服，中病即止，不可过剂。且幼科之慢惊、妇人之有孕、诸病之久虚并胃虚食少水泻，皆在禁服，不可妄试。如丹溪云：一老忽患青盲，一医以礞石药服之，至夜而死。礞石非杀人毒药，盲医误用之过也。

滑石（石类）：**味甘，气寒，性沉重，降也，阴也，无毒。细腻洁白者为佳，粗顽青黑者勿用。研细水飞，服之通滑。恶曾青，宜甘草、石韦为使，入足太阳。利九窍，津液频生；行六腑，积滞不阻。堕胎如神，妊妇忌服。**

发明：颂曰：古方治淋，多单使滑石。又与石韦同捣末，饮服刀圭更验。又主石淋，取十二分研粉，分作两服，水调下。烦热定，即停后服。**权曰：**滑石疗五淋，主产难，服其末。又与丹参、蜜、猪脂为膏，入其月即空心酒下弹丸大，临产倍服，胎滑易生，除烦热心躁。**元素曰：**滑石气温味甘，治前阴窍涩不利，性沉重，能泄上气令下行，故曰滑则利窍，不与诸淡渗药同。**好古曰：**入足太阳经，滑能利窍，以通水道，为至燥之剂。猪苓汤用滑石、阿胶，同为滑剂，以利水道；葱、豉、生姜同煎，澄清服以解利。淡味渗泄为阳，故解表、利小便。若小便自利者，慎勿服也。**时珍曰：**滑石利窍，不独小便也，上能利毛腠之窍，下能利精溺之窍。盖甘淡之味，先入于胃，渗走经络，游溢精气，上输于肺，下通膀胱。肺主皮毛，为水之上源；膀胱司津液，气化则能出，故滑石上能发表，下利水道，为荡热燥湿之剂。盖发表是荡上中之热，利水为荡中下之热；发表是燥上中之湿，利水是燥中下之湿，热散则三焦宁而表里和，湿去则阑门通而阴阳和。刘河间用益元散，通治表里上下诸病，盖是此意，未阐明耳（眉批：大凡分利水道之药，未有不自肺经者，盖肺主皮毛，肺经之药，必能解表）。

凝水石（即寒水石。卤石类）：**味甘辛，气寒，无毒。多生河间**（北直），**亦产邯郸**（即赵郡）。**有纵理横理之不同，惟润泽清明者为上**（置水中，与水同色）。**服加姜汁，性恶地榆。却胃中热及五脏伏热齐驱，解巴豆毒与丹石诸毒并压。止消渴咽干，消烦闷内热。去皮中火烧，坚齿软住痛。**

发明：时珍曰：凝水石，禀积阴之气而成，其气大寒，其味辛咸，入肾走血分，除热之功同于诸盐。古方所用寒水石即此石也。唐宋诸方寒水石是石膏，近世诸方寒水石是长石、方解石，用者审之。

镇按：寒水石即近时所谓硬石膏者是也。击碎理直，形如马牙起棱，如理横即方解石，非凝水石也。气性亦同，治疗不异，似可通用，而名不同。又长石，性味主治亦同，但击碎时亦横解，而理较方解石稍长，故名长石，烧之则爆碎（眉批：寒水石，解则成片、纵理；方解石，解则方块、横理；长石，解则长条）。

石膏（石类）：**味辛甘，气微寒，气味俱薄，体重而沉，降也，阴中阳也，无毒。青州及徐州俱生。畏铁，恶莽草、巴豆。猛火煅研，任作丸散。鸡子为使，入胃肺三焦。辛能出汗解肌，上行而理头痛；甘则缓脾益气，生津以止渴消。治胃热多食，不宜者亦宜；只胃弱畏食，不下者禁服。仲景名之曰白虎，易老言其大寒。血虚身热禁煎，食积痰火立效。**

发明：成无己曰：风，阳邪也；寒，阴邪也，风喜伤阳；寒喜伤阴。营卫阴阳为风寒所伤，则非轻剂所能独散，必须轻重之剂同散之，乃得阴阳之邪俱去，营卫之气俱和。是以大青龙汤以石膏为使，石膏虽重而专能达表。又云热淫所胜，佐以苦甘，知母、石膏之苦甘以散热。**元素曰**：石膏性寒，味辛而淡，气味俱薄，体重而沉，降也，阴也，乃阳明经大寒之药。善治本经头痛牙痛，止消渴、中暑潮热。然能寒胃，令人不食，非内有极热者，不宜轻用。又阳明经中热，发热恶寒燥热，日晡潮热，肌肉壮热，小便浊赤，大渴引饮，自汗，苦头痛，仲景用白虎汤是也。若无以上诸症，勿服之。盖多有血虚发热似白虎证，及脾胃虚劳，形体病状初得之时，与此症同，医者不识而误服之，不可胜救也。**杲曰**：石膏是足阳明药也，故仲景治伤寒阳明证，身热、目痛、鼻干、不得卧。身以前，胃之经也；胸前，肺之室也。邪在阳明，肺受火制，故用辛寒以清肺气，所以有白虎之名。又治三焦皮肤大热，入手少阳也。凡病脉数不退者，宜用之；胃弱者，不可用。**宗奭曰**：孙兆言四月以后，天气渐热时，宜用白虎。但四方气候不齐，岁中运气不一，亦宜两审。其说甚善。**时珍曰**：东垣李氏云立夏前多服白虎汤者，令人小便不禁，此乃降令太过也，致阳明津液不能上输于肺，肺之清气亦复下降故耳。

镇按：石膏重而寒，故伤胃，凡涉阴虚胃弱食少之人，皆不宜服，即白虎证具，尚当以脉别人虚实，不可一概用也。

赤石脂（石类）：味酸甘辛，气温，无毒。多产泰山，随时收采。种有五色，各归一脏。惟专收敛之功，用须火煅醋淬。畏莞花莫见，恶大黄、松脂。凡百溃疡，收口长肉；诸般失血，止塞归经。养心气，涩精；住泻痢，除痛。小儿疳疾垂危，煮肝食之立愈。其余四色，性味相同，治疗亦不甚异。各随其色，以入本脏。

发明：时珍曰：石脂五种，皆手足阳明药也。其味甘，其气温，其体重，其性涩。涩而重，故能收湿止血而固下；甘而温，故能益气生肌而调中。五种主治，大抵相同，故《本经》不分条目，但云各随五色补五脏。《别录》虽分五种，而性味、主治亦不甚相远，但云以五味配五色为异，亦是强分耳。赤白二种，一入气分，一入血分，故时尚用之。张仲景用桃花汤治下痢脓血，取赤石脂之重涩入下焦血分而固脱，干姜之辛温暖下焦气分而补虚，粳米之甘温佐石脂、干姜而固肠胃也。

镇按： 石脂五种，惟赤者用处多，白者用处少，青与黄、黑三种世人罕用之。余于明季崇祯末年，岁大饥，乡民食草并石，石名观音粉，以之和面蒸煮疗饥，皆不能大便，胀坠而死者不可胜计。余取来辨认，其石如石脂而色青黄，以指甲抓之，脂腻而酥，舐之粘舌，自是青黄二种石脂也。遂以消石、当归、生甘草煎汤，饮数碗即便润得解。黑石脂色如墨者，吾未之见，亦未见用者，自当较青、黄二种为尤涩也。

● **【校注】**

［1］猲獠（jiéliáo）：古代少数民族名。《宋史·蛮夷传·西南溪峒诸蛮上》载："宝元二年，辰州猲獠三千余人款附。"

［2］皯（gǎn）：皮肤黧黑枯槁。

［3］一千二百黍为铢：此说有误。当百黍为一铢。《汉书·律历志上》载："一龠容千二百黍，重十二铢，两之为两。二十四铢为两，十六两为斤。"

［4］斝（jiǎ）：古代青铜制的酒器，圆口、三足。

［5］玻瓈：即玻璃。

［6］水精：即水晶。

［7］哀牢夷：古族名。汉代分布在今云南西部地区。永平十二年（公元69年）于其地设哀牢、博南两县。今云南保山、永平县地。

［8］鮀（tuó）：古代一种生活在淡水中的吹沙小鱼。

● **【评析】**

石钟乳、青礞石均能用治痰证，然石钟乳可温肺助阳，化痰平喘；青礞石性烈质重，以下气坠痰为佳，多入丸散剂以治顽痰。何镇说礞石只可暂服，中病即止，不可过剂，此乃防伤正之意。石膏、寒水石均有清热泻火功效，石膏尤为常用，皆取其清肺凉胃之功，外用还有收敛生肌作用。滑石利水渗湿，清热解暑，合以甘草名六一散，何氏医家常用荷叶包之入药，清暑功良。阳起石温肾壮阳。赤石脂涩肠止泻，止血生肌。朱砂有小毒，内服取其安神，外用解毒，不可久服、过量，以防汞中毒。

其余矿物类药，大多有毒，甚至剧毒，或服之无益，今少用，或入外治药内。何镇亦不看好，多告诫学者当深思，不可误用。

● 【原文】

雄黄（石类）：味苦甘辛，气温，有毒。生武都、敦煌、山阳。名曰雄黄，得大块价值多金，气不熏，色鲜赤净。杀鬼物精邪、蛇虺恶毒；消鼻中息肉、疗癣虫疮。解瘴气痫疟，疗鼠瘘虫蛊。孕妇佩带，转女成男。又种熏黄：坚顽气臭。堪治毒疮、蛇虺毒蛊。倘误中之，防己可解。

发明：《抱朴子》曰：带雄黄入山林，即不畏蛇。若被蛇伤，以少许敷之，登时愈。吴楚之地，暑湿郁蒸，多长毒虫及射工、沙虱之类，但以雄黄、大蒜等分，合捣一丸佩之。或已中诸毒者，涂之甚良。宗奭曰：雄黄焚之，蛇悉远遁。按《唐书》云：甄立言究习方书，为太常寺丞，有老尼年六十，患鼓胀瘦极，已二年，求诊于立言曰腹内有虫，当是误食发所变也，令饵雄黄一剂，须臾吐出一蛇，如拇指大而无目，烧之犹作发气乃愈。又《明皇杂录》云：有黄门奉使交广回，太医周顾曰：此人腹中有蛟龙。上惊问：黄门有疾否？曰：臣驰马大庾岭，热困且渴，遂饮涧水，竟腹中坚痞如石。周以消石、雄黄煮服之，立吐一物，长数寸，大如指，鳞甲皆具。此皆杀虫毒之验也。时珍曰：雄黄乃治疮杀毒要药，而入肝经气分，故肝风肝气、惊痫痰涎、头痛眩晕、暑疟泄泻、积聚诸病，用之有殊功。又能化血为水，而方士乃炼制服饵，神异其说，被其毒而死者多矣。按洪迈《夷坚志》云：虞雍公允文感暑痢连月，忽梦至一处，见一人如仙官，延之坐。壁间有诗，乃药方也，云：暑毒在脾，湿气连脚，不泄即痢，不痢即疟。独炼雄黄，蒸饼和药，别作治疗，医家大错。公依方用雄黄水飞九度，竹筒盛，蒸七次，蒸饼丸梧子大。每用甘草汤下七丸，日三服，果愈。颂曰：雄黄治疮疡尚矣。《周礼·疡医》疗毒，以五毒攻之。郑康成注云：今医方有五毒之药，作土合黄垫[1]，置石胆、丹砂、雄黄、矾石、磁石于中，烧之三日三夜，其烟上着，鸡翎扫取以注疮，恶肉败骨则尽出矣。

雌黄（石类）：味辛甘，气寒，有毒。产武都山阴。色若黄金，层层甲错，凡修治病，忌鸡犬妇人，倘误触之，色黑如铁，不堪服饵。专理外科。去身面白驳死肌，散皮肤恶疮虫毒。蚀鼻中息肉，并下部䘌疮。

发明：时珍曰：雌黄、雄黄同产一山，但以山阴山阳受气不同为分别，雄黄纯阳而雌黄则有阴气尔。若治病，二物之功仿佛，大约皆取其温中、搜汗、杀虫、解毒、祛邪焉尔。

石硫黄（卤石类）：味酸，气温，大热，有毒。乃矾石液。生泰山中，色如鸡雏出壳者为真。以火熔之，倾水浸过者可饵。畏细辛、飞廉[2]、铁，使曾青、石亭脂。体系至阳之精，能化五金奇物。兴阳道，禁寒泻。中病即已，过剂不宜。杀疥虫，除头秃。去心腹疹癖，却脚膝冷疼。仍除格拒之寒，亦有将军之号。

发明：弘景曰：俗方用治脚弱及痼冷甚效。《仙经》颇用之，所化奇物即黄白术及合丹药。宗奭曰：今人治下元虚冷，元气将绝，久患寒泄，脾胃衰弱，垂命欲尽，服之无有不效。中病即已，不必尽剂。世人盖知用之有益而不知其为祸也，此物损益兼行故也。好古曰：如太白丹、来复丹，皆用硫黄佐以硝石，至阳佐以至阴，与仲景白通汤佐以人尿、猪胆汁大意相同。所以治内伤生冷、外冒暑热、霍乱诸病，能去格拒之寒，兼有伏阳不得尔。如无伏阳，只是阴虚，更不必以阴药佐之。何也？硫黄亦号将军，功能破邪归正，返滞还清，挺出阳精，消阴化魄。时珍曰：硫黄禀纯阳之精，赋大热之性，能补命门真火不足，其性虽热而疏利大肠，又与燥涩者不同，盖亦救危妙药也。但炼制久服，则有偏胜之害，况服食者又皆假此纵欲，自速其祸，于药何咎焉？按孙升《谈圃》云：硫黄，神仙药也。每岁三伏日饵百粒，去脏腑积滞有效。但硫黄伏生石下，阳气溶液凝结而成，其性大热，火炼服之，多发背疽。韩退之作文戒服食，而晚年服硫黄致死，可不戒乎？夏英公有冷病，服硫黄、钟乳，莫之纪极，竟以寿终，此其禀受与人异也。洪迈《夷坚志》云：唐与正亦知医，能以意治疾。吴巡检病不得溲，卧则微通，立则不能涓滴，遍用通利药不应。唐讯之，云平日自制黑锡丹常服。因悟曰：此必结砂时，硫黄飞去，铅未死，铅砂入膀胱，卧则偏重，犹可溲，立则正塞水道，故不通。取金液丹三百粒，分作十服，煎瞿麦汤下，铅得硫气则化，累累自水道而下，病遂愈。又《类编》云：仁和县一吏早衰，齿落不已。一道人令以生硫黄入猪脏中煮熟，捣为丸，或入蒸饼丸梧子大，随意服之。饮啖倍常，步履轻捷，年逾九十犹健，后食牛血，遂洞泄如金水，尫悴而死。

铅（金类）：味甘，无毒。禀北方壬癸阴极之精，生蜀郡平泽银坑之所。性濡色黑，能入五金。止反胃呕哕，更镇心安神。熔出铅灰：堪治瘰疬。铅霜：性冷。依法炼成，涂木瓜失酸，因属金制木。止惊悸驱热，逐中风实痰。铅丹：即黄丹。制炒有法。考其性味辛寒，飞炒得宜。煎膏必用。散毒生肌，金疮住痛。

发明：好古曰：黑铅属肾。时珍曰：铅禀北方壬癸之气，阴极之精，其体重实，其性濡滑，其色黑，内通于肾，故《局方》之黑锡丹、《宣明》补真丹皆用之。得汞交感，即能治一切阴阳淆混，上盛下虚，气升不降，发为呕吐眩晕、膈噎反胃、危笃诸症。所谓镇坠之剂，有反正之功，但性带阴毒，不可多服，恐伤人心胃耳。铅性又能入肉，故女子以铅圈纴耳，则自穿孔；实女无窍者，以铅作挺，日日纴之，久久自开，尚能生育，真神妙之物也。又铅能变化为胡粉、黄丹、密陀僧、铅白霜，其功用亦各稍异同。密陀僧镇坠下行，胡粉入气分，黄丹入血分，铅白霜专治上焦胸膈者也。又方士铸铅为梳，梳之令须发光黑，有方药煮更妙。颂曰：铅霜性极冷，治风痰及婴儿惊滞药，今医家用之尤多。时珍曰：铅霜乃铅汞之气交感英华所结，道家谓之神符白雪，其坠痰去热，定惊止泻，盖有奇效，但非久服常用之物耳。病在上焦者，宜此清镇。成无己曰：仲景龙骨牡蛎汤中用铅丹者，乃收敛神气以镇惊也。时珍曰：铅丹体重而性沉，味兼盐矾，走血分。能坠痰去怯，故治惊痫癫狂、吐逆反胃有奇功；能消积杀虫，故治疳疾、下痢、疟疾有实绩。能解热拔毒，长肉去瘀，故治恶疮肿毒，及入膏药，为外科必用之物也。**震亨曰：**一妇因多子，产中服铅丹二两，四肢冰冷，食不入口。时正仲冬，急服附子理中数十剂乃安。谓之凉无毒，可乎？

镇按：铅本无毒，凉而性重，多服则中气尽下，焉有不肢冷畏食者乎？理中加附子，深有旨矣。元气虚者，切戒服此。

粉锡（金类）：味辛，性寒，无毒。亦系铅烧，名曰胡粉（即妇人敷面者是）。治痈疽瘘烂，消胀闷坠痰，治疥癣胡臭[3]，黑须发，堕胎。入酒去酸味，收蟹不沙。

发明：时珍曰：胡粉即铅之变黑为白，其体用虽与铅及黄丹同，而无硝盐火烧之性，内有豆粉、蛤粉杂之，只入气分，不入血分，此为稍异。人服之则大便色黑，此为还其本质，所谓色坏还铅也。入膏可代黄丹。

密陀僧（金类）：味咸辛，气平，有小毒（眉批：密陀僧有毒，入敷贴药有效。但不入丸散，盖今之陀僧尽是炉底，非产自波斯国者）。原产波斯古国，此名盖本古音，今各处煅银冶中尽识明煎灰脚。体质坚重，击碎金色者佳。绝细研之，可入膏药。除面上瘢黚，消积杀虫；擦顽癣癜风，并涂胡臭。镇惊定心，消肿止嗽。

发明：时珍曰：密陀僧得铅银之气，其性重坠下沉，直走下焦，故能坠痰、止吐、定惊痫、治疟、消疮肿。按洪迈《夷坚志》云：惊气入心络，喑不能言，用密陀僧一匕，茶调服即愈。盖惊则气乱，密陀僧重以去怯而平肝也。

生铁（金类）：味辛，气微寒，无毒。出闽广。畏磁石。难做丸散正用，煅赤淬酒煎汤。熊虎咬伤，取汤日洗。耳聋含铁口中，耳塞磁石乃效。铁精：炉中飞出如尘，紫色、清虚者妙。疗惊悸、心神不足，小儿痫症亦宜。铁浆：乃铁浸水中，经久自浮青沫。主癫痫发狂，镇心气，退热。铁锈：着湿处即生，生铁上者妙。蜘蛛等伤，醋磨敷愈。恶疮疥癣，油磨可搽。铁华粉：气味咸平，系铁钢共煅，洒盐投醋自然生衣，刮研成粉。坚髓安神，祛风强志。针砂：乃针上磋末。治黄肿须酽醋煮干。熟铁：名曰柔铁。凡经打造铁器是也，如铁斧淬汤。治妇人产难立效。秤锤：淬酒，治产后血瘕如神。剪刀股：煎汤，驱小儿惊风。磨刀水：煨药，止肝气作痛。马啣[4]铁：治儿女痫疾。车辖铁：即车轴铁辖头也。除喉痹塞疼。铁锁：塞鼻（磨取末，猪脂和丸，绵裹塞），去息肉而齆[5]通。锁匙：醋煎，治血噤而声出。各有取义，治疾多奇。

发明：时珍曰：铁于五金色黑配水而性制木，故痫疾宜之。《素问》治阳气太盛，病狂善怒者，用生铁落，正取伐木之义。按陶华云：铁锈水和药服，性沉重，最能坠热开结有神也。

镇按：余治一妇胃疼不纳食，六脉尽弦，余以磨刀水煎六君子汤加远志、白芍药、南木香、青皮、木通，应手而愈。亦借金平木之义也。

自然铜（金类）：气味辛平，无毒。产有铜处所，形大小方圆，色系青黄，非经矿炼。制宜煅红醋粹，末须研细水飞。治跌扑，接骨续筋；疗折伤，散血止痛。

发明：宗奭曰：有人以自然铜饲折翅雁，后遂飞去。今人治打跌伤者，研细水飞，同当归、没药各半钱，酒调服，仍手摩病处。**震亨曰：**自然铜，世以为接骨妙药，然非煅不可用，若新出火者，其火毒与金毒相扇，更挟香药热毒，虽有接骨之功，燥散之害甚于刀剑。戒之。**时珍曰：**自然铜之功与红铜屑同等，但骨接之后即当理气活血，不当多服也。

镇按：自然铜治心气痛，消项下瘿，皆取其得金气而重坠也。红铜亦能续骨染须，性虽燥涩，能入血分，欲其不燥，须以当归等血药相须并使，则庶几可耳。

铜青（金类）：味酸气平，微毒。生熟铜上者佳。主风眼出泪，恶疮疳蚀，杀虱杀虫，吐风壅痰塞。

发明：时珍曰：铜绿即铜青，乃铜之液气所结，酸而有小毒，能入肝胆，故明目、杀虫、吐风痰、杀疳虫也。

【校注】

[1] 堥（wǔ）：瓦器，供煎药用。亦即有盖瓦盒子。

[2] 飞廉：药名。出《神农本草经》。又名大力王、天荠、刺打草。为菊科植物飞廉的全草或根。苦，平。有凉血止血、祛风清热、利湿消肿的功效。

[3] 胡臭：即狐臭。

[4] 马唧：即马衔。马嚼子。

[5] 齆（wèng）：因鼻孔堵塞而发音不清。

【评析】

雄黄、硫黄、铅丹、密陀僧、铜青均可杀虫，雄黄还可解毒，多入丸散剂，不入汤剂；硫黄还有补火助阳作用；铅丹可拔毒生肌，多入外用药；密陀僧能坠痰镇惊，敛疮；铜青可退臀去腐，因均有毒，故不可久用，以免中毒。生铁能平肝镇惊。自然铜能续筋接骨、散瘀止痛，何镇认为其性燥涩，能入血分，欲其不燥，须以当归等血药相须并使。

【原文】

紫石英（玉类）：紫白石英：味甘辛，气温，无毒。产泰山。色五种，余不堪服，只取紫白，研细水飞。使资长石，畏附子、扁青，恶黄连、麦句[1]。紫石英：类水晶明。入心肝二经，治妇人子户风寒，经十年不孕；疗男子寒热邪气，致咳逆异常。定惊悸，且补心虚；填下焦，尤安魂魄。白石英：二三寸长，白莹光明。专入肺脏，治咳逆，胸膈久寒；理消渴，阴痿不振。治肺痿肺痛，止吐脓吐血。

发明：好古曰：紫石英入手少阴、足厥阴二经。权曰：虚人惊悸不安者，宜加用之。女子服之令有子。颂曰：《乳石论》云，无单服紫石者。张文仲《备急方》有镇心单服紫石煮水法。胡洽及《千金方》则多杂诸药同用。今治妇人方及心病，时有使者。时珍曰：紫石英，手少阴、足厥阴血分药也，上能镇心，重以去怯也；下能补肝，湿以去枯也。心生血，肝藏血，其性暖而补，故心神不安，肝血不足，女子血海虚寒不孕者宜之。《别录》言补心气，甄权言补肺气，殊昧也。**藏器曰**：湿可去枯，紫白石英是也。**时珍曰**：白石英，手太阴、阳明气分药也，治痿痹、肺痈枯燥之疾。但系石类，不可久服。**宗奭曰**：紫白石英攻疾可暂煮汁用，未闻久服之益。张仲景只令㕮咀，不为细末，岂无意焉？

镇按：金石之药，古人服之必发毒，况古人未服者乎！存此备考耳。

金屑（金类）：味甘，气平，无毒。随处俱生，益州独胜。畏水银、锡，误犯色变，得余甘子相感体柔。古方紫雪用之，盖亦假其气耳。金屑即金箔揉成。安魂魄，养精神。定癫病狂走，止惊悸风痫。故幼科丸锭咸用为衣。未炼生金有毒，犯之鹧鸪肉能解。

发明：**颂曰**：金屑古方不见用者，惟作金箔入药甚便。又古方金石凌、红紫雪辈，皆取金银煮汁，此通用经炼者，假其气尔。**时珍曰**：金乃西方之行，性能制木，故疗惊痫风热肝胆之病。而古方罕用，惟服食家言之，云以豕负革肪、苦酒，炼之百遍即柔，或以樗皮治之，或以牡荆酒、磁石消之为水，服法甚多，云成地仙，盖自秦皇汉武流传而来。岂知血肉之躯，水谷为赖，可能堪此金石重坠之物久在肠胃乎？求生而丧生，可谓愚也矣。

银（金类）：味辛，气平，有毒。多产宣饶坑中。畏石亭脂、磁石，恶白锡一物。银屑：即银箔调碎。治谵妄恍惚，止狂热惊痫。定志养神，功胜紫雪。

发明：**时珍曰**：生银初煎，出如缦理，乃其天真，故无毒。镕者投以少铜，则成丝纹金花，铜多则反败银，去铜则复还银，而初入之铜终不能出，作伪者又制以药石铅锡，且古法用水银煎消，制银箔成屑入药，所以银屑有毒，银本无毒，其毒即诸物之毒也。今人用银器饮食，遇毒则变黑，或服毒及中毒而死者，亦以银物探试之，则银之无毒于此可征矣。其入药亦是平肝镇怯之义，故《太清服炼书》言银禀西方辛阴之神，结精为质，性刚戾，服之伤肝是也。《抱朴子》云银化水服，可成地仙者，亦方士谬言也，不可信。**敩曰**：

凡使金银铜铁，只可浑安药中煎服，借气以生药力而已，如研炼服之，能消人脂。

镇按：安胎止胎痛，必用纹银浑煎（眉批：浑煎谓整煎也），盖纹银则无毒也。

禹余粮（石类）：味甘，气寒，无毒。采从潞州（山西），形如鹅卵，外裹重叠，内末细黄，火煅醋淬（飞去砂土）。使宜牡丹。疗血闭癥瘕，治赤白带下；主崩中日久，固大腑涩肠。石中黄：外裹亦然，中则皆水。太乙余粮：外壳中藏亦如上件，而主治亦不相远。

发明：镇按：太乙余粮、禹余粮、石中黄三物，考较诸说，皆模糊不清。惟李子濒湖云三者本是一物，但出处有山水之分尔。何也？按《别录》言，禹余粮生东海池泽及山岛，太乙余粮生泰山山谷，石中黄出有余粮处，乃壳中未成余粮黄浊水也。据此，三者岂非一物乎？生于池泽者，为禹余粮；生于山谷者，为太乙余粮；其中黄浊水为石中黄水，凝结如粉者，为禹余粮，凝干如石者，为石中黄。其说本明，而注者妄出己见，反致义晦。晋宋以来，不分山谷、池泽，故通呼为太乙禹余粮也。寇宗奭及医方乃用外面石壳，殊昧未成余粮时是黄浊水之说。其壳粗顽不入药用。如此辨别，其理自明，惜前人未之详焉。

石青（石类）：味甘，气平，无毒。产朱崖山谷、武都朱提，采无时。《本经》取名扁青，即今画工用者是也。破积聚，解毒气。敛久溃痈疽，治目痛目暗。空青：形圆大而空，其中有浆（即名杨梅青，是其壳也）。利九窍，通血脉。明目去翳，瞳人破坏者能医。曾青：味酸，小寒，无毒。产有铜处所。治疗与空青甚同，但形则层层而叠。

发明：时珍曰：东方甲乙，是生肝胆，其气之清者为肝血，其精英为胆汁，开窍于目，血为五脏之英，皆因而注之为神，胆汁充则目明，汁减则目昏。铜亦青阳之气所生，其气之清者为绿，犹肝血也；其精英为空青之浆，犹胆汁也。其为治目神药，亦以类相感耳。曾青治目，义同空青，古方辟邪太乙神精丹用之。

胆矾（《本草》名石胆。石类）：味酸苦辛，气寒，有毒，真者出蒲州虞乡（山西）。成块如鸡卵圆大，颜色清翠不夺[2]琉璃。今市家多以青矾假充，不可不细择也。畏辛夷、白薇及芫花、菌桂，水银为使，化铁成铜。治鼠瘘恶疮，并喉蛾恶毒。吐风痰，除痫；杀虫蛊，坚齿。

发明：时珍曰：石胆气寒，味酸而辛，入少阳胆经。其性收敛上行，能涌风热痰涎，发散风木相火，又能杀虫，故治咽喉口齿疮毒有奇功也。周密《齐东野语》云：密过南浦，有老医授治喉痹垂死方，用真鸭嘴矾末，醋调灌之，大吐胶痰数升，即愈。临汀一老兵妻苦此，绝水粒三日矣，如法用之，果应。后屡用俱立效，神方也。又周必大《阴德录》，治蛊胀及水肿秘方，用上好明亮胆矾，米醋煮，以君臣药服之，胜如铁砂、铁蛾。盖此矾乃铜之精液，味辛酸，入肝胆制脾鬼故也。安城魏清臣治肿黑丸子，消肿甚妙，不传，即用此矾者。

代赭石（石类）：味苦甘，气寒，无毒。惟出代州（山西），多生山谷，色赤光泽，染指甲不渝。或难得真，牡蛎可代。火煅醋淬七度，方研细水飞。畏雄附（天雄、附子），使干姜。入少阳三焦及厥阴肝脏。治女人赤沃崩中，疗小儿疳痢痫疾。孕妇勿服，恐堕胎元。

发明：好古曰：代赭入手少阴、足厥阴二经。怯则气浮，重所以镇之。代赭之重，所以镇虚逆。故张仲景治伤寒汗吐下后心下痞硬、噫气不深（眉批：噫气不深，谓即胸中而起之声）者，旋覆代赭汤主之。用旋覆花三两，代赭石一两，人参二两，生姜五两，甘草三两，半夏八两，大枣十二枚，水一斗，煮六升，去滓，再煎三升。温服一升，日三进。时珍曰：代赭乃肝与包络二经血分药也，故所主治皆二经血分之病。昔有小儿泻后眼上（眉批：眼上，即天钓之症，眼上视也），三日不乳，目黄如金，气将绝。有名医曰：此慢惊也，宜治肝。用水飞赭石末，每服五分，冬瓜仁煎汤调下，果愈。

花蕊石（石类）：味酸涩，气平，无毒（旧无气味，今始尝之）。极大坚重，出自陕州。色类硫黄，黄间白点，最难得真，得之煅炼粉霜。治诸血症神效。男子用童便掺酒吞，女人以童便和醋服。金创血流，敷即敛口；产妇血晕，舐下立安。多服体即疏通，瘀血化为黄水。

发明：颂曰：花乳石[3]古方未有用者。近世以合硫黄同煅研末，治金创其效如神。有仓卒中金刃，不及煅炼者，但刮末敷之亦效。**时珍曰**：花蕊石旧无气味，今尝试之，其气平，其味涩而酸，盖厥阴血分药也。其功专于止血，能使瘀血化水，酸以收之也。又能下死胎，落胞衣，去恶血，恶血化则胎与胞无阻滞之患矣。东垣所谓胞衣不出，涩剂可以下之，故赤石脂亦能下胞衣，与此意同。葛可久治吐血计升斗，有花蕊石散；《和剂局方》治诸血及损伤、金疮、胎产，亦有花蕊石散，皆云能化血为水，则此之功，非寻常草木比也。

硝（卤石类）：朴硝：味苦辛咸，气寒，降也，阴也，有毒。生益州山谷有咸水之阳。初采淋水煎成，色青白为佳，黄赤者勿用（黄赤者杀人）。诸石药毒能化，六腑积聚堪驱。润燥粪，推陈致新；消痈肿，排脓散毒。伤寒发狂，停痰作痞为专；破血之能，妇人有孕勿服。芒硝：系再经煎炼凝结棱芒。功专破血，更主消痰。能通月经，难产亦效。洗心肝明目，涤肠胃去疼。风化硝：用布袋盛硝，冬月悬风际变白。治膏粱人，易化顽痰。玄明粉：用萝卜煮硝，露天空咸味竟去。老弱人微驱虚热，临服时只忌苦参。治心烦燥热，膈上虚炎。

发明：成无己曰：《内经》云咸味下泄为阴。又云咸以软之，热淫于内，治以咸寒，气坚者以咸软之，热盛者以寒消之。故张仲景大陷胸汤、大承气汤、调胃承气汤皆用芒硝，以软坚去实，热结不至坚者不可用也。**好古曰**：《本草》言芒硝利小便而堕胎，然伤寒有孕可下者，用此兼大黄引之，直入大肠，润燥软坚泻热，而母子俱安。《经》云：有故无殒，亦无殒也。此之谓软，以在下言之，则便溺俱阴；以前后言之，则前气后血；以肾言之，总大小便难、溺涩秘结，俱为水少火盛。《经》云：热淫于内，治以咸寒，佐之以苦，故用芒硝、大黄相须为使也。**元素曰**：芒硝气薄味厚，沉而降，阴也。其用有三：去实热，涤肠胃宿垢，破坚积热块是也。孕妇惟三四月及七八月不可用，余皆无妨。**时珍曰**：朴硝澄下，硝之粗者也，其质重浊。芒硝、牙硝结于上，硝之精者也，其质精明。甜硝、风化硝，则又芒硝、牙硝之去气味而甘缓轻爽者也。故朴硝只可施于卤莽之人，及合敷涂之药，若汤散服饵，必取芒硝、牙硝为佳。张仲景《伤寒论》只用芒硝，不用朴硝，正此义也。硝禀太阴之精，水之子也。气寒味咸，走血分而润下，荡除三焦、肠胃实热阳强之病，乃折制火邪药也。唐时赐群臣紫雪、红雪、碧雪，皆此硝和药炼成，通治积热神效，贵在用者审之。风化硝甘缓轻浮，故治上焦心肺痰热而不泄利。**杲曰**：玄明粉沉也，阴也。其用有去胃中实热，荡肠中宿垢。大抵用此以代盆消耳。**好古曰**：玄明粉治阴毒一句，非伏阳在内者不可用。若治真阴毒，杀人甚快。**震亨曰**：玄明粉火煅而成，其性当温。曰长服久服轻身，固胎，驻颜益寿，大能补益，岂理也哉？予亲见数友，不信予言而亡，故书此为戒。

硝石（即名焰硝）：味苦辛，气温，无毒。出陇西西羌咸卤之地。白色如霜，扫起淋汁，煎炼而成。消化五金八石。恶苦参菜（苦参、苦菜）、曾青。总之，味辛润燥、咸软坚、苦泻实耳。性上升，头痛欲死者吹鼻立效；散风热，喉风紧闭者吹入速痊。伏暑泻痢，合成甘露丸吞；内外障翳，和以丹脑点亮。

发明：时珍曰：硝石属阴，味辛苦微咸，而气大温，其性上升，水中之火也（眉批：硝石，气升则有之，温则未也）。故能破积散坚，治诸热病，升散三焦火郁，调和脏腑虚寒。与硫黄同用，则配类二气，均调阴阳，有升降水火之功，治冷热缓急之病。如今兵家造烽火铳机等物用硝石者，直入云霄，其性升可知矣。《本经》言其寒，《别录》言其大寒，正与龙脑性寒之谬误相似。凡辛苦之物未有大寒者，况此物得火则焰生，与樟脑、火酒（眉批：烧酒亦属阴火也）之性同，安有性寒、大寒之理乎？如朴硝则性寒下走，则不能上升也。《仓公传》云：菑川王美人怀子不乳，召淳于意诊，以莨菪药一撮，以酒饮之。复诊之，其脉躁，躁者有余病，即饮以硝石一剂，出血豆五六枚而安。此去结之征验也。

镇按： 如头痛欲死，吹鼻立安。心腹诸痛，和雄黄等分研，点目内眦而立止。风热喉痹，和僵蚕、脑子、官硼吹之速开。伏暑泻痢，合硫黄、白矾、滑石，飞面水丸，服之速效。此数者，皆风热暑毒郁结之症，由硝石能冲发之而愈也。其理甚明，自非性寒已也。

矾石（卤石类）：味酸，气寒，无毒。颜色五般，出产数处。初皆石，全凭炼就，极精者无越晋矾。畏麻黄，恶牡蛎，为使甘草，凡用皆同。白矾治病，生煅随宜。去鼻中息肉，止泻痢脱肛。洗目疼，劫喉痹。蜡矾丸和黄蜡丸吞，平痈肿，乃护膜要药；稀涎散合皂荚末吹，吐风痰，为通窍神方。

发明： 时珍曰：矾石之用有四：吐利风热之痰涎，取其酸苦而涌泄也；治诸血痛脱肛、阴挺疮疡，取其酸涩而收也；治痰饮、泄痢、崩带、风眼，取其收而燥湿也；治喉痹、痈疽、中蛊、蛇虫伤螫，取其解毒也。按李迅《痈疽方》云：凡人病痈疽发背，不问老少，皆宜服黄矾丸。服至一两以上，无不作效，最止疼痛，不动脏腑，活人不可胜数。用明亮白矾（生研）一两，净黄蜡七钱溶化，和丸梧子大。每服十丸，渐加至二十、三十丸，熟水送下。如未破则内消，已溃即敛口。如服金石发疽，以白矾末一二匙，温酒送下，亦三五服见效。一人遍身水疱，状如蛇头，服此亦效。诸症俱称奇验，但日服须以百粒则有力。此药不惟止痛生肌，能防毒内攻，护膜止泻，托里化脓之功甚大，服至半斤尤佳，不可欺其浅近，要知白矾大能解毒，为外科良药。

绿矾（卤石类）：味酸，气凉，无毒。出温泉（隰州属县）、铜陵（池州属县），煎矾处生焉，名为皂矾，烧之则赤，又名绛矾。除黄肿，燥脾湿，亦治喉风、甲疽延烂、癣疥恶疮、口眼诸病。黄矾：丹灶所须，染皮亦用。更治恶疮，灭瘢亦妙。

发明： 时珍曰：绿矾酸涌涩收，燥湿、解毒、化涎之功与白矾同，而力差缓。按《张三丰仙传方》载伐木丸，治脾土衰弱，肝木气盛，木来克土，病则心腹中满，或黄肿如土色。用苍术二斤（米泔水浸二宿，黄酒曲拌炒赤色）、皂矾一斤（醋拌炒干，入瓶封煅），为末，醋糊丸梧子大。每服三四十丸，好酒、米汤任下，日二三服。时珍尝以此丸加平胃散，治一贱役中满，果有神效。**颂曰**：刘禹锡《传信方》治喉痹，用皂矾同好米醋研，含咽汁立瘥。方出李谟。

磁石（当作慈石）：味苦咸，无毒。乃铁之母，惟有铁处则生，南海虽多，慈州（属河南）充贡[4]，能吸铁物，母见子连之义。火煅醋淬七次，罗细，水飞数遭。专杀铁毒，惟使柴胡，恶石脂、莽牡（莽草、牡丹）。为重可去怯之剂。强骨气，益肾脏，通关节，塞耳聋（绵裹豆大塞耳，口含生铁，觉有风雨声则通矣）。磁石毛：功力更胜。生石细孔上轻紫，研入醇酒内调吞。扫疮瘘以长肌肤，补绝伤而益阳道。止小便频数，开老眼光明。肾虚耳聋，每多取效。玄石：即慈石，无孔而黑，力劣，入剂无能。聊备此名，以备参考。

发明：时珍曰：慈石法水，色黑而入肾，故治肾家诸病而通耳明目。一士人频病目，渐觉昏暗生翳，以东垣羌活胜风汤加减法与服，而以慈珠丸佐之，两月如故矣。盖慈石入肾，镇养真精，使神水不外移；珠砂[5]入心，镇养心血，使火不上侵；而佐以神曲，消化滞气，生熟并用，温养脾胃生发之气，乃道家黄婆媒合婴姹之理，制方者窥造化之奥乎？方见孙真人《千金方》神曲丸，但云明目，百岁能读细书，而未阐明方药之微义也。

● 【校注】

[1]麦句：指麦句姜。天名精的别名。又名野烟、癞格宝草、挖耳草、臭草。为菊科植物天名精的全草。辛、寒，有小毒。有清热解毒、祛痰、散瘀止血的作用。

[2]忝（tiǎn）：辱，有愧于。

[3]花乳石：即花蕊石。

[4]充贡：充作贡品。

[5]珠砂：指大颗粒珠宝型朱砂，名辰砂。传统名光明砂。

● 【评析】

紫石英、磁石均有安神作用，然紫石英镇心而定惊，且可温肺暖宫；磁石重镇而潜阳，且可纳气平喘。禹余粮、代赭石、花蕊石均可止血，但禹余粮性涩收敛，并涩肠止泻；代赭石平肝、镇逆；花蕊石又能化瘀。芒硝为含水硫酸钠，以泻热通便见长。绿矾为含七水硫酸亚铁，可补血，并燥湿杀虫。矾石即明矾，为含水硫酸铝钾，有燥湿杀虫、化痰止泻止血作用；硝石为硝酸盐钾，有消瘀破积、利水解毒作用，《金匮要略·黄疸病脉证并治》载硝石矾石散治女劳疸，乃取消瘀逐湿之效。

● **【原文】**

石燕（石类）：味咸（《唐本》云甘），气凉，无毒。形略似燕，故以为名。妇人产难，两手各握一枚即产；小儿疳疾，火煅醋淬制服立瘥。水煮服治淋，摩点眼去翳。牙疏摇痛，研擦令坚。石蟹：气味同前。形全似蟹。摩去目翳肿疼，服除腹中蛊毒。石蛇：盘曲似蛇，但无头尾，内空红紫，又似车螺（左盘者佳）。解金石毒药。石蚕：摩服，破血除淋。

发明：时珍曰：石燕性凉，乃利窍行湿热之物。宋人修《本草》，以禽部石燕、食钟乳者混收此类下，故世俗咸谓助阳，误之甚矣。

镇按：石燕性凉，故清淋、治疳、去翳，若云助阳，与此反矣。而石蟹、石蛇、石蚕，皆清凉之品耳。

蓬砂（卤石类）：味咸凉，气温，无毒。出西戎者色虽白而味焦功缓，产南番者色微褐而味和力强。大块妙，光莹良。和绿豆收藏，庶形色不伐。治喉咙肿痛，去膈上热痰。含化咽津，缓以取效。

发明：颂曰：今医家用硼砂治咽喉，最为要药。宗奭曰：含化咽津，治喉中肿痛，膈上痰热。初觉便治，不成喉痹，盖缓以取效也。时珍曰：硼砂味甘、微咸而气凉，色白而质轻，故能去膈之热。《素问》云：热淫于内，治以咸寒，以甘缓之是也。其性能柔五金而去垢腻，故治噎膈、积聚、骨哽、结核、恶肉、阴溃咸用此者，取其柔物也；治痰热、眼目障翳用之者，取其去垢也。按洪迈《夷坚志》云：鄱阳汪友良，误吞一骨哽之，百计不出。恍惚梦一神曰，惟南蓬砂最妙。遂取一块含化咽汁，脱然而失。此软坚之征也。《日华》言其苦辛暖，误矣。

镇按： 凡软坚化痰之物，自当咸凉，然镇亲尝之，亦未觉苦辛，自是《日华》言误而李氏之言当矣。

硇砂（卤石类）：**味酸苦辛，气温，大毒。近边州郡俱有，西戎出者为奇，形质如牙硝光明。水飞去土石，重煮。忌羊血勿犯，畏浆水须知。因多烂肉之功，外科每用去腐，眼科亦用去翳开明**（眉批：硇砂去翳故能，但性能腐烂，不可妄用）。**生用化人心为血，中毒研绿豆汁解除。**

发明：时珍曰： 硇砂，大热有毒之物，噎膈反胃、积块内癥之病用之则有神效。盖此等疾皆起于七情饮食所致，痰气郁结而成，有形妨碍道路，吐食胀痛，非此物不能消化，岂能舍之？其性善烂金银铜铁，庖人煮硬肉，入硇砂少许即易烂，可以类推矣。所谓化人心为血者，亦甚言其不可多服尔。张果《玉洞要诀》云：北庭砂秉阴石之气，含阳毒之精，能化五金八石，去秽益阳，其功甚著，力并硫黄。又独孤滔《丹房鉴源》云：硇砂性有大毒，为五金之贼，有瘤冷之疾，则可服之，疾减便止，多服则成拥塞痈肿之患。二说甚明，而唐宋诸医乃有单服之法，盖欲其助阳以纵欲，而不虞其损阴以发祸也。唐慎微已收入《本草》，今姑存之，以备考者知警耳。

炉甘石（石类）：**味甘，气温，无毒。产金处出者为上，故色微黄，状如羊脑松酥，舐则粘舌。主明目去翳，退赤肿烂弦。收阴汗湿痒，消毒肿生肌。**

发明：时珍曰： 炉甘石阳明经药也，受金银之气，故治目为要药。

无名异（石类）：**味甘，气平，无毒。出川广山中及江南近地。色黄微黑，石质土形**（如石子而大小不等）。**收湿生肌，续骨住痛。**

发明：时珍曰： 按《外丹本草》云：无名异，阳石也。昔人见山鸡被网损足，脱去，衔一石摩其损处，遂愈而去。乃取其石理折伤大效。用以煮蟹去腥，炼桐油去水气，涂剪剪灯则灯自断也。

井泉石（石类）：味甘，气大寒，无毒。出深州剧村者胜，近道田中掘地亦有。形大小不等，内实外圆，质重重相叠，礜石颇肖。主解诸经蕴热，心经热结齐驱；治小儿眼疳翳膜，青盲赤肿俱退。

发明：**镇按**：井泉石非出自井中也，为其性寒，能驱诸经积热故也。

石炭（石类）：味甘，辛温，有毒。南北诸山产处亦多。其黑如墨，烧之代薪。止金创血出不已，疗妇人血气刺疼。火丹延漫，酽醋磨敷。

发明：**镇按**：石炭即今之煤炭也。出处颇多，各省俱有。民取以代薪，获利甚重。治疾当选坚如石者佳。昔年河中池内淘出黑泥，晒燥亦可作薪，丹阳县练湖亦出，民间取者甚多，但烧之作臭气，且不治病。

食盐（卤石类）：味咸，气寒，无毒。生近海之地，亦有煎煮而成。为调馔之需，入药仗漏芦为使，如单用炒化汤中。堪洗下部蚀䘌，能吐中风痰癖，甦心腹卒疼，塞牙缝出血。少用引药归肾，过用伤金致咳。蚯蚓毒伤亦堪涤洗，水肿咳嗽全禁勿食。调五味，消宿食，固牙齿，明眼目。

发明：**弘景曰**：五味之中，惟此不可缺。西北之人食不耐咸，而少病多寿好颜色；东南之人食极喜咸，而少寿多病，便见损人伤肺之效。然以浸鱼肉，经久不败；沾布帛，则易致腐坏，所施有宜有不宜也。**宗奭曰**：《素问》云咸走血，故东方食鱼盐之人多黑色，走血之验可知。病喘嗽水肿者，须全禁之（眉批：前贤于喘咳、水肿、蛊胀，谆谆以禁盐为第一义，后人不知遵守，所以此等症痊者寥寥）。北人用盐醃尸，取其不坏也。其烧剥金银熔汁作药，仍须解州大盐为佳。**时珍曰**：《洪范》：水曰润下作咸。《素问》曰水生咸。此盐之根源也。夫水周流天地之间，润下之性无所不在，其味作咸，凝结为盐，亦无所不在。在人则血以应之，盐之气味咸腥，人之血亦咸腥。咸走血，血病无多食咸，多食则血凝注而变色，从其类也。煎盐者用皂角收之，故盐之味微辛，辛走肺，咸走肾，故喘嗽、水肿、消渴者，盐为大忌，或引痰吐，或泆[1]血脉，或助水邪故也。然百病用盐处甚多，服补肾药用盐引归本脏；补心药用炒盐，心苦虚，以盐补之也；补脾药用炒盐，虚则补母，脾为心之子也；治积聚结核用盐，以其软坚也；诸痈疽、眼目及血病用之者，咸走血也；诸风热病用之者，寒胜热也；大小便病用盐者，能润下也；骨病齿病用盐者，肾主骨、咸入骨也；吐药用盐者，咸引水聚也，能点豆腐，与此同义；诸蛊及虫伤用之者，解毒也。颂曰：唐柳柳州[2]纂《救三死方》，元和十一年十月得霍乱，不得吐泻，出冷汗三斗许，气欲绝。河南房伟传用盐一大匙（熬令黄）、童子小便一升，合和温服，入口即吐利得出，绝气复通矣。

戎盐（即青盐。卤石类）：味咸，气寒，无毒。产西番盐山。形大小不一，色青赤二种。镂兽形辟恶，助水脏益精气。除五脏癥结，坚牙齿明目。止诸衄溺血，杀中蛊解毒。

发明：宗奭曰：戎盐甘咸，功在却血入肾，治目中瘀赤涩昏。时珍曰：戎盐功同食盐，不经煎炼，味咸而甘，入药似胜。

镇按：方中每用青盐，与食盐同用，亦因青盐和缓故耳。

光明盐（一名水晶盐。卤石类）：味咸甘平，无毒。山水并产。色洁光明，故得斯名。治诸上部风热，头痛目赤宜之。

发明：时珍曰：光明盐得清明之气，盐之至精者也，故入头风、眼目诸药。

镇按：光明盐有山产者，出山厓之间，在陵凤、永康诸处；水产者出西域诸处，金幼孜《北征录》云：北地有盐海子，出盐如水精。盖亦戎盐之类也。

卤碱（释名寒石，又石碱。卤石类）：味咸苦，气寒，无毒。形如石，色具仓黄，出山西平野大谷。即盐卤澄滓凝坚如石之称。软坚积，去湿热，下蛊毒，消痰癖，清胃火，柔肌肤。

发明：镇按：卤碱，《别录》云生河东池泽，陶氏云黑盐即此，又云是煎盐釜下凝滓，苏恭云是碱土，苏颂云竟是并州之盐，张机云即是盐卤，而时珍言是盐卤澄下之滓。盖卤从盐出，其味咸苦，不堪入口，沾舌则碎，碱从卤出，故味亦咸苦也。其软坚化积、清火、柔肌、化痰、杀虫，皆因味咸苦；去热解毒，因其性寒，故治以上诸病也。

玄精石（一名玄英石。卤石类）：味咸，气寒，无毒。道处盐仓土内皆生，惟取蒲解二州者妙。质系石，色青白，亦有微红，形六角，背如龟，火煅如雪。禀太阴之精而成，复能治伤寒阴毒。和以硇、硫、硝石，引诸热直入阴经，俾无格拒之寒，抑且能解肌出汗。善驱心腹积聚，亦因其味咸寒。

发明：颂曰：古方未见用，近世补药及伤寒药时用之。其最著者，治伤寒正阳丹能出汗也。**时珍曰：**玄精石禀太阴之精，与盐同性，其气寒而不温，其味甘咸而降，同硫黄、硝石治上盛下虚，救阴助阳，有扶危拯逆之功。故铁瓮先生来复丹用之，正取其寒配硝硫之热也。《开宝本草》言其性温，误矣。

镇按：玄精石，以其出处并形质而言，皆属至阴，产久积盐仓土内，形质六角如龟，皆有龟脊，大小片片相若，于理昭然，何《开宝本草》反言其气温乎？毋乃因其能治伤寒阴毒而遂随文开载，不加玩索耶？镇细究其用硫、硇、硝石诸性热阳药，若不夹一至阴之味，则病阴已极，寒气拒格，药不相入，病何能去？盖古人立方，其旨深矣。镇特为厘正，俟高明鉴焉。

石灰（石类）：味辛，气温，性烈而涩，无毒。采诸山之石，纵烈火烧成。水沃解者力劣，风吹解者力优。伏硫黄，除锡晕，醋浸一宿，牛胆装干。敷金疮止血，熏产户阴收（产后阴不合，熏洗即收）。和白糯米蒸熟，点痣疣去根；同诸灰汁熬膏，决痈疽破口。

发明：弘景曰：石灰性至烈，人以度酒饮之，则腹痛下痢。古今多以构塚用，捍水而辟虫。故古塚中水洗诸疮皆愈。**恭曰：**《别录》及今人用疗金疮，止血大效。若五月五日采蘩[3]缕、葛叶、鹿活草、槲叶、芍药、地黄叶、苍耳叶、青蒿叶，合石灰捣为团，晒燥，末，敷金伤止血大效。**权曰：**止金疮血，和鸡子白、败船茹[4]甚良。**颂曰：**古方多用合百草末团风干，治金疮甚妙。今时以腊月黄牛胆汁搜和，再别以胆盛，风干，殊胜草药。**时珍曰：**石灰止血神效，可称神品。但着水即能烂肉。

镇按：丹阳丁氏，曾敬事仙人尹蓬头，传治髭疮方，用多年石灰和百草，五月五日捣成团，风干为末，菜油调搽，神效。又《外台秘要》治卒发风疹，用醋浆和石灰涂，随手没，元希声侍郎秘方也。又《经验方》治蚯蚓咬人，其病如癞，眉、发、须皆落，以石灰水浸之即愈。

古墓中石灰名地龙骨：治顽疮瘘疮，收水敛口。舱船油石灰名水龙骨：治下身顽癣、血风、虫疮。

砒石（石类）：味苦酸，大热大毒。产信州者，其块大而色黄，生者能解热毒，见火则能杀人。畏绿豆、冷水，中其毒者以此解之。治疟疾，杀蚤虱。除齁喘，吐胸膈顽痰。蚀腐肉，堕胎孕，消癖积，枯痔杀虫。砒霜：即此石升炼而成。其气味皆同，而性味烈，人服钱许立死，虽绿豆、冷水，莫之能解焉。

发明：镇按：砒、硇、矾石，皆大热大毒之物。《本草》载药数千种，皆治病之物，疗病何尝不愈，而偏用此耶？镇亦收此入籍，正谓言其大毒，欲人知警，作鉴遗人，原不使人妄服也。

汤瓶内碱（卤石类）：**汤瓶碱：性温，味甘、微咸，无毒。瓦器内佳。消渴纵饮无数，粟糊丸，人参汤下可蠲。小儿口疮不愈，醋调末，卧书十字足心。**

发明：镇按：汤瓶内碱性是水而质成石，故能消水而引水归肾，则渴自蠲矣。

浮石（一名水花。石类）：**味咸，气平，无毒。生江海中，聚细沙而成，以海中者妙，煮汁饮。治消渴止淋，去目翳清金降火。消积块，化老痰。消瘿瘤结核，散疮肿疝瘕。**

发明：藏器曰：水花主远行无水止渴，和苦栝楼为丸，旦服二十丸，永不渴矣。震亨曰：浮石治老痰积块，咸能软坚也。时珍曰：浮石乃水沫结成，色白而体轻，其质玲珑，肺之象也；气味咸平，润下之用也，故入肺除上焦痰热，止嗽软坚，清其上源，故又治淋。按俞琰《席上腐谈》云：肝属木，当浮而反沉；肺属金，当沉而反浮。何也？盖肝实而肺虚也。故石入水则沉，而南海有浮水之石；木入水则浮，而南海有沉水之香。虚实之平反如此。

●【校注】

［1］泩（shēng）：水涨。水深广的样子。

［2］柳柳州：即柳宗元。唐文学家、哲学家。字子厚，河东解（今山西运城县解州镇）人。与刘禹锡等参加主张革新的王叔文集团，任礼部员外郎，失败后贬为永州司马，后迁柳州刺史，故称之。与韩愈皆倡导古文运动，同被列入"唐宋八大家"。著有《捕蛇者说》《三戒》《永州八记》等文，在哲学上有《天说》《天对》等论著。

［3］蘩（fán）：白蒿。

［4］败船茹：古时船上面用来遮雨的篷子上的烂草。

●【评析】

蓬砂即硼砂、炉甘石、石灰皆常作外用之药，硼砂能解毒防腐，炉甘石收湿敛疮，石灰解毒止血。无名异为软锰矿的矿石，有活血祛瘀、消肿止痛作用。海浮石、玄精石均有清肺化痰作用，海浮石还有软坚散结功效。砒石、硇砂等大毒之物，何镇明言收此入籍，为使人知警，不致妄服。

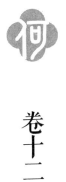

卷十二

水部

（分为二类：天、地）

● 【原文】

雨水（天水类）：味甘淡，气平，无毒。从天而降，兆民赖之以生，草木资之以发，但四时迭更，寒暑互易，雨性随天气而改，不可不一辨也。立春雨：其性平。是春升发生之气。以器接空中，不令沾地。主中气不足，壮年乏子者须吞。梅雨水：乃淫暑郁蒸，禀乎湿热之气。洗疮疥，灭瘢痕。液雨水：立冬令方取，纯乎肃杀之气。杀虫消积者宜煎。

发明：时珍曰：虞抟《医学正传》云：立春节之雨，其性平，是春升发生之气，故以煮中气不足、清气不升之药。又古方妇人无子，是日夫妇各饮一杯，入房即孕，取其资始发育万物之义也。藏器曰：梅雨沾衣，便生黑霉，以梅叶汤洗之始退。江淮以南，地气卑湿，五月月令，土润淫暑，过此，凡书画、衣物方可出晒。时珍曰：梅雨或作霉雨。月令芒种逢壬入梅，小暑后逢壬出梅。又以三月为迎梅雨，五月为送梅雨。此皆湿热之气，酿为霉雨，人受其气则生病，物受其气则生霉。

镇按：江南习尚受梅雨烹茶，其色味极美。用大缸装水，煅以赤炭，每缸数块，澄去滓，另以净瓮收贮，有留数年不变者。诸物与衣帛沾之则腐黑也。时珍曰：立冬十日为入液，至小雪则出液，斯时得雨为液雨，又曰药雨。百虫饮此皆伏蛰，春初惊蛰虫始出，故虫畏此水，可以洗疮。

潦水（天水类）：味甘，气平，无毒。雨多曰淫曰潦。能除内热不清，并调脾胃去热。

发明：无己曰：仲景治伤寒瘀热在里，身发黄，麻黄连轺赤小豆汤，煎以潦水者，取味薄而不助湿、利热也。

露水（天水类）：**味甘，气平，无毒。**秋露清肃，以盘承之，或以新布洗净收取，贮以瓷器，煎润肺杀虫之药。百草露：秋露未晞[1]时取。愈百疾，止消渴。轻身悦泽。八月朔日收取，摩墨点太阳穴，治头疼；点膏肓穴，治劳瘵，谓之天灸。百花露：令人好颜色。柏叶露、菖蒲露：并能明目，旦旦洗之。韭菜露：去白癜风，旦旦涂抹之。

发明：时珍曰：杨贵妃每晨吸花上露，以止渴解酲。番国有蔷薇露甚芬芳，云是花上露，未知是否。

镇按：蔷薇，中国取其花瓣，熏蒸如造烧酒法取者。诸花皆可蒸露，番国者不知如何造法也。

藏器曰：凡人身有疮未合者，一染春雨秋露即不知痒痛，身必反张，乃中风气与水气之毒耳。急以盐豉和面作碗合疮上，灸一百壮，出恶水数升，乃知痒痛而痊。

镇按：若如此说，则露水亦有毒欤？或一时毒虫游过，沾毒于露耳。惟凌霄花上露入目则令人损明，采露者不可不知。凡采花草间露，亦当避毒草恶花。

甘露（天水类）：**味甘，大寒，无毒。**降于树间，其凝如脂，其甘如饴。食之润五脏不饥。甘露蜜：生西域大食诸国。其味甘平不寒。主胸膈诸热，明目止渴。

发明：杜镐曰：甘露非瑞也，乃草木将枯，精华顿发于外，谓之雀饧。**时珍曰：**按《晋中兴书》云：王者敬养耆老，则降于松柏；尊贤容众，则降于竹苇。《列星图》云：天乳一星明润，则甘露降。《一统志》云：雅州蒙山常有甘露。**藏器曰：**甘露蜜生巴西绝域中。**时珍曰：**大食国秋时收露，朝阳曝之，即成糖霜。又《一统志》云：撒马儿罕，地在西番，有小草叶细如蓝，秋露凝其上，味如蜜，可熬为饧，彼人呼为达即古宾。

镇按：甘露与甘露蜜自是一类，不必重赘。

明水（即方诸水。天水类）：**味甘，气寒，无毒。**向月收之。明目定心，去小儿烦热，止渴。

发明：藏器曰：方诸，大蚌也。摩令热，向月取之，得水二三合，亦如朝露。阳燧[2]向日，方诸向月，皆能致水火也。时珍曰：魏伯阳《参同契》云：阳燧以取火，非日不生光；方诸非星月，安能得水浆。《淮南子》云：方诸见月，则津而为水。注者或以为石，或以为大蚌，或以为五石炼成，皆非也。按《考工记》云：铜锡相半，谓之鉴燧之剂，是火为燧、水为鉴也。高堂隆云：阳燧一名阳符，取火于日；阴燧一名阴符，取水于月，并以铜作之，谓之水火之镜。此说是矣。又干宝《搜神记》云：金锡之性，一也。五月丙午日午时铸为阳燧，十一月壬子日子时铸为阴燧。

冬霜（天水类）：甘寒，无毒。食之解酒，并酒后诸热面赤。和蚌粉敷暑月痱痤（凡收霜以鸡翎扫之，收瓷瓶置阴处，久亦不坏不耗）。

发明：时珍曰：阴盛则露凝为霜，霜能杀物而露则能滋物，性随时异也。

腊雪（天水类）：味甘，气冷，无毒。主解一切毒，治天行时气温疫，小儿热痫狂啼，大人丹石发动，酒后暴热。煎伤寒火暍之药，沫痱亦良。烹茶煨粥，洗目赤，止渴解热。

发明：时珍曰：按刘熙《释名》云：雪，洗也。洗除瘴疠虫蝗也。凡花皆五出，惟雪花六出，阴之成数也。冬至后第三戊为腊，腊前三雪，大宜菜麦，又杀虫蝗。腊雪密封阴处，数十年亦不坏；雪水浸五谷，则耐旱，不生虫蝗；洒雪水于几席间，则蝇自去；淹藏一切果食，不蛀蠹，岂非杀虫蝗之验乎。

镇按：腊雪治以上病，并凡事皆验。

雹（天水类）：味咸，气冷，有毒。不能治病，而反能致疾。

发明：时珍曰：按陆农师云：阴包阳为雹，阳包阴为霰，雪六出而成花，雹三出而成实，阴阳之辨也。

夏冰（天水类）：味甘，气寒，无毒。水凝于冬，窖藏过夏。解烦渴，消暑毒。**伤寒阳毒昏迷，冰熨膻中可解。**

发明：**藏器曰**：夏用暑盛食冰，应与气候相反，虽则宜人，入腹冷热相激，必致成疾。《食谱》云：凡夏用冰，只可隐映饮食，令气凉尔，不可食之。虽暂时称快，久当成疾。**时珍曰**：宋徽宗食冰太过，病脾疾，国医不效，召杨介诊之。介用大理中丸，上曰：服之屡矣。介曰：疾因食冰，臣因以冰调药，是治受病之原也。服之果愈。若此可谓活机之士矣。

镇按：食冰，亦有风土之宜与不宜也。如北京烘炕烧煤，煤有毒，食冰即解。他处则不能无病也，如丹阳吴蓉城御史，寓浙杭严道署，天炎盛，多用冰映于床坐之下，秋时成历节痛病，大服温补之剂而愈。

神水（天水类）：甘寒，无毒。**五月五日午时有雨，急伐竹竿中必有神水。主心腹积聚及杀三虫。**

半天河水（即上池水。天水类）：**味甘，微寒，无毒。主治鬼疰狂邪恶毒。**

发明：**弘景曰**：此竹篱头水，及空穴中水也。**宗奭曰**：半天河水，在上天泽之水也，治心病及以上诸病。**时珍曰**：《战国策》云：长桑君饮扁鹊以上池之水，能洞见脏腑。注云：上池水即半天河也。然别有法。

屋漏水（天水类）：**辛苦，有毒。可洗犬咬伤，以水浇屋滴土，取土敷之效。**

发明：**李廷飞曰**：檐水、屋漏水滴脯肉食之，成癥痕，生恶疮。又檐水滴菜亦有毒，不可食。

流水（千里水、东流水、甘澜水即劳水也、逆流水）：**味甘，气平，无毒。取多历科坎、来远流长之意。手足四末之疾，非此莫攻；大小二便留滞，用斯即利。甘澜水：取流水杓扬万遍，煮病后虚弱之药，及治五劳七伤、肾虚脾弱、阳盛阴虚、目不交睫、霍乱吐利、伤寒后欲作奔豚，皆取其柔而轻也。逆流水：主中风厥逆、头风、宣吐关格、痰饮、咽喉诸病。**

发明：藏器曰：千里水、东流水二者，皆堪荡涤邪秽，禁咒神鬼。潆污行潦，尚可荐之王公，况其灵长者哉。《本经》云：东流水为云母石所畏。炼云母用之，与诸水不同，取其效也。**思邈曰**：江水远流，顺势归海，不逆上流，用以治头，必引归下。故治五劳七伤羸弱之病，煎药宜劳水、陈芦火，取其水不强、火不盛也。如无江水，即以千里东流水代之。**时珍曰**：劳水即扬泛水，张仲景谓之甘澜水。用流水二斗，置大盆中，以杓扬千万遍，有沸珠相逐，乃取煎药。盖水本咸而体重，劳之则甘而轻，取其不助肾气而益脾胃也。虞抟《医学正传》云：甘澜水甘温而性柔，故煮伤寒阴证等药用之。顺流水性顺而下流，故治下焦腰膝之症，及通利二便之药用之。急流水，湍上峻急之水，其性急速而下达，故通二便、风痹药用之。逆流水，洄澜之水，其性逆而倒上，故导吐痰饮之药用之也。**宗奭曰**：东流水取其性顺速下，通膈下关也。倒流水取其回旋流止，上而不下也。**张从正曰**：昔有患小便不通，众医不能治，令取长川急流之水，即煎前人之剂，一饮立溲，水可不择乎？

井泉水（地水类）：**井华水**（即天明第一汲之水）：气味甘平，无毒。主酒后热痢泻痢，驱煤火烧酒等毒。心神狂乱，痰火阴虚，煎药最效；大惊九窍，指歧出血，噀[3]面立收。口臭难闻，漱吐于厕；消渴热淋，饮此可痊。新汲水：蒙汗药毒、闭口椒毒，饮之立解；衄血不止、跌伤肠出，喷之即收。

发明：**颖曰**：井水疗病利人。平旦第一汲为井华水，与诸水不同。必择远从地脉来者为上，若从近处河港流来者次之。其城市逼近沟渠，污浊渗入者有碱，用时须煎滚、澄去碱然后用之，否则气味俱恶，不可用。**时珍曰**：凡井以黑铅为底，能清水散结，人饮之无疾。入丹砂镇之，令人多寿。按麻知几《水解》云：九畴昔访灵台太史，见铜壶之漏水焉。太史召司水者曰：此水已三周环，水滑则漏迅，漏迅则刻差，当易新水。予因悟曰：天下之水，用之灭火则同，濡稿则同，至于性从地变，质与物迁，未尝同也。故蜀江濯[4]锦则鲜，济源烹楮则晶。南阳之潭渐于菊，其人多寿；辽东之涧通于参，其人多发。晋之山产矾石，泉可愈疽；戎之麓伏硫黄，汤可浴疠。扬子宜荈[5]，淮菜宜醨；沧卤能盐，阿井能胶。澡垢以污，茂田以苦。瘿消于藻带之波，痰破于半夏之泇。冰水咽而霍乱息，流水饮而癃闭通。雪水洗目赤退，咸水濯肌疮干。菜之为齑，铁之为浆；曲之为酒，蘖之为醋。千派万种，言不可尽，至于井之水一也，尚数名焉，况其他者乎？反酌而倾曰倒流，出甃[6]未放曰无根。无时初出曰新汲，平旦首汲曰井华。夫一井之水而功用不同，岂可烹煮之间，将行药势，独不择夫水哉？正如张子和治溺闭药则一也，但易以长川急流之水，一饮而立溲。又《灵枢经》治不瞑者，半夏汤用千里流水同意味。后之用水者，当如子和之法为制，予于是作《水解》。

镇按： 煎药必择水，理也。而今人尚有不择药者，以人命为戏，可胜慨叹！

● 【校注】

　[1] 晞（xī）：干，干燥。

　[2] 阳燧：又名"夫燧"。古人就日下取火的一种用具。崔豹《古今注·杂注》载："阳燧，以铜为之，形如镜。照物则影倒，向日则火生，以艾炷之则得火。"

　[3] 噀（xùn）：含在口中而喷出。

　[4] 濯（zhuó）：洗。

　[5] 荈（chuǎn）：指采摘时间较晚的茶。

　[6] 甃（zhòu）：以砖瓦砌的井壁。亦指井。

● 【评析】

　本节所列诸水用以煎药，或疗疾，可作参考。其中潦水、甘澜水《伤寒论》有载，分别作为麻黄连翘赤小豆汤和茯苓桂枝甘草大枣汤的煎煮水。何镇告诫，露水可因毒虫游过而沾毒于露，当避之。

● 【原文】

　节气水：立春、清明二节，贮水谓之神水：宜浸造诸风、脾胃虚损诸丹丸

散。寒露、冬至、小寒、大寒四节及腊日水：宜浸造滋补五脏及痰火、积聚、虫毒诸丹丸，并煮酿药酒，与雪水同理同功。立秋日五更井华水：长幼各饮一杯，免患疟。端午日午时雨：治造疟痢、疮疡、金疮、百虫蛊毒诸丹丸。小满、芒种、白露三节内水：并有毒，造药、酿酒醋，一应食物皆易败坏，人饮之亦生脾胃疾。

发明：时珍曰：一年二十四节气候，一节半月，水之气味随之变迁，此乃天地之气候相感，又非疆域之限也。《月令通纂》云：正月初一至十二日止，一日主一月。每旦以瓶注水称其轻重，重则雨多，轻则雨少。观此，则一日之内尚有不同，况一月乎。

醴泉（地水类）：味甘，气平，无毒。止热消渴，心腹痛，痓忤。以新汲者为佳，或就泉饮之。

玉井水[1]（地水类）：味甘，气平，无毒。产渚[2]有玉山厓。久服令人长生，体润，须发黑。

乳泉水[3]（地水类）：味甘，气温，无毒。近乳穴处流出，煎之上有盐花，久服肥健，能食，体润不老。

发明：时珍曰：近乳穴处流出之泉也，人取作饮酿酒，大有益。其水浓者，称之重于他水，煎之上有盐花。

温泉（地水类）：味辛，气热，有毒。凡山有硫黄、矾石处则有之。盖此水多作硫黄气，能洗诸风、筋骨挛缩及肌肤顽痹、手足不遂、疥癣风疠。浴后必大虚惫，可随病用药及饮食补养。无病人不可浴也。

发明：颖曰：庐山有温泉，方士往往教患疥癣、疠风人饱食，入池久浴，得汗出乃止，旬日自瘥。时珍曰：温泉有处甚多。按胡仔《渔隐丛话》云：汤泉多作硫黄气，浴之褢人肌肤。唯新安黄山是朱砂泉，春时水作微红色，可煮茗。长安骊山是矾石泉，不甚作气也。有砒石处亦有温泉，尤毒，不可洗。又云：朱砂泉虽红不热，当是雄黄泉。

碧海水（地水类）：即海中咸水。气温，小毒。煮浴，去风瘙癣；饮一杯，探吐宿食胪胀。

盐胆水（地水类）：味咸苦，大毒。即盐初熟，槽中沥下黑赤水也。杀诸虫，人畜饮一合，当时死。

发明：镇按：即盐卤也。欲试真假，以石莲子投之，浮于面上而不下者，真也，俗用点豆腐。余亲见张叔睿槽坊有盐卤，以大缸贮之，所蓄一羊，误堕其中，立时死矣。云肠即烂断。

阿井水（地水类）：味甘咸，气平，无毒，性重而降。下膈疏痰，止吐。

发明：时珍曰：阿井在今兖州阳谷县，即古东阿县也。沈括《笔谈》云：古说济水伏流地中，今历卜凡发地下，皆是流水。东阿亦济水所经，取此井水煮胶，谓之阿胶。其性趋下，清而且重，用搅浊水则浊水皆清，故以治淤浊及逆上之痰也。又青州范公泉亦济水所注，其水造白丸子，利膈化痰。《管子》云：齐之水，其泉青白，其人坚劲，寡有疥瘙，终无痫醒。水性之不同如此。陆羽烹茶，辨天下水性味美恶，烹药者反不知辨此，岂不戾哉！

镇按：丹阳城北四十五里，有经山，山巅有泉自石罅而出，没入土中，不知所向。有湘僧住山，寻其流处，凿二池，如惠山之注水法，其泉烹茶微硬而性沉。余往游此山，僧烹茶饮余，其夜大便重坠而不泄，余思必饮此水之病，往问厥僧，僧云其初至此亦然。盖此水性重，久饮雨足气力涌出。余思用此水煎煮补下焦药，必大有益也。

山岩泉水（地水类）：味甘，气平，无毒。亦有别焉。《尔雅》云：水正出曰槛泉，悬出曰沃泉，反出曰氿泉[4]。其泉源远清冷，或山有美石、美草、佳木者为良。其山黑土，有恶石、毒草者不可用。陆羽《茶经》云：凡瀑涌漱湍之水，饮之令人颈疾。

发明：镇按： 余前言经山之泉即沃泉也。

古塚中水（地水类）：有毒，杀人。惟洗疮则愈。

粮罂中水（地水类）：辛平，有小毒。乃古塚中食罂中水也，清彻久远者佳。治鬼气中恶，杀蛔虫。不可多饮，反令心闷，治噎膈殊功。

车辙中水（地水类）：五月五日洗疬疡风即除（眉批：疬疡即白癜风也）。

地浆（地水类）：甘寒，无毒。掘黄土地作坎三尺，新汲水搅合澄清。主解中毒，烦闷，一切鱼肉、果菜、药物、菌蕈诸毒。疗霍乱及中暍卒死者，饮一升俱妙。

发明：时珍曰： 按罗天益《卫生宝鉴》云：中暑、霍乱乃暑热内伤，七神迷乱所致。阴气者，静则神藏，躁则消亡，非至阴之气不愈。坤为地，地属阴，土曰静顺，地浆作于墙阴坎中，为阴中之阴，能泻阳中之阳也。闭口椒毒，吐白沫、身冷欲死者，地浆解之。黄鲿鱼毒、砒石毒，旋作地浆解之，立愈。

热汤（地水类）：即沸汤也，又名太和汤。气味甘平，无毒。能助阳气，行经络。

发明：张从正曰： 凡伤寒、伤风、伤食、伤酒，初起无药，便饮太和汤碗许，或酸薹汁亦可，即以手揉肚，觉怳惚，再饮再揉，至无所容，探吐，汗出则已。**时珍曰：** 张仲景治心下痞，按之濡，关上脉浮，用大黄黄连泻心汤，用麻沸汤煎之，取其气薄而泄虚热也。朱真人《灵验篇》云：有人患风疾数年，掘坑令坐坑内，解衣，以热汤淋之，良久，以簟[5]盖之，汗出而愈。此亦通经络之法也。时珍推广此意，治寒湿，煎艾汤淋；治风虚，煎五枝汤淋，或五加皮汤淋洗，觉效更速。

镇按： 风则可淋，湿不可淋也。艾虽燥湿，而汤又助湿，非其治也。

生熟汤（地水类）：即阴阳水也。味甘咸，无毒。调中消食。凡痰疟及宿食毒恶之物，胪胀欲成霍乱者，投盐和饮一二升，令吐尽痰食便愈。凡霍乱及呕吐不能纳食，与药危甚者，饮数口即定。

发明：时珍曰：上焦主纳，中焦腐化，下焦主出。三焦通利，阴阳调和，升降周流，则脏腑畅达。一失其道，二气淆乱，浊阴不降，清阳不升，故发为霍乱、呕吐之病。饮此汤辄定者，分其阴阳，使得其平也。藏器曰：凡人大醉，及食瓜果过度者，以生熟汤浸至胸前，汤尽作酒及瓜果气味。

齑水[6]（地水类）：味酸咸，无毒。主吐诸痰饮、宿食。酸苦涌泄为阴也。

浆水（地水类）：味甘酸，气微温，无毒。炊粟米令熟，热投冷水，浸五六日久，味酸生花。调中，引气宣和；强力，通关开胃。白肌去睡，止渴除烦。能消宿食，堪利小便。

甑[7]气水（地水类）：以器承取，沐头长毛发，令黑，涂婴儿疮疾烂疮。

发明：镇按：《集简方》治小儿诸疳疾，遍身头面生疮、烂成孔白如大人杨梅疮者，用蒸糯米滴下甑笼上气水，扫疮上，不数日即愈。此病诸方皆不效，惟此法可愈也。

铜壶滴漏水（地水类）：性滑。上可至巅，下可到泉，四末之疾，宜用此煎。

三家洗碗水（地水类）：洗恶疮久不瘥，煎沸入盐方效。

磨刀水（地水类）：味咸，气寒，无毒。主利小便，消热肿，平肝气，治胁痛。

发明：镇按：磨刀水，余治一妇性急易怒，常发胃气痛，发则不纳水谷，脾胃伤极，诊得右关弦细之极。以磨刀水煎健脾伐肝之药，应手而愈。后此妇知用磨刀水煎药，复大怒，病亦不作。方书未见用此，何也？

浸蓝水（即染布水。地水类）：**味辛苦，气寒，无毒。除热解毒，杀虫蛭，噎膈虫疾皆可驱。染布水：疗咽喉病，虫膈噎病立能除。**

发明：时珍曰：蓝水与染布水皆取蓝及石灰，能杀虫解毒也。昔有醉饮田中水，误吞水蛭，胸腹胀痛，面黄，遍治不效。偶宿店中渴甚无水，饮此水，大泄数行，平明[8]视之，小蛭无数，其疾顿愈。

镇按：曾有人见书上有以靛治虫膈效者，其家使妇病噎，以一碗饮之，大吐不已，势必将死，后渐愈，未曾见有虫出。

猪槽内水（地水类）：**治蛊毒，浸蛇咬疮皆最灵。**

市门溺坑水（地水类）：**无毒，止消渴，重者一小盏。**

洗手水（地水类）：**治劳食复，饮交一盏，验如神。**

洗儿汤（地水类）：**治胞不下，一盏，毋令产妇闻。**

诸水有毒：
水府龙宫，不可触犯。

藏器曰：水之怪，魍魉[9]是也，温峤燃犀照水，为神所怒。

镇按：照之尚逢其怒，若以秽污触之，可乎？余生平不敢便溺于江河，亦此意也。

水中有赤脉，不可断之。井水沸溢，不可饮。
古井眢[10]井不可入，有毒杀人。

时珍曰：夏月阴气在下，尤忌之。但以鸡毛投之，若旋舞而不下者，必有毒也。以热醋数斗倾入，即可下矣。井久不开，须以此法。

阴地流泉有毒，二八月行人饮之，成瘴疟，损脚力。泽中停水，五六月有鱼鳖精，人饮之，成瘕疾。沙河中水，饮之令人瘖。两山夹水，其人多瘿。流水有声，其人多瘿。花瓶水杀人，腊梅者尤毒。炊汤洗面，令人无颜色；洗浴，生癣；洗足，疼痛生疮。

铜器上汗：入食中，令人生疸，发恶疾。冷水洗头、热泔洗头：并令人成头风，女人尤忌之。水经宿，面上有五色者毒，不可洗手。时病后浴冷水，损心胞。汗后入冷水，成骨痹。产后洗浴，成痉风，多死。酒中饮冷水，成手颤。酒后饮冷茶，成酒癖。饮水便卧，成水癖。小儿就瓢及瓶饮冷水，令语讷。夏月远行，勿以冷水濯足。冬月远行，勿以热水濯足。

● 【校注】

[1] 玉井水：指出产玉石的山谷中的水泉。

[2] 渚（zhǔ）：水中小块陆地。

[3] 乳泉水：指钟乳石上的滴水，亦指甘美而清冽的泉水。

[4] 氿（guǐ）泉：从侧面流出的泉。

[5] 簟（diàn）：竹席。

[6] 韲水：指用盐腌制咸菜中产生的黄色卤水。

[7] 甑（zèng）：古代蒸饭的一种瓦器，底部有许多透蒸汽的孔格，如同现代的蒸锅。

[8] 平明：指天刚亮时。

[9] 魍魉（wǎngliǎng）：传说中的一种鬼怪。

[10] 暜（yuān）：枯竭。

● 【评析】

何镇用磨刀水治愈性急易怒者，可能是磨刀水中含有生铁，而生铁能平肝镇惊，故取效。用浸蓝水疗咽喉病、虫膈噎病等，当与水中含有靛蓝有关，其有清热解毒、凉血清肝作用，现代研究发现还具有抗肿瘤作用。浆水，《伤寒论》中有清浆水用以煎煮枳实栀子汤，治疗大病差后劳复者，乃取其能调中宣气、开胃化滞功效。

火部

● 【原文】

燧火:

集解: 时珍曰: 周官司爟[1]氏, 四时变国火以救时疾, 季春出火, 季秋纳火, 民咸从之。盖人资于火食者, 疾病寿夭生焉。四时钻燧, 取新火以造饮食, 依岁气而使无亢与不及, 所以救民时疾也。榆柳先百木而青, 故春取之, 其火色青。杏枣之木心赤, 故夏取之, 其火色赤。柞楢之木理白, 故秋取之, 其火色白。槐檀之木心黑, 故冬取之, 其火色黑。桑柘之木肌黄, 故季夏取之, 其火色黄。天文大火之次, 于星为心。季春龙见于辰而出火, 于时为暑。季秋龙伏于戌而纳火, 于时为寒。顺天道而百工之作息皆因之, 以免水旱灾祥之流行也。后世寒食禁火, 乃季春改火遗意, 而俗作介推事, 谬矣。《道书》云: 灶下灰火谓之伏龙屎, 不可爇香祀神。

桑柴火: 灸发背痈疽立起, 瘀肉能消, 及阴疮、瘰疬、流注、臁上顽疮立愈(然桑枝悉焰, 周围频照)。未溃拔毒止痛, 已溃补接真阳。煎制膏丸, 生肌去腐, 不可点艾, 以致伤肌。

发明: 震亨曰: 火以畅达拔引郁毒, 此从治之法也。时珍曰: 桑木能利关节, 养津液。得火则拔引毒气而驱逐风寒, 所以能去腐生新。《抱朴子》云: 一切仙药, 不得桑煎不服。桑乃箕星之精, 能助药力, 除风寒痹诸痛, 久服终身不患风疾。藏器曰: 桑柴火灸蛇则足见。

炭火: 炭: 烧木而成, 然有数种: 栎炭火, 宜煅炼金石; 榉炭火, 宜煎焙散丸; 白炭俗名刚炭: 乃系栗树烧成, 误吞铜铁金银, 煅赤为末, 煎服。

发明: 时珍曰: 烧木为炭, 木久则腐, 而炭入土不腐者, 木有生性, 炭无生性也。葬家用炭能使虫蚁不入, 竹木之根遇之自回, 亦缘其无生气耳。古者冬至、夏至前二日，垂土炭于衡两端，轻重令匀，阴气至则土重，阳气至则炭重。

镇按： 时珍言炭无生性，而能知阳气初回，尚亦有灵哉。

芦火、竹火：宜煎制滋补药丸。

发明：镇按： 凡服药，药味固须选择良材，而水火亦宜审用。观夫茶味之美恶、饭味之甘餲，皆系水火烹饪之功，即可类推矣。是以煎熬须用老诚之人，深罐新水，用先武后文之火，陈芦枯竹之薪，如法煎炼，服之自有奇效。桑柴火能助药力，烨炭火取其力缓，栎木炭取其力紧，糠火（眉批：糠火，名金栗火）马粪牛屎煨养，取其暖而慢也。

艾火：灸病，不论风寒湿痹、百损诸虚、劳瘵阴证。

发明：时珍曰： 凡灸艾火者，宜阳燧火珠，承日取太阳真火，其次则钻槐取火为良。若急卒难备，即用真麻油燃灯，或蜡烛火，以艾茎烧点于灶，滋润灸疮，至愈不痛。其戛金、击石、钻燧入木之火，皆不可用。邵子云：火无定体，因物以为体，金石之火烈于草木之火是矣。八木者，松火难痊，柏火伤神多汗，桑火伤肌肉，柘火伤气脉，枣火伤内吐血，橘火伤营卫经络，榆火伤骨失志，竹火伤筋损目也。

神针火：主心腹冷痛、风寒湿痹、附骨阴疽。凡在筋骨隐痛者针之，火气直达病所，甚效。

发明：时珍曰： 神针火，五月五日取东引桃枝，削为木针，如鸡子大，长五六寸，干之。用时以麻油蘸，点着吹灭，患处先铺绵纸三五层，乘热针之。又有雷火针，用熟艾一两，乳香、没药、穿山甲、硫黄、雄黄、草乌、川乌、桃树皮末各一钱，麝香五分，和匀，以厚纸裁成条，铺药艾于上，紧卷如指大，长三四寸，收贮瓶内，埋地中七七日取出。用时于灯上点着吹灭，隔纸十重，乘热针于患处，热气直入病处，其效更速。并忌冷水。

火针：系旧火筯铁造成，《素问》所谓燔铁焠针，张仲景谓之烧针，川蜀

人名曰煨针是也。烧不赤，反致损人，且不去病。主治风寒筋急，挛引痹痛，瘫痪不仁，针下疾出，急按孔穴，不按反疼。又治癥瘕积块（针入慢出，仍转动之，以泄出脓血），**发背痈疽，有脓难出，针入慢出，勿按孔穴，令其气泄。**凡用火针，深则伤络，浅不去病，要在医师斟酌审定针后寒热，此为中病。

发明：时珍曰：《素问》云：病在筋，调之筋，燔针劫刺其下，及筋急处；病在骨，调之骨，淬针药熨之。又《灵枢经》叙十二经所发诸痹痛，皆云治在燔针劫刺，以知为度，以痛为输。又云：经筋之病，寒则反折筋急，热则纵弛不收，阴痿不用。淬刺者，淬寒急也。纵缓不收者，无用燔针。观此，则燔针乃为筋寒而急者设，以热治寒，正治之法也。而后世以针积块，亦假火气以散寒涸，而发出污浊也。或又以治痈疽者，则是以从治之法，溃泄其毒气也。而昧者以治伤寒热病，则非矣。张仲景云：太阳伤寒，加温针必发惊。营气微者，加烧针则血不行，更发热而烦躁。太阳病下之，心下痞，表里俱虚，阴阳俱竭，复加烧针，胸烦、面色青黄、肤𥉠者，难治。此皆用针者，不知往哲设针之理，而谬用害人也。又凡肝虚目昏多泪，或风赤，及生翳膜顽厚，及成病后生白膜失明，或五脏虚劳风热上冲于目生翳，并宜熨烙之法。盖气血得温则宣流，得寒则凝涩故也。其法用平头针如翳之大小，烧赤，轻轻当翳中烙之，烙后翳破，即用除翳药点之。

镇按：伤寒用温针反助邪热，不可也。眼科用熨烙，亦非高手不可。又按：凡面部、脑户、耳部皆不可用烧针。肾经部概禁用针，恐泄肾气致伤目失明。夏月湿热在足，亦禁用烧针。

灯火：治病惟胡麻油、苏子油燃者佳，余俱损目，不可用也。主小儿初生冒寒、气欲绝者，勿剪脐带，急烘絮包之，将胎衣烘暖，用灯炷于脐下，往来燎之，暖气入腹，气回自苏。又治小儿惊风、昏迷、搐搦、窜视诸病。又治头风胀痛，视头额太阳脉络盛处，以灯心蘸麻油点灯焠之。外痔肿痛，亦焠之。油能去风解毒，火能通经也。又烧铜匙柄熨烙眼弦内，去风退赤甚妙（太阳络脉盛处，即动脉是也）。

灯花[2]：**敷金疮止血生肉，治小儿邪热夜啼**（以二三颗研细，灯心汤调，抹乳头上，儿吮之。余增朱砂末，更妙）。

烛烬[3]：**用蜜蜡、柏油者，存性方灵。和马齿苋**（阴干者）**末，调猪脂，涂九漏顽疮**（泔水洗净，日涂三次，神效）。

● **【校注】**

［1］司爟（guàn）：爟，举火。司爟，掌行火之政令。

［2］灯花：灯心燃烧时结成的花状物。即灰烬仍旧在灯心上，红热状态下的灰烬在火焰中如同花朵，故名。

［3］烛烬：烛燃后的余烬。

● **【评析】**

艾火灸病，即艾灸疗法，指以艾绒为主要材料制成艾柱或艾条，点燃后熏熨或温灼体表穴位，给人以温热刺激的一种疗法。有温通经络、行气活血、升阳举陷、祛寒逐湿、消肿散结、回阳救逆等作用。烧针即温针，何镇认为伤寒用温针反助邪热，不可也。此在《伤寒论》中多有提到，因误用温针而致坏病、变证。现多用温针灸，适用于寒湿较重、经络阻滞之证。

土部

（附灰部）

● 【原文】

黄土：味甘，平，无毒。张司空云：三尺以上曰粪，三尺以下曰土。如用黄土，如法取之。解诸药及牛肉毒，合口椒并野菌毒亦治。

发明：时珍曰：按刘跂《钱乙传》云：元丰，皇子仪国公病瘛疭，国医不能治。长公主举乙入诊，进黄土汤而愈。神宗召见，问黄土愈疾之义。乙对曰：以土胜水，水得其平，则风自退尔。上悦，擢乙为太医丞。又《夷坚志》：吴少师得疾数月，消瘦，每饮食入咽，如万虫攒[1]攻，且痒且痛，皆以为劳瘵，迎明医张锐诊之。锐令明旦勿食，遣卒诣十里，取行路黄土至，以温酒二升搅之，投药百粒，饮之觉痛几不堪，及登圊[2]，下马蝗千余，宛转[3]半已困死，吴亦惫甚，调理三日乃安。因言夏月出师，大渴，饮涧水一盂，似有物入咽，遂成此疾。锐曰：入人脏，势必孳生，饥则聚唼精血，饱则散处脏腑。苟知杀之，而不能扫除，终无益也，是请公桴[4]腹以诱之，虫久不得土，且又嗜酒，故乘饥毕集，一洗而空之。公大喜，厚赂谢之，以礼送归，此公有智，真明医也。

东壁土：甘温，无毒。止泄痢、霍乱、热烦。

发明：宗奭曰：东壁先得太阳真火烘炙，故治瘟疫初出少火之气壮，及当午则壮火之气衰，故不用南壁而用东壁。时珍曰：脾胃属土，喜燥而恶湿，故取太阳真火所照之土，引真火生发之气，补土而胜湿，则吐泻自止也。《岭南方》治瘴，藿香椿散内用南壁土，近方治反胃用西壁土，或取太阳离火所照之气，或取西方收敛之气，然皆不过借气补脾胃也。

镇按：东壁土当细察之何也？初出之日在东而照在西壁，如云初出太阳乃少火之气照临，则当取西壁者；午后日色沉西而光照于东，则东壁乃受壮火衰气，非少火之壮气也。

太阳土（神后土）：太阳土：人家动土犯禁，致小儿气喘，看太阳在何宫，取土煎饮即定。神后土：逐月旦日作泥，涂屋四角并塞鼠穴，一年鼠耗绝踪（李处士禁鼠法也）。

发明：镇按：太阳土即阴阳云，太阳到山之方位也。神后土，亦阴阳家正月起申，顺行之方位上取之。

犁下土、春牛土：天子籍田三推犁下土：主安神定惊强志，藏之见官不惧。王者封禅五色土次之。春牛土：宋时立春日进春牛，御药院取牛睛以充眼药。今人鞭春牛时，庶民争取牛土，云辟诸虫。

道中热土：治夏月暍死，取积心前，少冷即易，并取围脐，仍频尿脐中，更以热土、大蒜等分，研水澄清，灌之，即活。十字道上土：涂面上黄烂疮，同灶下土敷之。

白垩土（一名白善土）：苦温，无毒。主涩肠止痢，鼻洪吐血，痔漏泄精。

发明：时珍曰：诸土皆能胜湿补脾，而白垩土则兼入气分也。

镇按：白土性温而涩，故雷敩云盐汤飞则免涩人肠也。今时取涂小儿夏月痱子。华佗用白土一两、铜青一钱为末，每以五分煎汤，洗风赤烂眼。又《乾坤生意》加焰硝半两，用杏仁汤浸，杵烂丸皂荚子大，每用凉水浸一丸洗眼。俱取其涩以止汗止泪也。

甘土（赤土）：甘土：甘温，主解草药毒、诸菌毒。出安西及东京龙门土底，澄取之。赤土：甘温，无毒，主去身面印文，刺破以醋调敷，干则易之，以黑灭为度。

车辇土：主恶疮出黄水，并小儿初生无皮，因受胎未得土气，取此研敷，三日即好。

市门土（眉批：即门栅下土也）：妇人入月带之，易产。

户槛下土（眉批：即门阈下土也）：治产后腹痛，热酒和服。

千步峰（即人家行处壅肿高阜也）：治便毒初起肿高，生姜蘸醋摩敷，效速。

鞋底下土：适他方不伏水土，刮和水服，立安。

柱下土：治胎衣不下，取本宅柱下土，鸡子清和服之。

床脚下土：猘犬咬伤，和水敷之，艾灸七壮。

烧尸场上土：烧尸场上黑色土：别无所能，惟堪禁疟，男左女右，系臂立驱。

桑树根下土：治中恶风、恶水而肉肿者，水和敷之，艾灸热透即平。

胡燕窠中土：主风瘙瘾疹，狐刺浸淫，瘑疮[5]遍身（延至心窝则死），用水和敷之，日两涂，效。

百舌窠中土：治蚯蚓、恶虫伤，陈醋调敷。

土蜂（即细腰蜂）窠（即蠮螉窠）：味甘，气平，无毒。蜘蛛咬伤，及无名肿毒、蜂虿伤肿，醋调敷之。女人难产，研末泡饮。（采时逢单是男，逢双是女）。

蜣螂转丸：名土硝[6]。味咸苦，气大寒，无毒。治伤寒时气，黄疸烦热，汤淋绞汁，服之立愈。

鼠壤土：柔散无块。治中风拘挛筋骨，冷痹手足挛痛，偏枯死肌。多收晒燥，蒸热袋盛，熨之立愈。

鼢鼠壤土：（此鼠尖嘴小形，不能见日，阴穿田中）。孕妇腹内钟鸣，麝香汤服立愈。（每服二钱）

屋内墙[7]下虫尘土：治恶疮不干，油调敷愈。

蚁垤[8]土：名蚁封。狐刺（眉批：狐刺，谓偶以手扪物，忽如针刺，一痛而不见物也），恶疮，取七粒和醋搽。

蚯蚓泥（名六一泥）：味甘酸，气寒，无毒。沃水饮，治赤白热痢；和盐敷，退热毒热疮。入轻粉、生甘草汁调敷小儿阴囊热肿。猘犬伤，犬毛在肉，敷令出之，神效。小便秘，同朴硝贴脐下，立出。诸丹毒，和柏枝汁涂之甚良。

螺蛳泥：性凉。主反胃吐食，烧酒调服一钱。

白鲜泥：性凉。主火带疮。炒研，香油调敷。

猪槽上垢土：敷火焰丹毒，色赤黑者，取敷立效。

犬尿泥：妊妇伤寒，涂腹保孕。

驴尿泥：涂蜘蛛咬伤。

尿坑泥：敷蜂蝎诸虫咬伤。

粪坑底泥：主发背恶疮，阴干为末，新水调敷。疔疮恶毒，淬涂四围，疔根自出。（用坑泥、蝉退、全蝎俱等分，三味捣成饼，如钱大，香油煎滚，温服，即以此淬涂四围，疔根自出，神妙无有出其右者）。

檐漏下泥：涂蜂螫蚁叮、蛇伤猪咬。（雄蝎螫，一处痛，井泥封；雌蝎螫，到处疼，此泥涂）。

田中泥：治马蟥入耳并入腹者，取作枕，并酒和饮之。

井底泥：性寒。妊妇热病，取敷心下及丹田。汤火荡灼、天泡热疮，敷之立愈。
发明：镇按：井底泥，阴中之阴，故治以上诸症。《肘后方》云：人卧不得醒，勿以火照，但痛啮其踵及足踇趾甲际，而令人多唾其面，以井泥涂其目，令人垂头入井，呼其名即醒也。

乌叠泥：即孩儿茶也。出南番爪哇、暹罗诸国，今云南、老挝暮云场造之（云是细茶末，入竹筒中，坚塞两头，埋污泥沟中，日久取出，捣汁熬制而成。块小泽润者佳），味苦涩，气平，无毒。清上膈，化热痰。生津止渴，定痛生肌，止血收湿，痔肿脱肛，口疮阴蚀。

弹丸泥：治妇人难产，酒服一钱。
镇按：弹丸泥，须用打过者效，取其义也。

自然灰：生南海畔，状如黄土，可以浣衣（云琉璃、玛瑙、玉石以此灰埋之，即烂易镌）。**治白癜风，汁和醋擦。**

伏龙肝： 即灶心土也。味辛酸，气微温，无毒。治肠风泻血溺血，妇人带漏崩中，热病涂腹护胎，小儿脐疮敷效。

土墼[9]**：** 名煤赭。取石灰窑中者佳。**治白秃如神**（红土墼四两，百草霜、雄黄各一两，翠胆矾六钱，榆皮三钱，轻粉一钱。猪胆汁调，剃头后搽，百试百应）。

甘锅： 即销银罐，乃瓷器硩粉飞澄细腻胶水和成。**主涂眉炼**[10]**，荡疮，并加轻粉。黝：能烂肉，有疮者勿沾。**

白瓷器： 白瓷：气平，无毒。定窑者佳。**涂痈疽可代砭针，敷疤痕凸处可灭，赤黑火丹猪脂调用**（发至遍身即死，宜急治之）。处州瓷：末，鮎鲫，舌舐即安。

古乌瓦：（眉批：夏桀始以泥烧作瓦）。**甘寒，无毒。治筋骨折伤，酒服其末**（取墙角下往来人溺久渍碎瓦，米醋煅淬五次，黄色细末，酒服，在上食后，在下食前）。**水煮及渍，止消渴年久，古屋者佳。**

古砖： 不言性味。**治妇人五色带下**（白面作煎饼七个，安烧赤砖上，以栝楼瓢揭饼上，隔布两层贴肉坐之。当有虫出，细如蚕子，不过三五次即愈）。**虚寒久下白痢，二病是其专能**（烧赤隔布坐之）。
发明： **镇按：** 古砖味咸而涩，气升无毒。故治以上诸症。

烟胶： 名牛皮岸，盖消牛皮熏烟而成。**主头疮、白秃、疥癣、湿疮痛痒流水殊效。**

釜脐墨：味辛，性温，无毒。治中恶心痛、吐血血晕、金疮止血、舌肿阳狂。

百草霜：味辛，性温，无毒。主阳毒发狂，止吐衄诸血、妇人崩带胎产诸疾。

发明：时珍曰：百草霜、釜底墨、梁上尘，皆是烟气结成，但其体有轻虚结实之异。重者归中下二焦，轻者入心肺二分。古方治阳毒发狂黑奴丸，三者并用，而内有麻黄、大黄，亦是攻解三焦结热，兼取火化从治之义也。

梁上尘：取倒挂者，名乌龙尾。味辛，微寒，无毒。主喉痹、乳娥、肛门滑脱（乌龙尾和鼠屎烧，安桶内熏之）。

门臼尘：止金伤出血，蒜蘸擦诸色毒疮。

寡妇床头尘土：油调，治月蚀耳疮。

瓷瓯中白灰：醋摩敷游肿立散。

香炉灰：治跌扑金伤出血，罨之立收。香炉岸：主疥疮、目翳、胬肉，研细如尘。

锻灶灰：乃锻铁灶中灰也。兼得铁气，主癥瘕坚积，去邪恶气灵。

冬灰：味辛，微温，有毒。煮豆食，大下水肿；汁熬膏，蚀除恶肉最灵。冻溺已死，齐头罨之，气回复活。

● 【校注】

[1]攒（cuán）：簇拥；围聚。

［2］圂（hùn）：厕所。

［3］宛转：盘曲。

［4］枵（xiāo）：空虚。

［5］瘑（gē）疮：多指发生于手足的一种湿疮。亦指湿疹、疽疮。

［6］硝：原为"消"。疑误。

［7］壖（ruán）：指河边地及墙角地。

［8］垤（dié）：蚂蚁做窝时堆在洞口的土。亦指小土丘。

［9］墼（jī）：未烧的砖坯。亦指用炭末或粉末做成的块状物。

［10］眉炼：病名。出《卫生宝鉴》。指眉间生疮。由小儿胎热上蒸而成。治可内服清热解毒、消风止痒之剂，外用五倍子、生白矾研细，麻油调敷。

【评析】

白垩土，何镇认为其性温而涩，可取涂小儿夏月痱子，或用以洗风赤烂眼，俱取其涩以止汗止泪之功。乌叠泥，即孩儿茶、儿茶，现多用豆科植物儿茶的枝干心材经煎汁浓缩而成干燥浸膏，有清热化痰、生津消食、止血敛疮等功效。伏龙肝为土灶内久经柴草熏烧的焦土块，有温中燥湿、止呕止血的功效。釜脐墨又名锅底灰，为杂草经燃烧后附于锅底部之烟灰，有止血、敛疮解毒功效。百草霜又名灶突墨，与之类同，为杂草经燃烧后附于烟囱内的烟灰，有止血、止泻功能。本节中有些内容现多摒弃，仅作参考。

增编药性赋

明·何应璧（继充）著

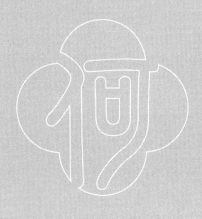

本书提要

　　本书作者何应璧（1574—1638），号继充，镇江丹徒人，在何氏医学世系中为第十三世。他医术精湛，名震江南，有"在世医王""当代医王"之美名。何继充著作有《医方捷径》《增编药性赋》，各三卷。本书抄本系何时希所藏，惜无刊著年月，然以何继充生存年代考之，当为明末著作。《医方捷径》收于本套丛书《何氏医方集效》中。

　　是书在金·张洁古《珍珠囊药性赋》的基础上增编，全书分上、中、下三卷，论述药物达400余种（剔除重复者），对每种药物均有介绍四气五味、功效主治，亦有记述产地、真伪、炮制、剂型以及用药部位、宜忌等内容。采用歌赋形式，言简意赅，易于记诵、掌握。此外对药性与功效、四气五味与五脏补泻、四时与用药、药性七情等理论做了阐述。本书体例与药品的药性、主治大都参照《神农本草经》《本草经集注》《新修本草》《嘉祐本草》《珍珠囊药性赋》《本草集要》等书，并合以己见和经验，诚临证便用有益之书。

⑰ 何继充生平传略

何继充（1574—1638），名应璧，镇江丹徒人，是何氏自南宋以来，至明代的第十三世医家，曾供职太医院。《镇江谱》记载："钟[1]之四世孙。字次奎，号继充（一说字继充）。太学生。性颖悟，于医独有神解……由是名震海内。万历二年甲戌生，崇祯十一年戊寅卒。"《镇江府志·方技、忠义》记载："字继充。渊[2]七世孙。医学书数千卷，任取一叩之，无不穿贯本末。贫者病，济之药，更助以资。是时镇江医甚盛，何氏为最，病者服诸医药弗愈，持质应璧，少损益，辄立愈。人未病，早决其生死。书法道[3]美，酌用苏、米[4]而变化之。以子金城，封湖州府知府。"从史料中可知，何继充继承祖业，不仅医术精湛，医德高尚，书法亦刚劲漂亮。

有关其医术的赞誉，文献记载还有如《续名医类案》引《张氏卮言》说："万历时，京口名医何继充，世业也。方成童时，犹在家塾。适镇江道有幼子，忽噤口不能言，召其父诊视，值父远出，召者不及待，令继充往。遂诊曰：公子无病，勿药也，但多令妇人以气呵入口中耳。遂更迭呵之，半晌后，果能言。人问其故，曰：顷衙内多妇人，而公子貌甚美秀，妇人爱其美也，提抱之时，必多吸其口，令少阳之气乍夺，第令呵以还之耳。其匪夷所思类若此。"

《广阳杂记》《冷庐医话》《中国医学人名志》载："明末，高邮袁体庵[5]，神医也。有举子举于乡，喜极发狂，笑不止。求体庵诊之，惊曰：疾不可为矣，不以旬数矣，宜急归，迟恐不及矣。道过镇江，必更求何氏[6]诊之。遂以一书寄何，其人至镇江，而疾已愈，以书致何，何以书示之，曰：某公喜极而狂，喜则心窍开张，不可复合，非药石所能治，故以危言惧之以死，令其忧愁抑郁，则心窍闭，至镇江当已愈矣。其人乃北向再拜而去。"

《女科书录要》引该书李序："京口何继充与其弟嗣充，当代医王也。参定李长科所著《胎产护生篇》。"

《江南通志》载："丹徒人。性颖悟，贯穿医书数千卷。贫者病，济之药，更助以资，镇江良医称何氏。"

明代文学家张大复《梅花草堂集》说："润[7]有何继充，遂令城内外无余舍，水次无余坞，老少妇女无余闲，舆[8]无停晷[9]，爨[10]无停薪，手无停批，口无余答，殆[11]骎骎[12]在世医王，山中宰相矣。继充诊人不活，泪苏苏自落。"此虽有夸张之嫌，然亦反映了何继充的医务盛况。

何继充著有《医方捷径》三卷、《增编药性赋》三卷。

——何新慧编写

● 【校注】

[1] 钟：指何钟（明·九世）。镇江名医，曾悬壶邑东谏壁镇。《镇江谱》载："儁之孙。字惟鸣，号晓谷。郡大宾。天顺八年甲申生，嘉靖廿一年壬寅卒（1464—1542）。"

[2] 渊：指何渊（明·六世）。江南名医。《江南通志》载："丹徒人。精于医，征隶太医院。仁宗礼遇极隆，欲官之，不受，给太常寺正卿俸。"其所著《伤寒海底眼》是现存何氏医著中最早的文献。

[3] 遒（qiú）：强劲。指书画用笔刚劲有力。

[4] 苏、米：指苏轼、米芾，均为宋代书画家，与蔡襄、黄庭坚合称"宋四家"。

[5] 袁体庵：名班。闭户十年，岐黄家言无所不读，按脉极捷如神。

[6] 何氏：虽未及名字，以时代考之，当为何应璧无疑。

[7] 润：指润州，即镇江。

[8] 舆：车；轿子。

[9] 晷（guǐ）：日影；测日影以定时刻的仪器。

[10] 爨（cuàn）：灶；烧火煮饭。

[11] 殆：及；赶上。

[12] 骎骎（qīn）：马速行貌，引申为疾速。

ⓗ 校评说明

　　《增编药性赋》三卷为二十八世何时希校编的抄本，于 1989 年 12 月由上海学林出版社出版。本次编撰对原著中存在的问题、舛误等做了修正，需特别说明的有如下方面：

　　1. 目录标题与正文不合，如目录标题是"珍珠囊分类药性赋"，而正文标题为"珍珠囊分汇寒、热、温、平药性赋"，从正文改。目录标题是"诸药泻各经火邪"，正文标题为"诸药泻各经之火邪"，从正文改。目录标题是"五脏经络补泻法"，正文标题为"五脏经络补泻"，从目录改。目录标题是"五臭凑五脏定例"，正文标题为"五臭凑五脏例"，从目录改。

　　2. 目录中药名不全，如目录"诸品药性主治指掌"标题下，仅列出升麻、柴胡等 12 味药名，而正文中所罗列阐述的药物有 90 味，据正文药名次序补入。

　　3. 目录中药名虚列，如目录"药性赋句解·草部中"中，在贝母和知母两味药中间列有黄芩、大黄等 77 味药名，而在相应的正文中没有这些药物的内容，故删除之。

目录

羌活　升麻　柴胡　白芷　防风　当归　独活　木香　槟榔　吴茱萸　藿香叶　川芎　黄连　黄芩　大黄　黄柏　玄明粉　白术　人参　黄芪　甘草　半夏　陈皮　青皮　枳壳　枳实　桔梗　知母　藁本　生地黄　熟地黄　五味子　川乌　白芍药　白茯苓　泽泻　薄荷叶　麻黄　厚朴　杏仁　巴豆　黑附子　苍术　秦艽　白僵蚕　白豆蔻　连翘　阿胶　桃仁　生姜　石膏　桂　地榆　细辛　栀子　葛根　栝楼根　猪苓　干姜　草龙胆　苏木杜仲　天门冬　麦门冬　木通　地骨皮　桑白皮　甘菊花　红花　赤石脂　通草　乌药　川椒　葳蕤　秦皮　白头翁　牡蛎　干漆　南星　商陆　葶苈　海藻　竹叶　葱白　天麻　大枣　威灵仙　鼠粘子　草豆蔻　玄胡索

菖蒲　菊花　人参　甘草　白术　苍术　生地黄　熟地黄　天门冬　麦门冬　地肤子　车前子　菟丝子　巴戟天　牛膝　柴胡　草决明　草龙胆　庵䕡子　茵陈蒿　远志_{小草}　黄精　五味子　南木香　王不留行_{剪金花}　景天_{慎火草}　络

鞭草　胡芦巴　萱草－名鹿葱　灯心　山豆根　金

沸草　狼毒　豨莶　夏枯草　天南星　牵牛子

山慈菇－名鬼灯笼　仙茅　苎根　茵芋　屋游即瓦上苔

木部

桂　槐角实花　松枝实根叶　柏叶子根皮　枸杞

子　地骨皮　茯苓　干漆　茯神　琥珀　酸枣

仁　榆皮　蔓荆子　桑寄生　诃黎勒－名诃子　木

笔花即辛夷　乌药　没药　秦椒　蜀椒核名椒目　莽

草　棕榈　巴豆　芫花　木鳖子　雷丸　石楠

叶　海桐皮　牡荆子　郁李仁根皮　密蒙花　苏

方木　楮实叶　竹皮　淡竹叶　樗白皮　胡桐

泪　枳壳　枳实　山栀　槟榔　厚朴　大腹子

猪苓　龙脑　黄柏－名黄蘗　紫葳即凌霄花　杜仲

卫茅即鬼箭羽　虎杖－名班杖　芜荑　葵仁　皂荚

没石子　益智子　川楝子皮根　五倍子　吴茱

萸　山茱萸　桑白皮　大腹皮　金樱子　冬青

子　苏合香　安息香　秦皮　黄药　苦菜　钩

藤　麒麟竭　五加皮　丁香　沉香　檀香　藿

香　乳香　白胶香　天竹黄　胡椒

果部

大枣　橘皮－名陈皮　芡实即鸡头实　覆盆子　柿干

梨　橄榄　石榴　藕实即莲肉　桃仁　杏仁　乌

梅　木瓜　枇杷叶　胡桃肉　草果仁

谷部

粳米　豆　粟　巨胜即黑麻子　赤小豆　白扁豆

小麦　大麦　麦蘖即麦芽　绿豆　甜瓜蒂

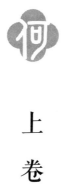

上卷

药性赋

济世之道，莫先于医；疗病之功，莫先于药。医者九流魁甲^[1]，药者百草根苗；丸散未侑^[2]，药性先识。故云硇砂^[3]有烂肉之功，巴豆有透肠之力。丁香和胃，干姜快胸。熟地黄补虚损大有奇功，生地黄通血脉甚为至妙。青皮陈皮最能理气，石脂^[4]龙骨极好生肌。良姜性热，得菖蒲好治心疼；芒硝大寒，入大黄可通脏结。乳香没药止痛为先，荆芥薄荷消风第一。金沸草款冬花能医咳嗽，天南星兼半夏最化痰涎。五灵脂专能治气，玄胡索佐之尤良。黑牵牛极利小便，加滑石并之又美。朱砂祛邪伐恶，犀角疗风治狂。萹蓄瞿麦治膀胱有疾，芫花甘遂逐水蛊^[5]偏宜。芦荟蟾酥疗小儿疳^[6]患，蛇床杏仁治诸癣虫疮。河北团参亦治痰嗽，江南蛤蚧单疗肺痿。黄连厚肠，兼能洗眼明目；槟榔下气，又可退翳除昏。甘菊花清心利头，赤茯苓利水破气。枳壳厚朴快气宽肠，桔梗枳实开胸快膈。香附子破血治妞，骨碎补止痛住疼。木香沉香分气降气，麻黄桂枝发汗止汗。当归活血，茵陈退疸。生姜止呕，人参润肺尤佳；白术补中，肉蔻止泻甚美。川芎石膏最治头疼，柴胡黄芩能除身热。苍术除湿，猪苓去水；五味生津，乌梅止血。川乌草乌入骨搜风，附子天雄回阳返本。宿砂红豆消食补虚，栀子连翘开心利热。葛根止渴，又能开膝除风；黄柏消瘀，亦可敷疮退疸。此其大略而言，本草其陈如左。

[1] 魁甲：科举考试，称进士第一名为魁甲，即状元。

[2] 侑（yòu）：指服药。

[3] 硇（náo）砂：矿物名。有红硇砂、白硇砂之分。咸苦、辛温，有毒。有消积破瘀、祛痰软坚、去翳的功效。

[4] 石脂：指赤石脂。性温，味甘酸涩。有涩肠止泻、止血生肌的功效。

［5］蛊：病名。泛指由虫毒结聚，络脉瘀阻引起胀满、积块的病证。亦指少腹热痛、尿白浊的病证。如《素问·玉机真藏论》曰："少腹冤热而痛，出白，一名曰蛊。"

［6］疳：病证名。指由脾胃运化失常所引起的慢性营养障碍性病证，多见于5岁以内的儿童。症以面黄肌瘦、毛发稀黄、食欲反常、肚腹膨大、大便失调等为主。

● 【评析】

本节强调医者在诊病处方前，必须对药物的药性，包括四气、五味、补泻、归经、升降浮沉等，以及主要功效了如指掌，才能对证用药，药到病除，效如桴鼓。此种歌赋形式对铭记药物的药性、功效，以及常用药对或配伍等帮助很大，不失为学习的好方法。

诸品药性阴阳论

● 【原文】

夫药有寒热温凉之性，酸苦辛咸甘淡之味，升降浮沉之能，气味厚薄不同，轻重不等，或气一而味殊，或味同而气异。总而言之，不可以混，分而言之，各有所能，本乎天者亲上，本乎地者亲下。轻清成象，重浊成形，清阳发腠理，浊阴走五脏，清中清者荣于神，浊中浊者坚强骨髓。辛甘发散为阳，酸苦涌泻为阴[1]。气为阳，气厚为阳中之阳，气薄为阳中之阴，气薄则发泄，气厚则发热。味为阴，味厚为阴中之阴，味薄为阴中之阳，味薄则通，味厚则泄[2]。升降浮沉之理，胸中豁然而贯通，斯无实实虚虚谬投之患矣。

● 【校注】

[1] 辛甘发散为阳，酸苦涌泻为阴：语出《素问·阴阳应象大论》："气味辛甘发散为阳，酸苦涌泄为阴。"

[2] 气为阳……味厚则泄：语出《素问·阴阳应象大论》："阴味出下窍，阳气出上窍。味厚者为阴，薄为阴之阳；气厚者为阳，薄为阳之阴。味厚则泄，薄则通；气薄则发泄，厚则发热。"

● 【评析】

药物的性味与功效息息相关，本节指明了两者相关的一般规律。如性温、味辛的药多升浮发散；性寒、味苦的药多沉降下泄，由此可知前者属阳，后者属阴。然同为阳药，因气味的厚薄不同，又有阳中之阳和阳中之阴的区别，如麻黄、附子均属辛温的阳药，但附子大辛、大热气厚，故为阳中之阳而温里生热；麻黄气薄，则为阳中之阴而发散表邪。阴药亦然，如连翘、大黄均属苦寒的阴药，然连翘微寒味薄，为阴中之阳而轻清通散透热；大黄苦寒味厚，为阴中之阴而重浊攻下泻热。诸如此类，当融会贯通。

五脏经络补泻法

● 【原文】

足厥阴肝经，少阳胆经，味辛补酸泻，气温补凉泻。

手少阴心经，太阳小肠经，味咸补甘泻，气热补寒泻。

手太阴肺经，阳明大[1]肠经，味酸补辛泻，气凉补温泻。

足太阴脾经，阳明胃经，味甘补苦泻，气温凉寒热补泻各从所宜。

足少阴肾经，太阳膀胱，味苦补咸泻，气寒补热泻。

● 【校注】

[1] 大：原为“太”。疑误。

● 【评析】

本节所述的五味补泻是据《素问·藏气法时论》所说而来。如病在肝，用辛补之，酸泻之；病在心，用咸补之，甘泻之；病在脾，用苦泻之，甘补之；病在肺，用酸补之，辛泻之；病在肾，用苦补之，咸泻之。所云四气补泻，当据《素问·宣明五气》所说的五藏所恶理论而得出，如心恶热、肺恶寒、肝恶风、脾恶湿、肾恶燥等。

诸脏五欲

● 【原文】

　　肝欲散，急食辛以散之，以辛补之，以酸泻之。

　　心欲软，急食咸以软之，以咸补之，以甘泻之。

　　脾欲缓，急食甘以缓之，以甘补之，以苦泻之。

　　肺欲收，急食酸以收之，以酸补之，以辛泻之。

　　肾欲坚，急食苦以坚之，以苦补之，以咸泻之。

● 【评析】

　　本节原文出自《素问·藏气法时论》。此言五脏生理喜恶与五味的对应。因肝欲散，而辛味散故补，酸味收故泻。心欲软，咸补，取其柔软；甘泻，取其舒缓。脾欲缓，甘性和缓，顺其缓故补。肺欲收，以酸性收敛故补，辛发散故泻。肾欲坚，苦补，取其坚，咸泻，取其软。

诸脏五苦

● 【原文】

肝苦急，急食甘以缓之。

脾苦湿，急食苦以燥之。

心苦缓，急食酸以收之。

肾苦燥，急食辛以润之。

肺苦气上逆，急食苦以泻之。（开腠理，致津液，通其气也）。

● 【评析】

本节原文出自《素问·藏气法时论》。此言五脏病理状态与五味的对应治疗。肝苦急，是其气有余，甘性和缓以治之。脾苦湿，是受湿困，苦性干燥以治之。心苦缓，是心气虚，酸性收敛以治之。肾苦燥，是阴液亏，辛性津润以治之。肺苦气上逆，是气有余，苦性宣泄，故肺病用之。此外，因肺主皮毛，通过开腠发汗，亦可宣通肺气。

五臭凑五脏定例

● 【原文】

臊气入肝。腥气入肺。香气入脾。焦气入心。腐气入肾。

● 【评析】

本节理论出自《素问·金匮真言论》。药物各有嗅味，各入其脏，临证选药可参。

五行五色五味走五脏主禁例

● 【原文】

东方之木，其色青，其味酸，其脏肝，肝主筋，木曰曲直作酸，酸走肝，筋病人无多食酸。

南方之火，其色赤，其味苦，其脏心，心主血，火曰炎上作苦，苦走心，血病人无多食苦。

西方之金，其色白，其味辛，其脏肺，肺主气，金曰从革作辛，辛走肺，气病人无多食辛。

中央之土，其色黄，其味甘，其脏脾，脾主肉，土曰稼穑作甘，甘走脾，肉病人无多食甘。

北方之水，其色黑，其味咸，其脏肾，肾主骨，水曰润下作咸，咸走肾，骨病人无多食咸。

● 【评析】

本节原文出自《素问·宣明五气》。此言五行、五色、五味与五脏的相应，五脏在体各有所主、所合，如其病，则当遵五味所禁，以避免行其气速，反之多食则病甚，故病者无多食也。

诸药泻各经之火邪

● 【原文】

心之火，以黄连泻之。肺之火，以黄芩泻之，佐以栀子。肝之火，以白芍泻之（一本以柴胡泻之，佐以黄连）。肝胆之火，以柴胡、黄连泻之。肾之火，以知母泻之。小肠之火，以木通泻之。大肠之火，以条芩[1]泻之。三焦之火，以柴胡、黄芩泻之。膀胱之火，以黄柏泻之。脾胃之火，以石膏、玄明粉泻之（一本脾火以白芍泻，胃火以石膏泻）。

● 【校注】

[1]条芩：黄芩的一种。子芩的异名。

● 【评析】

诸脏腑经络各自常用的清热泻火药多约定成俗，此与药物的归经、清浊升降等特性有关。此外，亦与临床疗效、医家经验等有关。

五脏补泻主治

● 【原文】

肝虚者以陈皮、生姜之类补之。虚则补其母，肾者肝之母也，以熟地黄、黄柏补之，如无他症，钱氏[1]地黄丸主之；实则白芍泻之，如无他症，钱氏泻青丸[2]主之。实则泻其子，心者肝之子也，以甘草泻之。

心虚者炒盐补之。虚则补其母，肝者心之母也，以生姜补之，如无他症，钱氏安神丸[3]主之；实则甘草泻之，如无他症，钱氏方中，重则泻心汤，轻则导赤散。

肺虚者五味子补之，如无他症，钱氏阿胶散[4]主之。虚则补其母，脾乃肺之母，以甘草、大枣补之；实则桑白皮泻之[5]。实则泻其子，肾乃肺之子，以泽泻泻之。

脾虚者以甘草、大枣之类补之，如无他症，钱氏益黄散[6]主之。虚则补其母，心乃脾之母，以炒盐补之；实则黄连、枳实泻之[7]。实则泻其子，肺乃脾之子也，以桑白皮泻之。

肾虚者熟地黄、黄柏补之。肾无实不可泻。钱氏止有补肾地黄丸。虚则补其母，肺乃肾之母，以五味子补之。

以上五脏补泻法，《素问·藏气法时论》备言之矣，欲究其详，须看本论。

● 【校注】

[1] 钱氏：指钱乙（约 1032—1113），字仲阳，郓州（今山东东平）人，北宋著名儿科学家，曾任太医丞。对儿科常见病的诊治有丰富经验，提出以五脏为纲的儿科辨证方法，治疗主张柔润、补泻同时进行。化裁古方，创制新方，如治痘疹初起的升麻葛根汤、治小儿心热的导赤散、治脾胃虚弱的异功散、治肾阴不足的六味地黄丸等。著有《小儿药证直诀》。

[2] 钱氏泻青丸：出自《小儿药证直诀》卷下。又名泻肝丸。方由当归、

龙胆草、川芎、栀子、大黄、羌活、防风等药组成。有清肝泻火功效。

[3] 钱氏安神丸：出自《小儿药证直诀》卷下。方由马牙硝、茯苓、麦冬、山药、寒水石、甘草、朱砂、冰片等药组成。有清心安神作用。

[4] 钱氏阿胶散：出自《小儿药证直诀》卷下。又名补肺散、补肺阿胶散。方由阿胶、炒牛蒡子、炙甘草、马兜铃、杏仁、炒糯米等组成。有养阴补肺、宁嗽止血功效。

[5] 实则桑白皮泻之：此句原接在"肺虚者五味子补之"句后。疑误。

[6] 钱氏益黄散：出自《小儿药证直诀》卷下。又名补脾散。方由陈皮、丁香、炮诃子、青皮、炙甘草等药组成。有健脾消胀、降逆止泻的作用。

[7] 实则黄连、枳实泻之：此句原接在"脾虚者以甘草、大枣之类补之"句后。疑误。

● 【评析】

本节五脏补泻所选药物的性味，乃从《素问·藏气法时论》所说。同时何继充推崇五脏相生相乘理论，用于五脏病证的治疗中，如虚则补其母，实则泻其子，并引入诸多钱乙《小儿药证直诀》的五脏补泻汤方，对临床有很大指导和参考价值。

手足三阴三阳引经主药

手太阳小肠、足太阳膀胱经：治上[1]羌活，下[2]黄柏。

手少阳三焦、足少阳胆经：治上柴胡、川芎，下青皮。

手阳明大肠、足阳明胃经：治上升麻、白芷、葛根，下石膏。

手太阴肺、足太阴脾经：治上白芷、升麻、葱白，下芍药、升麻。

手少阴心、足少阴肾经：治上独活、细辛，下独活、桂。

手厥阴心包络、足厥阴肝经：治上柴胡、川芎，下青皮。

何氏本草类纂与药性赋校评

引经报使药歌

小肠膀胱属太阳，藁本羌活是本乡。

三焦胆与肝包络，少阳厥阴柴胡强。

大肠阳明并足胃，葛根白芷升麻当。

太阴肺脉中焦起，白芷升麻葱白乡。

脾经少与肺部异，升麻兼之白芍详。

少阴心经独活主，肾经独活加桂良。

通经用此药为使，岂能有病到膏肓。

● 【校注】

[1] 上：指手经。下同。

[2] 下：指足经。下同。

● 【评析】

本节列出十二经脉的引经报使主药，可供参考。

用药法象论

● 【原文】

　　天有阴阳，风寒暑湿燥火，三阴三阳上奉之，温凉寒热四气是也。温热者天之阳也，寒凉者天之阴也，此乃天之阴阳也。地有阴阳，金木水火土，生长化收藏下应之。辛甘淡酸苦咸五味是也，辛甘淡者地之阳也，酸苦咸者地之阴也，此乃地之阴阳也。阴中消阳，阳中有阴。平旦至日中，天之阳，阳中之阳也；日中至黄昏，天之阳，阳中之阴也。合夜至鸡鸣，天之阴，阴中之阴也；鸡鸣至平旦，天之阴，阴中之阳也。故人亦应之，人身之阴阳，外为阳，内为阴；背为阳，腹为阴；脏为阴，腑为阳；心、肝、脾、肺、肾五脏为阴，胆、胃、大肠、小肠、膀胱、三焦六腑为阳。所以知阳中之阴、阴中之阳者何也？如冬病在阴，夏病在阳，春病在阴，秋病在阳，知其所在，则施针药也。

　　背为阳，阳中之阳心也；背为阳，阳中之阴肺也。腹为阴，阴中之阴肾也；腹为阴，阴中之阳脾也。此皆内外、阴阳、表里、雌雄相输[1]也。

● 【校注】

　　[1] 输：灌注。

● 【评析】

　　天地有阴阳，阴阳无限可分，即宇宙间的任何事物都可概括为阴和阳两类，然一种事物内部又可分为阴、阳两方面，而每一事物中的阴或阳的任何一方还可再分阴阳，这就是事物既相互对立，又相互联系的现象。而天人相应，故人体部位、器官、脏腑亦具有阴阳对立统一的概念，包括发病的季节、所用的药物等均有阴阳归属的现象和特性。而这一切现象，作为医者在诊病用药时均要仔细把握，确认无误，才可施行。

用药丸散说

● 【原文】

张仲景曰：㕮如麻豆大，与咬咀同意。古无㕮刀，以口嚼细，水煎，取清汁饮之，则易升易散也。若一概为末，则不分清浊矣。经云："清阳发腠理，浊阴走五脏[1]。"果何谓也。又曰："清阳实四肢，浊阴归六腑[2]是也。"咬咀取清汁，欲易循行经络故耳。若治至高之病，加酒煎；去湿，加生姜煎；补元气，以大枣煎；发散风寒，以葱白煎；去膈上病，以蜜煎。

散者，细末也，不循经络，止去膈上病及脏腑之疾，气味厚者白汤调服，气味薄者煎之去渣服。治下部之疾，其丸极大而光且圆，中焦者次之，治上焦者极小。稠面糊丸者，取其迟化，直至下焦；或酒，或醋丸者，取其升散之意。凡半夏、南星及欲去湿者，以生姜汁煮糊为丸，制其毒也。稀糊丸者，取其易化也，水浸宿炊饭为丸、及滴水为丸者，皆取易化也。炼蜜为丸者，取其迟化而气循经络也。蜡丸者，取其迟化而旋旋[3]施效也。大抵汤者荡也，去久病者用之；散者散也，去急病者用之；丸者缓也，不能速去其病，徐缓而治之也。

● 【校注】

[1] 清阳发腠理，浊阴走五脏：语出《素问·阴阳应象大论》。

[2] 清阳实四支，浊阴归六腑：语出《素问·阴阳应象大论》。

[3] 旋：不久，随后。

● 【评析】

药材首先要切削成饮片，或捣成细末，饮片以利水煎取清汁成汤剂，细末可制成散剂或丸剂。汤剂易循行经络，可加各种溶媒或药物同煎以达各种药效。散剂可去膈上病及脏腑之疾。丸剂有大、中、小之分，以迎合下、中、上三焦之病；有糊丸的溶媒和药物不同，而有所达病所、制毒、易化、迟化等的区别。诸如此类均当熟记。

用药身梢论

凡药之在土中半已上者为根，其气上行；中半以下为梢，气脉下行。其出土中半已上为苗，其气上升；中半已下为身为干，其气中守下达。病在中焦者用身，上焦用根，下焦用梢，盖根升而梢降也。

大凡用药，以头身梢分为上中下。病在人身半以上者，天之阳也，用头；在中焦者用身；在人身半以下者地之阴也，用梢。述类象形也。

以述类象形用药，还有很多，如肤肿用五皮散治，以药物之皮行肤肿皮水；治雷头风予制药内加荷叶，盖雷头风者，震卦主之，震仰盂，荷叶象震之形，其色又青等。

四时用药法

● 【原文】

不问所病或温，或凉，或热，或寒，如春时有疾，于所用药内加清凉风药；夏月有疾，加大寒之药；秋月有疾，加温气药；冬月有疾，加大热药，是不绝生化之源也。钱仲阳治小儿，深得此理。《内经》曰："必先岁气，无伐天和，是为至治[1]。"又曰："无违时，无伐生生之气[2]。"此皆常道用药之法，若反其常道，而变生异证矣，则当从权施治。

● 【校注】

[1]《内经》曰……是为至治：语出《素问·五常政大论》："必先岁气，无伐天和，无盛盛，无虚虚，而遗人天殃，无致邪，无失正，绝人长命。"

[2]无违时，无伐生生之气：语出《素问·五常政大论》："化不可代，时不可违。夫经络以通，血气以从，复其不足，与众齐同，养之和之，静以待时，谨守其气，无使倾移，其形乃彰，生气以长，命曰圣王。故《大要》曰：无代化，无违时，必养必和，待其来复。此之谓也。"

● 【评析】

此亦天人相应，顺应自然之意，即辨证论治的同时，随所处气候而加入应季之品，是谓无违时而无伐天和，有利人体阴阳平和，增强抗病能力。

药有新陈老嫩论

● 【原文】

凡药产之有地，采之有时，非其地者则性味亦异，失其时者则气味不全。新陈老嫩，须择而用之，斯见有效，经曰：司岁备物，则无遗主[1]，正谓此也。

六陈歌

枳壳陈皮并半夏，茱萸狼毒及麻黄。六般之药宜陈久，入用方知功效良。

● 【校注】

[1] 司岁备物，则无遗主：语出《素问·至真要大论》。

● 【评析】

中药材讲究产地、优质、纯真，即所谓道地药材，现在亦泛指在特定区域内人工种植的药材，其功效地道实在，确切可靠。中草药的采收季节、时间、方法、贮藏等均对药物的品质好坏有密切的关系。

药有阴阳畏恶

● 【原文】

药有阴阳配合子母兄弟，根茎花实草石骨肉。有单行者，有相须者，有相使者，有相畏者，有相恶者，有相反者，有相杀者。凡和合，宜相须相使者，勿用相恶相反者，若有毒宜制，又可用相畏相杀者，不而勿合。

十八反歌

本草明言十八反，逐一从头说与君。
人参芍药与沙参，细辛玄参及紫苏。
苦参丹参并前药，一见藜芦便杀人。
白及白蔹并半夏，栝楼贝母五般真。
莫见乌头与乌喙，逢之一反疾如神。
大戟芫花并海藻，甘遂已上反甘草。
若还吐蛊用翻肠，寻常犯之都不好。
蜜蜡莫与葱相睹，石决明休见云母。
藜芦莫使酒来浸，人若犯之都是苦。

十九畏歌

硫黄元是火之精，朴硝一见便相争。
水银莫与砒霜见，狼毒最怕密陀僧。
巴豆性烈最为上，便与牵牛不顺情。

丁香莫与郁金见，牙硝难合京三棱。

川乌草乌不顺犀，人参又忌五灵脂。

官桂善能调冷气，石脂相见便跷蹊。

大凡休合看顺逆，炮烘炙煿[1]要精详。

● 【校注】

[1] 煿（bó）：同"爆"。

● 【评析】

根据病情的需要和药物的性能，常采用药物配伍的方法来治疗，以起到增进功效、减轻或消除毒性和不良反应的作用，但也有些药物因为相互作用而使功效减弱，或发生不利于人体的作用。诸如这些情况，古人归纳为七种情况，称为药性"七情"，其中除了单行外，都是药物配伍时需要注意的。一般而言，相须、相使应尽可能考虑，以增疗效；相畏、相杀是使用有毒性药物时可加以利用的；相恶、相反是要禁忌的配伍情况。

药品须制歌诀

● 【原文】

芜花本利水，无醋不能通。绿豆善解毒，带壳不见功。豆蔻大止泻，有油返又通。住泻用白术，去油方收功。草果收膨胀，连壳反胀胸。黑丑生利水，远志苗去心。蒲黄生通血，熟补血运通。地榆医血药，连梢不住红。陈皮专理气，连白补脾中。附子救阴药，生用走皮风。草乌解疯毒，生用使人蒙。人言烧过用，诸石火煅红。入醋能为末，制作必须工。川芎炒去汗，生用气痹通。从学要精理，药灵莫乱供。

● 【评析】

中草药的药用部位及炮制方法与药物功效有密切关系，此歌诀只是反映了部分内容，对每一味药，尤其是常用药，都要了如指掌。

用药凡例

● 【原文】

上焦有寒，桂枝麻黄；中焦有寒，桂枝干姜；下焦有寒，沉香附子。上焦有热，黄芩赤芍；中焦有热，黄连栀子；下焦有热，黄柏知母。头风痛须用川芎，血枯勿用；头顶痛须用藁本。遍身肢节痛须用羌活，风湿亦用。腹中痛须用白芍厚朴；脐下痛须用黄柏青皮；心下痛须用吴茱萸；胃脘痛须用草豆蔻；胁下痛须用柴胡，日晡潮热、寒热往来亦用。胫中痛须用甘草梢生者。气刺痛用枳壳，血刺痛用当归。心下痞用枳实，胸中寒热用去白陈皮，腹中窄须用苍术。破血用桃仁，活血用当归，宿血用川芎，调血用玄胡索。补元气用人参，调诸气用木香，破滞气用枳壳、青皮。肌表热用黄芩，去痰亦用；去痰用半夏；去风痰用南星。诸虚热用黄芪，盗汗亦用黄芪；脾胃受湿用白术，去痰亦用。下焦湿肿用汉防己、草龙胆，中焦湿热用黄连，下焦湿热用黄芩。烦渴须用白茯苓干葛。嗽者用五味子，如咳有声无痰，用半夏、枳壳。喘者用阿胶、天麦门冬。诸泄泻用白芍、白术，诸水泻用白茯苓、泽泻，诸痢用当归、白芍。上部见血用防风，中部见血用黄连，下部见血用地榆。眼暴发用当归、黄连、防风；眼久昏暗用熟地黄、当归、细辛。解利伤风，用防风为君，白术、甘草为臣；解利伤寒，甘草为君，防风、白术为佐。凡诸风，须用防风、天麻。诸疮疡用黄柏、知母为君，连翘、黄芩为佐。小便不利须用黄柏、知母为君，茯苓、泽泻为佐。疟疾用柴胡为君，随所发之时，所属经部分，以引经药导之。以上诸药，此大略言之，以为处方之阶，医者当潜心于审择焉，则亦庶乎其可矣。

● 【评析】

本节列举了常用药物的一般用法和适应证，以及这些药物的主要特性。既是常法，又包含了个人经验，可参。

诸品药性主治指掌

● 【原文】

羌活，味苦甘平，性微温，无毒，升也，阴中之阳也。其用有五：散肌表八风之邪，利周身百节之痛，排巨阳[1]肉腐之疽，除新旧风湿之证，乃手足太阳表里引经药也。

升麻，味苦平，性微寒，无毒，升也，阴中之阳也。其用有四：引葱白散理手阳明之风邪，引石膏止足阳明之齿痛，引诸药游行四经，升阳气于至阴[2]之下，因名曰升麻。

柴胡，味苦平，性微寒，无毒，升也，阴中之阳也。其用有四：左右两傍胁下痛；日晡潮热往来；主在脏调经，内主血，在肌主气；上行经手足少阳表里四经。

白芷，味辛，性温无毒，升也，阳也。其用有四：去头面皮肤之风，除皮肤燥痒之痹，止足阳明头痛之邪，为手太阴引经之剂。

防风，味甘辛，性温无毒，升也，阳也。其用有二：以气味能泻肺，以体用通疗诸风。

当归[3]，味甘辛，性温无毒，可升可降，阳也。其用有四：头止血而上行，身养血而中守，稍破血而下流，全活血而不走。

独活，味苦甘平，性温，无毒，升也，阴中之阳也。其用有三：诸风掉眩，颈项难伸；风寒湿痹，两足不便；及为足少阴之引经。

木香，味苦辛，性微温，无毒，降也，阴也。其用有二[4]：调诸气不可无，泄肺气不可缺。

槟榔，味苦辛，性温，无毒，降也，阴也。其用有二：坠诸药若铁石，治后重验如奔马。

吴茱萸，味苦辛，性热，有小毒，可升可降，阳也。其用有四：咽嗌寒气噎塞而不通，胸中冷气闭塞而不利，脾胃停冷腹痛而不任，心气刺痛成阵而不止。

藿香叶，味甘，性温，无毒，可升可降，阳也。其用有二：开胃口能进饮食，止霍乱仍除呕逆。

川芎，味辛，性温，无毒，升也，阳也。其用有二：上行头角，助清阳之气而止痛；下行血海，养新生之血以调经。

● 【校注】

［1］巨阳：指太阳经。

［2］至阴：指脾。《素问·金匮真言论》曰："腹为阴，阴中之至阴，脾也。"

［3］当归：当归药用可分当归头、身、尾（梢），以及全当归。

［4］二：原为"三"。疑误。

● 【评析】

何继充对药物功效的认识有其独到之处，且对后辈，尤其是十九世何炫所著《何氏药性赋》影响较大。如柴胡在脏调经，在肌主气；升麻引诸药游行四经；防风泻肺；木香泻肺气；槟榔有引诸药下行功能；吴茱萸散寒通阳止痛，对咽部、心胸部阻塞疼痛均可应用。

● 【原文】

黄连，味苦，性温，无毒，沉也，阴也。其用有四：泻心火，消心下痞满之状；主肠澼[1]，除肠中混杂之红；治目疾暴发宜用；疗疮疡首尾俱同。

黄芩，味苦平，性寒，无毒，可升可降，阴也。其用有四：中枯而飘者，泻肺火，消痰利气；细实而坚者，泻大肠火，养阴退阳；中枯而飘者，除寒温，恶热于肌表；细实而坚者，滋化源，退热于膀胱。

大黄，味苦，性寒，无毒，其性沉而不浮。其用走而不守，夺土郁而无壅滞，定祸乱而致太平，名曰将军。

黄柏，味苦，性寒，无毒，沉也，阴也。其用有五：泻下焦隐伏之龙火；安上焦虚哕之蛔虫；脐下痛单制而能除；肾不足，生用而能补；痿厥除湿，药不可缺。

玄明粉，味辛甘酸，性微温，无毒，沉也，阴也。其用有二：去胃中之实热；荡肠内之宿垢，其妙不可述，大抵用此以代盆硝[2]也。

● 【校注】

[1] 肠澼：古病名。指痢疾，便血。
[2] 盆硝：又作"盆消"。即芒硝。

● 【评析】

黄芩分中枯而飘和细实而坚的两种，分别适用于泻肺利上焦和泻大肠利下焦。黄柏的作用叙述甚全，不仅清热燥湿，泻虚火，还有益肾安蛔作用。

● 【原文】

白术，味甘，性温，无毒，可升可降，阳也。其用有四：利水道有除湿之功，强脾胃有进食之效，佐黄芩有安胎之能，君枳实有消痞之妙。

人参，味甘，性温，无毒，升也，阳也。其用有三：止渴生津液；和中益元气；肺寒可服，肺热伤肺。

黄芪，味甘，性温，无毒，升也，阳也。其用有四：温肉分而实腠理，益元气而体三焦，内托阴证之疮疡，外固表虚之盗汗。

甘草，味甘平，无毒，生之则寒，炙之则温。生则分身梢而泻火；炙则健脾胃而和中；解百毒而有效，协诸药而无争；以其甘能缓急，故有国老之称。

半夏，味辛平，生寒熟温，有毒，降也，阳也。其用有四：除湿化痰涎，大和脾胃气，痰厥及头疼，非此莫能治。

陈皮，味辛苦，性温，无毒，可升可降，阳中之阴也。其用有二：留白补胃和中，去白消痰泄气。

青皮，味苦，性寒，无毒，沉也，阴也。其用有四：破滞气愈低而愈效，削坚积益下而益良，引诸药至厥阴之分，下饮食入太阴之会。

枳壳，味苦酸，性微寒，无毒，沉也，阴也。其用有四：消心下痞塞之痰，泄腹中滞塞之气，推胃中膈宿之食，削腹内连年之积。

枳实，味苦酸，性微寒，无毒，沉也，阴也。其用有四：消心中之虚痞，逐心下之停水，化日久之稠痰，削年深之坚积。

桔梗，味苦，性寒，微温，有小毒，升也，阴中之阳也。其用有四：止咽痛，兼除鼻塞；利膈气，仍治肺痈；一为诸药之舟楫[1]；一为肺部之引经。

知母，味苦，性寒，无毒，沉也，阴中之阴也。其用有四：泻无根之肾火，疗有汗之骨蒸，止虚劳之阳胜，滋化源之阴生。

藁本，味苦辛，性微温，无毒，升也，阴中之阳也。其用有二：大寒气客于巨阳之经，苦头痛流于颠顶之上。

生地黄，味甘苦，性寒，无毒，沉也，阴也。其用有四：凉心火之血热，泻脾土之湿热，止鼻中之衄热，除五心之烦热。

熟地黄，味甘苦，性温，无毒，沉也，阴也。其用有四：活血气，封填骨髓；滋肾水，补益真阴；伤寒后胫股最痛；新产后脐腹难禁。

五味子，味酸，性温，无毒，降也，阴也。其用有四：壮肾经不足之水，收肺脏耗散之金，除烦热生津止渴，补虚劳益气强阴。

川乌，味辛，性热，有毒，浮也，阳中之阳也。其用有二：散诸风之寒邪，破诸积之冷痛。

白芍药，味酸平，性寒，有小毒，可升可降，阴也。其用有四：扶阳气大除腹痛，收阴气徒健脾经，堕其胎能逐其血，损其肝能缓其中。

白茯苓，味甘淡，性温，无毒，降也，阳中之阴也。其用有六：利窍而除湿，益气而和中，小便多而能止，大便结而能通，心惊悸而能葆，津液少而能生。白者入壬癸[2]，赤者入丙丁[3]。

泽泻，味甘咸，性寒，无毒，降也，阳中之阴也。其用有四：去胞垢而生新水，退阴汗而止虚烦，主小便淋涩仙药，疗水病湿肿灵丹。

　　　　　　　　　　　　　　　　　何氏本草类纂与药性赋校评

【校注】

[1]舟楫：楫，桨。泛指船只。旧时用以比喻宰辅大臣，此处比喻药物在方中的重要作用。

[2]壬癸：古人用十干以纪日，壬癸即壬日与癸日。脏腑、十二经脉各有旺时。《素问·脏气法时论》曰："肾主冬，足少阴、太阳主治，其日壬癸。"

[3]丙丁：《素问·藏气法时论》曰："心主夏，手少阴、太阳主治，其日丙丁。"

【评析】

何继充提出诸多有关药性的使用注意点，颇有价值，如服用人参需注意，肺寒可用，肺热则慎用；半夏生用性寒，熟用性温；青皮破气散积作用，讲究病位，破滞气愈低而愈效，削坚积益下而益良；桔梗治咽痛、肺痈乃据《伤寒论》和《金匮要略》所载，其又为诸药之舟楫，即有聚合引领药物到达病所的作用，因其性辛散，入肺经，故外感、肺部疾常用之。知母清热泻火而滋肾润燥，此阐述甚为入木，临证应用可参。此外，枳实还可逐心下停水；生地黄可泻脾土之湿热；熟地黄可疗虚痛；白芍药损其肝能缓其中，故在十九世何炫《何氏药性赋》中以生白芍治疗痢疾症见里急后重者；白茯苓的作用有不少具有双向调节性，如小便多而能止、大便结而能通、津液少而能生等均有独到看法。

【原文】

薄荷叶，味辛。性凉。无毒。升也，阳也。其用有二：清利六阳之会首，去除诸热之风邪。

麻黄，味苦甘，性温无毒，升也，阴中之阳也。其用有二：其形中空，散寒邪而发表；其节中闭，止盗汗而固虚。

厚朴，味苦辛，性温，无毒，可升可降，阴中之阳也。其用有二：苦能下气，去实满而消腹胀；温能益气，除湿满散结调中。

杏仁，味苦甘，性温，有毒，可升可降，阴中之阳也。其用有二：利胸中气逆而喘促；润大肠气秘而难便。

巴豆，味辛，性热，有大毒，浮也，阳中之阳也。其用有二：削坚积，荡脏腑之沉寒；通闭塞，利水谷之道路。斩关夺门之将，不可轻用。

黑附子，味辛，性热，有大毒，浮也，阳中之阳也。其性浮而不沉，其用走而不息，治六腑之沉寒，补三[1]阳[2]之厥逆。

苍术，气味主治与白术同。补中除湿，力不及白；宽中发汗，功过于白。

秦艽，味苦辛平，性微温，无毒，可升可降，阴中之阳也。其用有二：除四肢风湿若懈，疗遍体黄疸如金。

白僵蚕，味酸辛平，性微温，无毒，升也，阴中之阳也。其用有二：去皮肤风动如虫行，主面部䵟[3]生如漆点。

白豆蔻，味辛，性温，无毒，升也，阳也。其用有四：破肺中滞气，退目中云气，散胸中冷气，补上焦元气。

连翘，味苦平，性微寒，无毒，升也，阴也。其用有二：泻诸经之客热，散诸肿之疮疡。

阿胶，味甘平，性微温，无毒，降也，阳也。其用有四：保肺益金之气，止嗽蠲咳之脓，补虚安妊胎，治痿强骨力。

桃仁，味苦甘平，性寒，无毒，降也，阴也。其用有二：润大肠血秘之便难，破大肠久蓄之血结。

生姜，味辛，性温，无毒，升也，阳也。其用有四：制半夏有解毒之功，佐大枣有厚肠之益，温经散表邪之风，益气止翻胃之哕。

石膏，味辛甘，性大寒，无毒，沉也，阴也。其用有二：制火邪，清肺气，仲景有白虎之名；除胃热，夺甘食，易老[4]云大寒之剂。

桂，味辛，性热，有毒，浮也，阳中之阳也。气之薄者桂枝也，气之厚者肉桂也。气薄则主泄，故桂枝上行而发表；气厚则发热，故肉桂下行而补肾，此天地亲上亲下之道也。

地榆，味苦甘酸，性微寒，无毒，沉也，阴也。其用有二：主下部积热之血痢，止下焦不禁之月经。

细辛，味辛，性温，无毒，升也，阳也。其用有二：止少阳合病之首痛，散三阳数变之风邪。

● 【校注】

［1］三：当为"亡"字。疑误。

［2］三阳：何炫《何氏药性赋》为"三焦"。

［3］黯（gǎn）：面黑气。

［4］易老：指张洁古。金代著名医家。名张元素，字洁古。易州（今河北易县）人。倡导"运气不齐，古今异轨，古方新病不相能也"的见解，善于化裁古方，自制新方，以适实际需要。撰《医学起源》《珍珠囊》《脏腑标本药式》《药注难经》等书。

● 【评析】

麻黄其形中空，散寒邪而发表；其节中闭，止盗汗而固虚，以及桂枝、肉桂之区分等，均是对药物作用部位的认识。对药物功效亦有独到认识，如僵蚕可去面部黑斑，白豆蔻退目中云气，此可能来自金·李杲《用药法象》"去白睛翳膜"之说；生姜佐大枣可厚肠等。

● 【原文】

栀子，味苦，性大寒，无毒，沉也，阴也。其用有三：疗心中懊忱，颠倒而不得眠；治脐下血滞，小便而不得利；易老云：轻飘而象肺，色赤而象火。又能泻肺中之火。

葛根，味甘平，性寒，无毒，可升可降，阳中之阴也。其用有四：发伤寒之表邪，止胃虚之消渴，解酒中奇毒，治往来之温虐。

栝楼根[1]，味苦，性寒，无毒，沉也，阴也。其用有二：止渴退寒热，补虚通月经。

猪苓，味淡甘平，性渗，无毒，降也，阳中之阴也。其用有二：除湿肿，体用兼备；利小水，气味俱长。

干姜，生则味辛，炮则味苦，可升可降，阳也。其用有二：生则逐寒邪而发表，炮则除胃冷而守中。

草龙胆，味苦，性寒，无毒，沉也，阴也。其用有二：退肝经之邪热，除下焦之湿肿。

苏木，味甘咸平，性寒，无毒，可升可降，阴也。其用有二：破疮疡死血，非此无功；除产后败血，有此立验。

杜仲，味辛甘平，性温，无毒，降也，阳也。其用有二：强志壮筋骨，滋肾止腰痛。酥炙去丝，功效如神。

天门冬，味苦平，性大寒，无毒，升也，阴也。其用有二：保肺气不被热扰，定喘促徒得康宁。

麦门冬，味甘平，性寒无毒，降也，阳中之阴也。其用有四：退肺中隐伏之火，生肺中不足之金，止燥渴阴得其养，补虚劳热不能侵。

木通，味甘平，性寒，无毒，降也，阳中之阴也。其用有二：泻小肠火积而不散，利小便热闭而不通。泻小肠火无他药可比，利小便闭与琥珀同功。

地骨皮，味苦平，性寒，无毒，升也，阴也。其用有二：疗在表无定之风邪，主传尸[2]有汗之骨蒸。

桑白皮，味甘，性寒，无毒，可升可降，阳中之阴也。其用有二：益元气不足而补中虚，泻肺气有余而止咳嗽。

甘菊花，味苦甘平，性微寒，无毒，可升可降，阴中之阳也。其用有二：散八风上注之头眩，止两目欲脱之泪出。

● 【校注】

[1]栝楼根：为天花粉之别名。

[2]传尸：古病名。指能互相传染的消耗性疾患。与结核病相似。

● 【评析】

葛根解酒毒，治温疟；栝楼根补虚通月经；地骨皮不仅可清热凉血退虚热，而且可祛在表之风邪；桑白皮能益元气不足而补中虚，乃据《本经》"主伤中五劳六极，赢瘦崩中绝脉，补虚益气"之说；甘菊花止两目欲脱之泪出，乃因平肝明目之功。诸如此说，临证可参。

● 【原文】

红花，味辛，性温，无毒，阳也。其用有四：逐腹中恶血，而补血虚之血，除产后败血，而止血晕之晕。

赤石脂，味甘酸，性温，无毒，降也，阳中之阴也。其用有二：固肠胃有收敛之能，下胎衣无推荡之峻。

通草，味甘平，性微寒，无毒，降也，阳中之阴也。其用有二：阴窍涩而不利；水肿闭而不行，涩闭两俱，用之立验，因名通草。

乌药，味酸平，性温，无毒，可升可降，阴也。其用有二：收肺气除烦止渴，止泄痢调胃和中。

川椒，味辛，大热，有毒，浮也，阳中之阳也。其用有二：用之于上，退两目之翳膜；用之于下，除六腑之沉寒。

葳蕤[1]，味甘平，性温，无毒，降也，阳中之阴也。其用有四：风淫四体不用，泪出两目皆烂，男子湿注腰疼，女子面注黑鼾，皆能疗治。

秦皮，味苦，性寒，无毒，沉也，阴也。其用有四：风寒邪合湿成痹，青白色幻翳遮睛，女子崩中带下，小儿风热痫惊。

白头翁，味苦，性温，无毒，可升可降，阴中之阳也。其用有四：敷男子阴疝[2]偏肿，治小儿头秃膻腥，鼻衄血无此不效，痢赤毒有此获安。

牡蛎，味咸平，性寒，无毒，可升可降，阴也。其用有四：男子梦寐遗精，女子赤白崩中，荣卫往来虚热，便滑大小肠同。

干漆，味辛平，性温，有毒，降也，阳中之阴也。其用有二：削年深坚结之沉积，破日久秘结之瘀血。

南星，味苦辛，性温，有毒，可升可降，阴中之阳也。其用有二：坠中风不省之痰毒，主破伤如尸之身强。

商陆，味酸辛平，性寒，有毒，降也，阳中之阴也。其味酸辛，其形类人，其用疗水，其效如神。

葶苈，味苦，性寒，无毒，沉也，阴中之阴也。其用有四：除遍身之浮肿，逐膀胱之恶热，定肺气之喘促，疗积饮之痰厥。

海藻，味苦咸，性寒，无毒，沉也，阴中之阴也。其用有二：利水道通闭结之便，泄水气消遍身之肿。

竹叶，味苦辛平，性寒，无毒，可升可降，阳中之阴也。其用有二：除新旧风邪之烦热，止喘促气胜之上冲。

葱白，味辛，性温，无毒，升也，阳也。其用有二：散伤风阳明头痛之邪，止伤寒阳明下利之苦。

天麻，味辛平，性温，无毒，降也，阳也。其用有四：疗大人风热头眩，治小儿风痫惊悸，却诸风麻痹不仁，主瘫痪语言不遂。

大枣，味甘，性温，无毒。降也，阳也。其用有二：助脉强神，大和脾胃。

威灵仙，味苦，性温，无毒，可升可降，阴中之阳也。其用有四：推腹中新旧之滞，消胸中痰唾之痞，散痫痒皮肤之风，利冷疼腰膝之气。

鼠粘子，味辛平，性微寒，无毒，降也，阳也。其用有四：主风湿瘾疹盈肌，退风热咽喉不利，散诸肿疮疡之毒，利凝滞腰膝之气。

草豆蔻，味辛，性寒，无毒，浮也，阳也。其用有二：去脾胃积滞之寒邪，止心腹新旧之疼痛。

玄胡索，味苦辛，性温，无毒，可升可降，阴中之阳也。其用有二：活精血疗产后之疾，调月水胎前之证。

● 【校注】

［1］葳蕤：玉竹的别名。

［2］阴疝：指癫疝。《儒门事亲》卷二："癫疝，其状阴囊肿缒，如升如斗，不痒不痛者是也。得之地气卑湿所生，故江淮之间，湫溏之处，多感此疾。宜以去湿之药下之。"

●【评析】

何继充所述一些药物功效颇有特性，如乌药有收肺气、除烦止渴作用；川椒性升浮，可退两目之翳膜；赤石脂下胞衣；南星有祛风解痉作用，故可治破伤风口噤强直等症；竹叶治喘促气逆，乃据《神农本草经》之说"主咳逆上气"。白头翁，《神农本草经》云"味苦，温"，然所治之证提示其能清热解毒，活血祛瘀。葳蕤为滋阴润燥、养胃生津之品，《神农本草经》说其"主中风暴热，不能动摇，跌筋结肉，诸不足。久服，去面黑䵟"，故能治风淫四体不用，湿注腰疼，女子面黑色斑。《本草经集注》还说其能治"目痛眦烂泪出"，临证可参。

《珍珠囊》分汇寒、热、温、平药性赋

寒性药赋

● 【原文】

诸药识性，此类为寒。犀角鲜乎心热，羚羊清夫肺肝。泽泻利水通淋而补阴不足，海藻散瘿破气而治疝何难。闻知菊花能明目而清头风，射干疗咽闭而消痈毒。薏苡理脚气而除风湿，藕节消瘀血而止吐衄。栝楼子[1]下气润肺喘兮，又且宽中；车前子止泻利小便兮，尤能明目。是以黄柏疮用，兜铃嗽医。地骨皮有退热除蒸之效，薄荷叶宜消风清肿之施。宽中下气，枳壳缓而枳实速也；疗肌解表，干葛先而柴胡次之。百部治肺热，咳嗽可止；栀子凉心肾，鼻衄最宜。玄参治结热毒痈，清利咽膈；升麻消风热肿毒，发散疮痍。腻粉[2]抑肺而敛肛门；金箔镇心而安魂魄。茵陈主黄疸利水，瞿麦治热淋有血。朴硝[3]通大肠，破血更疗痰癖；石膏坠头痛，解肌且消烦渴。前胡除内外之痰实，滑石利六腑之涩结。天门冬止嗽，补血冷而润肝心；麦门冬清心，解烦渴而除肺热。尝闻治虚烦、除呕哕，须用竹茹；如欲通秘结、导瘀血，必资大黄。宣黄连治冷热之痢，厚肠胃而能止泻；淫羊藿疗风寒之痹，补阴虚而可助阳。茅根止吐衄之血，石韦通小肠之淋。熟地黄补虚且疗虚损，生地黄宣血更医眼疮。赤芍药破血而疗腹疼，烦热亦解；白芍药补虚而生新血，退热尤良。逐水消肿满，牵牛须用；杀虫除毒热，贯众当求。金铃子治疝气而补精血，萱草根[4]通五淋而消乳肿。侧柏叶治崩漏之血疾，香附子理血气于妇人。地肤子利膀胱，可洗皮肤之风；山豆根解热毒，能止咽喉之痛。白鲜皮去风，治筋弱而疗足顽痹；旋覆花明目，理头痛而消痰嗽壅。荆芥穗清头目便血，乃疏风散疮亦用；栝楼根疗黄疸毒痈，若消渴解痢并效。地榆疗崩漏，止血止痢；昆布破疝气，散瘿散瘤。疗伤寒、解虚烦，淡竹叶之功胜；除结气、破瘀血，牡丹皮之用长。知母止嗽而骨蒸退，牡蛎涩精而虚汗收。贝母消痰止咳嗽，而利心肺；桔梗下气利胸膈，而治咽喉。黄芩治诸热，兼主五淋；槐花治肠风，亦疗痔痢。常山理痰结，而治温疟；葶苈泻肺喘，而通水气。此六十六种药性之寒，理百千万般病证之热。又考《图经》[5]以博其所治，观方书以参其所用，为医之道，庶乎其可矣。

● 【校注】

[1] 栝楼子：即栝楼仁。又名栝楼子。

[2] 腻粉：即轻粉。又名水银粉。为粗制的氯化亚汞结晶。辛，寒，有大毒。

[3] 朴硝：即芒硝。

[4] 萱草根：即黄花菜根。甘，凉，有小毒。功效为清利湿热，凉血解毒。

[5]《图经》：即《本草图经》，简称《图经》。宋·苏颂等编撰，一名《图经本草》，20卷，目录1卷。成书于1061年。本书搜集全国各郡县的草药图，参考各家学说整理而成。

● 【评析】

本节所列寒性药物，其中有些是温性药，如淫羊藿（然《神农本草经》云其"味辛，寒"）、熟地黄、荆芥穗等。有些药物有毒，宜慎用，如腻粉。所述药物功效主治简明扼要，亦有独到之处，如海藻治疝，栝楼子下气平喘，车前子能明目，朴硝破血更疗痰癖，生地黄宣血更医眼疮，旋覆花明目，黄芩治诸热兼主五淋等，可资参考。

热性药赋

● 【原文】

药有温热，又当审详。欲温中以荜茇，用发散以生姜。五味子止嗽痰且滋肾水，腽肭脐[1]疗劳瘵更壮元阳。川芎祛风湿，补血清头；续断治崩漏，强脚益筋。麻黄发表汗以疗咳嗽，韭子助元阳而医白浊。川乌破积，有消痰治风痹之功；天雄散寒，为去湿助精阳之药。川椒达下，干姜暖中。胡芦巴治虚冷之疝气，生卷柏[2]破癥瘕而血通。白术消痰壅，温胃兼止吐泻；菖蒲开心气，散冷更治耳聋。丁香快脾胃而止吐逆，良姜止心痛而攻气冲。肉苁蓉填精益肾，石硫黄暖胃驱虫。胡椒主去痰而除冷，秦椒[3]亦攻痛而治风。茱萸疗心腹之冷气，灵砂[4]定心脏之怔忡。夫散肾冷、助脾胃，须荜澄茄；若疗心疼、破积聚，用蓬莪术。缩砂止吐泻安胎，兼化酒食；附子疗虚寒翻胃，又壮元阳。白豆蔻治冷泻，疗痛止痛以乳香；红豆蔻[5]止吐酸，消血杀虫于干漆。鹿茸生精血，腰膝崩漏均补；虎骨壮筋骨，寒湿毒风并去。檀香定霍乱而心气之疼能愈，鹿角秘精髓而腰脊之痛可除。米醋散肿益脾，紫苏散寒下气。扁豆既可助脾，麝香最能开窍。酒有行药破血之用，葱为通中发汗之需。五灵脂治崩漏，理血气之刺痛；麒麟竭[6]止血出，疗金疮之折伤。鹿茸壮阳以助肾，当归补虚而养血。乌贼骨止带下，且除崩漏目翳；鹿角胶住血崩，能补虚羸劳绝。白花蛇治瘫痪，除风痒之癫疹[7]；乌梢蛇疗不仁，去疮疡之风热。乌药有治冷气之理，余粮[8]乃疗崩漏之因。巴豆利痰水而破积热，独活疗诸风于久新。山茱萸治头晕遗精之药，白石英医咳嗽吐脓之人。厚朴温胃而去呕胀，消痰亦验；肉桂行血而疗心疼，止汗如神。鲫鱼有温胃之功，代赭乃镇肝之剂。沉香下气补肾，定霍乱之心疼；橘皮开胃去痰，导壅滞之逆气。此六十种之药，为性热之品，济世仁人，最宜详察。

● 【校注】

[1] 腽（wà）肭脐：即海狗肾。为海狗的阴茎和睾丸。

[2] 卷柏：又名长生草、万年松、佛手草、老虎爪等。辛，平。生用活血通经，炒炭用化瘀止血。

[3] 灵砂：又名银朱。为人工制成的赤色硫化汞。辛，温，有毒。有攻毒、杀虫、劫痰作用。

[4] 秦椒：即花椒。产于秦地而得名。

〔5〕红豆蔻：又名红蔻。为姜科植物大高良姜的果实。有温中、行气、消食作用。

〔6〕麒麟竭：即血竭。又称麒麟血。

〔7〕癞疹：癞，即疠风。疠风又名麻风、大风、疠疡等，是慢性传染性皮肤病之一，须隔离治疗。

〔8〕余粮：即禹余粮。又名余粮石。

● 【评析】

本节所列热性药物，其中有些属于微温，或平性药，如卷柏、扁豆、乌贼骨、乌梢蛇等，代赭石则属寒性药。有些药物有毒，如灵朱、干漆，现少用，尤其是内服，多不用。亦有一些临证用药心得，如川芎补血；菖蒲开心气，散冷更治耳聋；肉桂行血而疗心疼，止汗等。

温性药赋

● 【原文】

温药总括，医家要知。木香理乎气滞；半夏祛夫风痰。苍术治目盲，燥脾治湿宜用；萝卜去膨胀，下气制面[1]尤堪。钟乳[2]粉补肺气兼疗肾虚；青盐[3]治腹痛且滋肾水。山药腰湿能医；阿胶痢嗽皆止。赤石脂治精浊而止泻，兼补崩中；阳起石暖子宫以壮阳，更疗阴痿。紫菀治嗽；防风去风。苍耳子透脑涕止；威灵仙宣风气痛。细辛去头风止嗽，而疗齿痛；艾叶治崩漏安胎，而医痢红。羌活明目祛风，除筋挛肿痛；白芷止崩治肿，疗痔漏疮痈。红蓝花[4]痛经，治产后恶血之余；刘寄奴散血，疗汤火金疮之苦。减风湿之痛，茵芋叶[5]有效；疗折伤之症，骨碎补多功。藿香叶辟恶气而定霍乱；草果仁温脾胃而止呕吐。巴戟天治阴疝白浊，补肾尤资；玄胡索理气痛血凝，调经有助。款冬花润肺，去痰嗽而定喘；肉豆蔻温中，止霍乱以助脾。抚芎[6]定经络之痛；何首治疮疥之资。姜黄能下气破恶血之积；防己消肿去风湿之施。藁本除风，主妇人阴痛之用；仙茅益肾，扶元气虚弱之衰。破故纸温肾，补精髓与劳伤；宣木瓜入肝，疗脚气并水肿。杏仁润肺脏止嗽之剂；茴香治疝气肾疼之用。诃子生津止渴，兼疗滑泄之痾；秦艽攻风逐水，又止肢节之疼。槟榔豁痰逐水，杀寸白之虫[7]；杜仲益肾添精，去腰膝之重。紫石英疗惊悸崩中之疾；橘核仁治腰痛疝气之瘨[8]。金樱子兮涩遗精；紫苏子兮下气涎。淡豆豉发伤寒之表；大小蓟除诸血之鲜。益智安神，治小便之频数；麻仁[9]润肺，利六腑之燥坚。常谓补虚弱、排脓疮，莫若黄芪；至欲强腰脚、壮筋骨，无如狗脊。菟丝子补肾而且明目；马蔺花[10]治疝又可除疼。此皆性温之药，学者亦熟记之。

● 【校注】

[1]制面：意指消面食积胀。

[2]钟乳：即钟乳石。又名鹅管石、滴乳石等。有温肺、壮阳、下乳、制酸作用。

[3]青盐：又名大青盐、戎盐。咸，寒。主含氯化钠，有时含有钙、镁、硫酸盐、铁、微量砷等杂质。有凉血、明目等作用。

[4]红蓝花：即红花，古称红蓝花。少用则活血，多用则散瘀。

[5]茵芋叶：茵芋，又名黄山桂。辛，苦，温，有小毒。功效为祛风胜湿，通络止痛。

[6]抚芎：即川芎。

[7]寸白虫：即绦虫。其成虫寄生在小肠内汲取养料，大便时可排出白色的绦虫孕节，故名。本病多由于误食未熟而带有囊虫的猪肉或牛肉被感染。

[8]瘨（diān）：降灾，害。

[9]麻仁：即麻子。火麻仁之别名。甘，平，有小毒。功效为润肠、止渴、通淋、活血。

[10]马蔺（lìn）花：又名旱蒲花、潦叶花等。咸、酸、苦，微凉。有清热凉血、利尿消肿作用。

【评析】

本节所列温性药，其中有些属寒凉药，或平性药，如萝卜（又名莱菔）、青盐、麻仁、马蔺花、大蓟、小蓟等。有些药物的功效主治颇有发挥，如苍耳子治脑漏，即鼻窦炎涕多；白芷止崩治肿；麻仁润肺；何首乌突出其能消疮毒的功效；藁本主妇人阴痛，乃据《神农本草经》"主妇人疝瘕，阴中寒肿痛，腹中急"所说；马蔺花治疝又可除疼；紫石英疗惊悸崩中，《神农本草经》有"主心腹咳逆邪气，补不足，女子风寒在子宫"的记载；诃子多用于久咳、久泻等症，还可生津止渴；诃子的未成熟果实藏青果，一名西藏橄榄，有利咽、开音的作用。其中亦有不少食药两用之品，如萝卜、青盐、山药等。

平性药赋

【原文】

详论药品，此类性平。故硇砂[1]可以去积；而龙脑[2]足用安魂。青皮快膈除膨胀，且利脾胃；芡实益精止白浊，兼补真元。木贼草去目翳，崩漏亦医；花蕊石治金疮，血气则行。决明和肝气治眼之剂；天麻主脾湿去风之药。甘草和诸药而解百毒，益以性平；石斛平胃气而补肾虚，更医脚弱。商陆治肿；覆盆益精。琥珀安神而散血；朱砂镇心而益灵。牛膝强足补精，兼理腰痛；龙骨止汗去湿，更治血崩。甘松利风气而痛止；蒺藜[3]疗风疮而目明。人参润肺宁心，开脾助胃；蒲黄止崩治衄，消瘀调经。南星醒脾，去惊风痰吐之疾；三棱破积，除血块气滞之症。滑石主泄泻神效；皂角治风痰最良。桑螵蛸疗遗精之泄；鸭头血医水肿之湿。蛤蚧治痨嗽；全蝎主风瘫。牛蒡子疏风壅之痰；酸枣仁去怔忡之病。桑寄生益血安胎，亦止腰痛；大腹子去膨下气，亦令胃和。小草[4]、远志俱有宁心之妙；木通、茯苓皆为利水之资。莲肉清心醒脾；没药治疮散血。郁李仁润肠宣水，去浮肿之疾；茯神木宁神益智，除惊悸之痫。白茯苓补虚劳，用之心脾有益；赤茯苓破结血，取以利水多功。麦蘖[5]助脾化食；小麦止汗养心。白附子去面风之游走；大腹皮治水肿之泛溢。椿根白皮主泻血；桑根白皮主喘息。桃仁破瘀血，兼治腰疼；神曲健脾胃，而进饮食。五加皮坚筋骨以立行；柏子仁养心神而有益。安息香[6]辟恶，且止心腹之痛；冬瓜仁醒脾，实为饮食之资。僵蚕治头风喉闭；百合敛肺痨嗽痿。赤小豆解热毒，疮肿宜用；枇杷叶下逆气，呕哕可医。连翘排疮脓肿毒；石楠叶利筋骨毛皮。谷蘖[7]养脾，阿魏除邪气而破结；紫河车补血，大枣和药性以开脾。鳖甲治痨疟，兼破癥瘕；龟甲坚筋骨，更疗崩疾。乌梅主便血疟痢之用；竹沥治中风声音之失。此平和之药六十八品，所贵活人者熟读而记焉，则济世为有具矣。

● 【校注】

［1］硇砂：当指硇砂。出《新修本草》。又名北庭沙。有消积破瘀、祛痰软坚、去翳的作用。辛温、有毒。

［2］龙脑：即龙脑香。又名冰片、梅花冰片。辛、苦，微寒。有回苏开窍、清热止痛作用。

［3］蒺藜：当指白蒺藜。辛、苦，微温。有平肝、祛风、明目的作用。

［4］小草：指远志叶。

［5］麦蘖：麦芽之别称。又名大麦芽。为大麦的颖果经发芽制成。甘，平。有消食化积、回乳的功效。

［6］安息香：出《新修本草》。为安息香科植物青山安息香的干燥树脂。辛、苦，平。有开窍醒神、豁痰辟秽、行气活血的功效。

［7］谷蘖：即谷芽。又名稻蘖、稻芽。为稻的颖果经发芽干燥制成。甘，平。有健脾开胃、消食和中的功效。

● 【评析】

本节平性药中有些药物的药性属微寒，或寒，如冰片、决明子、石斛、商陆、朱砂、滑石、木通、椿根皮、桑白皮、冬瓜仁、百合、连翘、竹沥等；有些属微温，或温，如覆盆子、蒺藜、甘松、皂角、远志、白附子、大腹皮、五加皮、阿魏、紫河车等。有些药物的功效主治颇有发挥，如木贼草去目翳，崩漏亦医；石斛平胃气而补肾虚，更医脚弱；冬瓜仁醒脾等，可资参考。

药性赋句解

草部上

● 【原文】

观夫天生蒸民，不无疾病之苦，而地生庶草，各有治疗之能。花实脑苗宜辨，新陈老嫩须知，蒸[1]，庶众也，实子脑根，陈旧也。

菖蒲开心明耳目，去湿痹风寒；菊花消风散湿痹，主头眩痛搅。

菖蒲一名菖阳，须用生石碛[2]上一寸九节者良，味辛，温，无毒。菊花味苦甘，平，无毒，主胸中烦热，明目聪耳。

治渴补虚安五脏，快觅人参；温中解毒性平和，无如国老。

人参一曰人葰[3]，味甘，微寒，微温，无毒，反藜芦。国老，甘草也，味甘，平，无毒，主解百毒，为众药之王，故号国老，反大戟、芫花。

白术益脾止泻呕，若动气不宜；苍术平胃压山岚，用米泔浸炒。

白术味甘、辛，无毒，主风寒湿痹，益脾胃，补虚劳，消肿，伤寒有动气者不宜服。苍术用米泔浸一宿，换泔浸炒干，去皮，味苦、甘，平，无毒，治伤寒痹痛，湿虐可发散。

生地黄能行血，兼止吐衄折伤；熟地黄能补血，重治虚劳憔躁。

生地黄大寒，亦治产后血攻心，及女人经水闭绝。熟地黄净洗酒浸，蒸两三次，焙干，味甘，温，无毒。熟干则温补，生干则平宣，熟者止崩漏，安魂魄，治惊悸，补内伤。

天门冬镇心，止吐血衄血，性冷而能补大虚；麦门冬解渴，开结益心肠，劳热可除烦可保。

天门冬味苦、甘，平，大寒，无毒，悦人颜色。麦门冬味甘，平，微寒，无毒，二味并抽去心，焙干用。

地肤子、车前子除热去风明眼目，能令膀胱水谷分；菟丝子、巴戟天添精补髓主延年，除去腰疼诚有功。

地肤子即落帚子，味苦，寒，无毒。车前子味甘、咸，寒，无毒，能滑胎，止泻痢。菟丝子味辛，平，无毒，水洗澄去沙土，酒浸一宿，蒸过乘热捣成膏，焙干，再入药，方可研成末。巴戟天须用连珠者，去心，酒浸焙干，味辛、甘，微温，无毒，除风、强力、强筋，治梦与鬼交。

牛膝补虚挛膝痛，月经闭绝亦能通；柴胡去客热治痛，主疗伤寒功力到。

牛膝为君，味苦、酸，无毒。柴胡味苦，平、微寒，无毒，治湿痹拘挛，可用煎汤浴之，下气消痰止嗽，伤寒为要药。

草决明[4]泻肝热，明目祛风，兼贴鼻洪[5]；草龙胆益肝胆，惊惕无忧，疳虫可扫。

草决明味咸、苦、甘，平、微寒，无毒。草龙胆味苦，寒，无毒，益肝明目最治疳。

庵䕡子[6]性苦寒，风寒湿痹水气皆宽；茵陈蒿性苦冷，时气发黄淋难可导。

庵䕡子处处有之，味苦，微寒，无毒，久服轻身明目。茵陈蒿味苦，平、微寒，无毒，治淋难小便秘涩不通。

远志叶名小草，堪收梦里遗精；黄精俗字山姜，久服延年不老。

远志去骨，用甘草汤浸煮炒干，味苦，温，无毒。苗名小草，一似麻黄，但无节，能令人生智慧、定心惊。黄精俗名山姜，味甘，平，无毒，然与钩吻[7]相似，但一善一恶，最要仔细辨认，若误用钩吻，伤人至死，切宜慎之。

北五味补虚下气，止嗽强筋；南木香止痢健脾，气疼是宝。

五味子味酸、甘、咸、苦、辛，故因名五味，性温，无毒，止渴消酒毒。木香形如枯骨者佳，不宜见火，味辛，温，无毒，去膀胱冷气，除癥瘕，止泻痢。

金疮止血，王不留行是名剪金花；风疹赤丹，本草景天[8]即是慎火草。

王不留行味苦，平，无毒，可催生产，利月经。景天味苦、酸，平，无毒，主劳烦大热疮，女人漏下用花良。

络石[9]治痈疮消热毒，苗似龙鳞；川芎医头痛主筋挛，形如雀脑。

络石为君，即石鳞，又名龙鳞薜荔，味苦，温，微寒，无毒，畏贝母、菖蒲。川芎一名芎䓖，明目，疮家止痛，味辛，温，无毒，蘼芜即其苗也，白芷为之使。

金钗石斛鲜使元阳壮，腰疼膝痛并皆驱；鬼脸升麻能教百毒消，疹痘癍疮宁可敷。

石斛草味甘，平，无毒，入肾壮阳，平胃气。升麻苦，平、微寒，无毒，能解一切毒，除热去风，为伤时气之要药也。

烟尘续断安胎产，疗金疮殆不可迟；染绛茜根[10]理风寒，止吐血须宜乎早。

续断味苦、辛，微温，无毒，最能接骨，因名续断。茜根一作蒨[11]，即今染绛茜根是也。味苦，微寒，解中蛊毒。

虺床蛇床同一种，治风湿痒及阴疮；羌活独活本来同，头痛筋挛风气治。

虺床即蛇床，味苦、辛、甘，平，无毒。羌活、独活本同类，但紫色而节密者为羌活，黄色而作块者为独活。味苦、甘，平、微温，无毒。

细辛薯蓣能温中下气，仍主脑腰疼；薏苡葳蕤治痿弱筋挛，并风湿之掉。

细辛味辛，温，无毒，主拘挛风痹，明目破痰治妇人血闭。薯蓣俗名山药。味甘，温、平，无毒，补心气不足，镇心神。薏苡仁味甘，寒，无毒。主肺热肺痈。葳蕤叶似黄精，味甘，平，无毒，切勿误用钩吻，误用伤人。

止咳补虚收盗汗，黄芪奏不小之功；消痈散肿有高能，忍冬非至贱之草。

黄芪味甘，微温，无毒，主虚劳，强筋，治耳聋，止痛排脓。忍冬藤[12]即鹭鸶藤，又名金银藤[13]，其蔓左缠，亦名左缠藤，味甘，温，无毒，处处有之。

泽泻会除诸般泻，弭[14]渴又善疏淋；防风主治一切风，止晕仍蠲脑痛。

泽泻味甘、咸，寒，无毒，止泄精，逐膀胱水，多服令人眼病。防风味甘、辛，温，无毒，能解附子毒，明目止汗，疗崩。

蒺藜阴痛煎汤，头痛煎酒；蒲黄行血用生，止血用炒。

蒺藜味苦、辛，温、微寒，无毒，破血催生，若阴疮风疮，煎汤浴之，头痛煎酒服。

苁蓉扶女子阴绝与男子阳绝，补阴养肾，生自马精；黄连理丈夫诸热，劫小儿疳热，止痢厚肠，贵称鹰爪。

肉苁蓉味甘、酸、咸，微温，无毒，言是马精落地所生，生时似肉，作羹以补虚最佳。黄连味苦，寒，无毒，点眼可除热，更治消中，口疮良。

漏芦行乳汁，消瘰疬肠风；丹参补胎气，利月经可吉。

漏芦味苦、咸，寒，无毒，医疮疥，疗眼，理伤折，补筋骨。丹参味苦，微寒，无毒，除积聚，破癥瘕，益气去烦满，一名赤参。

更分佐使君臣，是曰圣神功巧。

望而知之谓神，闻而知之谓圣，问而知之谓功，切而知之谓巧，察而知之，是为医家之四知也。

● 【校注】

［1］蒸：小的木柴。指小的木本植物。

［2］碛（qì）：浅水中的沙石。

［3］葠："参"的异体字。

［4］草决明:《吴普本草》为决明子之别名，《神农本草经》为青葙子之别名。二药均有清肝明目作用。

［5］鼻洪：病证名。指鼻衄之甚者。

［6］庵䕡子：为菊科植物庵䕡的果实。苦、辛，温。有益气壮阳、祛风湿、消瘀血的作用。《神农本草经》说其："味苦，微寒。主五脏瘀血，腹中水气，胪胀，留热，风寒湿痹，身体诸痛。久服轻身延年不老。"

［7］钩吻：又名断肠草、大茶药、黄猛菜。为马钱科植物胡蔓藤的全草。苦、辛，温，有大毒。有散瘀攻毒、杀虫止痛作用。

［8］景天：出自《神农本草经》。又名慎火草、火焰草、土三七。为景天科植物景天的全草。苦、寒。有清热解毒、止血的功效。《神农本草经》曰：

"景天，味苦，平。主大热火创，身热烦，邪恶气。花，主女人漏下赤白，轻身，明目。"

[9] 络石：即络石藤。为夹竹桃科植物络石的带叶茎枝，或桑科植物薜荔的不育枝。苦，微寒。有祛风通络、凉血消痈的作用。

[10] 茜根：即茜草根。苦，寒。有凉血止血、行血祛瘀作用。生用则行血，炒炭则止血。

[11] 蒨：同"茜"。

[12] 忍冬藤：原为"忍冬草"。疑误。

[13] 金银藤：原为"金银花"。疑误。

[14] 弭（mǐ）：停止，消除。

● 【评析】

本节所列诸药，均述其四气五味，有毒抑或无毒，并阐述功效主治，有些颇有独到之处，如天冬（天门冬）镇心，麦冬（麦门冬）开结益心肠，虽二者均能养阴生津润肺；苍术治伤寒痹痛，湿疟可发散；柴胡下气消痰止嗽；五味子消酒毒；木香去膀胱冷气，除癥痕；茜草解中蛊毒；细辛明目破瘘，治妇人血闭；山药补心气不足，镇心神；黄芪强筋，治耳聋；防风能解附子毒；漏芦还能理伤折、补筋骨等。对药物的炮制亦有论述，如菟丝子、熟地黄、巴戟天、苍术等的炮制方法甚为周到。对药物的鉴别，如黄精与钩吻；羌活与独活均有相似而需仔细辨认。还有药物使用注意点亦有提示，如白术对于伤寒有动气者不宜服，车前子能滑胎，泽泻多服令人眼病。

草部中

● 【原文】

又闻芍药苦平，赤者破血痛经，而白者可安胎止痛；辛姜大热，生则呕家

圣药，而干者除霍乱心疼。

芍药为臣，味苦、酸，平、微寒，有小毒，恶石斛、芒硝，畏硝石，反藜芦。芍有赤白二种，白者补虚止汗，赤者除热明目。姜为使，有生用，有干用，干者味辛，温、大热，无毒，温中止血，逐痹风湿。生者味辛，微温，无毒，处处有之，用热去皮，用冷留皮，发散伤寒，下气，呕家最为圣药。

葛根止渴解酲，发散伤寒消热毒；瞿麦开通关格，宣癃堕子更催生。

葛根味甘，寒，无毒。瞿麦只用实，壳不用，茎叶味苦，寒，无毒。

栝楼曰天瓜，实治乳痈，根可止渴；苍耳称叶耳，子能明目，叶解风缠。

栝楼根名天花粉，味苦，寒，无毒，即栝楼。苍耳味甘，温，有小毒，今处处有之，主挛痹湿风寒。

玄参攻喉痛，苦参攻肠风，并可消痹破癥结；贝母人面疮，知母润心肺，皆能止嗽理伤寒。

玄参即山麻，味苦、咸，微寒，无毒，处处有之，除风热，明眼目。苦参味苦，寒，无毒，杀疳虫，治疮毒。贝母味辛、苦，平、微寒，无毒，专治脚上生人面疮。知母味苦，寒，无毒，除热止渴。

白薇本消淋露，更治风狂除温疟；白芷能除血崩，专攻头痛排疮脓。

白薇味苦、咸，平、大寒，无毒，如葱管者佳。白芷味辛，温，无毒，专治蛇咬，用芷末掺咬处，或捣白芷汁浸伤处。

当归主补血虚劳，止血用头，破血用尾；麻黄发散攻头痛，发汗用茎，止汗用根。

当归酒浸焙，味苦、辛，温，无毒。麻黄味苦，温，无毒。

大蓟功同小蓟，治痈肿血崩吐衄；小青不如大青[1]，疗伤寒热毒时行。

大蓟、小蓟味甘，温，处处有之。小青、大青味苦，大寒，处处有，古方只用大青。

京三棱、蓬莪术破血消癥，宁心脾腹痛；白豆蔻、荜澄茄温脾健胃，能消食宽膨。

三棱味苦，平，无毒。莪术又名莪茂，味苦，平、温，无毒。白豆蔻味辛，大温。荜澄茄味辛，温，无毒。

郁金胜似姜黄，行经下气；川芎贵乎藁本，头痛皆瘥。

郁金须用蜀中者，如蝉肚者佳，味苦、辛，寒，无毒。姜黄说在下文。川芎解见上部芎劳下。藁本俗名土芎，味辛，微温、寒，无毒，主风入四肢，畏青葙子。

前胡柴胡功无优劣，通医热病，主疗伤寒。

前胡味苦，微温，无毒，下气消痰，推陈致新，安胎止嗽。柴胡见本草上部。

姜黄烈似郁金功，下气通经，消痈破血；荜茇味加良姜辣，转筋霍乱，心痛连巅。

姜黄处处有之，味辛、苦，大寒，无毒。郁金解在上条。荜茇味辛，大温，无毒，温中下气。高良姜味辛，温、大热，无毒。

剪草[2]入疥疮之药；王瓜导乳汁之泉。

剪草味苦，平，无毒，婺州产者最良，根名白药，治金创，古方以剪草末蜜和丸，九蒸九晒成膏，可医一切失血。王瓜一名落鸦瓜，一名土瓜，结子如弹丸，生青熟赤，可噉，闽人谓之毛桃，其根止渴，散痈除疸，消癥下血。

通草[3]原[4]来即木通，治淋退疸；蠡实一名马蔺子，去湿医崩。

通草味辛、甘，平，无毒，除寒热，出音声，治耳聋。马蔺子味甘，平、温，无毒，去风寒湿痹，除胃热喉痹。

百合宁心，可除咳痰有血；秦艽治疸，时行劳热尤能。

百合味甘，平，无毒，除热咳，攻发背疮痈，消胀利大小便。秦艽味苦，平、微温，无毒，消浮肿，利小便。

黄芩解热通淋，女子崩因热者；紫菀化痰定喘，嗽而唾有红涎。

黄芩味苦，平、大寒，无毒，主治黄疸，止痢，女子血崩本性热者良，虚寒者不可用。紫菀茸味苦，辛、温，无毒，补虚止渴，安五脏，通结气滞胸中，红涎痰中有血脓也。

泽兰行损伤之血；紫草制痘疹之偏。

泽兰味苦、甘，微温，无毒，消四肢浮，攻痈肿，排脓血。紫草味苦，寒，无毒，通九窍，退肿通淋。

石韦透膀胱小便；防己治风热拘挛。

石韦味苦、甘，平，无毒，去热除邪，须刷去毛用，不然令人咳嗽不已。防己味辛、苦，平、温，无毒，治水肿风肿，退产止嗽。

肉豆蔻补脾治痢，尤调冷泻；款冬花洗肝明目，劳嗽宜遵。

肉豆蔻用面裹煨熟用，味辛，温，无毒，解酒消食，调中兼治霍乱。款冬花味辛、甘，温，无毒，定喘消痰。

淫羊藿即仙灵脾，补肾虚与阳绝不起；补骨脂名破故纸，扶肾冷绝梦泄精残。

淫羊藿味辛，寒，无毒，主治冷风劳气。补骨脂味辛，大温，无毒，主血气劳伤。

禁惊热，杀疳虫，芦荟俗呼为象胆；解风缠，宣壅毒，牛蒡原来号鼠粘。

芦荟味苦，寒，无毒，以其味苦，名象胆，主癫痫疮痔。牛蒡一名恶实，又名鼠粘，明目消疮毒，手足筋挛，味辛，平，处处有之。

海藻、海带一般，疝气、瘿瘤同有效；水萍[5]虽分三种，热风瘾疹并权衡。

海藻洗去咸味，焙干用，味苦、咸，寒，无毒。水萍有三种，止渴治火疮，通小便，消水气，味辛、咸，寒，无毒。

艾叶可生可熟，漏血安胎，呕吐衄红还可止；阿魏有真有假，杀虫破积，传尸亦可保天年。

艾叶处处有之，味苦，温，无毒，生者治下痢，止呕血，取汁用之。熟者治漏血，可为丸，灸百病。阿魏味辛，平，无毒，难得真者，气极臭而能止臭气。

败酱妇人产后用；酸浆[6]催产易为生。

败酱味苦、咸，平，无毒，因其气似败豆腐酱，故名败酱，陈良甫作《妇人良方》，说是苦荬菜，仲景方治腹痛[7]。酸酱味酸，平、寒，无毒，处处有之，即酸浆草也，主热除烦，通淋止崩，产难胎不下者，若吞其实即生。

茴香治霍乱转筋，更通肾气；昆布消瘿瘤结硬，水肿为先。

茴香一名怀香子，味辛，平，无毒，开胃调中得酒良。昆布味咸、酸，性冷寒，无毒，与海藻同科，并可治瘿瘤。

百部除肺热久年痨嗽；天麻定诸风湿痹拘挛。

百部味苦，微寒，无毒，治疥癣去风。天麻味辛，平，无毒，益气强筋，苗名赤箭。

牡丹可行经下血；地榆止血痢宜然。

牡丹味辛、苦，寒，无毒，止痛除邪气，疗惊痫中风，续筋补骨，破痈脓。地榆味苦、甘、酸，微寒，无毒，恶麦门冬，止痛排脓治金疮，女人带下良。

香附、缩砂消食化气，暖胃温脾，皆妇人要药；狗脊、萆薢扶老补虚，腰疼脚弱，与湿痹牵缠。

香附子即莎草根，味甘，微寒，无毒，处处有之。缩砂去皮取仁，味辛，温，无毒，止泻痢，炒过，除妊妇腹痛。狗脊味苦、甘，平、微温，无毒。萆薢须用川产者，味苦、甘，平，无毒。

红花本能行血；白鲜疮疥利便。

红花本草作红蓝花，味辛，温，无毒，主产后血晕迷昏，可作胭脂，治小儿聤耳[8]。白鲜皮味苦、咸，寒，无毒，除痈通淋，主风瘫手足不举，女人经水不通及阴痛。

风寒湿痹与肾冷遗精，当知石龙芮；劳热骨蒸兼儿疳泻痢，须用胡黄连。

石龙芮畏蛇退、茱萸，平胃气，通关节。胡黄连折断起烟尘者真。

白茅花能止吐衄血；玄胡索可截腹心痛。

白茅根味甘，寒，无毒，处处有之，通血除烦渴，治淋利小便，花止吐衄血，茅针捣敷金疮良。玄胡索味辛，温，无毒，治女人月经不下，行肾气。

甘松青浴体令香，专辟恶气；使君子乃医虫药，疳泻如神。

甘松味甘，温，无毒，下气，治心腹痛。使君子和壳子热灰中炮，去皮壳，取肉，味甘，温，无毒，因郭使君用此，故名之。

斯乃称为中品，是药性之钩玄。

● 【校注】

［1］大青：即大青叶。为十字花科植物菘蓝的叶，或爵床科植物马蓝、马鞭草科植物路边青、蓼科植物蓼蓝的叶。苦，寒。有清热解毒、凉血的功效。

［2］剪草：即剪刀草。苦、辛，凉。有祛风清热、散瘀消肿的作用。

［3］通草：为五加科植物通脱木的茎髓，色白质轻。甘、淡，寒。有清热利水、通乳作用。其通乳作用与木通似，但利水泄热作用不及木通。

［4］原：原为"元"。疑误。

［5］水萍：即浮萍。辛，寒。有发汗解表、泄热利水功效。

［6］酸酱：即酢酱草。酸，寒。有清热利湿、凉血散瘀、解毒消肿功效。

［7］仲景方治腹痛：指《金匮要略·疮痈肠痈浸淫病脉证并治》中治疗肠痈的薏苡附子败酱汤。方由薏苡仁、附子、败酱等药组成，有散结、破瘀、排脓的作用。

［8］聤耳：病名。《诸病源候论》卷二十九曰："劳伤血气，热乘虚而入于其经，邪随血气至耳，热气聚，则生脓汁，故谓之聤耳。"泛指耳窍中流脓证候。本病包括今之急、慢性中耳炎。

● 【评析】

本节所列药物有些前节已有论述，然此又列出一些不同的适应证或功效的发挥。如瞿麦开通关格，宣癥堕子更催生；贝母治脚上生人面疮；白芷治蛇咬，用芷末掺咬处，或捣白芷汁浸伤处；通草除寒热，出音声，治耳聋；百合攻发背疮痈，消胀，利大小便；紫菀补虚止渴，安五脏，通结气滞胸中；紫草退肿通淋；肉豆蔻解酒消食；天麻可益气强筋；红花可作胭脂，治小儿聤耳等，均可谓临证经验之补充。其他如剪草治金创，可医一切失血；马蔺子去风寒湿痹，除胃热喉痹；酸浆草主热除烦，通淋止崩，产难胎不下者；苦参攻肠风，并可消痹破癥结；白鲜皮除疸通淋，主风瘫手足不举，女人经水不通及阴痛等治疗拓展，可资参考。

此外，当注重道地药材，包括药物产地、药品真伪、炮制方法等，如剪草婺州产者最良；郁金须用蜀中者，如蝉肚者佳；阿魏有真有假，难得真者，气极臭而能止臭气；胡黄连折断起烟尘者真；石韦须刷去毛用，不然令人咳嗽不已；肉豆蔻用面裹煨熟用；古方以剪草末蜜和丸，九蒸九晒成膏；使君子和壳子热灰中炮、去皮壳、取肉等均不失为当今之借鉴。

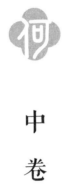

中卷

草部下

● 【原文】

乃知性甘大热，附子乌雄可回阳而逐冷，祛风湿而建中。

附子团圆平坐，重一两以上者佳，主心腹冷痛，攻咳逆，破癥结，堕胎止痢，除风寒湿痹，强阴道。乌头与附子同种，以原种之母为乌头，破积除寒湿，及中风邪恶风，堕胎，攻腹痛，消积饮。天雄似附子，但广身长三四寸许，有须，性烈，一如乌附，逐痹除风助阳。附子、乌、雄味并甘、辛，温、大热，有毒，出三建，故名三建。

半夏止吐去痰，有毒必须姜制；大黄通肠涤热，快骏因号将军。

半夏味辛，平，生微寒，熟温，并有毒，五月夏生，故名半夏。健脾止呕，去痰涎，熟令人下，生令人吐，须合生姜煎，方制其毒。大黄味苦，寒，无毒，黄芩为之使，无所畏，宣气消痈，除结热，通瘀血，荡燥粪，推旧致新，性至快。

木贼青葙开眼翳；羊蹄[1]鹤虱杀三虫。

木贼味甘、微苦，无毒，攻积块，肠风下痢，止女人赤白崩带。青葙子味苦，微寒，无毒，即白鸡冠花子，主皮肤热，泻肝火，去风除瘙痒杀虫。羊蹄俗呼为秃菜根，味苦，寒，无毒，攻疥癣，治女人阴蚀疮，痔疗杀虫。鹤虱味苦，平，有毒，即坎枚草，主蛔虫咬心痛。

与甘草相刑，甘遂能消肿破癥，大戟通利水道，兼除虫毒；与乌头相反，白蔹治肠风痈肿，白及破痈疽，并合跟皲。

甘遂、大戟味并苦、甘，寒，有毒，治病之功不相上下，故并反甘草。白蔹、白及味并苦辛、甘，平，无毒，并反乌头，疗疾大同小异。

风攻皮肤羊踯躅；热上嗽咳马兜铃。

羊踯躅味辛，平，有毒，羊误食其苗叶，即踯躅而死，故名之，消虫毒，攻诸痹贼风。马兜铃味苦，寒，治肺热咳嗽喘促兼瘘疮血痔，其根名王木香，又曰青木香，结子如铃状，故名兜铃。

刘寄奴破血行经，金疮最妙；续随子消癥荡滞，虫毒尤攻。

刘寄奴味苦，温，治汤火伤及金疮最妙，因刘裕小名寄奴，取此草以疗金疮，故因名之。续随子即联步，味辛，温，有毒，最治蛇伤。

祛风逐痰白附子；刮磨肠垢白头翁。

白附子味辛、甘，平，温，无毒，能行药势，主心疼腹痛。白头翁处处有，又谓之老公须，根有白茸，故得名。仲景以此治温疟，又治金疮、衄血。

何首乌久服延年，可消疮肿；骨碎补折伤克效，及耳鸣聋。

何首乌味苦、涩，微温，无毒，昔有老人姓何，见藤夜交，遂采根食之，白发变黑，因此名之。骨碎补味苦，温，无毒，一名猴孙姜，根生缘树上，能补骨碎折伤，故名之。

泻肺消痰，下水去浮葶苈子；通经散肿，开喉明目射干功。

葶苈子味辛、苦，寒，无毒，处处有之，生道旁，有甜苦二种。射干味苦，平、微温，无毒，一名乌扇，俗名仙人掌。

恒山[2]吐涎截疟；莨菪止搐拦风。

恒山味苦、辛，有毒，形如鸡骨者良，苗名蜀漆[3]。莨菪子处处有之，味苦、辛，有毒，一名天仙子。虽云有毒，得甘草、升麻即解。

连翘除心热，破瘰瘤，堪行月水；桔梗泻肺痈，清喉痛，止嗽宽胸。

连翘味苦，平，无毒，分大小二种，利小便，专治痈疽发背。桔梗味辛、苦，微温，有小毒，又有一种名苦梗，性亦相同。

海金沙用日中收，攻伤寒热病；谷精草从田中采，破翳膜遮睛。

海金沙俗名竹园荽，处处有之，收金法以纸衬之，日中晒，以小杖击之，其枝叶间自然有砂落纸上，旋收之，专利小便，得蓬砂、栀子、马牙硝最良。谷精草一名鼓槌草，又名戴星草，生田中，味辛，温，无毒，治咽喉痹，止齿痛。

紫河车即蚤休[4]，痈疮至圣；商陆根名樟柳，退肿之宗。

紫河车一名金绵重楼，味苦，微寒，无毒，主治癫痫惊热。商陆味辛、酸，平，有毒，种分赤白，白者消水肿，根如人形者有神，赤者不入药。

藜芦为疮疥之药；贯众杀寸白诸虫。

藜芦味辛、苦，寒，有毒，俗名山棕，反细辛、芍药，可吐风痰，不入药汤，专主疗虫疮疡。贯众味苦，寒，有毒，治金疮，破癥结，止鼻红。

草蒿一本作青蒿，灭骨蒸劳热；旋覆花草名金沸，钝痰之锋。

草蒿味苦，寒，无毒，处处有之，根苗子叶皆可入药，各自使用，若同用之则成病，得童子便浸之用良，亦可煎水洗疮除疥风。旋覆花味咸、甘，温、微冷，利痰，有小毒，通膀胱水，去风湿，止呕。

蓖麻子[5]善主催生，捣膏敷脚板[6]；威灵仙能消骨鲠，熬汁灌喉咙。

蓖麻子味甘、辛，有小毒，疮痍研榨油搽，水癥研服良。威灵仙味苦，温，无毒，主宣气，去冷消痰，疗折伤治诸风。

马鞭草能通月水不行，破癥瘕之癖；胡芦巴好补元阳肾冷，蠲疝气之瘕。

马鞭草味甘、苦，寒，有小毒，其草穗类鞭梢，因名之，俗又谓之铁扫帚，治温蠚[7]阴疮。胡芦巴得茴香、桃仁同用，逐膀胱疝气，得硫黄、附子同用，专补肾经。

萱草治淋，孕带其花生男子；灯心去尿，烧灰善止夜啼童。

萱草一名鹿葱，味甘，性凉，无毒，处处有之，孕妇佩其花，即生男子，故又名宜男草。灯心处处有之，捣敷破伤最良。

山豆根疗咽病头疮五痔；金沸草[8]治丹毒发背诸痈。

山豆根味甘，寒，无毒，消肿毒，止热咳。金沸草至冬时则皆有黄星点成行，味苦，寒，无毒，解硫黄毒。

狼毒驱九种心痛；豨莶扫除风湿痹。

狼毒味辛，平，有大毒，陆而沉水者良，主咳逆，治虫毒、虫疽、瘰疬。豨莶即火炊草，味苦，寒，有毒，颇似鹤虱，昔有知州张咏曾经进此方，治诸风。

夏枯草最治头疮，瘰疬瘿瘤同可觅；天南星专能下气，风痰脑痛止怔忡。

夏枯草至夏即枯，故因名之，味辛，寒，无毒。天南星处处有之，味苦、辛，有毒，散血堕胎，消痈肿。

退肿消风，牵牛子第一；诸风解毒，山慈菇最良。

牵牛子用炒过，味苦，寒，有毒，处处有之，下气通肠，利大小便，堕胎，专治腰疼脚痛。山慈菇名儿灯檠，一名金灯花，疮肿、痈疽、瘰疬消毒良。

仙茅伸风者之脚挛，补虚坚骨；苎根凉小儿之丹毒，安护胎宫。

仙茅味辛，温，无毒，治虚劳，逐冷气，益阳坚骨，生长精神。苎根补血安胎，止渴，兼治小儿丹毒。

茵芋理寒热似疟；屋游断齿衄之踪。

茵芋味苦，温，有毒，止心腹疼，通关节，主风寒湿痹。屋游即瓦上青苔，味苦，寒，无毒，逐膀胱水，止皮肤寒热。

● 【校注】

[1] 羊蹄：又名鬼目、土大黄、牛舌大黄、野菠菜。苦，寒。有清热通便、凉血止血、杀虫止痒功效。

[2] 恒山：即常山。又名鸡骨常山、翻胃木。苦、辛，寒，有毒。有截疟、退热、涌吐作用。

[3] 蜀漆：又名甜茶。性味、功效均同常山。治疟效力较强，《金匮要略·疟病脉证并治》曰："疟多寒者，名曰牝疟，蜀漆散主之。"蜀漆散由蜀漆、云母、龙骨等药组成。

[4] 蚤休：即草河车，又名重楼、七叶一枝花。为百合科植物华重楼，或七叶一枝花的根茎。苦、辛，寒，有小毒。有清热解毒、消肿解痉的功效。

[5] 蓖麻子：出《新修本草》。甘、辛，平，有毒。有消肿排脓、拔毒通便作用。本品不可生食，儿童口服生蓖麻子5～6粒、成人20粒即可致死。加热后毒性物质即被破坏。

[6] 捣膏敷脚板：指捣膏敷涌泉穴。

[7] 蚃（nì）：小虫。

[8] 金沸草：旋覆花的茎叶称为金沸草，又名旋覆梗，功用与花相似。

● 【评析】

本节所载有些药物的功效颇有发挥，如木贼攻积块，肠风下痢，止女人赤白崩带；青葙子主皮肤热，泻肝火，去风除瘙痒杀虫；续随子最治蛇伤；谷精草治咽喉痹，止齿痛；青蒿煎水可洗疮除疥风；旋覆花通膀胱水，去风湿；金沸草治丹毒发背诸痈；天南星散血堕胎，消痈肿等。不少药物有毒性，炮制，或煎煮，或使用他药可减除，如半夏熟令人下，生令人吐，须合生姜煎，方制其毒；莨菪子有毒，得甘草、升麻即解；金沸草解硫黄毒等。

本节所说仲景以白头翁治温疟，又治金疮、衄血无从考，然《金匮要略》有"热利下重者，白头翁汤主之""产后下利虚极，白头翁加甘草阿胶汤主之"等记载。有些说法不可取，如萱草，孕妇佩其花，即生男子。

木部

● 【原文】

岂不以劳伤须桂肉，敛汗用桂枝，俱可行经破癖，炒过免堕胎儿。

桂味甘、辛，大热，有小毒，得人参、熟地黄、紫石英良，畏生葱。

五痔肠风称槐角[1]；疮疡杀疥羡松枝[2]。

槐角实味酸、咸，寒，无毒，处处有之，除热气，主火烧疮，皮灌漱治风疳齿。松枝味苦、甘，温，无毒，道家服饵，轻身延年。松实味苦，温，无毒，可供果品。叶与根白皮味苦，温，无毒，主辟谷不饥。松节温，渍酒治历节风。

柏叶止衄吐崩，要安脏镇惊，去壳取仁于柏子；枸杞益阳明目，退虚劳寒热，须用其根地骨皮。

柏叶味苦，微温，无毒，四时各依方面采，阴干用。柏白皮主火烧烂疮。枸杞子味苦，寒，根大寒，子微寒，无毒，处处有，泉州出者佳。

茯苓有赤白二种，赤者通利小便，白者可补虚定悸；干漆有生熟两般，生则损人肠胃，炒熟通月水衍期。

茯苓味甘，平，无毒，多年松根之气所熏而生，有赤白二种，并除寒热，止渴消痰，赤者专利小便，分水谷，白者专补虚定悸。干漆味辛，温，有毒，须炒熟用，则无毒，去癥续骨，杀虫，除心气血痛。

茯神则健志收惊，开心益智；琥珀则镇心定魄，淋病便宜。

茯神即茯苓抱根所生者，须去心中木，味甘，平，无毒，益心脾，主风虚。琥珀味甘，平，无毒，是松脂入地中年多，则化成琥珀。

职掌虚烦盗汗，必须酸枣；性行通利消浮，当用榆皮[3]。

酸枣仁味酸，平，无毒，安五脏，除风气痹，能坚骨补中，宁心志。榆皮味甘，平，无毒，性滑，通利大小便，消浮肿，治小儿白秃，下妇人胎元。

攻目赤清头风，坚齿轻身蔓荆子；敛金疮除腰痛，治风桑上寄生枝。

蔓荆子味苦、辛，微寒、平温，无毒，通关窍，去寸白虫，除筋骨中寒热。桑寄生一名寓木，味苦、甘，平，无毒，并治崩中，补内伤，胎前产后皆宜用。

泻痢有功，诃黎勒名诃子；头眩鼻塞，木笔花是辛夷。

诃子味苦，温，无毒，开胃进食消痰，治崩漏及肠风下血，兼主奔豚冷气。辛夷味辛，温，无毒，处处有之，南人谓之迎春，木久服轻身耐老，二月开花白带紫色，至夏复开花，初出如笔，故比人呼为木笔花，主头眩鼻塞最良。

乌药主宽膨顺气，没药主折跌金疮，血气相攻，诸疼共理；秦椒能明目通喉，蜀椒能涩粘疗癣，温中下气，风痹同医。

乌药味辛，温，无毒，处处有之，惟天台者为胜，俗名旁箕，主心腹痛，补中益气，攻翻胃，利小便。没药味苦，平，无毒，按徐表《南州记》生波斯国，是彼处松脂也，破血止痛，为产后最宜，推陈致新，理内伤良。秦椒味辛，生温，熟寒，有毒，攻腹痛，治风邪，温中除痹，醋煎灌漱牙痛。蜀椒去闭口者，味辛，温、大热，有毒，出成都，逐冷风。核名椒目，利水道。

牙痛乳痈求莽草；肠风崩带索棕榈。

莽草为臣，有毒，味辛，温，善开喉痹，理诸疮疬。棕榈性平，无毒，止痢，养血，消鼻洪，用烧存性入药。

巴豆破结宣肠，理心膨水胀；芫花消浮逐水，击瘤痔当知。

巴豆味辛，温，生温，熟寒，有毒，生巴郡，故名巴豆，性急通利，因名江子，用去心膜及油，畏大黄、黄连。芫花味辛、苦，温，有小毒，治咳逆喉鸣痰唾，腰腹心痛。

木鳖治疮疡，腰痛有准；雷丸杀三虫，寸白无疑。

木鳖子[4]生形似鳖，故名之，味甘，温，无毒，治乳痈，肛门肿，兼折伤。雷丸味苦、咸，寒，有小毒，白者良，赤者有大毒，能杀人。

养肾除风石楠叶；漱牙洗眼海桐皮。

石楠叶味苦、辛，平，无毒，利皮毛筋骨病。海桐皮味苦，平，无毒，主痢，除疥虱，治痹痛风。

牡荆子酒擂敷乳肿；郁李仁荡浮肿四肢。

牡荆子味苦，温，无毒，即黄荆，今官司作苔杖行刑者，处处有之，主头风目眩。郁李仁味酸，平，无毒，俗名唐棣，通关格，去浮肿，根皮治齿痛，风蛀。

密蒙花总皆眼科之要领；苏方木专调产后之血迷。

密蒙花味甘，平、微寒，无毒。苏方木味甘、咸，平，无毒，专能破血消痈及扑损。

楮实[5]补虚明眼目，叶洗疹风，树主涂癣疥；竹皮刮下止呕吐，叶解烦躁，烧沥御风痰。

楮实味甘，寒，无毒，主涂水肿及阴痿不起。竹皮多种，取皮止呕吐者，南人呼为江南竹，味辛平、甘，寒，无毒，肉薄，今人取作竹沥者，又谓之淡竹，其叶解烦除咳逆，今方中用淡竹叶，又是一种，丛小叶柔微有毛，其根生子如麦门冬。

樗白皮止痢断疳，叶汁洗疮除疥虱；胡桐泪杀风牙蛀，膨停胀满吐堪施。

樗白皮与椿白皮性同良，但樗木臭，椿木香，味苦，有毒，樗木根叶俱良，南北皆有之，两木最为无鬼，俗呼作虎目树。胡桐泪味咸，寒，无毒，形似黄矾，得水便消，似硝石也。

结胸散痞宽膨，逐水调风宜枳壳；烦闷通淋解热，赤眸黄疸用山栀。

枳壳以小紧实、少穣者为枳实，味苦、酸，微寒，无毒，能攻痔瘘消癥癖。山栀子味苦，寒，无毒，生于山间者为山栀，人家园圃种莳者为黄栀，形肥壮，可染物，方中用山栀形紧小者。

槟榔攻脚气，杀三虫，宣通脏腑；厚朴乃温中，除霍乱，膨胀可治。

槟榔味辛，温，无毒，生海南。向日曰槟榔，形尖如鸡心者良；向阴曰大腹子，平坐如馒头。槟榔下气除风，宣利脏腑，攻水消痰破结。厚朴去粗皮，姜汁炒过，味苦，温，无毒，须川中产，厚有紫油者佳，通经下气，厚肠胃，消谷食，安腹中长虫。

猪苓消渴利溺[6]，治伤寒中暑；龙脑清头明目，主惊搐小儿。

猪苓味苦、甘，平，无毒，生土底，皮黑作块似猪粪，故名。治痎疟，消肿利水止遗精。龙脑味苦、辛，微寒，无毒，一云温、平，其香透脑，攻耳聋，消肿气，通九窍，即梅花片脑，若服饵过多，至一两许则身冷如醉，气绝，盖非中毒，其性冷故也。

明目凉肝解毒，毋遗黄柏；磨癥下乳行经，休缺紫葳。

黄柏，《图经》名黄檗，味苦，寒，无毒，除血痢，去黄疸，治痈疮，祛脾胃热，治女子热崩。紫葳，一名凌霄花，味咸，微寒，无毒，处处有之，治风热痛及瘌证。

杜仲坚筋补损伤，兼主肾虚腰脊痛；卫矛杀鬼决经闭，阴人崩带也能医。

杜仲味辛、甘，平，无毒，折断如银丝，用姜汁和炒，去丝用，除风冷，强心志。卫矛即鬼箭羽，味苦，寒，无毒，攻腹痛，去癥结。

痈肿癥瘤凭虎杖；杀虫砥痔问芜荑。

虎杖俗名班杖，根味甘，平、微温，无毒，治伤损，消疮毒。芜荑味辛，平，无毒，逐冷除心痛，兼治皮肤骨节风，杀疥虫，治癣攻肠风。

蕤仁[7]捣膏点眼科，最除热赤；皂荚[8]为末搐鼻嚏，应释妖迷。

蕤仁（核）味甘，微寒，无毒，通结气鼻洪。皂荚味辛、咸，温，有小毒，亦有数种，长一尺半尺者，惟如猪牙者佳，消痰除嗽，散肿去头风。

没石子[9]治痢主饥，染乌黑髭发；益智子涩精益气，止小便多遗。

没石子即无食子，味苦，温，无毒，出西番，用有窍者良，治阴疮阴汗。益智子味辛，温，无毒，安神定志，故谓之益智。

川楝子号金铃子，冷气膀胱能作主；五倍子名文蛤是，肠风五痔效端殊。

川楝子味苦，寒，有小毒，处处有之，但蜀川者为良，根皮最杀蛇虫。五倍子味酸，平，无毒，除齿䘌[10]及疮脓，亦可洗眼去风热。

吴茱萸下气消痰，提转筋霍乱；山茱萸添精补肾，治风痹无疑。

吴茱萸味辛，温，大热，有小毒，处处有之，除咳逆，逐邪风，主脚气攻心。山茱萸一名石枣，味酸，平、微寒，无毒，疗耳聋，调女人月水，

桑白皮泻肺补虚益气；大腹皮通肠健胃开脾。

桑白皮味甘，寒，无毒，即桑树根皮，利水道，消浮肿，杀寸白虫。大腹皮即槟榔大腹子皮，微温，无毒，专下气分，冷热攻心痛。

金樱子、冬青子养精益肾，轻身调和五脏；苏合香、安息香辟恶去虫，杀鬼蛊毒消除。

金樱子味酸、涩，平、温，无毒，采实捣汁熬膏，久服轻身耐老。冬青子即女贞实，味苦，平，无毒，治病与金樱子同功。苏合香味甘，温，无毒，油能辟恶除温疟，久服令人不生梦。安息香味辛、苦，平，无毒，辟邪暖肾止遗泄。

秦皮洗眼磨昏，男子添精，妇人收带下；黄药[11]通喉豁痹，蛇伤取效，医马是神枢。

秦皮味苦，寒，无毒，治风湿痹。黄药味苦，平，无毒，治恶肿。

苦菜[12]主头疼，痢生腹痛，同姜煎服；钩藤蠲瘛疭，儿生客忤[13]，胜祷神祇。

苦菜即茶茗，味甘、苦，微寒，无毒，除痰下气，消宿食。钩藤味甘，平，微寒，无毒，有钩如钓，因名钩藤，舒筋活血。

止痛生肌麒麟竭；舒筋展痹五加皮。

麒麟竭一名血竭，味咸，平，无毒，除血晕。五加皮味辛、苦，温、微寒，无毒，治风寒湿痹，止心痛，益精神，通疝气，治阴疮，小儿幼小不能行服之良。

丁香下气温中，能益脾止吐；沉香调中顺气，疗痛绞心歧。

丁香味辛，温，无毒，散肿除风毒，更治齿痛风牙。沉香味辛，温，无毒，疗肿除风去水，止霍乱转筋，壮元阳，辟恶气。

檀香、藿香止霍乱吐呕，痛连心风；乳香、枫香专消风止痛，疮毒流离。

檀香热，无毒，消风肿，肾气攻心。藿香味辛，微温，去恶消肿，治吐逆。乳香味辛，热，微毒，辟恶除邪，补精益肾，治诸疮攻血气。枫香即白胶香，是枫脂也，治瘾疹风瘙，齿痛，去虚浮水气，味辛，平，微有毒。

竺黄理天吊[14]，止惊风，更会清心明目；胡椒能下气，逐风冷，兼除霍乱昏迷。

天竺黄味甘，寒，无毒，生天竺国，故名。胡椒味辛，微温，无毒，去痰止痢，卒患腹心痛。

此木部之药性，为后学之绳规，绳规为方直之器也。

● 【校注】

[1] 槐角：又称槐实。系槐树的果实。苦，微寒。有凉血止血功效。善治下部出血，多用于便血、痔疮出血。

[2] 松枝：系松科马尾松及其同属植物。其茎干的瘤状节称松节，苦，温，有祛风燥湿作用。松树的叶名松针，有祛风功能。松树的花粉称松花粉，有润肺、燥湿、止血功效，内服治咳嗽，外敷治皮肤湿疹，婴孩尿布湿疹，创伤出血。松树的树脂名松香，有生肌止痛、燥湿杀虫的功效。

[3] 榆皮：又名榆白皮。为榆科植物榆树的树皮或根皮的韧皮部。甘，平。有利水、通淋、消肿的作用。

[4] 木鳖子：又名土木鳖、木别子。为葫芦科植物木鳖的种子。甘，温，有毒。功能消积块、化肿毒。一般作为外用，内服宜慎。

[5] 楮实：即楮实子。为桑科植物构树（谷树）的种子。甘，寒。有补肾强筋骨、明目、利尿的功效。谷树叶，用鲜叶打汁，可外涂治顽癣及虫咬。谷树浆可治颈部神经性皮炎及下肢湿疹。谷树根皮可用治慢性肾炎的浮肿。

[6] 漩：回旋的水流。

[7] 蕤仁：又名蕤核、马茄子。为蔷薇科植物单花扁核木的果核。甘，平。有疏风散热、养肝明目、补心安神的功效。

[8] 皂荚：又名皂角。为豆科植物皂荚树的果荚。辛，温，有小毒。有祛痰开窍作用。卒然昏迷，口噤不开，属实闭者，可研末吹鼻取嚏，以促使苏

醒。另有牙皂，为豆科植物猪牙皂的果实，性味、功效同皂荚，古代文献中常将二药列为一项。

[9] 没石子：又名没食子、无食子。为没食子蜂幼虫寄生于壳斗科植物没食子树幼枝上所生的虫瘿。苦，温。有固气涩精、敛肺止血、生肌的作用。

[10] 慝（tè）：灾害。

[11] 黄药：即黄药脂。又名黄药子、黄独。苦，平。有化痰消瘿、止咳止血作用。近来临床有用于治食管癌、胃癌、甲状腺肿瘤等，但多用久服对肝脏有影响。

[12] 苦菜：即茶。《尔雅·释草》："茶，苦菜。"另外，也指茶。

[13] 客忤：病名。小儿因神气未定，当骤见生人，或突闻异声时，引起惊吓啼哭，或面色变易，甚者瘛疭、惊痫状。

[14] 天吊：即天钓。病证名。出明·万全《育婴家秘》。又名天吊惊风、天钓惊风。为惊风的一种。以高热惊厥、头目仰视为临证特点。多因外感风热或痰涎壅滞所致。

● 【评析】

本节所述药物主治、功效简明扼要，有些颇有特色。如榆皮还可治小儿白秃，下妇人胎元；蔓荆子可坚齿轻身；海桐皮除祛风化湿外还可除疳䘌疥癣，牙齿虫痛；紫葳一名凌霄花，能治风热痛及痫证；芜荑逐冷除心痛，兼治皮肤骨节风；蕤仁核通结气治鼻洪；乳香补精益肾等。有些药物前已有论述，此处有补充内容，如乌药还可补中益气，攻翻胃，利小便；秦椒醋煎灌漱牙痛；猪苓又治痎疟，止遗精；五加皮除治风寒湿痹，还止心痛，益精神，通疝气，治阴疮；丁香更治齿痛风牙等。

对药物的良莠品质论述甚详，如槟榔形尖如鸡心者良；厚朴须川中产，厚有紫油者佳；山栀宜取形紧小者；雷丸白者良，赤者有大毒，能杀人；乌药惟天台者为胜；枸杞子泉州出者佳；皂荚有数种，长一尺半尺者，惟如猪牙者佳；川楝子出蜀川者为良；樗白皮与椿白皮性味、功效同，但樗木臭、椿木香，并认为樗白皮有毒，现研究发现臭椿苦酮对人体鼻咽癌 KB 细胞和白血病 P_{388} 细胞有细胞毒作用。可资参考。

果部

● 【原文】

且如果品数端，亦分优劣。以果品言之，如柿有数种，红者只可生噉[1]，乌者可焙干入药，用其蒂功力且优，白者力薄，而功亦劣。

入药当知刑反、忌宜，性情要辨苦甘、冷热。大枣与生葱相刑，不宜合食。乌梅与黄精相反，常食黄精者，不可食梅实。如桃仁、杏仁忌用双仁者，有毒，能杀人。安石榴味酸者宜入药用，苦甘者不宜多食，损人齿，伤人肺。又如橘味辛，温；柚味苦，冷；枣味甘，热；柿味甘，寒，之类是矣。

橘皮则下气宽中，消痰止嗽，更可止吐定呕；大枣则养脾扶胃，助药成功，又可补气调脉。

橘皮陈旧者良，故名陈皮，味辛，温，无毒，主温脾，青者破积聚。大枣味甘，平，无毒。

鸡头实名为芡实，轻身长志，好止腰痛；覆盆子却是蓬蕾，益气强阴，养精最烈。

芡实味甘，平，无毒，补中治瘀，煎和金樱子最益人。覆盆子味酸平，咸，处处有之，补中调和脏腑，治风虚损。

柿干止痢涩肠，生宜解酒渴，止哕须教用蒂良；梨实除烦引饮，浆可疗风痰，乳妇金疮如仇贼。

柿干味甘，寒，无毒，最润喉，通耳鼻。梨味甘、微酸，寒，无毒，止嗽，不宜多食成冷痢，乳妇及金疮尤不宜食之。

橄榄止渴生津，口唇干燥，研敷核中仁；石榴舒筋止痢，去腹中虫，根皮煎汁啜。

橄榄味甘、酸，温，无毒，消酒毒。安石榴味甘、酸，无毒，壳入药，治筋挛脚痛，攻痢良。

藕实止痢补心垣，节除呕衄血，叶堪止渴安胎；桃仁通经破癥结，乃辍[2]腰疼，花主下痢脓血。

藕实即莲肉，味甘，平、寒，无毒，处处有之。桃仁去皮尖，味苦、甘，平，无毒，其花通利便。

杏仁不用双仁，通肠润肺，治咳清音；乌梅即是梅实，止嗽化痰，痢中莫缺。

杏仁去皮尖及双仁者，味酸、甘，无毒，治惊痫腹痹及产乳金疮。乌梅味酸，平，无毒，下气调中，止渴，治骨蒸劳热。

宣木瓜治霍乱转筋，调理脚气，湿痹伸舒；枇杷叶能止呕和胃，专扫肺风，功全口渴。

木瓜味酸，温，无毒，消肿强筋骨，止渴并治脚气攻心。枇杷叶用布拭去毛，炙用，味苦，平，无毒，主疗肺风。

胡桃肉肥肌润肉，扑伤和酒研来尝；草果仁益气温中，好伴常山攻疟发。

胡桃肉味甘，平，无毒，去痔疮，消瘰疬。草果仁味辛，温，无毒，温脾胃，消宿食，解酒毒，攻冷气。

若能熟此作筌蹄，可洗下工之陋拙。筌所以取鱼，蹄所以取兔者。

● 【校注】

［1］啗（dàn）：啖的异体字。吃或给人吃。

［2］辍（chuò）：中止；停止。

● 【评析】

本节所列果品均有药用，故亦要掌握其四气五味、功效主治、配伍宜忌，以及药用部位、炮制方法、品种优劣等内容。所举例子实属常用可参。

谷部

● 【原文】

精明米谷豆麦粟麻，唯民生之日用，充药料于医家。谷入脾，豆入肾，麦入肝，粟入肺，麻入心。

粳米温中和胃，秫米能解漆疮，止渴除烦须陈仓米；黄豆杀鬼辟邪，黑豆乃堪入药，若问黄卷便是豆芽。

粳米味甘，温，无毒，即人所常食之米，其种色甚多，不可尽识，主除烦断痢。豆种色亦多，惟黑者入药，味甘，平，无毒，炒熟入药。

祛胃热，养肾虚，通利小肠，粟米可长生；填精髓，巨胜子即胡麻。

粟味咸，微寒，无毒，治消中。巨胜久服之可长生不老，利大小肠，坚筋快产，主心惊，味甘，平，无毒，处处有之，即黑麻子。

赤小豆消水肿虚浮，研涂痈疽消热毒；白扁豆治转筋霍乱，叶敷蛇虫咬最佳。

赤小豆炒过用，味甘、酸，平，无毒，治消渴，攻脚气。白扁豆味甘，微寒，无毒，消暑解毒，下气和中。

小麦止汗养肝，堪除躁热；大麦主饥消渴，长胃荣华。

大麦、小麦味甘，微寒，无毒。

麦蘖入药汤，真个温中，可知消食；麦麸若调醋，敷扑损处，愈后无瑕。

麦蘖即麦芽也，麸麦皮也。

去丹风，解一切之毒，霍乱吐翻，取粉于绿豆；除浮疽，吐一切痰涎，闭胸膈病，摘蒂于甜瓜。

绿豆味甘，寒，无毒，除热气，止头疼，除目暗。甜瓜味苦，寒，有毒，处处有之，蒂入药，瓜有赤白二种，入药当用赤者。

言之有准，用之无差。

● 【评析】

五谷入五脏，各有四气五味、功效主治，论述甚明。此外还有一些用法经验，如秫米能解漆疮，止渴除烦须陈仓米；赤小豆研涂痈疽消热毒；白扁豆叶敷蛇虫咬最佳；麦麸若调醋，敷扑损处，愈后无瑕等，可资参考。

蔬菜部

● 【原文】

既以言之五谷，又当取用菜蔬。

葱主头疼堪发散，通大小肠，白可安胎止痛；韭专补肾益元阳，温中下气，子收梦里遗精。

葱味辛，温，无毒。韭味辛，微温，无毒。葱、韭皆不可多食，昏人精神，又不可与蜜同食。

捣汁止头疼，喘嗽风痰莱菔子；酒煎喷痘体，自然红润说胡荽[1]。

莱菔即萝卜也，味辛、甘，无毒，根脑及嫩叶，常人作生菜食之。熟啖消食和中，下气去痰癖，肥健中。胡荽味辛，温，无毒，消谷通心窍，补五脏不足，利大小便，辟邪。

白冬瓜劫躁烦止渴；白芥子宽胸膈痰拘。

冬瓜味甘，微寒，无毒，治淋利小便，体热散痈，除小肠醒脾，子中仁尤良。白芥味辛，温，无毒，青白紫数种，惟白芥子粗大色白者入药，除冷气，攻反胃，治上气。

妇人产难好催生，滑脏利泄冬葵子；霍乱转筋心腹痛，减烦却暑羡香薷。

冬葵子味甘，寒，无毒，处处有之，其子是秋种复养，经冬至春作子，故谓之冬葵子，除寒热，治疳用根。香薷味辛，微温，无毒，下气除烦热，消肿止渴。

发病生虫又败阳，便是芸薹菜[2]；生疮长瘤精神损，少吃水茄儿。

芸薹菜味辛，温，有毒，不宜多食，败损阳气，生腹中长虫，主破癥瘕通血，除丹毒，消乳痈。茄子有紫白二种，味甘，寒，性冷不宜多食，根煎汤洗冻疮，蒂烧灰治肠风。

妇人恶血能令下，湿痹筋挛，取豆芽黄卷；疮疥伤寒最得宜，血风血晕，向荆芥假苏。

大豆黄卷以黑豆大者为芽，蘖生便晒干名黄卷，入药用，味甘，平，无毒。荆芥即假苏，味辛，温，无毒，下气除劳，兼治头痛。

马齿苋散血敷疮敷大丹，杀虫磨翳；草蘩蒌[3]发背疮疡丹风起，烂捣堪涂。

马齿苋处处有之，味酸，寒，微毒，止渴攻血痢，磨眼翳，利便难。草蘩蒌味酸，平，无毒，又名鸡肠草。

消痰定喘宽膨，当求苏叶；风气头疼发散，功要薄荷。

苏味辛，温，无毒，叶下紫色而气香者佳，消痰下气、开胃用叶，风气头痛、发散用茎，宽喘急、治咳嗽用子。薄荷味辛、苦，温，无毒，发汗消食宽胀、除霍乱、伤寒可发散。

饼糖[4]敛汗建中，补虚赢不小；神曲养脾进食，使胃气有余。

饼糖味甘，微温，无毒，以糯米煮粥候冷，入麦蘖澄清，再熬成饼糖，以净器盛储。夏天澄沉井中，免令酸。诸米可作饴，惟糯米者入药，止渴消痰治嗽。神曲味甘，大暖，消宿食下气。

调理产人，去瘀生新尤用醋；通行血脉，助添药势酒同途。

醋一名苦酒，治痈除癥，消疽退肿。酒味甘、苦、辛，大热，有毒，辟恶除邪，破癥结。

香豉本食中之物，医伤寒切不可无。

淡豆豉味苦，寒，无毒，治头疼发汗，止痛痢，解烦热，以酒浸烂捣，敷患脚良。

不揣愚衷而作赋，是为蔬菜之功能，揣量度也。

● 【校注】

[1]胡荽：即芫荽。又名香菜。辛，温。有发表透疹功效，并有芳香开胃作用，但不宜多食。

[2]芸薹菜：辛，寒。为油菜的一种。有凉血散血、解毒消肿作用。

[3]草蘩蒌：又名附地菜、伏地菜、鸡肠草。为紫草科植物附地菜的全草。微辛、苦，平。有止遗尿、解毒消肿作用。

[4]饼糖：当指饴糖。

所列药食两用之蔬菜，除萝卜、冬瓜、茄子、韭菜等常作食用，其他多为药用，故把握其四气五味、功效主治甚为重要。

玉石部

（《本草》原先玉石，取贵重耳，今此先草部，盖药莫多于草，故先彼后此）

● 【原文】

药能治病，医乃传方，当明药品贵贱良毒之异，须尝气味咸苦辣辛甘之殊。切以金银珠玉之贵，白垩[1]石灰之贱，药性之良则丹砂钟乳，气毒则信石硇砂。至于五味，酸入肾[2]，苦入心，辛入肺，甘入脾，辣则有温凉寒热之异。功力又急缓，性职有温良。且如朴硝之性急，若煎作芒硝，性乃缓慢矣。

《本草》之作，肇始炎皇。肇始也，炎皇神农氏也。《本草》之为书，由神农尝百草，一日而七十毒，始与医药相救，谓之"本草"。先言草木之品汇，此提玉石之纪纲。仿《本草图经》以玉石部为先，而草木之品次之，此仿《本草集要》[3]以草部为先者，以草为药之主也。

金屑、玉屑、辰砂、石床，能驱邪而辟鬼祟，可定魄而制颠狂，止渴除烦，安镇灵台明眼目。

金屑味辛，平，有毒，处处有之，梁益宁州最多，出水砂中，得屑谓之生金，若不经炼，服之杀人。玉屑味甘，平，无毒，生篮田。丹砂一名朱砂，味甘，微寒，无毒，惟辰州者最胜，故谓之辰砂。生深山石崖间，穴地数十尺，始见其苗，乃白石耳，谓之朱砂床，即石床也，砂生石床上，亦有淘土石中得之。非生干石者，又按《本草》石床自有本条，味甘，温，无毒，谓钟乳，水下凝积，生如笋状，渐长，久与上乳相接为柱，出钟乳堂中，谓之石床，人心谓之灵台。金屑、玉屑、辰砂、石床四品之性，主治相同，皆可依《图经》法炼服，食则延年。

生银屑镇惊安五脏；钟乳粉补虚而助阳。

银屑味辛，平，有毒。生银屑当取见成银箔，以水银销之为泥，合硝石及盐研为粉，烧出水银，淘去盐石，为粉极细用。石钟乳味甘，温，无毒，道州者最佳，须炼服之，不然使人病淋[4]，治咳嗽，行乳道，补髓添精，强阴道，益肺家。

代赭石能堕胎，而可攻崩漏；伏龙肝治产难，而吐血尤良。

代赭石用火煅、醋浸七次，研水飞过，味甘，寒，无毒，出代州，其色赤，故名代赭石，养血气，强精，辟邪，畏天雄、附子。伏龙肝即灶中土也，味辛，微温，无毒，消痈肿，催生下胞，止血崩。

云母补劳伤兼明目；水银除疥虫与疮疡。

云母石味甘，平，无毒，安五脏，坚肌止痢，《局方》有法煎云母膏，专治恶毒痈疽等疮。水银即朱砂液，能消化金银，使成泥，味辛，寒，有毒，一名汞，畏磁石，难产可用催生。

治风喉，理鼻息，功全矾石；止漏下，破癥结，用禹余粮。

矾石味酸，寒，无毒，出晋州者佳，化痰止痢，攻阴蚀诸疮漏，煅过谓之枯矾，亦可生用。禹余粮用火煅、醋淬七次，捣细，水飞，味甘，寒、平，无毒，出潞州，形如鹅鸭卵，外有壳重叠者是，其中有黄细末如蒲黄者，谓之石中黄。

朴硝开积聚，化停痰，煎作芒硝功却缓；硝石止躁烦，除热毒，炼之须扫地边霜。

朴硝味苦、辛，大寒，无毒，生益州，初采扫得，一煎而成，故曰朴硝。再取朴硝淋汁炼之，有细芒者，谓之芒硝，专治伤寒。硝石味辛、苦，寒，无毒，即扫地霜淋汁炼成者。

打破瞳人，得空青[5]依然复旧；胎宫乏孕，紫石英再弄之璋。

空青味甘、酸，寒，无毒，生于有铜处，铜之精气熏则生，今信州时有之，其腹中空，破之有浆者绝难得，大者如鸡子，小者如豆，治眼翳障为最要。又有曾青，同出处，色理亦无异，但其形累累，色未相似，其中则不空，与空青功效亦相上下。紫石英味辛，温，无毒，专治女子风寒在子宫，绝孕十年无子，服之再孕。白石英治风湿痹，安魂魄，强阴道。黄赤色者皆不入药。

热渴急求寒水石；壮阳须索石硫黄。

寒水石一名凝水石，味甘，寒，无毒，出汾州及邯郸，即盐之精也，治火烧丹毒，能解巴豆毒，畏地榆。硫黄味酸，温、大热，有毒，出广州，治疥虫蜃疮，坚筋，疗老人风秘。

肾脏既衰，煅磁石而强阳道；膀胱不利，炒食盐以熨脐傍。

磁石味辛、咸，寒，无毒，有铁处则生，恶牡丹，畏黄石脂，能吸铁，补益劳伤，兼治耳聋。食盐味咸，温，无毒，解州者胜，治霍乱可用，吐癖疾。

水银飞炼成轻粉，杀诸疥癣，善治儿疳；石灰风化方为胜，不堪服食，可疗金疮。

轻粉即水银粉，味辛，冷，无毒，畏磁石，忌一切血。风化石灰，五月五日采百草捣汁，调煅过石灰，作团阴干，专治金疮刀斧伤，不堪入药。

石膏发汗解肌，祛风寒热；滑石除烦止渴，快利小肠。

石膏味甘、辛，大寒，无毒，与方解石相类，须用细理雪白者为真，治头痛，解肌发汗，黄色者服之使人淋。滑石味甘，寒，无毒，色白嫩软者佳，能益精除热，疗女人产难。

杀三虫，破癥结，胡粉[6]一名粉锡；敛金疮，淘眼暗，铜青铜绿[7]无双。

胡粉又名定粉，俗名光粉，化铅所作，即今妇人饰面者，味辛，寒，无毒。铜绿以醋沃铜上即生，乃铜之精华也，微有毒，不入药。

吐痰抵痔密陀僧[8]，兼抹点斑随手没；生肌止痛无名异[9]，折伤可理并金疮。

密陀僧即锻银炉底也，味酸、辛，有毒。无名异味甘，平，无毒，金疮、刀斧伤疮也。

硼砂攻喉痹，止嗽消痰真有理；胆矾除热毒，诸痫痰气尽消详。

硼砂一名蓬砂，味苦、辛，暖，无毒，出南番，色重褐，其味和，其效速。出西番者其色白，其味杂，其功缓，不堪入药，作金银焊药用之。

胆矾《图经》作石胆，味酸、辛，寒，有毒，信州有之，生于铜坑内，采得煎炼而成，消热毒，疗诸风瘫痪，可吐风痰。

伏火灵砂[10]辟鬼邪，安魂魄，明目镇心通血脉；藏泥白垩除泄痢，破癥瘕，涩精止漏又为良。

灵砂一名二气砂，用水银一两，硫黄六铢，研细，二味先同炒，作青砂头，后入水火既济炉中，抽之如束针纹者成就也。无磁石畏酸水。白垩即善土，味苦、辛，温，无毒，处处有之，采不时。

石燕[11]治淋催难产；黑铅安镇熨蛇疮。

石燕产零陵州，形似蚶，其实石也，性凉，无毒，女人产难，两手各握一枚，立下。黑铅味甘，无毒，有银坑处皆有。粉锡、胡粉、光粉皆化铅所作，又铅白霜以铅杂水银炼作片，置醋瓮中密封，经久成霜，谓之铅白霜。急性，冷也，创伤也。

黄丹乃是熬铅作，生肌止痛；礜石[12]特生非常热，养就丹房。

黄丹《图经》作铅丹，又名号丹，用须炒令赤色，研细，味辛，微温，无毒。止吐逆，发癫痫，敷金疮。礜石俗呼镇风石，为辛、甘，大热，有毒，严寒置水中，令水不冰，性坚硬而拒火，烧之一日夜方解散，攻击积聚痼冷之病最良，须真者必取鹤巢中团卵而助暖气者方真，乃修真炼丹之药品。

血晕昏迷，法炼广生花蕊石；折伤排脓，火般腊淬自然铜。

花蕊石出陕州阌乡县，性至坚硬，保金创止血，《局方》以硫黄合和花蕊石，如法炼成，专治产后血晕，去恶血。自然铜味辛，平，无毒，出铜处有之，形方而大小不等，似铜石也，不从矿炼，自然成块，故曰自然铜。

硇砂能破癥瘕积聚，若还生用烂心肠；信石可吐膈内风痰，倘中其毒促人亡。

硇砂味咸、苦、辛，温，有毒，能销五金八石，腐人肠胃，生服之化人心为血。信石《图经》名砒霜，信州者佳，故名信石，味苦、酸，有大毒，主诸疟风痰在胸膈，可作吐药，不宜多服，能伤人命。若中硇砂、砒霜二毒，急取冷水研绿豆汁饮之可解。

梁上尘消软疖，通喉噎，横生立产；井泉石性寒凉，攻火热，除翳神方。

梁上尘一名乌龙尾，性微寒，无毒，凡使须取去烟火远，高堂佛殿上者，拂下筛过用。井泉石性大寒，无毒，处处有之，以饶阳郡者为胜，得菊花、栀子最良。

匀瘫冷，止头痛，无遗太阴玄精石[13]；安心志，制癫证，谁知铁粉利铁浆。

玄精石出解州解县，今解池积盐仓中亦有之，其色青白龟背者良，味咸，温，无毒。铁味甘，无毒，取铁浸之，经久色青沫出，可染皂者为铁浆，治癫狂，铁柏作片段，置醋糟中，积久衣刮取者为𪙗铁粉，安心志。

雄黄[14]能杀虺[15]蛇毒，妊娠带佩转生男子；炼之久服自身轻，要生女子佩戴雌黄[16]。

雄黄、雌黄同山所生，山向阳处生雄黄，山阴有金处，金精熏则生雌黄。妇人觉有妊，以雄黄一两绛囊盛带之，可转女为男，以雌黄半两，素囊盛带之，可转男为女。雌黄炼服久则轻身，可入仙家。

备金石之品味，治病得以推详。

● 【校注】

[1]白垩：生物化学沉积岩之一。由方解石质点和藻类、软体动物与球菌类的方解石质碎屑组成。白色，质软而轻。外表与硅藻土相似。

[2]酸入肾：此有误。当酸入肝，咸入肾。

[3]《本草集要》：8卷。明·王纶撰。约刊于1500年。本书将古本草加以集要整理，分为三部，第一部（卷1）总论药性；第二部（卷2-6）将药物分为草、木、菜、果、谷、石、兽、禽、虫鱼、人10类，共545种。每种论其七情、性味、升降、有毒无毒、分经、主治功用、附方等内容；第三部（卷7-8）药性分类，分气、寒、血、热、痰、湿、风、燥、疮、毒、妇人、小儿等12门。每门又分若干类，分别记述各种药物的用途及配伍。

[4]淋：指淋证。此处当指淋证中的石淋。

[5]空青：又名青油羽、杨梅青。为碳酸盐类矿物蓝铜矿的矿石。产于铜矿氧化带中。味甘、酸，寒，有小毒。有凉肝清热、明目去翳、活血利窍的作用。

[6]胡粉：为矿物铅加工制成的碱式碳酸铅。

［7］铜绿：又名铜青。为铜器表面经二氧化碳或醋酸作用后生成的绿色锈衣。主含碱式碳酸铜。涩，平，有毒。有退翳、祛腐、杀虫的作用。

［8］密陀僧：又名金陀僧、炉底、金炉底。为粗制的氧化铅块状物。咸、辛，平，有毒。有燥湿、杀虫、敛疮、坠痰、镇惊等作用。

［9］无名异：药名。为软锰矿的矿石。甘，平。有活血祛瘀、消肿止痛的功效。

［10］灵砂：又名银朱。为人工制成的赤色硫化汞。辛，温，有毒。有攻毒、杀虫、燥湿、劫痰等作用。

［11］石燕：又名燕子石。为古生代腕足类石燕子科动物中华弓石燕及其近缘动物的化石。主含碳酸钙。甘，凉。有利水通淋、去目翳的作用。

［12］礜（yù）石：为硫化物类矿物毒砂的矿石。辛、甘，热，有大毒。有祛寒湿，破积聚，蚀恶肉，杀虫等作用。内服宜慎。

［13］玄精石：又名阴精石、玄英石。为年久所结的小形片状石膏矿石，主含含水硫酸钙。咸，寒。有清热降火、祛痰的作用。

［14］雄黄：又名石黄、腰黄、黄金石、雄精。为含硫化砷的矿石，主含二硫化二砷。炼丹药物。辛，温，有毒。有燥湿、解毒、杀虫作用。

［15］虺（huǐ）：毒蛇；毒虫。

［16］雌黄：又名黄安、昆仑黄。为硫化物类矿物雌黄的矿石，主含三硫化二砷。炼丹药物。辛、苦，温，有毒。有燥湿解毒、豁痰杀虫的作用。

● 【评析】

本节对矿物药的论述较详，尤其是对产地、品质、炮制等阐述甚详，如矾石出晋州者佳；空青生于有铜处；硼砂出南番者佳；石膏须用细理雪白者为真；滑石色白嫩软者佳；金屑若不经炼，服之杀人；石钟乳须炼服之，不然使人病淋；代赭石、禹余粮需用火煅，醋浸七次，研水飞过；朴硝淋汁炼之，有细芒者，谓之芒硝等。

所述矿物药，有些未言其毒性，或谓无毒，实际是有毒性的，如朱砂、轻粉、胡粉、空青、铜绿、灵砂、黑铅、黄丹等，临证均需慎用。有些药物的药性作用古今认识有异，如玄精石、石膏等。有些说法受时代影响，现今看来不可取，如金石炼服可延年；石燕，女人产难，两手各握一枚，立下；妇人觉有妊，以雄黄佩带之，可转女为男，以雌黄佩带可转男为女等。

虫鱼部

● 【原文】

又闻蠢者为虫，潜者为鱼，并堪入药，贵贱何拘？蠢，动也，潜，澄[1]藏也。

全蝎有毒须当去，能透耳聋，疗诸风惊搐；斑蝥熟炒不宜生，通淋堕孕，宣瘰疬之疵。

全蝎宜紧小者佳，味甘、辛，须去毒方可用。斑蝥去足翅，以米同炒，至米黄色，去米不用，生用令人吐泻，味辛，寒，有大毒。

消水气，去瘿瘤，无如海蛤；安心志，磨翳障，大喜珍珠。

海蛤味苦、咸，平，无毒，治浮肿，除咳逆，定喘消烦。珍珠味寒，无毒，出廉州，润泽皮肤，悦人颜色，绵包塞耳，可治聋。

水蛭吮痈疽，通经破血；田螺去目热，反胃堪除。

水蛭即马蝗蛭[2]，水中者名水蛭，生草中名草蛭，生泥中名泥蛭，并能着人及牛马腹胫间咂血，用之当取水蛭，小者佳。此物极难死，加火炙经年，得水犹可活，凡用须火炙炒令黄极熟，不尔，入人腹生子为害。田螺性大寒，无毒，不可多食，其肉敷热疮，壳主翻胃，汁能醒酒止渴，须田中者佳。

鼠妇[3]通月闭，利便癃，仲景将来医久疟[4]；䗪虫[5]破坚癥，磨血积，伤寒方[6]内不曾无。

鼠妇味酸，温，无毒，生人家地上，处处有之。䗪虫一名土鳖[7]，味咸，寒，有毒，处处有之。

搜瘾疹惊风，明目催生称蛇蜕；正㖞斜口眼，堕胎点翳捉衣鱼。

蛇蜕味咸、苦，无毒，主缠喉风，攻头疮瘰疬。衣鱼味咸，温，无毒，今处处有之，衣中少，多在书卷中，小儿淋闭，取以磨脐及小腹，即尿通，仍可摩疮。

出箭头入肉，医附骨鼠瘘[8]，蛴螬[9]便是推车客；补打扑损伤，疗儿疳昏眼，虾蟆《本草》即蟾蜍[10]。

蛴螬味咸，寒，有毒，疗儿惊癫疭风痫，临用当炙过，勿置水中，令人吐，入药去足翅。虾蟆肉味辛，寒，有毒，主邪气、坚癥、恶疮、鼠瘘。

杀伏尸鬼疰三虫，地龙俗名蚯蚓；止风贼㖞喎肛脱，蜗牛本是蛞蝓。

地龙味苦，无毒，须用白颈者良，伤寒狂热，须嚼汁，治痫消丹毒用粪。蜗牛俗名蜗螺，处处有之，生沙石垣墙下湿处，亦治背疽，用沫涂抹。

蛴螬[11]点眼翳离科，割金疮出肉中刺；蛤蚧传尸堪止嗽，兼补肺邪鬼咸驱。

蛴螬味咸、甘，有毒，处处有之，以背行反驶[12]于脚，即诸朽木中囊虫，但结白矣。蛤蚧一名守宫，功力在尾梢，人捕之即自咬断其尾，用以法取之，行常一雌一雄相随，入药亦须并用则良。

牡蛎固漏血遗精，补虚止汗；虻虫破癥瘕血积，经闭通渠。

牡蛎味咸，平，微寒，无毒，主疟疾寒热，除惊恐。虻虫味苦，微寒，有毒，咂牛马背血出，用炒去足翅，方入药。

鳗鲡鱼[13]退劳热骨蒸，杀虫愈痔；石龙子[14]除热淋止血，蜥蜴殊途。

鳗鲡鱼味甘，有毒，处处有之，虽毒而能补五脏虚损，消项腮白驳风热，肉烧熏蚊则灭。石龙子与蜥蜴、蝘蜓、蝾螈、守宫五种相类。

乌贼鱼是海螵蛸，退翳杀虫治崩攻痢；鲮鲤鳞为穿山甲，堪医疗癣鬼魅能锄。

乌贼鱼骨味咸，微温，无毒，疗阴疮，治耳聋。其血于墨能吸波噀墨以混水，所以自卫，有八足，聚生口傍，浮泛于水面，乌见谓必死物，欲逐而食之，则聚足抱乌拖入水中食之，故名乌贼。穿山甲性凉，有毒，主邪惊治痹。

劳热骨蒸尊鳖甲，脱肛狐臭尚蜘蛛[15]。

鳖甲味咸，平，无毒，处处有之，治崩疗疟，主癥瘕痃癖，不可与鸡子同食。合苋菜食之伤人。蜘蛛性冷，无毒，处处有之，然种类甚多，身有毛刺及五色并薄小者并不可用，瘰疬背疮蛀牙，兼治口斜㖞僻，喜忘者取网着衣领中。

蝉蜕消风，断小儿夜哭之鬼；猬皮主痔，捷肠风下血之徒。

蝉蜕味咸、甘，寒，无毒，治妇人产难，小儿惊痫。猬皮味苦、甘，无毒，治疝气阴蚀疮。

鲤鱼[16]宽胎胀，骨止赤白之崩，胆抹青盲赤目；蟹主热结胸，黄能化漆为水[17]，血烧集鼠招鼩[18]。

鲤鱼味苦、甘，寒，无毒，止渴肿，腹有癥癖之人不可食。蟹味咸，寒，有毒，爪能破血堕胎。

鲫治肠风下血，宜作脍[19]又宜作羹，治痢无分赤白；蛙能补损祛劳，一种水鸡为美馔，专补产妇之虚。

鲫味甘，温，无毒，烧灰治诸疮，补胃和中。蛙味甘，寒，无毒，杀痒邪。

蜈蚣开小儿口噤，堕孕妇之胎，制诸蛇毒；土狗催产难之生，罬[20]肉中之刺，退肿须臾。

蜈蚣味辛，温，有毒，不堪入药，汤杀三虫，入药当熟炒，生则令人吐泻。土狗即蝼蛄，味咸，寒，无毒，处处有之，下肿利大小便，解毒溃痈。

石决明泻肝，黑障青盲终可决；桑螵蛸补肾，泄精遗尿竟无虞。

石决明味咸，平、凉，无毒，除肺经风热。桑螵蛸味咸、甘，平，无毒，即螳螂子，用炒黄色，不尔令人泄泻。

原蚕蛾主泄精，好强阴道；白僵蚕治诸风，口噤难呼。

原蚕蛾雄者有小毒，炒去翅足，补肾疗血风，瘫风瘾疹用蚕砂。僵蚕炒去丝嘴，味咸，平辛，无毒，疗惊痫崩漏，又除口噤及喉风。

白花蛇主诸风湿痹，拘挛兼疥癞；五灵脂行经闭昏迷，产妇早来活。

白花蛇与乌梢蛇味甘、咸，温，有毒，主诸风㖞斜口眼，并治大风疮。五灵脂即寒号虫粪也，治肠风并冷气，炒之治崩。

著意要行斯道，潜心细下功夫。

【校注】

[1] 澄：意沉。

[2] 马蝗蛭：即蚂蟥蛭。

[3] 鼠妇：又名地虱、西瓜虫、潮湿虫。酸，温。有破血通经、利水解毒、止痛的作用。

[4] 仲景将来医久疟：仲景《金匮要略·疟病脉证并治》治疗疟母用鳖甲煎丸，方中有鼠妇一药，取其活血破瘀作用。

[5] 虻虫：又名牛虻、蜚虻、瞎蠓。苦，微寒，有毒。有逐瘀、消癥结功效。

[6] 伤寒方：《伤寒论》中治疗蓄血证用抵当汤，方中有虻虫一药，取其破血逐瘀作用。

[7] 土鳖：即土鳖虫。又名地鳖虫、蟅虫、地乌龟。咸，寒，有小毒。有活血散瘀、通经止痛功效。今与虻虫非同一药物。

[8] 鼠瘘：又名瘰疬。指颈腋部淋巴结结核。《灵枢·寒热》："鼠瘘之本，皆在于脏，其末上出于颈腋之间。"

[9] 蜣螂：又名推车虫、推粪虫、粪球虫、牛屎虫。咸，寒，有毒。有定惊、破瘀、通便、攻毒等作用。

[10] 蟾蜍：又名癞蛤蟆、癞虾蟆、干蟾。辛，凉，有毒。有解毒消肿、止痛、利尿功效。

[11] 蛴螬：又名老母虫、土蚕、核桃虫。咸，温，有毒。有破血、行瘀、解毒作用。

[12] 駃：同"快"字。

[13] 鳗鲡鱼：又名鳗鱼、白鳗。甘，平。有补虚羸、祛风除湿的功效。

[14] 石龙子：又名蜥蜴、四脚蛇、马蛇子。咸，寒，有毒。有解痉、破结、行水功效。

[15] 蜘蛛：又名网虫、圆蛛。苦，寒，有毒。有祛风、消肿、解毒功效。

[16] 鲤鱼：甘，平。有健脾开胃、利水消肿、下气通乳的功效。

[17] 黄能化漆为水：古代以蟹黄外涂治疗漆疮。

［18］鼩（qú）：即鼩鼱。是食虫类动物。形似小鼠。捕食虫类，对农业有益，但有时亦吃植物种子和谷物。

［19］脍（kuài）：切细的鱼肉；生食的鱼片。

［20］罨：指罨法。外治法之一。罨，掩盖。以水或药汁掩覆局部的方法。

● 【评析】

本节虫鱼类药，其中有不少是药食两用之品，如鳗鲡鱼、乌贼鱼、鲤鱼、蟹、鲫等。有些药物具有独特作用，如全蝎能透耳聋；蛇蜕明目催生；乌贼鱼骨疗阴疮，治耳聋；蝉蜕、土狗治妇人产难。虫鱼类药有不少可破血逐瘀，或致堕胎，孕妇宜慎用，或不用，如斑蝥、水蛭、虻虫、土鳖、衣鱼、穿山甲、猬皮、蜈蚣、土狗等。对于有些药物的毒性记载有疑问，如鳗鲡鱼、蟹有毒，应无毒；蜘蛛无毒，应有毒。

禽兽部

● 【原文】

盖言走者属兽，飞者属禽。禽属阳，身轻故能飞而上；兽属阴，身重惟能走不能上飞。

鹿角煎膏补瘦羸，又安胎止痛；麝香辟邪而通窍，安容惊痫。

鹿角味苦、辛，依法煎炼成膏及霜入药，止泄精遗尿。麝香味辛，温，无毒，攻风产，堕胎，救产难。

定魄安魂，牛黄治风痫惊热；生肌止汗，龙骨攻泻痢遗精。

牛黄味苦，平，有小毒，除狂躁，治天行。龙骨味甘，平，微寒，无毒，治女子崩，止小便遗沥，疗阴疮。龙齿镇惊，治癫痫。

牛乳补诸虚益气，通肠须求羊酪[1]；獭肝[2]闭热胀传尸，劳嗽有验堪应。

牛乳味甘，微寒，性平，无毒，止渴。獭肝为君，味辛，温，有毒。凡人素有冷气虚膨者，此二味皆不宜食。

象牙出肉中之刺；熊胆医痔瘌之灵。

象牙味甘，平，无毒，生煮汁饮之，利小便，烧末止遗精，磨屑敷肉中刺，凡骨鲠磨水服即下，更祛劳热止风瘌。熊胆味苦，寒，无毒，然能分真伪，取一粟许滴水中，一道如线不散者为真，治天行热疽诸痔，恶防风、地黄。

羚羊角明目祛风，可保惊狂心错乱；腽肭脐温中补肾，何忧梦与鬼交情。

羚羊角味咸、苦，寒，无毒，可滑胎易产，益气安心辟邪。腽肭脐味咸，性热，无毒，主惊痫，消宿血，除疹癣气。

阿胶止血安胎，兼除嗽痢；犀角凉心解毒，杀鬼闻名。

阿胶味甘，平、微温，无毒，出阿县城北，井水煮取乌驴皮，以阿井水煎成为真，须用一片鹿角同煎方成胶，不尔不成也。养肝虚劳极，止四肢酸疼。犀角味苦、酸、咸，寒，无毒，驱风明目，除心热狂言，又治时行疫疠。

鹿茸益气补虚，男伐泄精，女征崩漏；虎骨驱邪辟恶，男安风毒，女保胎惊。

鹿茸用歧形连顶骨者，味甘、酸，温，无毒，一云味苦、辛。虎骨性平，味辛，微热，无毒，治恶疮及风痹拘挛。

兔头骨主头疼，和髓烧灰催产难；牛角䚡治崩带，烧灰入药效如神。

兔头骨味甘，平、寒，无毒，治头昏痛，兔骨治热中消渴，肉不可多食，损人阳气。孕妇食兔肉，生子缺唇，不可合鸡肉同生姜食。牛角䚡[3]味甘、苦，无毒，消血闭便，攻冷痢。

瓦雀肉则益气，卵则强阴，白丁香可溃痈疗目；雄鸡乌者补中，赤者止血，黄雌胫[4]止遗尿难禁。

瓦雀肉味甘，温，无毒，雀粪直者名白丁香。雄鸡肉微温，无毒，乌者补中止痛，赤者治血止崩。诸雄鸡胆微寒，主目不明，心主五邪，血主损伤，肪主耳聋，肠主小便数不禁，肝及左翅手主阴痿不起，冠血能行乳汁。

蝙蝠经名伏翼，能开黑暗青盲。

蝙蝠味咸，无毒，主淋、目昏，久服令人忘忧。粪名夜明砂[5]，可治疳。

药是伐病之斤，医乃人之司命。

● 【校注】

[1] 羊酪：指羊脂。有补虚、润燥通便作用。

[2] 獭肝：原为"獭胆"，疑误。出《本草经集注》。又名水狗肝。甘、咸，平，有小毒。有养阴除热、宁嗽止血的功效。《肘后备急方》有獭肝散，用治肺痨。

[3] 牛角䚡：又名牛角胎、角心。为黄牛角中的骨质角髓。苦，温。有化瘀止血功效。可治经闭腹痛、血崩、便血、痢疾、水泻等症。

[4] 黄脰脛：指鸡内金。甘，平。有健脾胃、消食滞、止遗尿、化结石的作用。

[5] 夜明砂：又名蝙蝠屎、天鼠屎。辛，寒。有清肝明目、散瘀消积功效。

● 【评析】

本节所述药物，有些今已少用，或不用，如獭肝、象牙、虎骨、兔头骨、白丁香、蝙蝠等。有些说法不可取，如孕妇食兔肉，生子缺唇。

人部

● 【原文】

看方犹看律，意在精详。用药如用兵，机无轻发。草木诸性既陈，人物尤宜立诀。律法度也，齐之以刑，用药如将兵，谓医者人之司命。

天灵盖最主传尸，久病虚劳，热蒸在骨。

天灵盖乃死人骨头十字解者，此骨是天生天赐，盖压一身之骨节者，阳人用阴，阴人用阳，味咸，平，无毒，主传尸鬼疰。

热毒及阳毒发狂，当求人粪汁；打扑损伤并新产，快索童男尿。

人粪一名人中黄[1]，性寒，无毒，专治天行大热，劳气骨蒸，烧末水调服，解诸毒，为末汤调，治热病发狂，绞汁饮之。童男尿，童子小便也，女子者不可用，主寒热虚劳，头痛温气。

乳汁有点眼之功；裈裆救阴阳之易。

乳汁味甘，平，无毒，能安五脏，悦皮肤，昔张仓尝服，享寿百余。《衍义》[2]云：乳汁治眼之功何多，盖人心主血，肝受血则能食，妇人之血上则为乳汁，下则为月水，用以治目不亦宜乎？裈裆即裈之当阴处，割取方圆六七寸许，烧为末用。男子病新差，而妇人与之交，则男病阴易，女人病新差，而男子与之交，则女病阳易，其症小腹绞痛，挛手足，目中生花，头重不能举，若不急治则死。男子病用妇人裈裆，妇人病用男子裈裆，以水调服。

调诸淋，破瘀血，乱发原来即血余；止唾衄，理脏瘘，凝垢便是人中白。

血余[3]即常日梳下乱发，烧灰，味苦，微温，无毒，治痫疝及转胞[4]。人中白即尿桶中澄底积垢，结白霜也，火上烧灰，最治紧唇及劳热传尸。

《图经》《衍义》无虚，医者可知端的。

● 【校注】

[1]人中黄：为甘草的加工品。取两端有节的嫩竹筒，在其一端钻孔，将甘草粉从孔内装入，压紧，以熔化的松香将孔封固，冬月浸粪坑中40余天，取出用水漂清，悬临风处，阴干，破竹筒取甘草，晒干备用。甘、咸，寒。有清热解毒作用。

[2]《衍义》：即《本草衍义》。宋·寇宗奭撰。20卷，刊于1116年。本书将《（嘉祐）补注神农本草》中的470种释义未尽的药物，详加辨析论述，并提出很多鉴别药物真伪优劣的方法。作者还反对迷信地服食丹药，提倡正确使用人工化学药品的思想。

[3]血余：即血余炭。为人发经加工煅成的块状物。苦，平。有止血、补阴利尿作用。

［4］转胞：病名。出《金匮要略·妇人杂病脉证并治》。因肾气虚而影响膀胱气机不利，导致不得尿。

● 【评析】

本节中有些药物，如天灵盖、童尿、裈裆等现今已不用。用裈裆治阴阳易病，出自《伤寒论·辨阴阳易差后劳复病脉证并治》。阴阳易一证究属何病？此治法究起何作用？是否属精神安慰疗法？尚待进一步探讨。

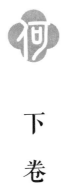

下卷

药性总论

● 【原文】

按《内经》曰：治病必明六化分治，五味五色所生，五脏所宜，乃可以言盈虚生病之绪也[1]。谨候气宜，无失病机，其主病何如？曰：司岁备物，则无遗主矣。司岁物何也？曰：天地之专精也。曰：司气者何如？曰：司气主岁同，然有余不足也。非司岁物何如？曰：散也，故质同而异等也[2]。气味有厚薄，性用有躁静，治用有多少，力化有浅深。盖凡药中昆虫草木产之有地，根叶花实采之有时，非其地则性味少异，失其时则气味亦不全，新陈精粗择而用之，斯有效。

药有宜丸者，宜散者，宜水煮者，宜酒渍者，宜膏煎者，亦有一物兼宜者。亦有不可入汤酒者，并随药性，审而用之可也。

凡丸散药须先细切曝燥，乃捣之，有可合捣者，有宜各捣者。其润腻药如门冬、地黄辈，皆先切曝燥，独捣令偏碎，再出细劈晒干，若遇阴雨，微火烘之既燥，少停候凉乃捣之。又湿药至燥大耗，须增倍分两，待得屑秤之方有准，不然易细者一磨无遗，难细者三复不尽，卤莽若此，何怪其无功哉？

凡丸散药用重密绢筛取末毕，更于臼中合捣数百遍，色理匀和乃佳。

凡汤中、酒中、膏中用诸石药，皆细捣，以新（绵盛）囊纳中。

凡膏中用雄黄、朱砂辈，皆别捣细研如面，须绞膏毕，乃投中，以物疾搅至于坚凝，不尔沉聚在下，不调也。有水银者，于凝膏中研令消散，胡粉亦然。

凡汤中用麻黄，须先别煮二三沸，掠去其沫，更益水煮数沸，乃纳余药。

凡用细核物打破之，细花子完用之，诸虫先微炙之，螵蛸当中破炙，芒硝、饴糖、阿胶皆先绞汤毕，纳汁中更煮二三沸，烊尽乃服。

凡用蜜皆先煎，掠去沫，令色微黄，则丸经久不烂。掠之多少，随蜜精粗。

凡汤中用麝香、犀角、鹿角、羚羊角、牛黄、蒲黄、丹砂须捣如粉，临服纳汤中搅匀服之。

凡用黄芩、黄连、黄柏、知母，病在头面及手梢皮肤者，须用酒炒之，借酒力以上腾也。咽之下，脐之上，用酒洗之。在中上焦者用根，在下焦者用梢，根升梢降故也。大凡药有上中下，人身半以上，天之阳也，用头；在中焦用身；身半以下，地之阴也，用梢，象形从类也。

夫用药犹如立人之制，若多君少臣，多臣少佐，则气力不周，然遍观古方亦不皆尔。大抵养命之药则多君，养性之药则多臣，疗病之药则多佐。又按上品君中亦各有贵贱，譬如列国诸侯虽并称制，而犹归宗于周，臣佐亦然，所以门冬、远志，别有君臣，甘草国老、大黄将军，品有优劣，皆不同秩，在差使之当耳。

● 【校注】

［1］按《内经》曰……乃可以言盈虚生病之绪也：语出《素问·至真要大论》："故治病者，必明六化分治，五味五色所生，五藏所宜，乃可以言盈虚病生之绪也。"

［2］谨候气宜……故质同而异等也：语出《素问·至真要大论》："故曰：谨候气宜，无失病机。此之谓也。帝曰：其主病何如？岐伯曰：司岁备物，则无遗主矣。帝曰：先岁物何也？岐伯曰：天地之专精也。帝曰：司气者何如？岐伯曰：司气者主岁同，然有余不足也。帝曰：非司岁物何谓也？岐伯曰：散也，故质同而异等也，气味有薄厚，性用有躁静，治保有多少，力化有浅深，此之谓也。"

● 【评析】

万物居天地之间，悉为六气所生化，药物亦如此，谨候司天气所生化者，则其味正当其岁，富专精之气，药物肥浓，反之则散气而物不纯。药物所取剂型与药性相关，炮制方法亦要与药性相适。药物因性味、药用部位不同，煎煮方法亦须区别对待。因病变部位不同，取药部位亦随之变化。药分头、身、梢，一般而言，人身半以上，天之阳也，用头；在中焦用身；身半以下，地之阴也，用梢，象形从类也。此外，方中所用药物有君臣佐使之分，其搭配需与病证相合。

诸品药性赋

● 【原文】

甘草甘甜性本温，　调和诸药首为尊，　通经暖胃除红肿，　下气通关又壮筋。

人参甘美有微寒，　止渴生津亦利痰，　明目开心通血脉，　安魂补气解虚烦。

茯苓利水能医泄，　益气安胎伐肾邪，　开胃定惊暖腰膝，　赤苓破气又堪差。

白术甘苦温无毒，　止汗益津消五谷，　利痰逐水治头眩，　风寒湿气皆宜服。

菊花甘平无毒意，　去风除热安肠胃，　头眩心痛悉能医，　宽膈除疼祛热气。

琥珀原来辟鬼妖，　治狂安魄把瘀消，　明睛去翳除心痛，　疗蛊消膨大功邈。

菖蒲辛味性温中，　断鬼诛虫暖血宫，　风湿痛疮皆可用，　开心通窍治人聋。

菟丝甘辛其性平，　兴阳补损又添精，　溺血血寒皆可服，　腰疼膝冷也应灵。

牛膝寒而味苦酸，　去除寒热理拘挛，　堕胎通血医伤损，　填髓排脓治火干。

薏苡微寒味也甘，　舒筋消水去风寒，　肺痈湿痹血脓嗽，　益气轻身利脏间。

羌活苦辛其性平，　去风明目之诸疼，　牙疼冷痹奔豚气，　疝痉金疮用总灵。

升麻性寒味甘佳，　解毒去邪疫瘴[1]加，　腹痛头疼寒热等，　祛风散肿治痛牙。

车前子寒性主寒，　止痛淋涩益精间，　消瘀除湿明红眼，　血疗两伤及衄安。

天门冬苦又甘寒，　疗肺医痈治血痰，　益气养肌行小水，　祛除寒热润喉间。

麦门冬甘寒无毒，　利水止渴解躁烦，　调中定魄除虚热，　疗嗽肥肌养体颜。

地黄甘苦性微寒，　活血消瘀除热烦，　生者大寒能破血，　匀经堕产疗伤残。

细辛温辣除风湿，　通窍除痫治咳逆，　下气匀经利乳同，　安血五脏生津液。

巴戟甘辛微带温，　强筋壮骨补中津，　祛风益气除邪气，　梦泄腹疼皆可循。

黄柏苦寒能退疸，　胃中结热亦能疏，　杀虫治衄医疮癣，　活血能除热在肤。

黄芩味苦泄心炎，　活水通淋利小便，　黄疸肠痈并泻痢，　乳痈汤火荡皆痊。

黄芪味苦性微温，　止痛排脓补弱中，　调血医崩益神气，　逐瘀止汗又祛风。

黄连味苦有微寒，　去热明眸又杀疳，　镇益胆肝厚肠胃，　止除血痢解咽干。
借问胡黄连怎生，　骨蒸劳复用之适，　明眸止嗽医温疟，　幼子惊痫疳热得。
漏芦大寒咸且苦，　下乳排脓通血阻，　能医伤损续筋骨，　去热去风皆得所。
防风甘平最去风，　能除头晕目盲同，　益神补气医拘急，　骨节痹疼总得功。
荆芥辛温去众风，　下瘀除痹治筋同，　祛除寒热阴阳毒，　气壅头疼瘰疬攻。
蒲黄甘味性平平，　心腹膀胱寒热行，　通利小便逐瘀血，　止崩治衄堕胎灵。

五味子温味大酸，　生津润肺出焦烦，　转筋霍乱并伤酒，　呕逆劳伤用可参。
旋覆花名金沸草，　味主辛温除咳良，　苗医丹毒利小便，　根主续筋疗金疮。
蔓荆凉[2]苦通关窍，　治疗坚牙杀白虫，　益气开眸收眼泪，　头风疼痛亦能攻。
桑寄生平苦真甘，　背寒腰痛共麻顽，　安胎益血助筋骨，　痈肿金疮下乳坚。
杜仲辛温壮骨筋，　补虚益气治腰疼，　小便淋沥脚酸软，　阴疮加之极有灵。
丁香辛热除寒呕，　温胃兴阳翻胃兼，　霍乱奔豚并蛊气，　腰疼去冷用皆痊。
木香味苦气微温，　和胃行肝气有功，　调和诸气为神妙，　泻痢无斯治不中。
沉香降气调中气，　暖胃追邪去湿风，　癥癖风麻并白痢，　转筋吐泄总收功。
檀香白者消风热，　杀鬼追虫霍乱宁，　心痛腰疼并肾气，　用之一似有神明。

麝香辛暖通关窍，　截疟催生又堕胎，　伐鬼定惊除目翳，　杀虫解毒疗痈瘥。
乳香温暖能和气，　止痛医痫见效多，　暖肾益精除霍乱，　中风口噤也须他。
没药温平破血宜，　疮痈止痛总为奇，　腹心上痛并癥结，　金及伤残皆用之。
蛇床辛苦性还平，　下气温中又强阴，　阴湿痒麻恶疮疥，　去风逐水血瘀行。
茵陈味苦微寒意，　利水除黄除湿气，　湿瘴头疼悉可医，　明目解烦伐痰滞。
干姜味辛性大热，　风湿气痹止吐血，　霍乱咳嗽腹冷痛，　破血消肿通肢节。
生姜味辣主温平，　咳逆痰涎呕吐灵，　开胃除痰尤可喜，　头疼鼻塞用之精。
葛根甘味性平寒，　解热堕胎消酒斑，　养筋去风除湿气，　止痛解毒破瘀干。
天花寒苦治消渴，　解热安中又补中，　退疸通经行小水，　实能散痞又开胸。

当归温性味甘香，　血热风崩总莫尝，　活血用身生血液，　尾能破血可推详。

芍药微寒带苦酸，消瘀去水止疼端，利便补肾消痈肿，赤者兼能补气完。
麻黄味苦性温平，发汗追风去脑疼，御瘴消斑开腠理，能通九窍有声名。
天麻辛味性平中，定搐除惊最去风，通窍舒筋治痈痹，补劳通血蛊还通。
良姜温辣调心气，消食除风助胃强，吐泻腹疼并酒毒，转筋霍乱也相当。
防风温辛苦无毒，风痈寒温癣疮医，风浮水肿膀胱热，通窍医痈疗肺宜。
三棱平涩除癥癣，调血消瘀也落胎，快气能除心腹痛，煎米下乳是奇哉。
蓬术苦温快气先，腹疼心痛也当权，消瘀开胃通经脉，冷气奔豚宿食痊。
姜黄辛苦寒调血，破血消痈治热风，伤损癥瘕皆有效，通经仿佛郁金功。

川郁金辛苦又寒，生肌破血疗金残，能除血淋兼陈血，下气原来也用堪。
款花甘辣温无毒，理肺消痰治肺痈，咳逆惊痫喉痹闭，洗眼明目启心胸。
牡丹味苦性寒来，破血通经又下胎，亦可排脓消扑损，惊痫风瘴总能瘥。
青黛酸寒除热毒，小儿诸热及惊痫，金疮蛇大诸虫毒，磨敷热疮功莫樊。
白蔻辛温医反胃，诸般冷气悉能推，若还冷吐尤其妙，捣细三枚酒一杯。
肉蔻辛温止泻灵，补中和气又消膨，开胸开胃消痰饮，去毒心疼苦气行。
宿砂温性能消食，快气和中暖胃家，霍乱转筋并下气，奔豚咳逆也堪夸。
瞿麦辛寒又堕胎，快痈明目疗人翳，通经催产除淋病，叶治婴儿口吐蛔。
百合甘辛辟鬼邪，安心定胆疗痈疽，乳痈蛊毒并浮肿，喉痹心疼治咳虚。

知母性寒除热咳，去浮下水伐劳瘵，润心补肾安心肺，邪气能除利小便。
贝母微寒味苦平，消痰润肺治寒淋，目盲喉痹金疮痉，能下胎衣及散瘿。
玄参味苦又微寒，益肾开喉下血寒，下水止烦消肿毒，狂邪蒸骨气乱干。
白芷辛温伐热风，长肌定痛疗疮痈，女人赤白并阴肿，去旧生新定有功。
前胡味苦寒除热，止嗽开胸中痞宜，明目杀疳开胃气，头疼霍乱总堪奇。
藁本微寒味苦辛，清目去疼伐邪灵，治痈通血生肌肉，阴肿腹疼瘕疝匀。
艾叶温平苦暖阴，医疝痢血漏崩并，女人有子除心痛，止血安胎治转筋。
地榆酸苦味寒性，血痢金疮止痛神，痿漏恶疮并吐衄，排脓医吼治蛇伤。

史君子甘性温平，　幼子诸疳实可论，　更可杀虫医泻痢，　小便白浊也当清。

附子辛甘大热魁，　搜风补暖助阳威，　转筋霍乱并寒湿，　定癖痰涎也下胎。
川乌大热共天雄，　破积消痰极去风，　寒湿痹麻并咳逆，　亦能堕产杀尸虫。
半夏生凉熟大温，　消痰开胃健脾功，　头眩咳逆并胸满，　呕吐痈疽总可论。
南星辛暖劫痰风，　利膈消痈破积虫，　散血堕胎定风搐，　蛇伤虫咬也收功。
大黄寒苦极通肠，　退血消瘀疗火疮，　快膈除痰通血脉，　诸疮痈肿泻能良。
葶苈寒辛利小便，　除浮退热下痰涎，　肺痈咳逆并皮水，　积聚癥瘕悉可痊。
桔梗微温有苦甘，　消瘀下气治惊痫，　咽脑腹胁肠诸病，　活血排脓解痢难。
甘遂寒而又苦甘，　破癥消血也消痰，　面浮蛊胀并痕疝，　宽膈通肠治便难。
恒山寒苦能除水，　吐疟搜痰每有功，　寒热瘿瘤并蛊毒，　蛊膨水胀亦能通。

草果味辛消气胀，　主除湿胜湿痹寒，　解温辟瘴化疟母，　散逐寒痰及吐酸。
大戟甘寒疗蛊头，　风疼水肿也堪求，　利膈落产消痰血，　黄病痈疮亦可瘳。
芫花寒苦专行水，　破积搜肠又化痰，　水肿蛊胀并气块，　要知此物力如山。
商陆酸辛微有毒，　生之异者类乎人，　导之肿气通胸腹，　疗水功能效若神。
海藻咸寒通小便，　瘿瘤癥瘕毒痈安，　气停水结通身肿，　非此之功不能痊。
牵牛寒苦利便魁，　去水除浮又落胎，　蛊胀滞壅并嗽气，　生还性急熟迟徊。
马兜铃苦医瘘痔，　定喘消痰止嗽通，　通气又能除血蛊，　更兼咳逆也收功。
连翘寒苦医疮毒，　治淋排脓活血中，　瘰疬瘿瘤并肿毒，　心家客热即时行。
刘寄奴温疗火汤，　通经破血治刀伤，　心痛水胀及肠痛，　产后瘀疼用亦良。

胡芦巴暖补元虚，　冷气逢之痰便除，　腹胁膨胀皆可用，　面皮青黑服之舒。
白附温和去冷风，　心痛血痹在其中，　中风失语尤堪用，　面发诸癞亦可攻。
桂皮辛热通关节，　行血舒筋止汗佳，　冷气腹疼并霍乱，　手麻脚痹也医他。
陈皮温苦能宽膈，　快气消痰止吐灵，　腰痛膀胱并肾气，　嗽吁咳逆也通行。
桑皮甘涩性微寒，　清肺消痰止嗽宜，　水肿金疮并漏下，　癥瘕血气悉依随。
秦皮苦寒治惊痫，　女子崩中带下宽，　青白遮睛[3]并幻翳，　风寒湿痹治之安。

大腹皮专攻下气，　健脾安胃更通肠，　气因冷热攻心腹，　煎用姜盐入药良。
地骨皮寒味辛甘，　除风无定表间乘，　解肌退热能凉血，　有汗传尸之骨蒸。
竹叶寒凉杀小虫，　除烦止渴疗喉风，　热痰咳逆并风瘴，　消毒清便更有功。

竹茹止呕除寒热，　吐血崩家亦可谋，　清利小便医咳逆，　五般热病也须求。
栀子寒凉利五淋，　能除胃热解心胸，　赤疮火眼并诸疮，　酒鼻疮疡亦可寻。
茱萸辛热出吴中，　血痹风寒咳逆通，　杀鬼兴阳推冷气，　通关阴湿治肠风。
山茱萸主通邪气，　逐痹除风疗耳鸣，　妇女得之调经水，　男子补肾更添精。
枳壳微温苦利痰，　宽肠快气也通关，　去风止呕除麻木，　逐水宽胎利肺间。
厚朴苦温专益气，　消痰逐水也消瘀，　宽肠宽腹宽脾胃，　止呕兼将霍乱除。
紫葳寒蕊号凌霄，　治淋行经瘀血调，　崩带癥瘕皆可治，　游风乳痰也还高。
猪苓寒苦利便尊，　解毒消胸伏疫瘟，　去水又能消水肿，　妊娠子淋亦曾论。
泽泻苦寒无毒真，　生阴消水治诸淋，　追风通乳并阴湿，　通血催生补女人。

乌药温辛治气佳，　医黄治蛊补中夸，　妇人血气天行疫，　霍乱疮痫吐泻加。
大枣甘温可壮神，　又能助脉健天真，　大和脾胃安中脘，　中满之时忌入唇。
酸枣仁平安五脏，　除风去痹骨能坚，　补中益气宁心志，　更治虚烦不得眠。
藿香辛暖散风邪，　霍乱心疼总可赊，　风水肿浮诸恶气，　脾胃吐逆又堪差。
巴豆辛热通五脏，　破癥逐水又消痰，　排脓开胃除虫蛊，　熟用之时却又寒。
益智辛温主补精，　安神益气治余淋，　能除呕逆调诸气，　多溺服之大有灵。
木鳖甘温主疗疮，　折肌散肿也还强，　腰疼可治能消酒，　乳上生痈用最良。
枳实苦温下气头，　下气宽膈最堪谋，　消瘀散痔除膨胀，　逐饮仍将宿食收。
苍术气温其味甘，　调脾更治湿与痰，　宽中发汗功过白，　除湿之功白术戡[4]。

秦艽辛苦性微温，　利水施之亦有功，　能疗遍体金色疸，　除风湿在四肢中。
薄荷辛味消痰饮，　去胀搜风湿汗行，　破血通关能止痢，　入人荣卫疗头疼。
瓜蒂苦寒能吐饮，　吐痰下水去肢浮，　鼻中息肉并黄疸，　咳逆心痰可去求。
扁豆微凉下气来，　转筋吐泻最当该，　又能补泻安肠胃，　草毒蛇伤不必猜。

枸杞子功能补气，　去风明目益元阳，　根名地骨皮堪用，　寒热虚劳又载方。
红花辛温能补血，　腹疼恶血又能除，　生产败血血之晕，　补血少血血之虚。
紫草苦寒通九窍，　腹心邪气总皆医，　消膨治胀利水道，　豆疹疮危用最宜。
紫菀苦辛除咳逆，　热寒胸结气皆消，　疗吐脓血止喘上，　婴儿惊痫亦可调。
芒硝苦寒消积聚，　蠲痰润燥性伤胎，　胃中食热血结闭，　大小便癃涩尽开。

怀香子是小茴香，　开胃调中得酒良，　主胎腹痛并霍乱，　更通肾气及膀胱。
胡麻平性最搜风，　长肉生肌益气同，　头面瘾疮膨血滞，　利便堕产湿寒攻。
杏仁温苦利痰赊，　止嗽行风定喘佳，　心下热烦头痛等，　开胸发汗也须他。
木瓜温性能滋渴，　止呕消痰湿痹宜，　霍乱转筋并吐泻，　奔豚脚气总能医。
槟榔辛味温消食，　逐水除痰下气求，　开胸健脾除后重，　诸风痰湿不须忧。
川芎气温味本辛，　上行头角清阳经，　止头疼能行血滞，　养新生血有神灵。
桃仁甘苦性还寒，　润大肠经治秘难，　破经久蓄之陈血，　去滞生新治血干。
栝楼根味苦沉寒，　止渴之功若圣丹，　退热消烦清气血，　补虚通济月经痰。
龙胆草苦性沉寒，　退散肝经之热烦，　若病下焦之湿肿，　服之即可得痊安。

苏木甘咸升可降，　产停败血逐能行，　疮疡死血用之散，　散处还滋新血生。
假苏本名即荆芥，　下气除劳治血风，　疮疥伤寒为要药，　更除血晕与头疼。
紫苏下气能开胃，　治胀消痰利大肠，　煮汁饮之除蟹毒，　若安喘嗽子尤良。
木通寒泄小肠火，　小便热秘大能通，　通经利窍宜施用，　导滞无他可比功。
通草甘通阴窍涩，　更消水肿闭难行，　用之涩闭俱通畅，　因此乎为通草名。
泽兰甘苦能行气，　痈肿疮脓可内收，　更治损伤并打扑，　并除身面四肢浮。
白及主消痈肿毒，　性同白蔹反乌头，　去除白癣并破裂，　更疗邪风缓不收。
川椒味辛热有毒，　温中去冷服之安，　主除两目之浮翳，　又治六腑及沉寒。
葳蕤甘除四肢风，　治眼泪出烂而矇，　男子湿流腰胯痛，　女人黑皯面斑重。

乌梅酸温收肺气，　生津止渴更除烦，　又安泄痢调和胃，　去热寒来在骨间。
玄胡索温味苦辛，　破血又治小肠疼，　活精血疗产后疾，　产前安胎调血经。

威灵仙苦温无毒，疴瘰皮肤风可消，冷痛膝腰痰出唾，腹中新旧滞皆调。

鼠粘子辛消疡毒，主疗瘾疹主风湿，退诸风热咽不通，利凝滞气入腰膝。

补骨脂名破故纸，主攻血气理劳伤，阳衰肾冷精流出，研烂胡桃合服臧[5]。

密蒙花生能明目，虚弱青盲用最宜，若是小儿敷痘毒，热疮入眼亦能医。

干漆味辛温有毒，久年漆积破癥坚，更除秘结停留血，血气攻心亦可蠲。

麦糵辛温消宿食，破癥结益气虚人，上焦滞血能行散，心腹膨胀宜此伸。

甘松无毒味甘香，浴体肌香可作汤，下气更能除恶气，腹心痛满是奇方。

阿魏无臭却有臭，臭而止臭乃为珍，杀虫下气除癥瘕，及治传尸又辟瘟。

苏合香油能辟恶，去虫杀鬼及通神，更消虫毒治温疟，久服令人梦不生。

赤石脂甘酸且温，固肠胃有敛收功，胎衣不下宜斯逐，顺落不为峻急攻。

姜黄烈似郁金功，理损消痈止暴风，主治癥瘕兼下气，月经壅滞亦能通。

蓬砂消痰能止嗽，甘缓之功破结癥，喉痹初生宜进此，疮肿阴阳气用灵。

远志苦温除咳逆，益精补气正心神，祛邪利窍止惊悸，强志聪明智慧人。

五倍一名文蛤是，主治齿䘌及疮脓，更攻五痔多便血，洗眼尤能去热风。

水银本是朱砂液，取置炉中煅养成，消化五金除风疥，妇人难产用催生。

灵砂性温通血脉，安魂养气益精神，止阴烦满杀邪鬼，主平五脏百般迍[6]。

广州出产石硫黄，治疥坚筋去蟨疮，逐冷壮阳阴疹癖，老人风秘是仙方。

玄明粉有酸辛味，宿垢留肠用此蠲，软积开痰消癖瘕，大除胃热保命全。

砒霜有毒仍酸苦，治疟除齁[7]效若神，膈内风痰堪用吐，若还多服必伤人。

雄黄有毒味平甘，息肉喉风用最堪，能杀精邪蛇虺毒，妊娠佩带转生男。

珍珠润泽安心志，敷面令人好面容，粉点眼中磨翳障，裹绵塞耳可除聋。

滑石利窍能泄气，利水通津入太阳，太阳与胃有积聚，推荡能令化气强。

石膏甘苦性大寒，清金制火肺宁安，除头痛渴日晡热，更安胃热夺其餐。

诃黎勒苦能开胃，冷气奔豚是本功，消食化痰并止痢，更除崩漏及肠风。

石蜜甘平安五脏，补中心痛养心脾，调和百药能益气，止痢须知蜡更奇。

阿胶甘温能益肺，及能止嗽吐如脓，补虚更可安胎气，治痿强阴壮骨隆。

龙骨甘平杀鬼精，养魂定魄治痫惊，肠痈脓血并崩漏，入药收痢敛口灵。
虎骨除邪及犬伤，传尸营疰总皆强，毒风鬼气癫狂病，牙痛阴疮及恶疮。
犀角酸寒除百虫，伐温去瘴治伤寒，镇心解热医痛肿，亦治蛇虫鬼毒干。
龟甲破癥除漏下，小儿合囟治头疮，更攻疟痔并痛蚀，劳复伤寒用作汤。
鹿茸甘暖补虚精，益气生牙羸瘦盈，石淋痛疮并梦泄，生新去旧血家行。
牛黄凉苦主惊痫，定魄安魂治产难，婴幼夜啼卒中恶，中风口噤及强邪。
牡蛎微寒止汗灵，疗崩除热治遗精，女人带下并崩漏，破血涩肠医胁疼。
蜂房甘苦主惊痫，瘿痃癫邪蛊毒干，齿痛乳疼并肿毒，肠痈瘰疬总皆哉。

鳖甲酸平破血瘕，疗血下气主崩家，堕胎消肿除瘀血，去痞涂肚效可夸。
蝉壳甘寒最定惊，堕胎下乳疗肠鸣，杀疳去热除惊哭，止渴消风总可行。
海螵蛸主辛咸味，止漏通经破血癥，敛肉止脓除目翳，治人水肿及心疼。
僵蚕平性惊痫上，能去诸风最有功，男子阴疡女崩带，又能发汗去三虫。
斑蝥大热行诸蛊，破血通经又堕胎，烂肉通肠行水道，诸痛瘰疬总当该。
花蛇温毒去风精，瘫痪㖞斜又可行，疥癫大风专用此，炒而头尾去之宁。
全蝎搜风治搐痫，半身不遂最应堪，祛涎疗疹能安肾，幼子惊痫即便安。
五灵脂暖行诸气，可以通经又治经，产后血晕为第一，肠风心痛悉皆精。
羚羊角苦寒无毒，益气安心辟不祥，明目去风兼易产，更除寒热治惊强。

白头翁苦温无毒，赤痢衄血得效速，男子偏肿阴疝长，小儿膻腥头爆秃。
葱白辛温能解表，阳明头痛急救之，伤寒下痢服之效，止痛除风又更奇。
韭味辛温带微酸，无毒能安五脏专，久食利人除胃热，子医梦泄固精坚。
薤味辛温苦无毒，主治金疮服耐肌，温中去水除寒热，中风寒水肿涂之。
大蒜味辛温有毒，散痈治蟹治疮平，兼除风热杀毒气，久食伤人目损明。
茶茗苦消痰热渴，清心能治卒头疼，瘘疮可疗兼下气，利小便令化气澄。
盐味咸温无大毒，调和五味用之多，能止胸中痰癖痛，过食伤肺嗽来磨。
酒通血脉厚肠胃，消忧发怒大扶肝，滋形辟恶壮脾气，痛饮伤神损寿元。
醋敛咽疮消肿毒，治黄疸病破癥坚，妇人产后血虚晕，熏鼻收神保十全。

　　　　　　　　　　　　　　　　　　何氏本草类纂与药性赋校评

［1］瘴：即瘴气。病证名。指感受南方山林间湿热瘴毒所致的一种温病。又指瘴疟。

［2］凉：原为"良"。疑误。

［3］晴：原为"精"。疑误。

［4］戡（kān）：攻克；平定。

［5］臧（zāng）：善。

［6］迍（zhūn）：谓处境困难。喻病痛。

［7］齁（hōu）：鼻息声。

● 【评析】

本节诸品药性赋所列药物大都前有论述，此节歌赋言简意赅，对于功效、主治叙述较全，有些药虽前已提到，此处又有增加内容，如甘草下气通关又壮筋；牛膝填髓排脓治火干；车前子血疗两伤及蚰安；细辛下气匀经利乳同，安血五脏生津液；葛根解热堕胎破瘀干；款花惊痫喉痹闭，启心胸；知母润心补肾安心肺；贝母目盲喉痹金疮痓，能下胎衣及散瘿；前胡明目杀疳开胃气，头疼霍乱总堪奇；附子定癖痰涎也下胎；泽泻追风通乳并阴湿，通血催生补女人；瓜蒂鼻中息肉并黄疸；川芎能行血滞，养新生血有神灵等，均不失新意。有些药物乃此节新增，如桂皮、蜂房、薤白、石蜜、大蒜、青黛、茶等，可资参考。

何氏药性赋

清·何炫（嗣宗）著

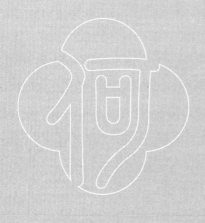

⓶ 本书提要

　　本书作者何嗣宗，字名炫，系清康熙年间华亭籍奉贤县（今上海市奉贤区）人。为何氏南宋以来第十九世名医。何嗣宗的著作还有《虚劳心传》《何嗣宗医案》，两书另编。这篇一万余字的《何氏药性赋》，收录了 280 余味药品，大都是临床常用药，赋词简明括要，每药不过十余字，正如作者所说"此特摘集偏长之功用，譬诸高远将自卑而升"，使人读之易明，记之易熟，并有提纲挈领之效。书中双排小注以括弧标出，其内容颇精彩，对药物的修治炮制、归经主治、配伍组合、禁忌注意等，均以扼要的文句，挈其要领地表述。此亦反映了何炫对药物药性的了解和认识，以及用药经验的深厚。

⑰ 何嗣宗生平传略

何嗣宗（1662—1722），名炫，嗣宗乃其号，江苏省奉贤县（今上海市奉贤区）人，生活于清康熙年间，是何氏自南宋以来的第十九世医。《奉贤谱》记载说："字令昭，嗣宗、也愚、二瞻、怡云、自宗，皆别号也。入华亭庠，辛未岁贡生。积学不售，因精世业，道高望重，四方宗仰。"又《松江府志》说他："字令昭，号自宗，汝阀[1]孙。读书过目成诵，家世业医，炫尤精诣[2]，起沉疴，愈痼疾如神。"可见何嗣宗自幼聪慧，好学精业，他继承了祖辈的中医学术，并加以应用发展，潜心为病人解除痛苦，活人无数，这些事例从史料中可略见一斑。如康熙进士李光地《赠自宗何子序》中说："康熙辛卯（1711），余门人吴趋陈汝楫、学守士也，忽撄重疾，虽法医视之，咸以为非何子自宗不为功。已而何子至，慨然切其脉，洞明阴阳表里虚实之故，良剂甫投，起将危之疾而复安，自非良医妙术，曷克臻此耶。"华亭人王顼龄在《悼何子自宗文》中说何嗣宗："三十年来芒鞋布袜，游历吴越间，遇有沉疴，投一二剂即愈，其不愈者克日不爽。上自公侯卿相，下逮商贾信舆，争相延聘者人驾肩也，舟行则舳舻衔尾，陆则轮蹄相望，以君速过其家为幸。"足见其当时深受病家爱戴与好评的状况，何嗣宗不愧为康熙年间的名医。

何嗣宗不仅医术高超，医德亦十分高尚，他业医给过不少当道者诊病，以至《奉贤谱》有"壬寅秋，治制台常公鼐之疾，殁于南省藩署"的记载，但他一生更多的是给普通民众服务治病，不分老幼贫富贵贱，如《奉贤谱》所说："生平美不胜收，即其设义塾以劝学，施义田以育婴而务义可知；三指活人千万，不先富贵后贫贱，而种种积善可知。一生济人心切，席不暇煖。"《奉贤县志》说："医承世业，起疾如神，志在济世，未尝计利。"友人李光地在《赠自宗何子序》中评价他："何子自宗，天人之学淹贯胸臆，惟以济人为心，不以利己为念，视人之疾，犹己之疾，视人之危，犹己之危，未尝责报……何子家承数世之医，存心爱物，德术并彰，良医之功，洵可视诸良相也。"

何氏中医渊于南宋，迄今已绵延870余年，传承30代，据史可考有五大支系，分别是镇江、松江、奉贤、青浦北竿山和重固支系。何嗣宗的曾祖父何应宰是奉贤支的始祖，其时约在17世纪初叶，徙居奉贤庄行镇，《何氏世乘》（《奉贤谱》）说何应宰："从政长子。字台甫，号益江。徙居庄行镇，医道盛行。品行卓绝，乐善不倦。"他的祖父何汝阈亦为一代名医，《江南通志》记载："字宗台。华亭人。世积医学，汝阈尤多秘方，活病者万计。"何嗣宗作为传人，颇有祖先风范，故王周（字曰藻，官司农卿）撰《何氏世谱叙言》说："宗台先生文孙自宗，业举明经，而又究精家学，远近钦其有乃祖风。余既耄而善病，自宗投剂辄效，余又喜自宗之克绳祖武，而庆吾友之有后也。"何嗣宗秉承祖辈医学，加上自己的临床经验，使何氏医学得到升华。他著述颇多，见于著录者有六种：《伤寒本义》《金匮要略本义》《何嗣宗医案》《何氏虚劳心传》《保产全书》《怡云诗稿》，未见著录者有《何氏药性赋》。今存四种《何嗣宗医案》《虚劳心传》《何氏药性赋》及《怡云诗稿》。

何嗣宗的功绩亦可用友人的赠诗概括："读尽人间未见书，精心直欲契黄初。君才医国名何忝，我愧儒门事已虚。寒热每疑司历误，膏肓岂易执方除。相从但乞疗贫法，能使文园渴顿祛。"（《吴门陈季方赠诗》）

"东南一境清新目，有此千峰插翠薇。人在下方冲月上，鹤从高处破烟飞。岩深水落寒侵骨，门静花开色照衣。欲识蓬莱今便是，更于何处学忘机。"（桐乡张廷玉书赠何自宗）

——何新慧编写

何氏药性赋

485

目录

何氏药性赋

● 【原文】

人参：补元气，泻虚热而止渴，阴虚当审。（补用熟，泻用生）

黄芪：补三焦，敛盗汗而托疮，卫虚宜准。

白术：健脾强胃，主湿痹虚痰。（血燥无湿者禁之，粳米[1]泔浸，土炒或蜜炒，乳拌用。燥结多汗者忌之。燥胃强脾，粳米泔浸，芝麻炒用）

苍术：发汗宽中，导窠[2]囊积饮。

茯苓：安惊利窍，益气生津，和中用白，而导水用赤，禁与阴虚。（补心脾，入肺、膀胱气分；利湿热，入心、小肠气分。去皮，乳拌蒸用）

甘草：补气助脾，调和百药，温中用炙，而泻火用生，满家须谨。

川芎：血中气药，通肝部而疗头痛。（能走泄真气，不宜单服）

当归：血中主药，助心经而疗虚劳。（酒制滑大肠）

白芍药：泻脾发汗，疗血虚腹痛，下痢用炒，而后重用生。（酒炒）

赤芍药：性敛味酸，治疮疡热壅，调经最宜，而产后最禁。

熟地黄：补血而疗虚疼。（滋肾水，然太壅）

生地黄：生血而凉心肾，酒炒则俱温，姜制无膈闷。（或用酒制，则不伤胃，虚人忌用下[3]）

● 【校注】

[1] 粳米：指软糯的大米。

[2] 窠（kē）：巢穴。引申指人体停饮的部位或器官。

[3] 虚人忌用下：因生地黄有滑利通便作用，故云之。

● 【评析】

何炫对药物炮制的作用十分重视，有较详细的记载，如人参生用可泻虚热，熟用则补元气；黄芪生用可达表，炙用则补益。白芍药下痢用炒，而后重用生，可能指痢疾症见便血时，宜养血敛阴，故用炒，症见里急后重时，宜平肝理气，即如十三世何继充《增编药性赋》所说"损其肝能缓其中"，故用生。此外，对药物的功效和宜忌亦颇有心得，如当归助心经而疗虚劳，是对其补血、和血功效的发挥；茯苓和中用白，导水用赤，阴虚禁用；川芎能通肝，但易走泄真气，不宜单服等。

● 【原文】

半夏：姜制，和中止呕，大医痰厥头疼。（和胃健脾，去湿，补肝辛散[1]）

贝母：去心，治嗽消痰，烦热结胸合论。（粳米拌炒黄，捣用，泻心火，散肺郁）

南星：主风痰、破伤身强，胆制尤佳。（或酒浸，为肝脾肺三经之药，阴虚少痰禁用）

枳实：治虚痞，消食行痰，麸炒当问。（麸炒）

枳壳：宽中削积，气滞所宜。（用同上，开胃健脾，主治同上。孕者禁之）

青皮：下食安脾，泄肝大稳。（醋炒，有汗及气虚人忌用）

陈皮：留白，和中补胃；去白，泄气消痰。（咳，便浸用；痰，姜炒用。为脾肺气分之药，凡补药、涩药必佐之以利气）

厚朴：用苦治胀宽膨，用温益气除湿。（姜汁炙或醋炒，入脾胃经。误服脱元气，损胎）

大腹皮：开胃通肠，泄胀满，煎用姜盐。（酒洗煨用，泻肺和脾。气虚者忌用）

槟榔：降气杀虫，祛后重性如铁石。（过服损真气）

草果仁：宽中截疟，更除酸水寒痰。

肉豆蔻：止痢调中，又且解醒[2]消食。（米粉裹，煨用，然性涩，泄初起者忌之）

草豆蔻：制熟，客寒胃痛方宜。（面裹，煨取仁用，即草果）

白豆蔻：炒香，目翳胸膨可觅。（研，行三焦，暖脾胃，而为肺家主药。
火盛气虚者忌）

　　香附：理胸膈不和，气血凝滞，妇室如仙。（通行十二经）

　　乌药：主心腹暴痛，小便滑数，女科最急。（酒浸入脾、肺，通肾经，为
治气要药。气热及虚者禁之）

　　三棱：利血，消癥癖折伤，产后多疼。（面裹煨，入肝脾。虚者慎用，或
醋浸炒）

　　蓬术：通肝，理内伤心脾，瘀结诸积。（或醋磨，酒磨，破气中血，或煨
透捣之）

　　山楂子：导气消肉食，健脾催疮，更攻儿枕[3]。

　　使君子：疗泻更医虫，止痛，煨除皮谷，大治儿疳[4]。（健脾胃）

● **【校注】**

　　[1] 补肝辛散：乃据《素问·藏气法时论》"肝欲散，急食辛以散之"
之说。

　　[2] 醒（chéng）：酒醒后所感觉的困惫如病的状态。

　　[3] 儿枕：病名。指妊娠晚期，胞中瘀血成块犹如儿枕，故名。又指儿枕
痛，多因产后败血未尽，瘀血内停所致，症见小腹硬痛拒按，兼见恶露不下或
不畅。

　　[4] 疳：病证名。指由脾胃运化失常所引起的慢性营养障碍性病证。多见
于5岁以内的儿童。症以面黄肌瘦、毛发稀黄、食欲反常、肚腹膨大、大便失
调等为主。

● **【评析】**

　　对有些药物的功效、主治或炮制颇有发挥，如半夏补肝；陈皮炮制法多
种，可适用不同病证，且认为凡补药、涩药必佐之以利气，故可配用陈皮，这
对后辈医家颇有影响，不乏为喜用陈皮的依据。乌药有顺气散寒止痛作用，故
心腹气滞寒凝疼痛可治，又主妇人血气，故女科常用。内服以牛胆汁制，以减

燥性，生用多外敷消肿定痛。

　　对药物的禁忌论述甚明，如南星，阴虚少痰禁用；枳壳，孕者禁之；青皮，有汗及气虚人忌用；厚朴，误服脱元气、损胎；大腹皮，气虚者忌用；槟榔，过服损真气；肉豆蔻，泻初起者忌之；白豆蔻，火盛气虚者忌；乌药，气热及虚者禁之等。

● 【原文】

　　大黄：夺土将军，散滞通瘀，下肠垢结热。（酒蒸，生用更峻，然伤元气，而耗阴血）

　　巴豆：斩关猛将，削坚通闭，荡脏腑沉寒。

　　玄明：祛宿垢，消癥瘕，豁痰化积。（胃虚无热者禁用）

　　芒硝：开结热，通脏腑，泄实软坚。（涤荡三焦肠胃，非热深固不可轻投）

　　葶苈：泻肺喘，利小便，炒须隔纸。（粳米炒）

　　牵牛：逐膨肿，利水道，更损胎元。（黑者力速，泻肺气，达命门，通下焦。胃弱气虚者禁）

　　木通：泻小肠，开热闭，而行涩溺。（降心火，清肺热。汗多者禁用）

　　车前：主渗利，清目赤而实大便。（酒蒸，捣饼入，补；研入，泄。子能清肺、肝风热，泻膀胱湿热）

　　猪苓：治水气浸淫，服多损肾。（去皮，入膀胱、肾经）

　　泽泻：治淋癃脱垢，湿肿神丹。（盐水拌或酒浸，入膀胱，泻肾经火邪）

　　薏苡：下水宽膨，疗肺痈痿咳。（炒，益胃土）

　　灯心：通淋利浊，吹喉痹危难。（降心火，清肺热，利小肠）

　　滑石：荡积聚，通津利水。（为足太阳经本药）

　　大戟：虚浮可瘥。（去骨，泻脏腑水湿，然损真气）

　　甘遂：肿胀皆安。（麸裹，煨，泻肾经及隧道。虚者忌用）

　　榆皮：性滑善行，消浮急剂。（取白用，入大小肠、膀胱经，滑胎）

　　石韦：去毛微炒，淋闭当扳。（炙，清肺经）

草薢：导膀胱宿水，关节老血，久冷腰痛。（入足阳明、厥阴，祛风去湿）

商陆：利胸腹肿满，水家峻药，性味辛酸。（豆汤浸蒸，下胎）

萹蓄：捐疽痔，利热淋，蛔疼自已。

香薷：暖胃家，分暑热，霍乱随瘥。（主肺）

● 【评析】

  大黄可攻下肠胃实积，且效力强劲，故称"夺土将军"。牵牛子有黑丑、白丑之分，现多有混用者，按何炫所说，黑丑为佳。甘遂当煨熟后用，毒性及泻下作用均相应减小，如生用泻下力强，毒性亦较大。商陆用豆汤浸蒸，当有解毒作用，利水是其主要功效，还有下胎作用，孕妇慎用。车前子可补、可泄，如酒蒸，捣饼入枸杞子、菟丝子、熟地黄等药，则养肝明目；如研入菊花、决明子、密蒙花等药，则清肝明目。

● 【原文】

  黄芩：枯则泻肺退热痰，实则凉大肠，而化源获救。（酒炒，血虚寒中者禁用）

  黄连：生则泻心清热毒，酒炒厚肠胃，而姜制除呕。（去毛，虚寒者禁用）

  黄柏：泻伏火而调痿厥，大治阴虚。（蜜炙，久服伤胃，尺脉弱者禁用）

  知母：降肾火而治痰嗽，骨蒸是守。（上行酒浸，下行水拌，伤胃滑肠）

  石膏：解肌表而消烦渴，降胃火而理头疼。（火煅。胃弱血虚及邪未入阳明者禁用）

  山栀：止衄吐宜炒如墨，凉肺胃而泡用酒。（泻心肺邪热）

  麦门冬：引生地至所补之处，而生津止烦渴。（清心润肺，气弱胃寒人禁用）

  天门冬：引熟地至所补之乡，而保肺治痰嗽。（清金降火，益水之上源。胃虚无热及泻者忌用）

  柴胡：足少阳要药，在肌主气，在脏调经。（外感生用，升气酒炒，汗、

咳蜜炒，能引清气上行，而平少阳厥阴之邪热。阴虚火动者忌）

前胡：通治风寒，宁嗽消痰，安胎不误。（畅肺舒脾，泄肝散膀胱，功专下气。无外感者忌用）

葛根：解肌，清酒渴而补胃虚。（能升胃气，生津，兼入脾经，开腠，多用反伤）

竹叶：止渴，疗虚烦，喉风退走。（凉心缓脾，除上焦邪热）

竹茹：止呕哕、咳逆，尤安热病血家。（开胃郁，清肺燥）

竹沥：已风痓涌痰，不问金疮、产后。（益阴降火，然寒胃滑肠）

连翘：退诸经客热，痈肿须寻。（入心包气分，而兼泻火，消肿排脓）

鼠粘[1]：疗风热瘾疹，疮疡合奏。（酒拌蒸，待有霜拭用，润肺散结，然性冷而滑）

青黛：除热毒、虫积、疳痢，收五脏郁火而泻肝。（净用，内多石灰故也。阴虚火炎勿用）

玄参：主虚热，明目祛风，治无根之火而补肾。（蒸过焙用，勿犯铁。壮水制火。脾虚泄泻勿用）

栝楼子[2]：下气喘，结胸痰嗽斯专。（去油，清上焦之火，利肠。泄者勿用）

天花粉：坠热痰，止渴消烦独任。（润肺行水，脾胃虚者勿用）

龙胆草：治下焦火湿，明目凉肝。（草浸暴用，过服损胃。兼入膀胱、肾经，泄肝胆之邪热）

山豆根：解咽喉疼痛，愈黄肿毒。（泻心火，以保金）

地骨皮：治骨蒸有汗，凉血解肌。（草浸，降肺中伏火，泻肝肾虚热）

牡丹皮：治骨蒸无汗，破血止衄。（酒蒸，入手足少阴、厥阴，泻血中伏火）

常山：蠲痰疗疟，醋炒方嘉。（引吐行水。悍暴损真气）

紫草：利水消膨，痘疮总属。（去头须，酒洗，入厥阴血分而凉血，泄者忌用）

茵陈：主黄疸而利小便。（泄脾胃湿热，入足太阳经）

艾叶：保胎痛而疗崩逐。（理气血，逐寒湿，纯阳，通十二经，走三阴。血热勿用）

胡黄连：骨蒸劳热，小儿疳痫当求。（去心热，益肝胆，厚肠胃）

● 【校注】

[1] 鼠粘：即鼠粘子。又名牛蒡子、大力子。

[2] 栝楼子：即瓜蒌仁。

● 【评析】

药物炮制对功效的影响很大，本节所述可见一斑，如黄连炮制分生用、酒炒、姜制等，以适应各种病证；知母清三焦之火，不同的炮制可增疗效，如上行酒浸，下行水拌；山栀炒用止衄吐，泡酒用可凉肺胃；柴胡外感生用，升气酒炒，汗、咳蜜炒；牡丹皮酒蒸，入手足少阴、厥阴，泻血中伏火。

● 【原文】

川升麻：发表除风，举胃升阳最速。（去须芦，亦入手阳明、太阴。阴虚勿用）

桔梗：疗肺痈咽痛，利膈宽胸。（去皮，泔浸炒，泻热，兼入心胃二经，提气血，散寒邪）

桂枝：散血分寒邪，补肾用肉[1]。（入肺、膀胱经，发汗，解肌）

麻黄：发表寒，止汗用其根。（入足太阳，兼走手少阴、阳明，而为肺家主药。夏月勿用）

防风：蠲脑痛，泄肝，除风毒。（太阳经症，又行脾胃，兼泻肺。虚者勿用）

细辛：发少阴汗，除头痛、痰咳、诸风。（不可过用）

白芷：行阳明经，退头痛、皮肤痒粟。（除风湿，兼入肺。有虚火者勿用）

羌活：排巨阳痈肿，风湿四肢。（入足太阳，兼入足少阴、厥阴气分，理

游风）

　　独活：治颈项难舒，痿痹双足。（入足少阴气分，理伏风。阴虚、阳虚二活[2]并禁用）

　　藁本：除痛于巅顶。（雄壮，为太阳经风药，又去湿）

　　薄荷：清阳于首面。（搜肝抑肺，虚人勿用，散风热）

　　藿香：止霍乱而开胃温中。（入手足太阴，快气。胃弱及热者勿服）

　　紫苏：利胸膈，而子[3]医嗽喘。（发汗解肌，和血下气，通心利肺，开胃益脾，泄真气）

　　荆芥：散血中风热，疮疡、头痛俱良。（升浮，入肝经气分，又助脾消食，治血炒黑）

　　苦参：治细疹大风，除湿补阴不浅。（泔浸蒸，肝肾虚而无热者勿服）

　　泽兰：疗胎产、打扑，行气消痈。（入足太阴、厥阴，泄热和血）

　　天麻：主眩晕、风痫，语言涩謇。（酒浸，焙用。入肝经气分，通血脉，疏痰气。血液衰少者勿用）

　　桑寄生：续筋骨，益血脉，利腰背挛痛。（坚肾）

　　甘菊花：治头风，消目疾，退红睛泪眼。（益金水二脏，制火平木）

　　蔓荆子：祛风明目，治头痛，湿痹能安。（去膜碎用。入足太阳、阳明、厥阴经，升散）

　　威灵仙：祛风止痛，治腰膝，骨吞自软[4]。（宣疏五脏，通行十二经，泄真气）

　　木贼：去目翳，崩漏、汗风尤妙。（升散，益肝胆）

　　葳蕤：疗目烂，腰疼风湿最善。（去皮节，蜜水浸蒸。润心肺）

　　何首乌：消疮肿，黑发延年。（泔浸。坚肾补肝）

　　蓖麻子：引刺骨，催生最便。（盐煮，去皮研。利窍行水，有热毒不可轻投）

　　石菖蒲：开心明耳目，去痹除风。（去毛，炒。补肝益心）

　　白附子：祛风治面斑，崩中悉断。（炮。纯阳，阳明经药，又补肝）

　　郁李仁：润血燥，除浮利水。（去皮尖，蜜浸，研。下气入脾经，多服

损津）

● 【校注】

　　［1］肉：指肉桂。

　　［2］二活：指羌活、独活。

　　［3］子：指苏子。

　　［4］骨吞自软：指能治鱼骨鲠喉。可用威灵仙15g，水煎，或加米醋250g
煎汁，分数次含口中，缓缓吞咽。

● 【评析】

　　某些药物功效的独到之处，何氏医家临证每喜用之，在何书田《药性赋》
中亦可见一斑。如防风不仅泻肺，而且泄肝；薄荷搜肝且抑肺；桔梗有泻热、
提气血、散寒邪多种作用，可通过配伍来达到相应效果，如配以辛温发表药则
散寒邪，配清热药则泻热，欲治上部或肺部疾，则加入桔梗，有提诸药到达病
所之作用；夏月不用麻黄；天麻通血脉、疏痰气等。均已成为经验之谈，并得
以传承。

● 【原文】

　　破故纸[1]：**主劳损，肾冷阳衰。**（酒浸去浮。补心包、命门，以通君火，
堕胎）

　　高良姜：治霍乱转筋，而调气消食。（土炒。胃热者忌之）

　　吴茱萸：疗厥阴疝痛而胃冷能除。（止呕，黄连炒；疝，盐炒；血，醋炒；
旁及脾肾，引热上行，走气动火）

　　川乌：阳中少阳，温脏腑寒邪，诸积冷痛。

　　附子：阳中纯阳，补三焦厥逆、六腑寒拘。（生发散热[2]，峻补，通行
十二经，无所不至。然当慎用）

　　茴香：主霍乱腹痛，调中暖胃。（酒用入肾，盐用暖丹田，补命门，入肾、

膀胱经）

牛膝：利月经阻涩，膝痛精虚。（生用下行，入补酒浸。肝肾经药，下行而滑窍）

苁蓉：能峻补精血，骤用反致便涩。（酒蒸或酥炙。入肾经血分，补命门相火）

杜仲：主肾冷骨痿，入药酥炙去丝。（入肝经气分，能令母实[3]）

锁阳：味甘补阴，如虚而大便不燥结者不用。（酥炙。兴阳）

鹿茸：甘温益气，治女子崩带、男子溺血遗精。（酥炙。纯阳，补精髓；脉沉细，相火衰者宜之）

枸杞：益精气，明目祛风。（酒浸。润肺清肝，滋肾助阳）

山药：能补心肾，而消肿核。（入脾肺二经，清其虚热）

山茱萸：涩精补肾，而核反滑泄。（去核，亦温肝）

巨胜子[4]：补髓填精而延年驻色。（补肺气，益肝肾，但滑肠）

益智仁：盐煎槌碎，自然暖胃固精。（本脾药，兼入心肾，主君相二火。因热者，勿服）

菟丝子：补髓添精，大治虚寒余沥[5]。（酒浸，捣。入足三阴，不助相火）

远志：去心，草煮，壮神益志[6]，梦遗惊悸何愁。（补肾）

巴戟：去心，酒浸，疗肿除风，阴痿阳虚可治。（入肾经血分）

茯神：去木，益心脾，开心助智，健忘收惊。

酸枣：取仁，定心志，多睡用生，不眠用炒。（补肝胆，炒亦醒脾）

五味：消烦，止嗽渴，生脉[7]补元。（敛肺气，滋肾水。有实火者禁用）

● 【校注】

[1]破故纸：即补骨脂。出《雷公炮炙论》。辛、苦、温。有补肾助阳、固精缩尿、温脾止泻作用。

[2]生发散热：当指服用附子后的作用。附子温阳效峻，服后阳气生发，肢体觉热。

[3]能令母实：指能使孕妇肾精足，胎元固。此乃杜仲的补肝肾、安胎

作用。

[4]巨胜子：即黑芝麻。

[5]余沥：因肾虚所致排尿不尽。可见于前列腺肥大症。

[6]志：原为"气"。疑误。

[7]生脉：金·张元素《医学启源》有生脉散，方由人参、麦冬、五味子组成。功能益气敛汗，养阴生津。

● **【评析】**

药物的炮制不同则主治病证亦异，如吴茱萸治呕吐，用黄连炒；治疝，用盐炒；治血分病，用醋炒。茴香酒用入肾，盐用暖丹田。牛膝生用下行，入补酒浸。酸枣仁治疗多睡，用生；不眠用炒。

● **【原文】**

杏仁：发汗兼润肺，冷嗽尤妙。（炒。下气虚而泄者禁用）

桑白皮：甘寒，治咳嗽，痰中见血，肺实方宜。（蜜炙。泻肺火，利二便。气虚及风寒作嗽者勿服）

金沸草[1]：甘寒，逐痰水，唾如胶黏，秋行最好。（去皮壳、蕊。入肺、大肠经，下气行水。虚者勿服）

阿胶：面炒。益肺，安胎，止嗽，血崩下痢皆宜。（或蛤粉炒，滋肾养肝，和血补阴。泻者忌用）

紫菀：酒洗，除寒气结胸中，咳血唾痰立效。（去头须，蜜浸过，性滑，润肺下气）

百合：敛肺止咳休无。（宁心清热）

百部：劳嗽骨蒸莫少。（去心、皮，酒浸。清热杀虫）

款冬花：甘温润肺，消痰止嗽，肺痈、肺痿全凭。（草浸）

马兜铃：苦寒清肺，下气定喘，血痔瘘疮须要。（去筋膜，取子用）

诃子：敛嗽化痰，消食止痢，除崩。（酒蒸。生，清金行气；熟，温胃固

肠。气虚及嗽、痢初起者忌服）

乌梅：收敛止渴，生津和中断下。（脾肺血分，涩肠杀虫，症初起勿服）

地榆：疗崩漏，呕衄诸血，胃弱须防。（炒黑，沉涩入下焦，血虚勿用）

粟壳：有涩肠止嗽之能，杀人何怕。（去蒂膜，醋炒或蜜炙[2]，敛肺固肾，嗽、痢初起勿用）

茅根、茅花：肺胃吐衄能消。（凉血和血）

槐角、槐花：血痔肠[3]风自罢。（疏肝热，凉大肠）

小蓟：疗宿血呕衄，崩漏折伤。（用根，破瘀生新）

大蓟：前功之外[4]，痈疽肿痛还医。（凉血）

● 【校注】

[1]金沸草：即今之旋覆花的茎叶，又名旋覆梗，功用与旋覆花相似。旋覆花始载于《神农本草经》，一名金沸草，一名盛椹。

[2]炙：原无此字，疑漏。

[3]肠：原为"疡"。疑误。

[4]前功之外：意指大蓟除有小蓟之疗宿血呕衄、崩漏折伤的功能，还有其他功效。

● 【评析】

杏仁发汗润肺，何书田《药性赋》有解肌润燥说。金沸草逐痰水，且下气行水，虚者勿服；又性温，秋季应用最好。阿胶用蛤粉炒，滋肾养肝，和血补阴，泻者忌用。诃子治疗久咳、久泻，生用则清金行气，熟用则温胃固肠。诸如此类，不乏为何氏用药心得。

● 【原文】

红花：主败血经枯，血虚血晕。（入心肝，少用养血，多则行血，不宜过用）

苏木：前证之余，死血疮疡更藉。（入三阴血分）

桃仁：破滞生新，润闭燥[1]，逐恶瘀，活血有功。（生行血，炒润燥。厥阴经药）

柏叶：善守益脾，安巇[2]衄，止血崩，补阴无价。

灵脂[3]：去心腹死血作疼，炒除漏下。（入肝血分，血虚勿用）

蒲黄：生主胎产恶露凝滞，炒熟止崩中。（厥阴血分药）

凌霄花：血痛所宜，治热毒而补阴甚捷。（入厥阴血分，降伏火，堕胎）

白头翁：治血痢神效，止鼻衄而头癫多功。（坚肾，入阳明血分，凉血）

郁金：苦寒善散，治女子赤淋，血气心痛。（纯阴，下气破血，入心及包络，并入肺经）

延胡：辛温活血，主小肠痛刺，胎产皆同。（行血酒炒，止血[4]醋炒，入手足太阴、厥阴经，下胎。血热气虚者勿用）

姜黄：辛热，主经闭癥瘕，血块痈肿。（入脾肝，破血中气。血虚勿用）

秦皮：苦寒。治惊痫崩带，痹湿寒风。（补肝胆而益肾，性涩）

秦艽：主黄疸、四肢风湿。（去肠胃之热，益肝胆之气）

漏芦：能下乳，疗眼，医痈。（草蒸。入胃、大肠，通肺、小肠，胜热解毒）

海藻、海带：疗疝气、瘿瘤，软坚利水。（泄热）

白及、白蔹：治痈疽疮癣，长肉箍脓[5]。

藜芦：吐痰杀疥。（去头）

椿皮[6]：止泻涩精。（去粗，蜜炙，主湿热为病，入血分）

芦根：止消渴，噎膈气滞。（去节，益胃降火）

射干：已积聚，结痰喉痛。（泔浸。泻实火，行太阴、厥阴经）

● 【校注】

[1] 闭燥：指大便闭结、干燥。

[2] 巇：指血污。

[3] 灵脂：即五灵脂。为鼯鼠科动物橙足鼯鼠等的粪便，经炒制而成。

咸，温。有散瘀止痛功效。

[4]血：原无此字。疑漏。

[5]箍（gū）脓：箍，围束。意指使脓局限。

[6]椿皮：即椿白皮。苦、涩，凉。有清热、燥湿、涩肠、止血、杀虫等功效。

● 【评析】

桃仁生用行血，炒用润燥；延胡酒炒行血，醋炒止血；红花少用养血，多则行血；白头翁除治痢疾外，还可治鼻衄、头癣，乃用其凉血解毒功能，这些用药经验可参。此外，用药注意亦须借鉴，如红花不宜过用；胃弱不宜用地榆；五灵脂、姜黄血虚勿用；延胡性温，血热气虚者勿用，但如配伍得当，还是可用其良好的活血止痛作用。

● 【原文】

海桐皮：**漱牙洗目**[1]，**除风，性味苦平无毒。**（去虫，入血分）

五加皮：**女人腰痛、阴痒，男子溺浊、淋癃。**（益精骨，祛风湿，顺气行痰）

胡桐泪[2]：**治风热牙疼，牛马急黄研饮。**（杀虫，入骨）

木鳖子：**追毒生肌，专入外科，主乳痈肿，肛门利大肠，痔发堪平。**

松脂[3]：**疗疽疮，化毒生肌；节**[4]**已脚疼痛风；子**[5]**补虚羸不足。**

皂角[6]：**治痰涎中风口噤；子**[7]**导五脏风热；刺**[8]**治疮癣疠风。**（蜜炙，入肺、大肠经，金胜木，故入肝搜风，通大便。已溃者禁用）

天竺黄：**疗惊风中风，失音痰壅。**（凉心镇肺）

密蒙花：**治热疮入眼，赤眼青盲。**（酒浸，润肝燥）

五倍：**主消渴，血痔，生津止汗。**（降火，其性涩。嗽由外感、泻非虚脱者勿用）

硼砂：**主破癥瘕积，生服烂心。**（水飞，醋煮）

干漆：削积破坚，又除停血。（尤杀虫）

芦荟：杀疳傅癣，更主热惊。（凉肝镇心，清热杀虫。脾虚虚寒作泻者勿用）

没药：破血止疼，大疗折伤、产后。（入十二经，补心胆虚、肝血不足，下胎）

阿魏：传尸可觅，专能去臭杀虫。（研，入脾胃）

丁香：止呕吐因寒，消风除肿。（纯阳，疗肾泄。肺胃温热症勿用）

木香：行肝气尤捷，泻肺温中。（黄连制。升降诸气，损真气）

沉香：疗风水肿，又止转筋霍乱。（下气，并入右肾命门，暖精，入脾调中。胃虚热症忌用）

檀香：似此之外，更除肾气上攻。（调脾肺）

乳香：止痛催生，疗诸疮而收泄澼。（研。去风，伸筋活血，入心补肾，通行十二经）

麝香：辟邪杀虫，攻风瘛而救产难。（开经络，透肌骨）

龙脑：温平，主风湿积聚，不宜点眼。（冰片透骨，并入心肺）

苏合：甘温，杀虫毒恶气，湿疟能安。（利窍）

● 【校注】

[1] 漱牙洗目：用海桐皮煎水含漱，治疗龋齿痛；用盐水微炒后开水泡，温洗目，治疗时行赤毒眼疾。

[2] 胡桐泪：又名胡桐碱、胡桐律。为杨柳科植物胡杨的树脂，在土中留存多年而成。咸、苦、寒。有清热化痰、软坚制酸的作用。

[3] 松脂：系松科马尾松及其同属植物松树的树脂，名松香，有生肌止痛、燥湿杀虫的功效。其茎干的瘤状节称松节，苦，温，有祛风燥湿作用。

[4] 节：指松节。

[5] 子：指松子。又名松子仁、海松子。为松科植物红松的种子。甘，温。有滋液息风、润肺滑肠的作用。

[6] 皂角：为皂荚之别名。为豆科植物皂荚的果实。辛、咸，温，有小

毒。有涤痰开窍、通便、消肿、杀虫等功效。

[7]子：即皂荚子，又名皂角子。辛，温，有小毒。有润燥通便、散结消肿的作用。

[8]刺：即皂角刺，又名皂荚刺、皂角针、天丁。为皂荚的棘刺。辛，温。有搜风活血、消肿透脓、杀虫等功效。

● 【评析】

药物的宜忌与药性相关，使用当注意，或发挥。如皂角，尤其是皂角刺有透脓功效，故脓已溃者禁用；五倍子性酸涩、收敛，有恋邪之嫌，故嗽由外感、泻非虚脱者勿用；芦荟有清热通便作用，故脾虚虚寒作泻者勿用；沉香下气，但性温，故胃虚热症忌用；苏合香辛，温，辟秽，凡山岚瘴湿之气侵袭，湿疟能安；乳香辛，温，既行气，又活血，故能通行十二经；天竺黄善治痰壅，清化热痰，故能镇肺。诸如此类可谓经验之谈。

● 【原文】

乌犀角： 性善走，解热毒而化血，清心以入阳明，故升麻[1]可代。（凉心、泄肝、清胃）

羚羊角： 味苦寒，治惊狂而祛风明目，又清乎肺肝。（研。清肝泄心）

僵蚕： 去皮肤风行痒痹。（泔浸，拭净。血虚勿用。治风散结，入肺、肝、胃三经）

全蝎： 止小儿惊搐风痫。（入肝，虚者忌用）

牡蛎： 治便滑带崩，涩精敛汗。（盐煮或煅粉。为肝、肾血分之药）

蛤粉： 攻疝痛反胃，能软顽痰。（功略同上）

牛黄： 主狂躁惊痫，定魄安魂退邪。（孕者忌之）

龙骨： 主遗精崩痢，敛疮收汗缩便。（酒煮、酥炙、火煅。主涩，入心、肾、肝、大肠）

虎骨： 理寒湿风毒，去恶疮而安惊治产。（追风健骨，定痛辟邪）

龟板：主补阴续骨，逐瘀血而酥炙宜丸。（阴虚血弱之症）

鳖甲：除崩止漏，消痃癖，骨蒸劳热。（醋炙、便炙。入肝血分，除热）

龟甲[2]：破癥愈漏，攻疟痔，劳复伤寒。（补心益肾，滋阴资智，主治同板[3]）

羊乳：性温，润心肺，止消渴，利大便，安呕哕。口疮热肿宜含饮。（润燥）

牛乳：微寒，补虚羸，疗渴疾，润胃干，滋血燥。并宜冷饮，畏羹酸。

象牙[4]：性寒，出杂物入肉，又消骨鲠。

龙齿：神物，疗癫邪，宁心，更主安惊。

蜗牛肉：专治五痔，而更医温毒。

田螺[5]壳：安反胃，而肉敷热睛。（引热下行）

虻虫：善行积血。黏米炮去头足。

水蛭：能唶下疳，煅则破血通经。

● 【校注】

[1]升麻：甘、辛，微寒。入肺、脾、大肠、胃经。有发表透疹、清热解毒、升举阳气的功效。

[2]龟甲：为龟科动物龟的背甲。咸，平。《本经》载："主漏下赤白，破癥瘕痎疟，五痔阴蚀，湿痹四肢重弱，小儿囟不合。"

[3]板：指龟板。又称龟版。为龟科动物龟的腹甲。咸、甘，平。有滋阴潜阳、益肾健骨的作用。

[4]象牙：何继充《增编药性赋》载："象牙，味甘，平，无毒，生煮汁饮之，利小便，烧末止遗精，磨屑敷肉中刺，凡骨鲠磨水服即下，更祛劳热止风痛。"

[5]田螺：何继充《增编药性赋》载："田螺性大寒，无毒，不可多食，其肉敷热疮，壳主翻胃，汁能醒酒止渴。"又云："田螺去目热。"

● 【评析】

犀角清热定惊、凉血解毒，既能清气分大热，治热火炽盛、神昏痉厥，又能清血分热，治血热妄行之吐衄、发斑等证。升麻清热解毒作用较强，可治疗阳明热盛，从这一点来讲可代犀角，但凉血、清心、平肝的功效则无，故二药不可完全替代。牡蛎、蛤粉或蛤壳，二药煅用均有软坚散结、制酸止痛的作用，但牡蛎还有收敛固涩的作用，生用有重镇安神、平肝潜阳的功效，蛤粉则以清肺化痰见长。龟甲、龟版现为同一物，即龟科动物乌龟的腹甲；鳖甲为鳖科动物中华鳖的背甲。二药均有滋阴潜阳的作用，但龟版还有益肾健骨、养血安神的功效，鳖甲则有软坚散结、破瘀通血脉的功效，且鳖甲清虚热的作用较强，而龟版以补益见长。

● 【原文】

白丁香[1]：溃痈点目。

自然铜：接骨续筋。（煅过，草水飞过。散瘀止痛，然多燥散之祸）

铜绿：明目钓涎，止金疮出血。（醋制，刮用。治泪眼，杀虫，治肝胆之病）

金箔：安惊定魄，未炼则杀人。（镇心肝，治肝胆之病）

水银：溻[2]研，杀虫积而下死胎，若过服令人痿躄。

轻粉：性冷，杀疮虫而治瘰疬，以伤胃故动齿龈。（善入经络）

硫黄：逐冷壮阳，利风痹而杀疥。（剜空，煨过，煮过。纯阳，补命门真火）

砒霜：除齁[3]截疟，有大毒而不仁。（燥痰）

雄黄：理息肉，治喉风、温邪、蛇毒。（醋浸，煮过。入肝经气分，搜肝强脾，散节风，解百毒）

辰砂：通血脉，杀鬼魅，养气安神。（镇心、泻心火）

白矾：消痰，疗泻痢、恶疮、喉痹。（燥湿化痰，解毒杀虫，止血，损心肺）

琥珀：消血，主安心，利水通淋。（煮过，末用。入心肝血分）

赤石脂：止痢泻崩，法当醋炒。（研，水飞。益气生肌，止血固下）

花蕊石：金疮崩产，煅用泥封。（入肝经血分，化瘀血为水，下胎）

陈壁土：主脱肛、泄痢、霍乱。

伏龙肝：治遗精、崩漏、吐血。（调中止血，去湿消肿，下胎）

● 【校注】

[1] 白丁香：为雀粪。何继充《增编药性赋》载白丁香可溃痈疗目。现少用。

[2] 湹：同唾。

[3] 齁（hōu）：鼻息声。

● 【评析】

铜绿、金箔、水银、轻粉、硫黄、砒霜、雄黄、辰砂等药均为有毒之品，须慎用。经适当的炮制，可减轻毒性，如金屑须经火炼；硫黄的炮制经剜空、煨过、煮过，是指古代以萝卜剜空，入硫黄在内，稻糠火煨熟，去其臭气，以紫背浮萍同煮过，消其火毒；雄黄须醋浸，煮过。有些药经炮制可增强功效，如赤石脂宜醋炒，有益气生肌、止血固下的作用。琥珀宜煮过，研粉，冲服则效佳。

● 【原文】

大枣：养胃和脾，遇中满而勿与。（润心肺、调营卫）

胡桃：入夏禁食，虽肥肌而动风。（通命门，利三焦，温肺润肠，补气养血。有痰火积热者勿服）

藕实：去心，补中益气。

柿蒂：甘寒，止啰多功。（降气）

栗：味咸而补肾家，滞气生虫可厌。

梨：味甘而消酒渴，金创产妇休逢。（润肺凉心，消痰降火。肺虚血虚忌之）

葱白：解表除风，善治阳明头痛。（肺、大肠药，以通上下阳气）

瓜蒂：吐痰宣食，消浮退疸皆通。（胃药，无实邪者勿用）

干姜：炭入血，炒温中，定痛止血。（多用损阴）

生姜：除头痛，平呕哕，痰嗽还同。（发表，宣肺，畅胃，行阳分）

大蒜：虽化食而耗气伤脾，终成目疾。（达窍，去寒湿暑气）

韭汁：利胸膈而下痰逐血；子[1]乃涩精。（归心益胃，助肾补阳，肝之菜也，入血分而行气，子补肝肾，助命门）

胡荽子：酒煎喷痘，自然红润。（内通心脾，外达四肢，辟邪气）

萝卜子：炒研入药，逐水宽膨。（入脾肺二经，利气）

胡椒：燥食宽胸，肺胃真气自耗。（纯阳）

川椒：温中去冷，目中云气能空。（炒，取红用，入肺发汗，入脾暖胃，燥湿消食，补相火。肺胃素热者忌之）

缩砂：定胎痛，主食伤泄痢。（补肺疏肾，和胃醒脾，快气调中）

神曲：温胃脘，导食积攻冲。（散气调中，下胎）

麦芽：性温，行上焦滞血宿食，肠鸣宜用。（炒，助胃气，宽肠，久服消肾气，下胎）

麸皮：性凉，消大肠停积宿物，伤食可投。

红曲：健脾，活血消食，诸痢得效。

浮麦[2]：养心，煎同大枣，盗汗能收。

麻仁：失血肠干，入汤或粥。（去壳，利脾胃、大肠，润燥）

扁豆：转筋霍乱，单服能瘳。（调脾暖胃，通利三焦，多食壅气）

绿豆：主霍乱反胃，解一切丹毒。（连皮，行十二经，清热去毒）

赤豆：涂痈疽焮热，消水肿虚浮。（利小便，然渗津液）

粳米：和胃温中，陈仓为上。（兼入肺，清热利便）

粟米：补血除热，肾病须求。（养肾益气）

豆豉：治伤寒胸中懊恼。（泻肺胜热，发汗解肌，调中下气）

石蜜：安脏腑，益气蠲疼。（生，清热；熟，补中；解毒和营。泄及中满勿用）

饴糖：敛汗补虚，消痰止嗽。（润肺和脾）

米醋：清咽退痛，疽肿尤能。（散瘀，下气，开胃）

盐：消痰癖，溻[3]疮疡，食多损肺。（利便补心，入肾治痰。凡血病、哮喘、水肿、消渴勿服）

酒：通血脉，厚肠胃，痛饮伤生。

乳汁：已目赤睛昏，却老还童功不欠。（补血，治风火症。胃弱勿服）

童便：益虚劳寒热，损伤产后并宜行。（引肺火下行，滋阴散瘀）

血余炭：乃乱头发，淋闭鼻红有准。（净，煅过。入肝肾，补阴消瘀）

人中白：即溺桶垢，唾衄肺痈须凭。（煅，研。降火散瘀）

此特摘集偏长之功用，譬诸高远将自卑而升。

● 【校注】

[1]子：即韭子。辛、甘，温。有温肾壮阳、固精的功效。

[2]浮麦：即浮小麦。甘，凉。有止汗功效。

[3]溻（tà）：湿。

● 【评析】

药食两用之品，虽无毒、可食用，但亦有性味之偏胜，过服则不利，如大蒜，性温，何继充《增编药性赋》中说久食伤人目损明；干姜温燥，多用损阴液；盐，食多损肺；酒，痛饮伤生；胡椒多食耗气等。

川椒即蜀椒，何继充《增编药性赋》说："退两目之翳膜。"何炫又认为其有入肺发汗、入脾暖胃、燥湿消食、补相火等作用。豆豉因炮制不同，作用有偏胜，《伤寒论》中有栀子豉汤，方由栀子、生姜、豆豉组成，用以治疗伤寒经汗吐下后，余热留扰胸膈与胃，症见心中懊恼，或胸中窒，或身热不去、心中结痛等，方中豆豉当是炒香豉，起调中下气、和胃除烦的作用。如豆豉用桑叶、青蒿等同制，称清豆豉，可有辛凉解肌的作用，如与麻黄、紫苏等同制，称淡豆豉，则有辛温发汗解表作用。

何氏药性赋

清·何书田（其伟）著

何时希 校注

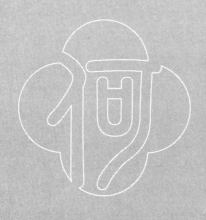

本书提要

何书田（1774—1837），名其伟，江苏省青浦县（今上海市青浦区）重固镇人，是江南何氏自南宋以来的第二十三世名医。何书田著作甚富，除本书外，还有《何氏四言脉诀》《汤方简歌》《救迷良方》《杂症总诀》《杂症歌括》《删订医方汤头歌诀》《何书田医案》《竹竿山人添岁记》等，编入本套丛书《何书田医著八种校评》。

《何氏药性赋》收录 333 味药品，分温、热、平、寒四类。每味药的主治功效以歌赋体呈现，读之朗朗上口，无拗口聱牙之病，有利于记诵、掌握。歌诀下释文（小字），阐述了药物的四气五味、毒性、归经、炮制、药物使用特点、禁忌等内容，其中有些当是何时希的注解，然未明确标记，故以校注称之。原书尚有孕妇禁服歌，一并列出。

何书田生平传略

  何书田，名其伟，字韦人，又字书田，晚号竹竿山人，1774 年 9 月生于江苏省青浦县（今上海市青浦区）北竿山之旧宅，1837 年 12 月殁于青浦重固镇中塘桥之老宅，葬于青浦竿山之北。何氏自南宋以来，世业为医，其中御医、名医众多，书田的曾祖何王模、父何元长都是驰名江浙的名医，至何书田已历二十三世。何书田亦对祖辈的业绩引以为豪，在他的《校订家谱毕，敬题一诗于后》中可见："方技传家七百年，云间氏族孰争先，太医题碣前朝显（注：十三世祖讳严，明宣庙时，官太医院掌院使，嗣后吾家为太医者凡八世，同葬于薛山之麓，墓碣具存），世济颜堂故址迁（注：《松江府郭志》载：'世济堂、东城何天祥居，七世良医，名闻吴下。'元时旧迹，久废莫考）。遗业刀圭承祖荫，清芬俎豆奉乡贤（六世祖讳汝阔，于康熙五十八年崇祀乡贤）。远宗莫认三高后，南渡青龙一脉延（注：始祖讳沧，宋高宗朝，官左朝奉大夫，制置京西北路干办公事，上骑都尉，扈跸南渡，居秀州之青龙镇。今属青浦区）。"

  何书田自幼习读四书五经，一生参加多次科考，当他屡次不中灰心时，其父正色训之曰："尔不闻道成而上，艺成而下乎？舍文字奚以成名？"遂不敢自弃，仍理故业，后因父死家贫，不得已而弃儒业医。由于他文学功底深厚，再加上生活在世医之家，自幼耳濡目染，不久即医道高超，闻名遐迩，即如朱绶（道光举人）《竹竿山人传》所云"山人敦气节，能文章，初未为医，自元长先生卒，念世业不可无继，稍稍为之，名大噪如其祖父时。山人之为医也，精于切脉而神于制方。"对何书田医术的赞誉甚多，如《青浦县志·文苑》称他"医能世其传，名满江浙"；清·梁拱辰《楹联四话》："青浦何书田茂才，居北竿山下。工诗，家世能医，书田尤精其术，名满大江南北。"；秦伯未《清代名医医案精华》："何其伟医承世业，起疾如神，为嘉道间吴下名医之冠。"何书田不仅医术精湛，医德亦佳，如朱绶所说："山人名既大噪，舟车之延，不远数千里，对使者问病状，知不可治，币虽厚必却；或赴诊而病已不治，亦必却，先后所却无虑万金。山人治病无虚日，而游亦稍稍倦矣。"

何书田在43岁时（1816），因劳累过度得怔忡证而谢绝诊务，闭门著书，在其《添岁记》中，有如下记载："自秋至冬，却诊著书，负逋百余金。"至嘉庆二十五年（1820）他47岁，仍在"应诊兼著医书，碌碌无一日暇"。因此他著述颇丰，现存医著有《杂症总诀》《杂症歌括》《删订医方汤头歌诀》《何氏四言脉诀》《何氏药性赋》《汤方简歌》《救迷良方》《竹竿山人医案》《竿山草堂医案》，此外还有《竹竿山人添岁记》《竿山草堂诗稿》等著作。

何书田又是嘉道间有名的诗家，王芑孙题其诗集云："夫医，术之有济于时者也；诗，言之有传于后者也。有济于时，有传于后，士之愿毕矣。"龚自珍跋云："古体蟠硬见笔力，自是浣华别子；五言风谕尤工；近体则刘后村、陆剑南也。九峰三泖间固多雅材，如此，吾见罕矣。"正是因为他有深厚的诗词歌赋功底，所以他的医著如《杂症总诀》《杂症歌括》《删订医方汤头歌诀》《何氏四言脉诀》《何氏药性赋》等颇有诗味，辞简意赅，朗朗上口，易于记诵，是教子课徒的学习良籍。

他的医著《救迷良方》，乃受林则徐嘱托，配合禁鸦片计划而撰，方药风行数百年，拯救了不可数计的吸毒者，得到时任江苏巡抚林则徐的激赏。何书田对经济、水利之学亦有深入的研究，林则徐亦十分欣赏，曾赠他两副对联：一是"读史有怀经世略，检方常著活人书"，二是"菊井活人真寿客，竿山编集老诗豪"，其推重之情，跃然纸上。由于何书田有多方面的成就，近代名人秦伯未称他"经济文章皆有精诣，特为医名所掩耳"；程门雪赞他"先生不但精于医，且精于诗文，当时以医道受知于林文忠公少穆，互相唱和，少穆赠诗有'竿山编集老诗豪'之句，流传艺林，为时所羡……足见先生学问之深邃，名医必然饱学，断无俭腹名家也"。

何书田敬业不苟，视医为天职，他在《论医四首》序中云："余自丙寅，继世业为医，迄今癸未，已十有八年，所经诊无虑数十万人，技非十全，而谬负时誉，可惧也。书此示及门诸子：作医必有恒，服药必三世，古语人习闻，此义当深味，操术关死生，贱役实重寄。空诵轩岐书，安得仓扁秘，神明在三指，安危争一剂，虚实稍混淆，人命等儿戏，所以慎身者，勿就瞽医试。"并为此竭尽全力，死而后已，他的《病余稿》全诗的最后二句："若使衰年能广济，福泉种杏亦成村。"

——何新慧编写

目录

温药性赋

（一百三十三味）

● 【原文】

人参益元气以和中，肺寒可服；生津液而止渴，热嗽须防。

人参甘苦微温，大补肺气。东垣[1]曰：肺主气，肺气旺则四脏之气皆旺，精日生而形自盛。

熟地滋肾水而真阴以补，利血脉而骨髓能偿。

熟地甘微温，入足三阴经，治诸种动血，一切肝肾阴亏症，须用此壮水之药。又能补脾阴，治久泄。

白术补气和中，又扶脾而化湿；苍术强脾燥胃，能解郁而升阳。

白术甘苦，健脾为主。苍术香燥，能升发胃中阳气，为辟邪上品。

仙茅填精髓，令人阳壮；黄精补血气，使尔生长。

仙茅味辛有小毒，助命火，相火盛者忌。黄精甘平，补中填髓，润心肺。

何首乌益气敛精兼止疟；苍耳子散风发汗并医疮。

何首乌甘苦而温，补肝肾。苍耳子甘苦祛湿，兼治瘰疥。

苏合香解诸物毒邪，惊痫霍愈；蔓荆子治连目头痛，风肿消亡。

苏合香味甘性温，入心脾二经，开窍辟秽。蔓荆子苦辛平，入肝胃膀胱，凉血利窍，头痛麻痹能治。

麦芽化食消膨，开胃而除痰饮；远志行气散郁，益精而疗善忘。

麦芽味甘咸，入胃经，孕妇忌之。远志能通肾气上达于心，其味苦辛，或有畏其棘喉者。用时须去心，服之令人烦闷。

祛风理血须荆芥；辟恶生肌用降香。

荆芥味辛入肺，退热散瘀，破结解毒，能祛风湿、利咽喉、清头目，为风家、血家、疮家要药。降香辛温，散瘀定痛。

白扁豆补脾胃气虚，消暑而和呕吐；骨碎补起腰膝痿弱，活血而补折伤。

　　　　　　　　何氏本草类纂与药性赋校评

木贼能发汗解肌，目疼宜服；鸡苏[3]克下气理血，肺痿应尝。

木贼草味甘苦，为目科要药，以其有消积块、益肝胆之功，故能散肝经郁气。鸡苏味辛微温，治吐、衄、崩、痢诸血；作生菜食，除胃间酸水，一名水苏、香苏、龙脑薄荷。

沉香理诸气而通天彻地，补相火以暖精补阳。

沉香苦辛温，入肺、脾、肾三经，降肺气、通脾气、温肾气。

芡实去湿益精，泄泻带浊无不可；龙眼养心长志，肠风下血有何妨。

芡实甘平，涩精固带而止泻，入脾肾二经。龙眼甘温，治一切思虑过度，劳伤心脾，及血不归脾之症。

豨莶善理风湿，治中风，何虑脚麻腰痛；牛膝能助元气，泻恶血，不愁足痿筋挛。淫羊藿补命门而益精气，金狗脊益气血而补肾肝。

豨莶草生用性寒，熟则热。牛膝入肝肾二经，虽补筋骨，为孕妇所大忌。

仙灵脾即淫羊藿，温补肾阳而不燥，不致扰动相火。狗脊苦以坚肾，甘能益血，入肝肾二经。

蛇床子强阳益阴，除阴痒囊湿；覆盆予固精明目，愈阳痿虚寒。杜仲补肝以扶肾，腰膝酸疼自已；薄荷搜肝而抑肺，头目风眩胥安。

薄荷能发汗，疏热和中，宣滞解郁，消散风热，清理头目，体温而用凉。

海松子能开胃而润肺；莱菔子善理气而豁痰。

海松子[4]即新罗松子，甘温润燥，治虚秘及咳嗽。李时珍以为"服食家皆用海松子，中国松子肌细力薄，只可入药耳"。

乳香托疮毒最易；花蕊消瘀血何难。散血定痛须山漆；破血消水用泽兰。

山漆即三七也，甘苦入肝。泽兰味甘苦辛，入肝脾。苦泄热，甘和血，辛散郁，香气能舒脾。

五灵脂血瘀能泻，亦堪止女子经多；元明粉胃热能祛，兼可涤大肠宿垢。

五灵脂泻瘀宜生用，止血则炒用。

皂角通关窍而入肝搜风；橄榄温肺胃而清咽醒酒。祛风湿须用海桐皮；发风疹当寻赤柽柳。

海桐皮苦平，入肝肾经，治风痹痛。赤柽柳一名西湖柳、三眼柳，消痞积，解酒毒，其性味甘咸而温。

芜荑燥湿化食，虫积俱无；冰片通窍治痰，惊痫何有。治瘀而通经行血，茜草宜先；安胎而发汗解肌，紫苏莫后。

紫苏理肺下气，定喘降逆，而安胎气；去风散寒以治表，且能开胃宽中，益脾利肠。

当归头则止血上行，身则养血中守，尾则破血下流，全则活血不走，能令诸血各归其经，故为血中气药之首。

当归甘辛，入心、肝、脾三经；助心散寒，治妇人诸不足，一切血症而阳无所附者。

辛夷疗鼻渊，升清阳而能助胃；红花醒血晕，祛恶露而善调经。鹿角止痛安胎，虚羸可补；麝香辟邪通窍，惊痫能平。海参壮阳而疗痿；淡菜补脏而消瘿。

海参甘咸而温，养血之力胜于当归，生精之能，强于熟地。名红旗者尤有壮阳起痿之功。淡菜甘温，亦治精血衰少之症，且消癥瘕疝癖、瘿瘤，能大补肝阴而平肝阳。二药叶天士每喜用之。

削年深之积滞，破血须干漆；祛日久之风痰，燥湿用南星。

干漆为漆之干者，辛温，祛瘀止痛，然胃虚者服之，亦能中漆毒。南星苦辛入肝脾，孕妇忌之。

暖胃府，温肾经，丁香功足录；燥痰湿，行水气，半夏力堪凭。

丁香为止寒呃、虚泻之要药。半夏体滑性燥，能走能散，为治湿痰之主药，又能行水气以润肾燥。

缩砂仁理脾胃而舒滞气；陈神曲治痰热而化食凝。香薷却暑减烦，能疗转筋；胡椒温中下气，兼医痰冷齿疼。

香薷辛入肺胃，散皮肤之蒸热，能解心腹之凝结。胡椒辛热入胃、大肠，能快膈消痰，须阴寒重者方可用之；又动火伤气，害目损齿，或与绿豆同用，以制椒毒。

蒲黄生行血而熟止血，瘀无者勿用；苁蓉补绝阴而善兴阳，肠秘者能行。

苁蓉甘咸温，入肾经血分，补命门相火，而滑大肠。

胡芦巴壮命火元阳，并痊脚气寒湿；白头翁治热毒血痢，亦疗头秃膻腥。

胡芦巴味苦大温，温阳逐水，又治寒疝。白头翁入阳明血分，苦能坚肾。

艾叶逐风湿而阳复，理气血而胎宁。敛肺涩肠，乌梅为最；散风胜湿，羌活宜增。

艾叶苦辛，入三阴，通十二经。

乌梅酸能生津，而伏蛔虫。羌活入手、足太阳，足少阴、厥阴，能泻肝气，搜肝风，治风湿相搏，肝经头痛。散肌表八风之邪，利周身百节之痛，为拨乱反正之药。

鹿茸助阳添精血；真珠安志定心神。葱白发汗解肌，使上下之阳气相浃[2]；灵仙祛风行气，治腰膝之寒湿有灵。秦艽祛风湿，活血荣筋；僵蚕治风痰，行经散结。

秦艽苦能燥湿，辛以散风，治虚劳骨蒸之热。僵蚕兼能息风解痉，利咽消瘰。又名佳蚕。

巴戟天益精补髓，而腰痛可除；宣木瓜消肿强筋，而脚弱能立。

巴戟天味辛，强阴而益精；又养心神，安五脏，补五劳，益志气。木瓜味酸，和脾理胃，敛肺伐肝，化食止渴，气脱能收，气滞能和。

调中泻实满，厚朴为宜；发汗散寒邪，麻黄颇合。

厚朴宣湿，最善宽中理气。麻黄为咳喘专药，又利膀胱，开鬼门所以洁净府也。

硼砂攻喉痹而去垢消痰；菖蒲明耳目而除痰去湿。

菖蒲开心气最佳，舌为心苗，神仙解语丹、转舌膏中皆用之，以治舌塞言艰。

槟榔降至高之气，胸自可宽；木香宣壅滞之机，肺亦可泄。

木香为三焦气分之药，能升降诸气，泄肺气，疏肝气，和脾气，乃一切气药之主。

和中止呕，宜用藿香；去湿搜风，必须独活。

藿香辛香入肺脾，快气和中，开胃止呕，法上中二焦邪气。独活苦辛，入足少阴肾经气分，以理伏风。

金银花除热解毒，疗疮疡而补虚；大小蓟安孕保精，止吐衄而退热。

忍冬，《本草纲目》说"甘温"，而陈藏器说是"小寒"。《名医别录》称其有"久服轻身，长年益寿"之功。大、小蓟性味均甘温，均止上、下诸血之妄行。大蓟安胎，主崩中血下。《圣济总录》则有一条"小蓟与益母草同用，堕胎下血"文字，实是益母草活血祛瘀之故。

钟乳石强阴而益阳；伏龙肝调中而止血。

伏龙肝又能燥湿止吐，涩脾消肿。

杏仁解肌润燥，宣肺府之风痰。牵牛逐水消痰，通下焦之郁遏。川芎润肺燥而补肝虚，行血海而开血郁。

川芎辛温入肝肺，血中气药。升清阳，去肺风，舒诸郁，通肝气。

白芷除湿，香能开窍，阳明头痛可愈，皮肤搔痒有功。生姜逐寒邪而发表，炮姜除胃冷而理中，皮则和脾行水，煨则快气暖胸。

生姜辛温发散，行阳分，宣肺气，为仲景发散宣肺方中之重要佐使。开除郁气，调畅中都，促胃气而复醒，通神明以去秽，开痰下食，通脾消水。炮姜去脏腑中沉寒痼冷，能使阳生阴长（按："阴长"系指行血通津之意），为妇科去瘀生新、引血归经之要药。姜皮以皮行皮，去皮水而退肿，故为五皮饮（《中藏经》方）之主味。煨姜和中止呕，温而能守，散力略减，能行脾胃之精液，而和营利气。

诃子泻气涩肠，兼敛肺而咽喉可利；藁本宣风去湿，并散寒而头痛堪松。

藁本散郁，太阳经头痛连目者必须用之。

桔梗提气血兮有力，载诸药以上从；疏肺气而治喉痹咽痛，利胸膈而疗鼻塞肺痈。

桔梗苦辛入肺，兼入心胃两经，开提气血，表散风邪，清理头目，宣开胸中滞气。《金匮》桔梗汤治肺痈吐脓如米粥，即为桔梗与甘草二药。

大枣调营卫不和，而滋脾生气；防风散经络积湿，而泻肝祛风。陈皮消痰导滞，留白则快膈调中，去白则除寒发表；茯苓行水安心，赤泻而丙丁可会，白补而壬癸相逢。

橘白性和不燥，即肺脾阴虚者，亦可取以和胃化湿。赤茯苓泻心与小肠之热。白茯苓甘平，滋脾生阴，化痰消饮，伐肾邪，逐水利腰膝而退肿。

所谓安心者，自梁陶弘景《名医别录》始属之茯神，乃茯苓中贯松根者。其实仲景治心下有痰饮，心下痞、眩悸者，用苓桂术甘汤、小半夏加茯苓汤，用茯苓皆至四两，逐去心下水饮，正所以安心。即《神农本草经》主治"忧恚惊邪恐悸，心下结痛；久服安魂养神"，亦早言茯苓有安心之作用，且能定惊悸。

续断补肝肾，理筋骨，调血最利妇人；锁阳治痿弱，益阴精，兴阳有裨男子。款冬花润肺泻热而消痰；谷精草明目平肝而益齿。辟湿截疟，草果宜投；下气消痰，紫菀堪使。

草果一名草豆蔻，温涩而辛香，燥脾温胃，与知母配合，最能截疟，为达原饮之主法。紫菀辛苦温润而不燥，新、久咳皆可用之。仲景常喜与款冬、麻黄、白前等同用；而雷少逸"温润辛金"法中，亦以此药治久咳痰燥者。

石榴皮涩肠以止痢，肛门脱可收；荔枝核散滞而辟寒，胃脘痛能止。沙苑有止遗补肾之功，山药有清燥滋脾之美。

沙苑蒺藜补肾强阴，益精明目；若刺蒺藜则散肝风，泻肺气而破血。山药滋脾阴，为消渴之妙药。

白芥子利气而豁痰；续随子破血而行水。五加益精而风湿亦除；百部温肺而寒嗽自已。海螵蛸治寒湿，主治血枯；紫河车补元阳，可拯虚脱。

乌贼骨一般仅作止带下之用，是真管中之窥豹，未得其全貌也。《素问》治妇人血枯痛，用四乌贼一藘茹丸[5]，藘茹[6]辛寒有小毒，仅有破癥瘕、除恶血、去风热、杀虫疗之功，所以补其血枯者全在乌贼，故《素问》四倍其剂量而用之，可知其意。

苏子能解郁而消痰；苏梗可安胎而理气。使君子有杀虫之力，岂治疳而儿忧便浊乎；桑寄生有益血之能，故下乳而妇喜胎安矣。

小儿疳积，小便浑浊如米泔水而澄脚，是一主要征象。

黄芪温表泻阴火，补中而脾胃能壮；乌药散风行痞气，消食而霍乱可瘳。

黄芪生用固表，无汗能发，有汗可止，温分肉，实腠理，补肺气，泻阴火而解肌热；炙用补中焦，益元气，温三焦，壮脾胃。

山茱萸补肾而温肝，兼助元阳充足；五味子敛肺而滋肾，并除火热烦煎。

五味子敛肺气，滋肾水，益气生津，补虚明目，涩精强阴，除烦热而定喘息。若风寒咳嗽，不可妄投也。

止心腹之疼，活血理气，堪使延胡索；理上焦之气，止呕健脾，必须佛手柑。细辛于肾燥风寒宜用；荷叶则升阳散瘀可堪。

细辛，仲景于小青龙汤用之，最有深意：合生姜则散肺寒；合五味子则益肺体而助肺用；合半夏、干姜则温化寒饮；合麻黄、桂枝更大宣肺邪；合甘草则辛甘能化，合芍药则辛酸相制，灵活用之，方义甚广，效益自敷。

荷叶烧饭合药，助脾胃而升阳气，并治一切血症与雷头风痛。

白豆蔻散滞气而消宿餐，为肺脾之药；赤石脂下胞衣而固肠胃，有收敛之权。传尸之劳，獭肝可治；大便之秘，蜂蜜休捐。

传尸劳乃迷信语，即传染之劳瘵也。蜂蜜，生则凉能清热，温能补中，解毒润燥，止嗽治痢。古有诗人因中毒而常年噉蜜，遂解毒得生，人称之为"蜜翁翁"云。

肉豆蔻燥湿健脾，医寒气胃疼最效；紫石英养肝定志，治妇人不孕良然。是皆温性之妙药，摘其要者而编之。

（温者，仲景"温药和之"之义也）

● 【校注】

[1] 东垣：即李东垣，名李杲，字明之，自号东垣老人。金代著名医学家。真定（今河北正定）人。拜张元素为师，受其影响较大。提出"内伤学说"，认为"内伤脾胃，百病由生"。自制补中益气汤等方，后世称他为补土派。著有《脾胃论》《内外伤辨惑论》《兰室秘藏》《医学发明》《药象论》等书。

[2] 浃（jiā）：指相通、通彻。

[3] 鸡苏：药名。出《吴普本草》，为水苏之别名。水苏，出《神农本草经》。有疏风下气、止血消炎的作用。

[4] 海松子：药名。出《开宝重订本草》。又名松子仁。为松科植物红松的种子，有滋液息风、润肺滑肠的作用。

[5] 四乌贼一藘茹丸：方剂名。出自《素问·腹中论》："病名血枯。此得之年少时有所大脱血。若醉入房中，气竭肝伤，故月事衰少不来也……以四乌鲗骨一藘茹二物并合之，丸以雀卵，大如小豆；以五丸为后饭，饮以鲍鱼汁，利肠中及伤肝也。"

[6] 藘茹：即茜草根。古称藘茹，或茹藘。有凉血止血、活血通经、止咳化痰的作用。

【评析】

所列 133 味温性药，多为临床常用，其功效主治在歌赋中有简明概括。对于有些药物的功用主治，何书田有独到认识。如辛夷不仅善疗鼻渊，还能升清阳而助胃；半夏能行水气；白头翁亦疗头秃瘡腥；陈皮去白除寒发表；海螵蛸有治血枯的补益作用等等。何书田继承前辈所述药性赋内容，且有发挥。如木香为三焦气分之药，能升降诸气，不仅泻肺气、疏肝气，并和脾气；槟榔降气，自可宽胸；川芎通肝气；赤石脂下胞衣。

对于一些药物的副作用或毒性，何时希在校注中亦有指出，如干漆祛瘀止痛，然胃虚者服之，亦能中漆毒；南星苦辛，孕妇忌之；胡椒辛热，易动火伤气，害目损齿，或与绿豆同用，以制椒毒。现代药理认为胡椒小量能增进食欲，大量则刺激胃黏膜，可引起充血性炎症。

热药性赋

（一十六味）

● 【原文】

吴茱萸逐风痰，能疏肝而燥湿，开腠理，克下气而和中。

吴茱萸苦辛入肝脾，燥湿解郁，去痰杀虫，性热而能引热下行，一则味苦能降，一则同气相从也；利大肠壅滞，下产后瘀血，能除寒疗霍乱心烦腹痛，温胃止呕吐吞酸。与芍药配则泄肝和肝；与黄连配则酸苦泄逆，戊己丸、左金丸，皆名方也。

硫黄补命门之真阳，大肠自利；荜茇散阳明之浮热，胃冷堪融。蓖麻子起不遂之偏风，通诸窍而拔毒；白附子治面腔之百病，引药势以上攻。升肺气，消寒痰，止泄推佛耳草为上；补命门，益心气，涩精以益智仁为崇。附子理六腑之沉寒，浮而不降，治三阳之厥逆，走而无穷。川乌散寒邪而泻寒积，破冷气而消冷风。医四肢风湿，最宜侧子；补肾命阳虚，当用天雄。

附子浮而不降，使服后浮火上炎，或入胃后上焦之热先发。近贤祝味菊[1]先生用之甚有法度：既可与石膏、黄连、龙胆、知母之类同用，清上温下；又与磁石、龙骨、石英、牡蛎之属质重能镇之品，同趋下焦。使附子热性不致逗留于上，变浮而为沉，以得其温补命门之用。

漫道川椒有毒，补火祛寒，兼消食而能除痛；莫云良姜太辛，散寒暖胃，并醒酒而可宽胸。

川椒入肺，发汗散寒，治风寒咳嗽；入脾暖胃燥湿，安蛔治心腹冷痛；入右肾命门，补火大有功也。

欲补肾以下行，肉桂难舍；如上升而发表，桂枝可供。

肉桂气厚纯阳，入肝肾之血分，补命门相火之不足；益阳消阴，治痼冷沉寒；疏通百脉，宣导百药，能发汗去营卫风寒；又益肝风而扶脾土，引无根之火降而归元。桂枝入太阴肺经、太阳膀胱，温经通脉，发汗解肌，调和营卫，使邪从汗出，而汗自止。汗自止者，一则卫气增强而能自固；一则得芍药敛营之力，此仲景桂枝汤法也。

何氏本草类纂与药性赋校评

巴豆开孔窍而水道悉利，除坚积而痼冷皆通。

巴豆开窍宣滞，去秽府（指大肠）沉寒冷积，最为斩关夺门之将。

兹乃性热之药也，取舍宜辨其异同。

此等药性，治病大有用处，余并非浪行修改，盖虑初学者虽熟读于胸中，恐滥用于笔底，则孟浪害人矣。须常思《内经》"大积大聚，其可犯也，衰其大半而止"，又曰"大毒治病，十去其六；常毒治病，十去其七；小毒治病，十去其八；无毒治病，十去其九"等语，慎而用之。"毒"字不一定指毒药，凡刚剂、大热之类皆是也。

● **【校注】**

[1] 祝味菊：四川人。民国时期医家。主张吸收西医之长处以改进中医。著有《伤寒质难》。

● **【评析】**

吴茱萸开腠理的作用在《神农本草经》有载："主温中，下气止痛，咳逆寒热，除湿，血痹，逐风邪，开腠理。"荜茇散阳明之浮热的功效，与其可用治牙痛有关。如《本草纲目》附方中，用荜茇为末揩之，另煎苍耳汤嗽去涎。良姜醒酒，今多用其种子，即红豆蔻，可醒脾解酒，用于脘腹冷痛及饮酒过多以致呕吐等症。佛耳草，《中医大辞典》认为其性味甘、平。川椒的多种功效在何炫《何氏药性赋》中亦载。

平药性赋

（六十二味）

● 【原文】

甘菊性和平而四气咸备，益金水而二藏有加，降火熄风，散胃中烦热，平肝明目，去泪眼膜遮。

甘菊得金水之性，能益肺肾二藏，以制心火，而平肝木。木平则风熄，火降则热除，故能养血明目，而去膜翳。

党参和脾胃而补气虚，除烦渴以生津液；玉竹止嗽痰而润心肺，去湿热而补脾虚。

玉竹治风淫湿毒，一切脾虚不足之症。

散腰膝寒凝，清咽喉兮须大力；治诸风眩掉，疏痰气兮宜天麻。

大力子又名牛蒡子，泻热散结，除风热，宣肺气，理嗽痰，以其善入十二经，而解中有散也。又名恶实、鼠黏子。

棱、莪行气，下大肠之血积；商陆通水，消少腹之癥瘕。

山棱行血中之气，莪术破气中之血。

疗寒疝，补命门，茴香是也；通五淋，利小便，通草非耶。

猪苓泄滞而湿痰能化，利窍而水肿堪瘳。滋肝益肾助元阳，莫舍枸杞；健脾行气消食积，须用山楂。

山楂散瘀化坚，孕妇须慎。又专消肉积及瓜果之积。

酸枣仁敛肝宁神，既能安眠于虚体；坚筋强骨，亦补心气于年高。

枣仁生用酸平而补肝心，炒熟酸温而香，亦能醒脾助气，除烦止渴。

龟板益肾补心，去骨蒸而除脚弱；鳖甲滋阴退热，理痎[1]疟而治虚劳。

龟性灵智，通心入肾，滋阴走窍，开交骨而下胎。

镇心肝，安魂魄，治风热惊痫者金箔；清肺火，补肝肾，疗肺虚血痢者阿胶。

阿胶专利大小肠瘀血，而能止血。

　　　　　　　　　　　　　　　　　　　何氏本草类纂与药性赋校评

菟丝子气独禀夫正阳，治五劳而泻停食进，补不助乎相火，滋三阴而精固淋消。茯神主益智开心，安神独尚；牛黄疗癫狂口噤，解热休抛。

牛黄清心解热，化痰安惊，通关窍，解恶邪，开郁滞。

止痛散瘀推没药；温脾补肾借胡桃。

胡桃肉能润而皮则涩，通命门，利三焦，润肠胃，悦肌肤。

麻仁治风秘而便难可润；郁李舒气结而肠滞可调。

郁李仁下气行水，破血润燥，治痫最需之。

白及可止吐血，补肺而令叶损重生；萹蓄能愈热淋，杀虫而治蛔疼难忍。女贞子补肝还降火炎，益肾有裨虚损；柏子仁气香能透脾心，性润堪滋肝肾。蔓菁子[2]泻热解毒，利水明目总堪收；赤小豆消肿排脓，行水散瘀须急问。解热消瘀止衄，称藕节者非诬；清心通肾固精，颂莲须者足信。化嗽痰，止衄血，补肺育肾，服冬虫夏草而奚疑；除胃热，消水膨，发汗解肌，进大豆黄卷而勿禁。

白及最多黏汁，能使肺部破损处为之填满，以待肺部之日渐恢复，故书谓之"补肺损"。

冬虫夏草治久嗽之后及老人之咳最宜，以其能同补肺肾也。

石决明除风热而平肝，疗骨蒸盲障；桑螵蛸益精气而固肾，治阴痿梦遗。蛤粉走血分于肾经，略同牡蛎；百合润咳嗽于肺部，且止涕洟[3]。

石决与天麻合用，最止眩痛。蛤粉咸能软坚，治痰热及瘰疬最效。

百合固金，肺朝百脉，与地黄同用，能治肺热阴虚之神魄不宁，故为百合病之要药。

萆薢坚筋去风湿，温肾而下焦以固；石韦益精利水道，清肺而化源自滋。秘气固精，不可无金樱子；下气行水，端须仗大腹皮。马勃解热而治喉痹咽痛；琥珀宁心而能消瘀生肌。

琥珀入心、脾、肺、肝、膀胱。甘从上行，能使肺气下降，而通膀胱；从镇坠药则安心神；从辛温药则去瘀生肌；从淡渗药则利窍行水。

旋覆花下气消痰为要也；枇杷叶和胃降气可加之。破故纸补相火以通君火，缩便涩精，五劳七伤皆可治；胡黄连退劳热且清烦热，化疳去积，三消五痔盖能平。川石斛清胃滋津，疗痿痹为有力；湘莲肉益肾补心，交水火于无形。

石斛平胃气，除虚热，安神定惊。其治痿痹，盖系热病阴伤之后，津不下荣之故。

湘莲能交水火而搏心肾，安静上下君相二火；涩精气，厚肠胃。石莲苦寒，清心除烦，开胃进食，去湿热，降秽浊，为噤口痢之要药。《局方》清心莲子饮用此除烦。

虎骨善制肝木，定痛追风，健而能达；燕窝大养肺阴，化痰止嗽，补而能清。阿魏杀细虫而消肉积；银屑安五藏而镇诸惊。棕榈灰去肠风而定崩止带；血余炭入血分而去瘀生新。倒靥[4]痘疮，或须人齿；传尸劳热，有赖天灵。

李时珍收天灵盖入《本草纲目》，颇贻后人之讥议，此类用药，足以引入魔道。劳瘵传染之说可存，借尸骨之天灵盖而以鬼杀鬼，则迷信俗恶之甚矣。

裈裆安阴阳之易[5]；乳汁开眼目之明。

乳汁润五藏，补血液，止渴泽肤；眼科用点赤涩多泪。

青礞平肝下气而质重；海浮清气化痰而体轻。

青礞石为治顽痰凝结之神药，质重可使作泄。海浮石体浮入肺，软坚润下，清源止嗽，化上焦老痰结核。

以上皆平性之药，其余观本草诸经。

● 【校注】

[1]痎（jiē 阶）：疟疾。

[2]蔓菁子：药名。出《备急千金要方》。为芜菁子的别名。有清热利湿、明目解毒的作用。

[3]洟（yí 夷，又读 tì 替）：鼻涕；擤鼻涕。

[4]靥（yè）：指面颊上的微涡，如笑靥、酒靥。此指痘疮微凹陷。

[5]裈裆安阴阳之易：《伤寒论·辨阴阳易差后劳复病脉证并治》中，用烧裈散治疗阴阳易。裈，有裆的裤子。裈裆，即裤裆。

● 【评析】

玉竹有滋阴润肺、养胃生津的作用，何书田所述可用于去湿热而补脾虚，可资参考。商陆消少腹之癥痕，《神农本草经》云其"主水肿，疝瘕，痹"。大力子散腰膝寒凝的作用，何时希注解说其善入十二经而解中有散，可能与此相关。何时希对琥珀的注释颇有参考价值，认为其通过配伍，可取得多种功效，如从镇坠药则安心神；从辛温药则去瘀生肌；从淡渗药则利窍行水。何时希还认为郁李仁可用于治痫，可供参考。

寒药性赋

（一百二十二味）

● 【原文】

柴胡主少阳厥阴，表里适半；治伤寒疟疾，升散两优。

柴胡苦入肝胆，主阳气下陷，能令清气上升；宣畅气血，散结调经；而平少阳、厥阴之邪热。银柴胡治虚劳肌热骨蒸，劳疟热从髓出。

大黄其用下而难守，其性沉而不浮；夺土郁而无壅，泻血热以靡留。黄柏补肾虚，降龙雷之火；除湿热，免痿痹之忧。升麻手阳明风邪可散，足阳明齿痛堪瘳；引参、芪以上达，升阳气于下流。黄连泻心火，而血热可凉；厚肠胃，而痞满尽释。

黄连入心，泻火镇肝，凉血燥湿，开郁解渴，清胆热、降胃火以止呕逆。常用吴萸、生姜、半夏之类为颉颃，即仲景泻心法，亦即《内经》"反佐法"，交泰丸之意亦同。

黄芩清肺金，亦脾湿能去；止癖痢，而寒热皆休。

黄芩枯者入肺，清上焦之气火；实者入大肠，凉下焦之热，而泻大肠之火。丹溪[1]曰："黄芩为上、下二焦之药。"

白鲜皮去湿疗风，筋挛是赖；旱莲草补肾凉血，齿痛须求。灯心清心热而肺火亦润；柿蒂降胃气而呃逆无愁。白前、白薇形色相同，然白前降气，而白薇兼清血热。元参、苦参补泻相等，然元参滋阴，而苦参兼燥风湿。

元参入肾，泻无根浮热之火。苦参少用则坚肾，多服则伤齿。

引吐通嚏，应是黎芦；利水软坚，宜为楮实。贯众解邪热，发斑药内须投；瞿麦利小肠，治淋方中可入。疗五痔之疾，莫舍乎蟾酥；杀五脏之虫，当收夫鹤虱。去血中伏火，紫葳花[2]妙矣，然破瘀而大走，非妊娠所宜；清血分湿热，侧柏叶可也，然补阴以带涩，岂虚寒所宜。治心肝火旺而凉血，必仗茅根；泻上焦邪热而清心，休捐竹叶。栀子活血而治懊㑊，并解小肠结热；桃仁缓肝而行经水，并使大肠血通。

栀子泻心肺之邪热，使之屈曲下行，由小便出，而三焦之郁热以解。治郁结有越桃散，即一味山栀也。景岳[3]言："栀子气浮能泻心肺之火，味降能泄肝肾之火。"仲景合豆豉以为吐法，盖因其气味苦极，而易动吐也。桃仁甘以缓肝气，而生新血；苦以治血滞，而通大肠血秘。

连翘降心火，疗疮疡，而泻诸经之热；地榆止月经，调血痢，而却下部之红。天花粉退热止渴，通经可用；栝楼仁消痰降气，润肺有功。

栝楼仁苦寒润下，解上焦之痹，使痰气下降，为治咳嗽要药。又能荡涤胸中郁热垢腻。

水银杀虫而除疥虱；矾石化痰而理喉风。朴硝开积聚，宿痰能化；硝石止烦渴，热毒皆融。

朴硝润燥软坚，下泄除热，其功同芒硝。然芒硝性稍缓，能荡涤三焦肠胃实热，推陈致新，治阳强之病。

车前子利水益精，女科以催[4]胎产；山豆根泻热解毒，外科以治疮痈。

山豆根泻心火而清肺金，去肺与大肠之风热。

胆矾去风热痰涎，更除咳逆；芦荟清肺胃郁火，亦杀府虫。

胆矾入胆经，散风木相火，又能杀虫。

热病至阳毒发狂，粪清休却；产后与损伤吐衄，童便可充。

粪清俗名金汁，汪石山曰："用棕皮棉纸上铺黄土，浇粪汁淋土上，滤取清汁，入新瓮内，碗盖定，埋土中一年，取出清若泉水，全无秽气，年久者弥佳。"而陶弘景则谓："近城市人以空罂，纳粪中，塞口，积年得汁，甚黑而苦，名为黄龙汤。疗温病垂死者皆瘥。"时希按：吾乡制药人言：腊月，去乡镇路旁捡取人粪，切去两头，取中段入瓮中，埋地下须三五年至数十年，则真"清如泉水"，温病饮之如沃雪之快，斑疹易透，烦渴即解。童便能引肺火下行，从膀胱出，行其旧路，降火滋阴甚速。润肺清瘀，能治产后血晕、败血入肺、阴虚火嗽之症。

香附调经逐血，去皮肤瘙痒之疴，快气除膨，理两胁膀胱之气。

香附乃血中之气药，专入肝胆二经，兼行诸经之气，用以行气血之滞。盐水炒则入血分；醋炒则入气分，开六郁，利三焦。

蕤仁[5]疏肝风而眼快，善清热以消痰；秦皮除肝热而目明，能收涩以治痫。冬葵子滑肠利窍，通关格而无难；夏枯草散结消瘿，缓肝火而不炽。滑石利六府窍涩之难；荠苨[6]解百草药毒之戾。

荠苨一名甜桔梗，又名空沙参。

钩藤钩祛风而肝不燥，亦除热而心不惊；益母草行血而新不伤，亦养血而瘀不滞。天竺黄凉心兮利气豁痰；密蒙花润肝兮明目止泪。竹茹泻上焦烦热，胎气能凉；雷丸消肠胃壅留，蛊虫亦解。

竹茹开胃家之郁，清肺金之燥，凉血清热，又泄肝火。

祛湿清热，防己为宜；泻火祛瘀，丹皮为贵。

丹皮入少阴、厥阴，泻血中伏火，退无汗之骨蒸。

藕凉血而散瘀；梨润肠以滋肺。

梨止嗽消痰，清肺降火，实火宜生，虚火宜熟也。

苡仁调水肿而痊脚气，久服轻身，强筋骨以治拘挛，堪除湿痹。

苡仁甘淡，甘入脾胃，益土胜水；淡能渗湿泻水，所以健脾，故益土可以生金。补肺所以清金化痰热，扶土所以抑木治风湿。利水宜生用，补脾则炒用。

芫花治喘逐痰，其性通行而下水；蝉退除风散热，其质清虚而味寒。瓜蒂吐风痰，涌上膈宿食；冬瓜泻热毒，又其子补肝。

冬瓜子治肺胀喘急，非此不疗，故苇茎汤中以苡仁、冬瓜子为要药。皮消水肿，则为五皮饮中要药，有利肺气以通水道之意。

知母定喘滋阴，泻肾火而肺经咸润；贝母清心补肺，化痰嗽而郁气渐宽。

知母、贝母同用，名二母宁嗽丸，治肺热痰咳。贝母与栝楼同用，则解郁之良法也。

穿山甲通经络于病所；鼫鼠矢调阴阳之妄干。地肤利水通淋，并膀胱之虚热亦解；磁石益精补肾，兼骨节之酸疼胥安。川楝子疗疝瘕，利小便最善；代赭石镇虚热，养阴血何难。枳实破积消痰，有风雷之势；枳壳行气止喘，助传导之权。

二枳皆能破气，气顺则痰行喘止，痞胀消，刺痛息，所主略同。但枳实利胸膈力猛，枳壳宽肠胃力缓。

犀角清胃解毒，痘疹时疫多功，泻肝凉心，伤寒发斑有益。羚羊角辟三阴火毒之邪；海金沙除太阳湿热之积。

羚羊角入肺、肝、心三经，清肝明心，去风舒筋；泻肝心之邪热，散血下气降火，而解诸毒。

牡蛎涩精止汗，崩漏能医；葶苈定远喘消痰，虚浮可抑。

牡蛎软坚化痰，收脱固肠，清热利湿，补水止渴，为肝肾血分之药。又固梦遗，止赤白带下。葶苈性急，大能下气，行膀胱之水；肺中痰水贲急者，非此不除，故为仲景葶苈大枣泻肺汤之君药。一切泛溢之水，皆可治之。

若利小便而泻心火，无过木通；欲泄肺邪而定痰咳，必先桑白。

木通轻浮，上通心包，降心火，清肺热，生津液，下通大小肠膀胱，导诸经湿气由小便出。君火宜木通，相火宜泽泻，利水虽同，用则各别。桑皮泻肺火，利二便，散瘀血，下气行水，止嗽清痰。

茵陈泄脾胃湿热，治阳黄与头旋；豆豉医寒热头痛，疗发斑和呕逆。

淡豆豉苦泄肺热，胜湿，发汗解肌，调中下气。

泻火散血，消二阴之痰滞，宜用射干；去湿疗风，通二便之癃闭，正须大戟。

射干能泻火，火降则血散肿消，治咽喉最为要药；"入二阴"者，指心肝二经。大戟苦能直下，专泄脏腑水湿；辛能横散，故发汗消痈；其寒又通二便之闭。

甘遂通经隧而水结自行；紫草凉血热而便门不涩。

甘遂能泻肾经，直达水气所结之处，以攻决为能。

葛根生津止渴，肌表之风热能祛；泽泻利水固精，肾藏之火邪亦辟。

葛根轻清升发，能致胃气上行，生津止渴；兼入肺经，开腠发汗，解肌退热，为治清气下陷泄泻之圣药。又退阳热，散火郁，解酒毒，利二便，杀百药毒。泽泻入膀胱利小便，泻肾经之相火，其功利水行水为主。

海藻逐水消痰而去壅，清热为良；辰砂泻心辟邪而镇肝，癫狂自息。

海藻苦能泻结，咸能软坚，寒能涤热，消瘿瘤，功类海带、昆布。辰砂清心肝二经之热，质重能安魂魄。

前胡主胸胁痞满多痰，既解表而下气，除心腹实热头痛，亦推陈以致新。

前胡辛以畅肺散风寒，甘以入脾理胸腹，苦泻肝家之热，寒散膀胱之气，性阴而降，功专下气，气下则火降而痰消。又能除实热。

槐实[7]润肝而风热克散；郁金开肺而心藏以清。

郁金入心包络，兼入肺经，凉心血，散肝郁，破血下气，能解肺金之郁，故名之。

丹参补心安神，去瘀而生血；沙参养肝清肺，制阳以补阴。人中黄退热以解胃火；人中白降火而走肺金。

人中黄清痰火，消食积，大解五藏实热。人中白降火散痰，治肺瘀衄血。

芍药敛逆收阴，土中泻木，扶阳补血，痛痢能停。白安胎而止痛；赤破血以行经。

白芍入肝脾血分，为手足太阴引经药。泻肝火，固腠理，和血脉，缓中止痛。赤芍散肝火，消恶血，利小肠，散邪热，能行血中之滞。白补而敛，赤散而泻。

桃仁、胡麻并可通便，血闭须桃，而风秘须麻；竹沥、荆沥俱能治痰，少食用竹，而多食用荆。

竹沥消风降气，明日润燥，为治中风之要药。荆沥除风热，化痰涎，开经络，利窍行气，为祛风化痰妙药。

西洋参补肺而虚火下降；粉沙参治积而清肃下行。龙骨涩肠益肾；龙齿安魂镇心。常山治疟，痰涎立吐；兜铃[8]泻肺，热嗽顿宁。黑豆补肾济心，兼祛风而散血热；青蒿滋阴降火，并清暑而治骨蒸。甘草炙健脾胃而补三焦；生泻火热而解百毒，既能缓急和中，又能生肌长肉。青皮疏肝泻肺，胸膈之气逆可平；青黛散火疏肝，下焦之风热无伏。

青皮引诸药走厥阴之分，下太阴之仓，破滞消痰，削坚舒痞，最能耗气。青黛散五脏郁火，解中下焦蕴结风热。

石膏制火邪，生津液，缓脾而能发汗解肌；生地泻丙火，清燥金，凉血而治崩中吐衄。止呕和胃，可用芦根；行血祛风，堪将苏木。地骨皮治骨蒸有汗，亦泄风邪；天门冬清火燥灼金，尤安喘促。

天门冬入手太阴气分，清金降火，益水之上源，下通足少阴肾，滋阴润燥，定喘消痰；泻肌热，利二便，治一切阴虚有火之症。

龙胆草泻肝清胆，入下焦而湿热以除；麦门冬润肺清心，止消渴而脉绝亦复。青铅解毒而坠痰；青盐固齿而明目。此则药性之皆寒，惟在详参而熟读。

● 【校注】

[1] 丹溪：指朱丹溪，名朱震亨，字彦修，又称丹溪。元代著名医学家。提倡"阳有余，阴不足"论，治疗善用滋阴降火药，故后世称其学术派别为"养阴派"。著有《格致余论》《丹溪心法》《局方发挥》《本草衍义补遗》等书。

[2] 紫葳花：药名。又名凌霄花。有破瘀通经、凉血祛风的作用。

[3] 景岳：即张介宾。明代著名医家。字景岳，又字会卿。山阴（今浙江绍兴）人。少年时，从名医金英学医。他对《内经》很有研究，著《类经》，以类分门，详加注释，便于学习。又编有《类经图翼》《类经附翼》《质疑录》。晚年辑成《景岳全书》。主张补益真阴、元阳，慎用寒凉和攻伐方药，常用温补方剂，被称为温补派。他的著述和学说对后世影响较大。

[4] 催：原书为"摧"。疑误。

[5] 蕤仁：药名。出《雷公炮炙论》。又名蕤核、马茄子。有疏风散热、养肝明目、补心安神的作用。

[6] 荠苨：药名。出《名医别录》。又名杏参、土桔梗、甜桔梗、空沙参。有清肺化痰、生津养胃、解毒的作用。

[7] 槐实：药名。又名槐角。系槐树的果实。性味功效与槐花相似，有凉血止血的作用，现主要用于便血及痔疮出血。

[8] 兜铃：即马兜铃。

● 【评析】

蟾酥有解毒消肿、止痛、辟秽浊的作用。蟾皮有杀虫治疳的作用，适用于小儿虫积疳热之疾。何书田提到车前子有催胎产功效，现代药理研究发现车前苷能增强肠管、子宫的运动，且毒性很小。何书田还记载了用药经验，如槐实有润肝而散风热的作用；痰多少食可用竹沥，因其有和胃降逆的作用，如脾胃强者可用荆沥等等。

孕妇禁服歌

● 【原文】

蚖[1]斑水蛭及虻虫，乌头附子配天雄。野葛水银并巴豆，牛膝薏仁与蜈蚣。山棱莞花代赭麝，大戟蝉蜕黄雌雄[2]。牙硝芒硝牡丹桂，槐花牵牛皂角同。半夏南星及通草，瞿麦干姜桃仁通。硇砂[3]干漆蟹爪甲，地胆[4]茅根多失中。

● 【校注】

[1] 蚖（yuán）：亦称虺，即腹蛇、龟壳花蛇。

[2] 黄雌雄：指雄黄、雌黄。均为炼丹药物，雄黄含二硫化二砷，雌黄含三硫化二砷。均有燥湿杀虫及治惊痫、疥癣的作用。辛温，有毒。

[3] 硇砂：药名。出《新修本草》。又名北庭沙。有消积破瘀、祛痰软坚、去翳的作用。辛温，有毒。

[4] 地胆：药名。出《神农本草经》。又名蚖青、杜龙，性寒，有毒。有攻毒逐瘀的作用。

● 【评析】

孕妇禁服药多为辛温有毒、活血破血等药性猛烈之品，临证不可妄用。至于薏苡仁、代赭石、牡丹皮、半夏、白茅根等药，经辨证论治使用，并非绝对禁忌。

🐼 参考文献

［1］清·何镇，纂辑.本草纲目类纂必读.毓麟堂刊本.清康熙十一年（1672）

［2］明·何继充，著.何时希，编校.增编药性赋.上海：学林出版社，1989

［3］清·何炫，著.何时希，编校.何氏药性赋.上海：学林出版社，1989

［4］清·何书田，著.何时希，编校.何书田医著四种.上海：学林出版社，1984

［5］何时希.何氏八百年医学.上海：学林出版社，1987

［6］黄帝内经素问.北京：人民卫生出版社，1978

［7］灵枢经.北京：人民卫生出版社，1979

［8］南京中医学院.难经校释.北京：人民卫生出版社，1979

［9］刘渡舟.伤寒论校注.北京：人民卫生出版社，1991

［10］湖北中医学院.金匮要略释义.上海：上海科学技术出版社，1978

［11］李经纬，余瀛鳌，蔡景峰，等.中医大辞典.北京：人民卫生出版社，2009

［12］辞海编辑委员会.辞海.上海：上海辞书出版社，1983

［13］宋·太平惠民和剂局，编.刘景源，整理.太平惠民和剂局方.北京：人民卫生出版社，2013